Outcome Measure Handbook
for Rehabilitation Medicine;

How to Assess Health,
Disability and Related Issues

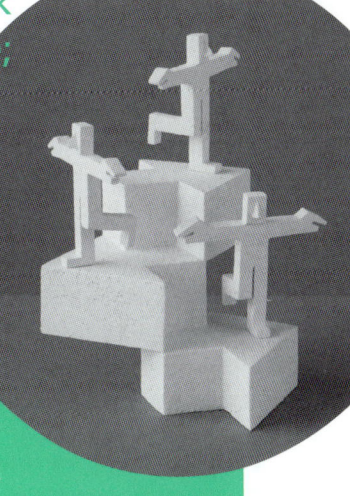

リハビリテーションにおける
評価法ハンドブック
― 障害や健康の測り方 ―

赤居正美 編著

医歯薬出版株式会社

[編集]

赤居　正美　国際医療福祉大学大学院

[執筆者] ──────────────────────────（執筆順）

赤居　正美	国際医療福祉大学大学院
青木　重陽	神奈川リハビリテーション病院リハビリテーション科
小嶋　雅代	国立長寿医療研究センターフレイル研究部
関　　啓子	三鷹高次脳機能障害研究所
内田　智子	神戸大学大学院保健学研究科リハビリテーション科学領域
松谷　綾子	甲南女子大学看護リハビリテーション学部理学療法学科
三村　　將	慶應義塾大学医学部精神神経科学教室
小西　海香	慶應義塾大学医学部精神神経科学教室
山崎久美子	防衛医科大学校医学教育部
武山　雅志	石川県立看護大学看護学部
本多　留美	広島都市学園大学言語聴覚専攻科
小山　美恵	元 県立広島大学保健福祉学部コミュニケーション障害学科
綿森　淑子	広島県立保健福祉大学名誉教授
田渕　　肇	慶應義塾大学医学部精神神経科学教室
斎藤　文恵	慶應義塾大学医学部精神神経科学教室
前川　久男	いわき短期大学幼児教育科
山中　克夫	筑波大学人間系
大城　昌平	聖隷クリストファー大学大学院リハビリテーション科学研究科
加藤　譲司	輝山会記念病院
近藤　和泉	国立長寿医療研究センターリハビリテーション科
細川賀乃子	大曲リハビリテーションクリニック
長谷川　守	神奈川リハビリテーション病院麻酔科
服部　　卓	群馬大学大学院医学系研究科脳神経精神行動学教室
寺本　信嗣	東京医科大学八王子医療センター呼吸器内科
川島　正裕	独立行政法人国立病院機構東京病院呼吸器センター
髙坂　直樹	東京慈恵会医科大学呼吸器内科
立野　勝彦	金沢大学名誉教授
山崎　俊明	金沢大学医薬保健研究域保健学系リハビリテーション科学領域
尾花　正義	東京都保健医療公社荏原病院リハビリテーション科
北　　　潔	北整形外科
糟谷　明彦	北整形外科
浅井　　剛	神戸学院大学総合リハビリテーション学部
對馬　　均	弘前大学名誉教授
松嶋　美正	つくば国際大学医療保健学部理学療法学科
草野　修輔	国際医療福祉大学三田病院リハビリテーション科
沖永　修二	東京通信病院整形外科
金成建太郎	坂総合病院リハビリテーション科
近藤　健男	東北大学大学院医学系研究科肢体不自由学分野
道又　　顕	東北大学大学院医学系研究科肢体不自由学分野
出江　紳一	東北大学大学院医工学研究科リハビリテーション医工学分野
陶山　哲夫	日本リハビリテーション専門学校
羽生　忠正	長岡赤十字病院リウマチ科（整形外科）
村岡　香織	慶應義塾大学医学部リハビリテーション医学教室
辻　　哲也	慶應義塾大学医学部リハビリテーション医学教室
山田　　深	杏林大学医学部リハビリテーション医学教室
小野木啓子	藤田保健衛生大学医学部リハビリテーション医学Ⅰ講座
藪中　良彦	大阪保健医療大学保健医療学部リハビリテーション学科理学療法学専攻
大宮　一人	聖マリアンナ医科大学客員教授
檜皮谷泰寛	和歌山県立医科大学神経内科学教室
近藤　智善	和歌山県立医科大学神経内科学教室
大生　定義	特定医療法人新生病院
水野　勝広	慶應義塾大学医学部リハビリテーション医学教室
大田　哲生	旭川医科大学病院リハビリテーション科
髙橋　真紀	福岡みらい病院リハビリテーションセンター
佐伯　　覚	産業医科大学リハビリテーション医学講座
蜂須賀研二	九州労災病院門司メディカルセンター
増田　公香	横浜市立大学国際教養学部
鈴鴨よしみ	東北大学大学院医学系研究科障害科学専攻肢体不自由学分野
福原　俊一	京都大学大学院医学研究科社会健康医学系専攻医療疫学分野
池田　俊也	国際医療福祉大学医学部医学科公衆衛生学
上村　隆元	杏林大学医学部衛生学公衆衛生学教室
能登　真一	新潟医療福祉大学リハビリテーション学部作業療法学科
佐藤　　元	国立保健医療科学院政策技術評価研究部
紺野　慎一	福島県立医科大学医学部整形外科

This book was originally published in Japanese
under the title of :

RIHABIRITÊSHON NI OKERU HYÔKAHÔ HANDOBUKKU-SHOGAI YA KENKOU NO HAKARIKATA
(Outocome Measure Handbook for Rehabilitation Medicine)

Editor :
AKAI, Masami
　Vice-dean, Graduate School, International University of Health and Welfare

© 2009　1st ed.

ISHIYAKU PUBLISHERS, INC.
　7-10, Honkomagome 1 chome, Bunkyo-ku,
　Tokyo 113-8612, Japan

はじめに

　近年の医療介入の効果判定に際しては，患者側に立った患者立脚型の評価尺度，健康関連QOLを導入するという流れがある．その多くに介入前後の健康状態の比較によるアウトカムを評価するものが用いられている．アウトカムの評価は現在の医療評価の中心となる考えかたであり，「根拠に基づく医療（Evidence Based Medicine）」の流れに基づく質の高いエビデンスを創出するのに有用と考えられている．具体的には，共通の物差しを用いることにより，学会発表レベルの平準化を図り，多施設共同研究を可能にすることなどを通じて，医療プログラムや医学的介入の質，有効性を体系的・定量的に評価するうえで重要な手法となる．

　しかし物理・化学量を計測する検査結果では推し量れない人間の機能や能力を評価する場合には，適切な構成概念が想定され，計量心理学的な検討が終了していないと有効な評価尺度とはみなされない．外国で開発されたものを単に翻訳するだけでは役に立たないことを銘記すべきである．

　本書では各評価尺度の原資料を集め，開発者，開発時期・初出文献，特徴，必要な妥当性・信頼性などのチェック，普及度について，それぞれを可能な限り取り上げることに努めた．外国の書籍ではこうした一定のフォーマットでの紹介に加え，計量心理学的立場からの採点や被検者サイド・医療サイド双方にとっての使い勝手の容易さなどを加味して，各尺度の採点を行っているものもある．メタアナリシスなどで取り上げる論文の質的評価としてよく用いられている手法と同じものであろう．しかし，本書ではそこまでは踏み込まず，現状をきちんと把握し，リハビリテーション医療の領域で汎用されている各種の評価尺度を正しく理解し，使用することを目指した．すなわち，雑誌『Journal of Clinical Rehabilitation（臨床リハ）』の連載時に執筆をされた先生方に再度執筆をお願いすることを中心にして，目次案をつくっている．

　患者立脚型の評価尺度となれば，対象となる人々の文化的背景などもその価値観に色濃く反映され，その国民性を配慮したものが次々に開発されることになる．それらの流れに追いつくことは容易ではないが，対象となる評価尺度には臨床現場で多く使われているものを取り上げるようにした．上記の連載をベースに最新の知見を加え，書籍化にあたったものであり，今後の幅広い関連分野での参考になればと希望している．

　最後に，お忙しいなか執筆にあたられた諸先生方，出版業務に携わられた医歯薬出版編集部の関係各位に心より深謝を申し上げます．

2009年8月

赤居正美

CONTENTS

はじめに　赤居正美 ………………………………………………… iii

総論
評価尺度に求められるもの ……………………………………… 2
赤居正美

各論 Ⅰ 機能障害評価

1　GCS・JCS・GOS・DRS ……………………………… 8
　　青木重陽

2　BDI-Ⅱ・SDS ……………………………………………… 14
　　小嶋雅代

3　STAI ……………………………………………………… 18
　　内田智子・関 啓子

4　POMS ……………………………………………………… 21
　　松谷綾子・関 啓子

5　標準失語症検査（SLTA）・
　　WAB 失語症検査日本語版 ……………………………… 25
　　関 啓子

6　標準高次視知覚検査（VPTA）・
　　標準高次動作性検査（SPTA） ………………………… 33
　　小西海香・三村 將

7　日本版 CPM ……………………………………………… 39
　　山崎久美子

8　MMPI・ロールシャッハテスト ……………………… 44
　　武山雅志

9　日本版ウェクスラー記憶検査（WMS-R）・
　　日本版リバーミード行動記憶検査（RBMT） ……… 48
　　本多留美・小山美恵・綿森淑子

10　Benton 視覚記銘検査（BVRT）・
　　三宅式記銘力検査・ROCFT・RAVLT ………………… 53
　　小西海香

11　WCST・Modified Stroop Test・
　　TMT・かな拾いテスト ………………………………… 61
　　小西海香

12　BADS ……………………………………………………… 68
　　田渕 肇

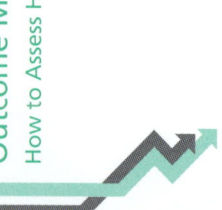

**13 標準注意検査法（CAT）・
標準意欲評価法（CAS）** ･････････ 73
斎藤文恵・三村 將

14 行動性無視検査（BIT） ･････････････････ 79
関 啓子

15 WAIS・WISC ･････････････････････････････ 84
前川久男・山中克夫

**16 MMSE・
改訂長谷川式簡易知能評価スケール（HDS-R）** ･ 89
山中克夫

17 Johnson 運動年齢テスト（MAT） ･････････ 94
大城昌平

18 デンバー発達判定法（DENVER Ⅱ） ･････ 99
大城昌平

19 ブラゼルトン新生児行動評価（NBAS） ･･ 102
大城昌平

20 新版 K 式発達検査 ･････････････････････ 107
大城昌平

21 WeeFIM・PEDI・GMFM ･････････････ 112
近藤和泉・加藤譲司・細川賀乃子

22 田中ビネー知能検査 ････････････････････ 122
大城昌平

23 VAS・MPQ ･････････････････････････････ 127
長谷川 守・服部 卓

24 $\dot{V}O_2$ max・Borg Scale ････････････････ 136
寺本信嗣

25 KPS Scale・ECOG Performance Status ･･･ 141
川島正裕・寺本信嗣

26 エプワース眠気尺度（ESS） ･･････････････ 145
寺本信嗣

27 BODE index ････････････････････････････ 148
髙坂直樹

**28 徒手筋力検査（MMT）・
関節可動域（ROM）測定** ･･････････････ 151
立野勝彦・山崎俊明

CONTENTS

- 29 Ashworth Scale・MAS・Pendulum Test ... 157
  尾花正義
- 30 開眼片脚起立時間 ... 163
  北 潔・糟谷明彦・浅井 剛
- 31 TUG Test・BBS ... 168
  對馬 均・松嶋美正
- 32 生理的コスト指数（PCI）・
  6分間歩行試験（6MWT） ... 174
  草野修輔
- 33 DASH ... 179
  冲永修二
- 34 簡易上肢機能検査（STEF）・
  脳卒中上肢機能検査（MFT） ... 184
  金成建太郎・近藤健男・道又 顕・出江紳一

各論 II 疾患別機能障害・重症度

- 1 ASIA・Frankel・Zancolli ... 190
  陶山哲夫
- 2 HHS ... 197
  羽生忠正
- 3 SIAS・FM ... 199
  村岡香織・辻 哲也
- 4 脳卒中スケール（mRS, NIHSS, JSS） ... 206
  山田 深
- 5 SMTCP・GMFCS ... 213
  近藤和泉・小野木啓子・藪中良彦
- 6 F, H-J 分類 ... 216
  川島正裕・寺本信嗣
- 7 NYHA 心機能分類・SAS ... 220
  大宮一人
- 8 Hoehn and Yahr 重症度分類・UPDRS ... 226
  檜皮谷泰寛・近藤智善
- 9 Norris Scale・ALSFRS-R・ALSAQ-40 ... 232
  大生定義

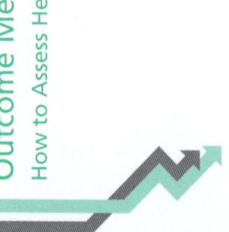

各論 III ADL

1. 機能的自立度評価法（FIM）・バーセル指数（BI） ……… 242
   水野勝広・大田哲生
2. FAI ……… 249
   髙橋真紀・佐伯 覚・蜂須賀研二
3. CHART・CIQ ……… 253
   佐伯 覚・増田公香

各論 IV 包括的QOL

1. SF-36®・SIP・NHP ……… 262
   鈴鴨よしみ・福原俊一
2. SEIQoL/SEIQoL-DW ……… 268
   大生定義
3. EQ-5D ……… 273
   池田俊也
4. HUI ……… 278
   能登真一・上村隆元

各論 V 疾患特異的QOL

1. WOMAC ……… 284
   羽生忠正
2. AIMS2・HAQ ……… 289
   佐藤 元
3. ODI・RDQ ……… 298
   紺野慎一
4. JKOM・JLEQ ……… 302
   赤居正美

索引 ……… 309

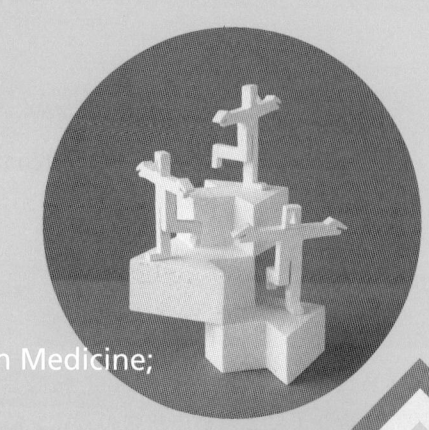

Outcome Measure Handbook for Rehabilitation Medicine;
How to Assess Health, Disability and Related Issues

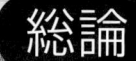

評価尺度に求められるもの

総論

評価尺度に求められるもの

赤居正美（国際医療福祉大学大学院）

key words アウトカム（Outcome），評価尺度（Measuring scale），妥当性（Validity），信頼性（Reliability）

1 アウトカムとは何か

アウトカム（outcome）は帰結ないし転帰と訳されるが，医療介入による健康状態の変化を前後比較するもので，医療評価の中心となる考えかたである．EBM の流れに基づく質の高いエビデンスを創出するために，学会発表レベルの平準化を図り，多施設共同研究を可能にするなど，医療プログラムや医学的介入の質，有効性を体系的・定量的に評価するうえで重要な手法となる．

こうした動きのもとには，どうしたら医療の質を計れるかという基本となる課題がある．この問題に対し，Donabedian は医療の質を評価する目安として，以下の3つをあげた[1]．

❶ Structure

医療従事者が利用できる資源や設備に注目するもの．どのような診療体制をもつか，医療施設の規模，従事している人員などが対象となる．リハビリテーション承認施設基準などはこの考えかたに基づいているし，マスコミでつくられる病院ランキングなどはこの流れに沿ったものが多い．評価は最も容易であるが，こうした外形構造だけで評価してよいのかという問題がある．

❷ Process

医療従事者と患者の間で行われる具体的行為をさすもの．本来は医療行為の中心となるものであろうが，「適切な診療活動」の内容があまりにも多岐にわたり，その評価理論・手法に種々の問題がある．

❸ Outcome

医療介入による患者の健康状態の時間変化をみるもの．おのおのの疾患ごとに治療成績，治癒に焦点をあて，一定の評価尺度を用いれば定量化が可能であり，測定も容易となるので広く用いられるようになった．

これらの観点から，各病院ひいては医療が一定水準を満たした診療を提供しているかをみるため[2]，臨床指標（clinical indicator）が重視され，平均在院日数，死亡率，院内感染発生率などをはじめとする各種尺度をもって病院機能評価も行われるようになってきた．

2 2つのアウトカム

こうした臨床指標に代表される従来のアウトカムには罹患率，死亡率，治癒率などがあり，その普遍性，定義の明確性，重要性については疑問の余地はなかった[3]．しかし疾病構造の変化とともに，死なない病気，治癒しない病気はどう考えるかという問題が生じたうえに[4]，反対に死が避けられない患者にどう対応するかとの問題もある．そこで，各患者側の健康観，満足度など主観的指標を取り込んだ QOL 評価を中心にした患者立脚型のアウトカムが登場した[3,4]．

すなわち近年の傾向は，患者集団としての死亡率，罹患率といった統計学的なとらえかたではなく，各個人のレベルでの健康状態を個別に評価するものとなっている（**表1**）．

3 アウトカム評価尺度の特徴

こうした患者立脚型アウトカム評価に用いられる尺度は，基本的に病気ではなく病人を計るという立場をとる[5]．この際，計る対象が物理・化学現象であれば，すべて計測できるであろうが，人間の機能，能力の測定の多くは，概念そのものを直接測定することができない．仮想的な構成概念（construct）をつくって測定するが，その内容は多くは多元的であり，操作的に定義される．仮説検証として判断し，仮説（理論）と結果（測定）との整合性を検証できるか，また検証の拠所となる外的基準（criterion）が存在するかが根拠となる（**表2**）．したがってこの構成概念測定が意味のある，妥当なものか，測定に信頼がおけるのかといった計量心理学的な検証が不可欠になる[6,7]．

表1 2つのアウトカム

従来型アウトカム
罹患率，死亡率，治癒率など
普遍性，定義の明確性，重要性は明らか
社会あるいは患者集団の健康状況，衛生状態などを反映する客観的指標
死なない病気，治癒しない病気はどう考えるか

患者立脚型アウトカム
主観的健康度，満足度などを含むQOL評価
構成概念に則った指標・尺度の開発
病気の程度ではなく，個別の病人1人1人の状態を計る主観的指標
計量心理学的検証が不可欠

表2 妥当性について
尺度に関し，信頼性が必要なことは容易に理解できるのに比べ，妥当性はなかなか理解しにくい．

① 構成概念妥当性（construct validity）
収束的妥当性と弁別（判別）的妥当性が代表である．
・**収束的妥当性（convergent validity）と発散的妥当性（divergent validity）** 収束的妥当性の考えかたは感受性評価と同じで，同様の概念を計ろうとするほかの尺度との関連を比べ，仮定上の構成概念に収束するかをみる．あまり高い収束性を示すと，新たな尺度をつくる必要性が疑われることにもなり，反対に発散的妥当性の考えかたも特異性評価と同じで，適度な相関をもって理論的に異なる構成概念を計っているのがよい．
・**弁別（判別）的妥当性（discriminant validity）** 2群の差異を適切に見つけ出すことができれば，十分な弁別的妥当性があるとする．

② 基準関連妥当性（criterion related validity）
外的基準が現在すでに存在するか，将来判明するかによって2つに分かれる．
・**併存（同時）的妥当性（concurrent validity）** すでに確立された標準的尺度（"gold standard"）やほかの明確な規準（病理所見など）と新たな尺度を同時に使用して，その測定値の相関から判断する．
・**予測妥当性（predictive validity）** 測定値が将来の状況（予後）を的確に予測できるかを判断する．

③ 内容的妥当性（content validity）
・**表面的妥当性（face validity）** 妥当性を考える際に必須なものとはみなされていないが，多くに用いられる質問紙法などで，設問の内容理解が問題なく可能で，回答者が適切に答えられるかをみる．
・**内容的妥当性（content validity）** 尺度を構成する項目や課題の絞り込みが測定の目的にかなっているか，内容に偏りや不足はないかを経験や専門的知識から判断する．統計で決まるものではないことが重要である．

4 尺度の特性と検証

❶ 尺度

用いる尺度(scale)は質的なものか量的なものかによって，4つに分けられる(表3)．注意すべきは質問紙法などで汎用される順序尺度の場合，厳密にいえばノンパラメトリックデータとして扱わなければならないことである[8]．汎用される因子分析やCronbachのα係数もデータが正規分布を取る数量データであることが前提になるが，多くは一定の仮定をおいて処理することが多い．

❷ 妥当性

妥当性(表2)のテストとしては以下がよく用いられる[9]．

①主成分分析(Principal component analysis)
測定項目のセットが仮定上の構成概念を定義する程度を計る方法．変数を変換して新しいより少数の総合的特性値を求め，多くは因子数の推定に利用する．

②因子分析(Factor analysis)
ある多変量データを少数の共通因子の一次結合として表し，変数間の相関関係を規定している潜在因子を探る方法．一組の多変量データを少数の共通因子の一次結合として表す．

③グラフィックモデル手法(Graphical Modeling)
因子分析はデータ縮約の方向性を探るが，その目的も探索的因子分析から検証的因子分析へと広がっている．共分散構造分析は構成概念から潜在変数の把握につながり，グラフィックモデル手法はモデル適合度の評価を可能にした．パス図の作成を通じて複数の変数間・関連の「強さ」「向き」を探ることから，変数間の関係を階層的に整理でき，最適なモデルの探索・選択に客観性をもたせることができる．

❸ 信頼性

信頼性テストには[9]，①再テスト法(test-retest)，②並行テスト法(parallel test)，③折半法(split-half correlation)などがある．算出されるパラメータには級内相関係数(intraclass correlation coefficient；ICC)や内的整合性(internal-consistency)がある．後者は多くの項目に共通する成分を真の値とみなして，尺度得点の信頼性をその尺度に含まれる項目間の相関係数によって算定するもので，Cronbachのα係数として求められる．

5 アウトカム評価の理解

以上述べてきたような考えかたから，数多くの評価尺度が提案されてきており，計量心理学的立場からおのおのの検証のうえ，採点を行っている書籍もある[10-12]．日本リハビリテーション医学会では，代表的なリハビリテーション関連雑誌に取り上げられた使用頻度の多い評価尺度を調査し，学会ウェブサイトに掲載している[13,14] (表4)．

アウトカム研究は今後ともますます盛んになるであろう．わが国からもエビデンスに則った知識の蓄積が図られるためにも，これらの評価尺度の理解が不可欠である．

表3 尺度の種類

尺度の種類	数量の区別	例	備考
名義尺度(nominal scale, categorical scale)	組分けされた分類，質的尺度	血液型，陽・陰性の2分法など	
順序尺度(ordinal scale, ranking scale)	順序を表す尺度，質的尺度	悪性度，病期，進行度，徒手筋力テストなど	その順序間は等間隔ではない
間隔尺度(interval scale)	等間隔の数値尺度	知能指数，温度，偏差値など	
比例尺度(ratio scale)	絶対的基準点をもつ数値尺度	身長・体重，検査値など	ゼロ(零)の概念が成立する

表4 使用頻度の多い評価法[13]

American Spinal Injury Association impairment scale, ASIA impairment scale	Manual muscle testing, MMT, 徒手筋力検査
Ashworth scale	McGill pain questionnaire, MPQ
Ashworth scale-modified, MAS	Medical outcomes study short form-36 health survey, SF-36
Barthel index, BI, バーセル指数	Mini-mental state examination, MMS or MMSE
Beck depression inventory, BDI	Minnesota multiphasic personality inventory
Behavioral risk factor surveillance system, BRFSS	Motricity index, MI
Berg balance scale, BBS	Multidimensional pain inventory, MPI
Borg scale	National Institutes of Health stroke scale, NIHSS
Brunnstrom stage	Nottingham health profile, NHP
Center for epidemiological studies-depression scale, CES-D	Paced auditory serial addition test, PASAT
	Pain disability Index, PDI
Clinical overall score, COS	Profile of mood states, POMS
Community integration questionnnaire, CIQ	Psychological general well-being index, PGWB
Craig handicap assessment and reporting technique, CHART	Psychosocial adjustment to illness scale-self report version, PAIS-SR
	Quality of well being index, QWB
Diagnostic and statistical manual of mental disorders, 3rd edition revised, DSM-III-R	Rancho Los Amigos Cognitive Function Scale, RLAS
	Raven colored matrices
Disability rating scale, DRS	Reintegration to normal living index, RNL
Expanded disability status scale (Kurtzke), EDSS	Resident assessment instrument, RAI
Falls efficacy scale, FES	Rey figure copy, Rey 複雑図形検査
Frankel classification, Frankel 分類	Rivermead motor assessment
Frenchay activities index, FAI	Roland and Morris disability questionnaire, RMDQ
Fugl-Meyer assessment	Satisfaction with life scale, SWLS
Functional assessment measure, FAM	Screening test of ADL for children, ADLC-s, 小児の日常生活動作能力評価表
Functional independence measure, FIM	
Functional independence measure for children, WeeFIM	Self rating depression scale, SDS, Zung
Garden 分類	Sickness impact profile, SIP
Geriatric depression scale, GDS	Spasm frequency scale
Glasgow coma scale, GCS	Spielberger state-trait anxiety inventory, STAI
Glasgow outcome scale, GOS	Stroke impairment assessment set, SIAS
Heel-rise test	Trail making test, TMT
Hoehn-Yahr stage/score	Unified Parkinson's disease rating scale, UPDRS
Hugh-Jones exercise test/grade	Vineland adaptive behavior scales
International classification of diseases, 9th revision, ICD-9	Wechsler Adult Intelligence Scale-Revised, WAIS-R, ウェクスラー成人知能検査
International classification of impairments, disabilities and handicaps, ICIDH	Wechsler Memory Scale-Revised, WMS-R, ウェクスラー記憶検査
International continence society, ICS, 国際禁制学会分類, 下部尿路機能分類	Western aphasia battery, WAB, WAB 失語症検査
Japan coma scale, JCS	Wisconsin card sorting test, WCST
Katz ADL index	Zancolli classification, Zancolli 分類
Kohs 立方体検査	改訂長谷川式簡易認知症スケール, HDS-R
Kurtzke Expanded Disability Status Scale, EDSS	標準失語症検査, SLTA
Life satisfaction questionnaire, LSQ	三宅式記銘力検査
Line bisection test, 線分二等分テスト	障害高齢者の日常生活自立度判定基準(厚生省/寝たきり度)

（補遺）

本論考はもともと雑誌『Journal of Clinical Rehabilitation（臨床リハ）』の連載シリーズ[15]であったが，今回書籍化にあたり，修正加筆を行っていることをお断りする．

文献

1) Donabedian A：Explorations in quality assessment and monitoring. The definition of quality and approaches to its assessment, Vol.1, Health Administration Press, Ann Arbor, 1980.
2) 木佐俊郎：診療活動の機能評価．総合リハ 32：249-255, 2004.
3) Hinderer SR, Hinderer KA：Principles and applications of measurement methods. In：Rehabilitation Medicine；principles and practice, 4th ed, DeLisa JA et al（eds）, Lippincott Williams&Wilkins, Philadelphia, 2005, pp 1139-1162.
4) Guyatt GH et al：Measuring health status；what are the necessary measurement properties? *J Clin Epidemiol* **45**：1341-1345,1992.
5) Ware JE：Measuring patients' views：the optimum outcome measure. *BMJ* **306**：1429-1430,1993.
6) McDowell I et al：The theoretical and technical foundations of health measurement. Measuring Health：A guide to rating scales and questionnaires. 3rd ed, Oxford University Press, New York, 2006, pp 10-54.
7) Bowling A：Measuring Disease：a review of disease-specific quality of life measurement scales, 3rd ed, Open University Press, Buckingham, 2005.
8) Svensson E：Guidelines to statistical evaluation of data from rating scales and questionnaires. *J Rehab Med* **33**：47-48, 2001.
9) 池上直巳・他：臨床のための QOL 評価ハンドブック．医学書院，2001.
10) Suk M et al：AO Handbook：musculoskeletal outcomes measures and instruments：155 instruments evaluated and assessed, AO publishers, Davos, 2005.
11) Streiner DL, Norman GR：Health Measurement Scales：a practical guide to their development and use, 4th ed, Oxford University Press, Oxford, 2008.
12) 岩谷 力：運動障害を持つ人（肢体不自由者）の操作的定義．障害と活動の測定・評価ハンドブック―機能から QOL まで（岩谷 力，飛松好子編）．南江堂，2005, pp 3-11.
13) http://www.soc.nii.ac.jp/jarm/hyouka-db1.htm
14) 日本リハビリテーション医学会評価用語委員会：リハビリテーション関連雑誌における評価法使用動向調査―3―．リハ医学 **38**：796-798, 2001.
15) 赤居正美：評価尺度に求められるもの．臨床リハ **14**：76-79, 2005.

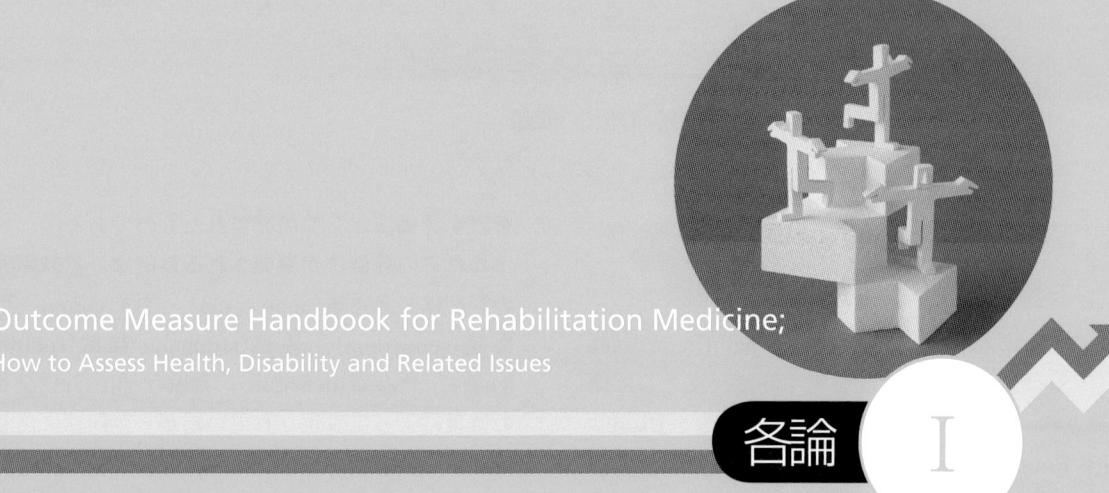

Outcome Measure Handbook for Rehabilitation Medicine;
How to Assess Health, Disability and Related Issues

各論 I

機能障害評価

I 機能障害評価
精神機能【意識】

1 GCS / JCS / GOS / DRS

青木重陽(神奈川リハビリテーション病院リハビリテーション科)

key words GCS, JCS, GOS, DRS, 転帰

はじめに

Glasgow Coma Scale(GCS), Japan Coma Scale(JCS)は意識障害の程度を表す評価尺度として開発され, Glasgow Outcome Scale(GOS), Disability Rating Scale(DRS)は転帰そのものの評価のために開発された評価尺度である.

GCSなどは, 本来は意識障害を表す尺度であり転帰を示す尺度ではなかった. しかし, 脳外傷(外傷性脳損傷)などの重症度尺度としても使用され, その後の転帰とよく相関したために, 脳外傷後の転帰予測の一方法としても利用されてきた経緯がある.

また, これまでの転帰の評価はその多くが急性期病院の脳外科的な観点から評価され, したがって死亡率あるいは大まかな尺度で評価されることが多く, リハビリテーション(以下, リハ)の視点からの詳細な評価がなされてこなかったという問題がある[1,2].

1 GCS

❶ 開発者

Teasdale GとJennett Bによって開発された.

❷ 開発時期・初出文献

GCSと後述のJCSは, いずれも意識障害の程度を表す評価法として開発されたものである.

これらの評価法が開発される以前は, 意識障害の程度は, 深昏睡(deep coma), 昏睡(coma), 半昏睡(semicoma), 昏迷(stupor), 傾眠(somnolence), せん妄(delirium), 錯乱(confusion)などの言葉によって表現されていたが, 客観性に乏しいという問題があった[3]. 意識障害の客観的評価法の開発の機運が高まり, 1970年代半ば, 時期をほぼ同じくしてGCSとJCSが開発された.

GCSの初出文献は以下のとおりである[4].

▶ Teasdale G, Jennett B: Assessment of coma and impaired consciousness: A practical scale. *Lancet* **304**: 81-84, 1974[4].

❸ 特徴

意識を覚醒度, 言語反応, 運動反応の3つの要素に分け, 開眼に要する刺激の強さ(E), 言語応答の内容(V), 刺激に対する運動反応のパターン(M)によって評価する(**表1**). 当初はそれぞれの要素ごとに評価をしていたが, その後意識レベルの全体的評価として各項目の合計点が用いられるようになった. しかし, 同じ総得点となる組み合わせが複数あるために逆に病態把握が困難になってしまうという問題もある[5].

❹ 信頼性・妥当性

検者間の信頼性について確認がされている[6,7]が, 経験の浅い者の間では点数にばらつきが出るとする報告もある[8].

精神機能【意識】(GCS, JCS, GOS, DRS)

表1 GCS[4, 33]

Eye opening 開眼反応(E)		Verbal Response 言語反応(V)		Motor Response 運動反応(M)	
Spontaneous 自発的に開眼	4	Oriented 見当識あり	5	Obeying 指示に従う	6
To speech 呼びかけで開眼	3	Confused やや混乱した会話	4	Localizing 刺激を払いのける	5
To pain 痛み刺激で開眼	2	Inappropriate 意味の通じない言葉	3	Withdrawal 逃避的屈曲	4
None 開眼なし	1	Incomprehensible 意味のない発声	2	Flexing 異常屈曲反応	3
		None なし	1	Extending 異常伸展反応	2
				None なし	1

表2 JCS[17]

Ⅰ．刺激しないでも覚醒している状態(1桁で表現)
  1．意識清明とは言えない
  2．見当識障害がある
  3．自分の名前，生年月日が言えない
Ⅱ．刺激すると覚醒する状態(刺激をやめると眠り込む，2桁で表現)
  10．合目的な運動(たとえば，右手を握れ，離せ)をするし言葉も出るが間違いが多い
  20．簡単な命令に応ずる．たとえば離握手
  30．呼びかけを繰り返すとかろうじて開眼する
Ⅲ．刺激をしても覚醒しない状態(3桁で表現)
  100．痛み刺激に対し，はらいのけるような動作をする
  200．痛み刺激で少し手足を動かしたり，顔をしかめる
  300．痛み刺激に反応しない

不穏状態があればR(restlessness)，尿失禁があればInc(incontinentia urinae)，慢性期意識障害例ならばA(akinetic mutism, apallic state)を数字の後につける

脳外傷[9-11]，くも膜下出血[12,13]など，多くの疾患の死亡率やGOSがGCS scoreの合計点と相関する．

❺ 普及度

意識障害の評価法として，全世界で広く普及している．「GCS」または「Glasgow Coma Scale」をPubMedにおいて検索を行うと本稿執筆時点で6,342件の文献が，医中誌で検索を行うと1,124件がヒットし，国内外を問わず広く使用されていることがうかがわれる．

❻ その他トピックス

脳外傷をはじめ各疾患の重症度分類にも用いられ，予後予測と関連した研究が数多くなされてきた．GCS 13点以上を軽症，GCS 9～12点を中等症，GCS 8点以下を重症という形で分類されていることが多い．

GCSの評価時期に関しては議論が多い．受傷後24時間以内の最も低いGCS scoreが確度の高い予後予測因子になるという[14]．ほかに，急性期病院入院当初でなく蘇生後のGCSのほうが予後をよく予測する[15]という意見や，24時間以内のGCSは生存率の予測因子であるが長期の機能的帰結を予測するには受傷後2～3日後のGCSのほうがよいとする意見もある[16]．

2 JCS

❶ 開発者

太田富雄らによって開発された．

❷ 開発時期・初出文献

前述のとおり，JCSはGCSとほぼ同時期に開発されている．
JCSの初出文献は以下のとおりである[17]．
▶ 太田富雄・他：意識障害の新しい分類法試案：数量的表現(Ⅲ群3段階方式)の可能性について．脳外 2：623-627，1974[17]．

❸ 特徴

脳卒中の外科研究会(現 脳卒中の外科学会)の意見を参考にわが国で開発された．意識を覚醒の状態によって大きく3群に分類し，さらにそれぞれを3段階に小分類して，1，2，3，10，20，30，100，200，300の計9つの数字で表している(表2)．簡便で，医師以外の人も含めて理解しやすい特徴がある．

❹ 信頼性・妥当性

信頼性，妥当性に関する報告がある[18]．JCSは覚醒を中心とした単軸尺度なので，脳ヘルニアに

I 機能障害評価

よる意識障害の進行を把握しやすい[3].

❺ 普及度

主にわが国において広く普及している.「JCS」または「Japan Coma Scale」をPubMedにおいて検索を行うと本稿執筆時点で315件の文献が,医中誌で検索を行うと607件がヒットする.

❻ その他トピックス

意識障害の程度を表す目的では多用されているが,転帰と関連しての報告は少ない.くも膜下出血に関しての報告が散見される[19,20].

3 GOS

❶ 開発者

Jennett B と Michael B によって開発された.

❷ 開発時期・初出文献

1970年代,医学・医療の進歩に伴って各疾患の生存率が上がり,転帰を評価するのに生存率(生または死の二者択一)だけでは十分ではない状況が訪れた.そこで生存した者をさらにいくつかの段階に分けて表し,かつ客観的で共用ができる転帰の評価方法が求められるようになった.GOSはこのような背景のもとに開発された.

初出文献は以下のとおりである[21].

▶ Jennett B, Michael B：Assessment of outcome after severe brain damage ― A practical scale. Lancet **305**：480-484, 1975[21].

❸ 特徴

転帰そのものの計測を目的につくられた評価法である.死亡：death (D),植物状態：persistent vegetative state (VS),後遺症大：severe disability (SD),後遺症中：moderate disability (MD),後遺症小：good recovery (GR) の5段階で評価する(表3).

さらに後遺症大,後遺症中,後遺症小の段階をおのおの2つに区分し,計8段階で評価する extended GOS (GOSE) も開発されている[22].

表3 GOS[21]

死亡　death (D)
植物状態　persistent vegetative state (VS)
　指示に従えない,あるいは意志疎通できない.
重度障害　severe disability (SD)
　意識はあるが障害がある.日常生活に援助が必要な状態.セルフケアのみが自立している場合もSDに分類される.
中等度障害　moderate disability (MD)
　障害があるが,日常生活が自立している.セルフケアのみでなく広義のADLが自立した状態であり,公共交通機関を利用したり,保護的職場で働くこともできる.保護的でない職場に就労したり主要な社会的役割を果たすことはできない.
良好な回復　good recovery (GR)
　保護的でない職場で働けると判断される状態.神経学的症状・心理学的症状がいくらか残ることがある.就労の可否は職場環境の影響等を受けるので,実際に就労しているかではなくレジャー活動や家族との関係を含めて判断される.

❹ 信頼性・妥当性

GOS,GOSEともに,信頼性に関する調査が報告されており[23],電話による検査でも信頼性があることが確認されている[24].また,妥当性も確かめられている[25].

❺ 普及度

急性期治療における脳外科的な帰結調査の多くにGOSが用いられている.対象となる疾患も,脳外傷,くも膜下出血,脳内出血,脳梗塞,感染症,腫瘍と多岐にわたる.

❻ その他トピックス

かつて,脳外傷の予後予測は主に急性期病院における脳外科的な帰結調査という視点で行われてきており,その多くにGOSが用いられた.しかし,リハ後の帰結を評価するにはあまりにも感度が低いと考えられる[1].

4 DRS

❶ 開発者

Rappaport M らによって開発された.

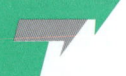

精神機能【意識】（GCS, JCS, GOS, DRS）

表4 DRS[33)]

Arousability, awareness, and responsivity			Cognitive ability for self-care activities		
Eye opening 開眼反応	Verbalization 言語反応	Motor Response 運動反応	Feeding 食事	Toileting 排泄	Grooming 整容
0 Spontaneous 自発的に開眼	0 Oriented 見当識あり	0 Obeying 指示に従う	0 Complete 完全にできる	0 Complete 完全にできる	0 Complete 完全にできる
1 To speech 呼びかけで開眼	1 Confused やや混乱した会話	1 Localizing 刺激を払いのける	1 Partial 一部可能	1 Partial 一部可能	1 Partial 一部可能
2 To pain 痛み刺激で開眼	2 Inappropriate 意味の通じない言葉	2 Withdrawal 逃避的屈曲	2 Minimal わずかしかできない	2 Minimal わずかしかできない	2 Minimal わずかしかできない
3 None 開眼なし	3 Incomprehensible 意味のない発声	3 Flexing 異常屈曲反応	3 None できない	3 None できない	3 None できない
	4 None なし	4 Extending 異常伸展反応			
		5 None なし			

Dependence on others	Psychosocial adaptability		Total DR score DRスコア	Level of Disability 障害レベル
Level of functioning 一般的機能状態	Employability 就労の可能性			
0 Completely independent 完全自立	0 Not restricted 制限なし		0	障害なし
1 Independent in special environment 限られた環境で自立	1 Selected job 選ばれた職場		1	障害軽度
2 Mildly dependent 少しの介助	2 Sheltered Workshop 保護職場		2～3	障害あるが部分的
3 Moderately dependent 中等度の介助	3 Not employable 就労不能		4～6	障害目立つ
4 Markedly depdendent ほとんど介助			7～11	障害やや重い
5 Totally dependent 全介助			12～16	障害はかなり重い
			17～21	障害は極めて重い
			22～24	植物状態
			25～29	重度の植物状態
			30	死亡

❷ 開発時期・初出文献

重症脳外傷患者の経過は，初期の昏睡状態から就労を含めた社会復帰に至るまで長い期間となり関連する事項も多岐にわたる．リハの効果判定などのために，この複雑な経過を全行程にわたって評価できる簡便で妥当性のある評価法の開発が求められた．

DRSの初出文献は以下のとおりである[26)]．

▶ Rappaport M et al：Disability rating scale for severe head trauma：Coma to community. Arch Phys Med Rehabil **63**：118-123, 1982[26)]．

❸ 特徴

重症脳外傷に対する評価尺度として開発された．4つのカテゴリー，8項目からなる．30点満点であり，障害を評価するという立場から障害が重いほど点数が高くなるようにつくられている[26)]．覚醒・反応性の評価の部分にはGCSが（点数を逆にする形で）使用されている．

重症脳外傷者の昏睡から社会復帰までのすべての時点で評価ができるように意識がされている．機能障害，能力障害，社会的不利のすべての側面を評価する（**表4**）．

❹ 信頼性・妥当性

検者間の評点の相関係数 $r = 0.81 \sim 0.98$，再テスト法における評点の相関係数 $r = 0.95$ の報告があり[26-29)]，信頼性が確認されている．

併存的妥当性に関連して，退院時におけるDRS

とGOSとの間に相関がある（r = 0.80）とする報告がある[27]．予測妥当性に関しても，入院時と退院時のDRSの間の相関係数r = 0.62，入院時と受傷1年後のDRSの間の相関係数r = 0.53であったとの報告がされており[26,29,30]，妥当性が確認されている．

❺ 普及度

全世界で広く使用されていると考えられるが，わが国ではDRSを用いた報告は意外に少ない．「DRS」または「Disability Rating Scale」をPubMedにおいて検索を行うと本稿執筆時点で1,933件の文献がヒットするが，医中誌では8件のみしか検索されない．

❻ その他トピックス

DRSは，脳外傷という1つの疾患群に対して開発された評価尺度であり，この点ではGCS，JCS，GOSとは異なる．

脳外傷に関し，DRSの予測はGOSより鋭敏であるという[31]．

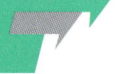

本稿で取り上げた評価尺度のうち，GCS，JCS，GOSは急性期医療の視点をもとに開発された経緯がある．転帰の評価に関しても生命予後を中心に評価する視点が強い．評価の一部にGCSが組み込まれているDRSも含め，リハの視点に立った転帰の評価を行うには十分とはいえない点もある．

たとえば，いずれの評価尺度も脳外傷の転帰に関連が深いが，GOSが脳外傷患者の実生活の困難さを正確に評価できているかというと疑問がある．就学や就労に難渋している高次脳機能障害者の多くは，GOSにおいては5段階のうち最も後遺症が少ないgood recovery（GR）に分類される可能性がある[32]．DRSにおいても同様の傾向がある．機能障害，能力障害，社会的不利の評価項目はあるが，意識が清明で日常生活動作もほぼ自立している多くの高次脳機能障害者の場合，ほかの問題が反映される部分は全8項目のうちほとんど就労能力の1項目のみとなってしまう．高次脳機能障害を被った脳外傷患者の実態を十分反映しうるとはいいにくい．

このようにリハにおける評価法として考えると，急性期の問題の解決が中心で回復期以降への配慮が小さいこと，帰結変数の尺度が粗いことなどの問題点の指摘がされている[1,27]．

文献

1) 道免和久：予後予測の手段．総合リハ 28：129-139, 2000.
2) 吉本智信：高次脳機能障害の予後予測．高次脳機能障害と損害賠償（吉本智信著），海文堂出版，2004, pp 88-92.
3) 坂本哲也：GCS/JCS．救急医学 29：435, 2005.
4) Teasdale G, Jennett B：Assessment of coma and impaired consciousness. A practical scale. Lancet 304：81-84, 1974.
5) 中村 満・他：意識障害，せん妄．臨床精神医学増刊号：146-155, 2004.
6) Menegazzi JJ et al：Reliability of the Glasgow Coma Scale when used by emergency physicians and paramedics. J Trauma 34：46-48, 1993.
7) Juarez VJ, Lyons M：Interrater reliability of the Glasgow Coma Scale. J Neurosci Nurs 27：283-286, 1995.
8) Rowley G, Fielding K：Reliability and accuracy of the Glasgow Coma Scale with experienced and inexperienced users. Lancet 337：535-538, 1991.
9) Lannoo E et al：Early predictors of mortality and morbidity after severe closed head injury. J Neurotrauma 17：403-414, 2000.
10) von Wild KR et al：Quality management in traumatic brain injury（TBI）lessons from the prospective study in 6,800 patients after acute TBI in respect of neurorehabilitation. Acta Neurochir Suppl 93：15-25, 2005.
11) Poon WS et al：Predicting one year clinical outcome in traumatic brain injury（TBI）at the beginning of rehabilitation. Acta Neurochir Suppl 93：207-208, 2005.
12) Oshiro EM et al：A new subarachnoid hemorrhage grading system based on the Glasgow Coma Scale：a comparison with the Hunt and Hess and World Federation of Neurological Surgeons Scales in a clinical series. Neurosurg 41：140-148, 1997.
13) Roos YB et al：Complications and outcome in patients with aneurismal subarachnoid haemorrhage：a prospective hospital based cohort study in the Netherlands. J Neurol Neurosurg Psychiatry 68：337-341, 2000.
14) Katz RT・他，大橋正洋訳：米国における急性期・亜急性期リハビリテーション．総合リハ 28：115-126, 2000.
15) Marshall LF et al：The diagnosis of head injury requires a classification based on computed axial tomography. J Neurotrauma 9（Suppl 1）：S287-292, 1992.
16) Baxt WG, Moody P：The differential survival of trauma patients. J Trauma 27：602-606, 1987.
17) 太田富雄・他：意識障害の新しい分類法試案：数量的表現（Ⅲ群3段階方式）の可能性について．脳外 2：623-627,

1974.
18) 竹内栄一：意識障害評価法の信頼性に関する研究とくに Japan Coma Scale (JCS) の評価者間信頼性および妥当性に関する統計的検討．大阪医大学誌 47：20-30, 1988.
19) 後藤 修・他：Japan Coma Scale による急性期破裂脳動脈瘤の術前評価とその転帰．脳神経 47：49-55, 1995.
20) 高木 清・他：くも膜下出血重症度分類としての Japan Coma Scale 重症度分類の決め方について．脳外科 26：509-515, 1998.
21) Jennett B, Bond M：Assessment of outcome after severe brain damage- A practical scale. Lancet 305：480-484, 1975.
22) Wilson JT et al：Structured interviews for the Glasgow Outcome Scale and the extended Glasgow Outcome Scale：guidelines for their use. J Neurotrauma 15：573-585, 1998.
23) Anderson SI et al：Glasgow Outcome Scale：an inter-rater reliability study. Brain Inj 7：309-317, 1993.
24) Pettigrew LE et al：Reliability of ratings on the Glasgow Outcome Scales from in-person and telephone structured interviews. J Head Trauma Rehabil 18：252-258, 2003.
25) Levin HS et al：Validity and sensitivity to change of the extended Glasgow Outcome Scale in mild to moderate traumatic brain injury. J Neurotrauma 18：575-584, 2001.
26) Rappaport M et al：Disability rating scale for severe head trauma：coma to community. Arch Phys Med Rehabil 63：118-123, 1982.
27) Gouvier WD et al：Reliability and validity of the Disability Rating Scale and the Levels of Cognitive Functioning Scale in monitoring recovery from severe head injury. Arch Phys Med Rehabil 68：94-97, 1987.
28) Novack TA et al：Primary caregiver distress following severe head injury. J Head Trauma Rehabil 6(4)：69-76, 1991.
29) Flemming JM et al：Prognosis of rehabilitation outcome in head injury using Disability Rating Scale. Arch Phys Med Rehabil 75：156-163, 1994.
30) Fryer LJ et al：Cognitive rehabilitation and community readaptation：outcomes from two program models. J Head Trauma Rehabil 2(3)：51-63, 1987.
31) Hall K et al：Glasgow Outcome Scale and Disability Rating Scale：comparative usefulness in following recovery in traumatic head injury. Arch Phys Med Rehabil 66：35-37, 1985.
32) 大橋正洋：脳外傷の特性と就労支援．臨床リハ 14：314-319, 2005.
33) 大橋正洋：疾患評価―脳外傷．臨床リハ別冊／リハビリテーションにおける評価 Ver.2（米本恭三・他編），医歯薬出版，2000, pp175-184.

I 機能障害評価
精神機能【うつ・情緒】

2 BDI-II / SDS

小嶋雅代（国立長寿医療研究センターフレイル研究部）

key words BDI-II，SDS，うつ病，自記式，質問紙，評価，国際比較

はじめに

うつ病の重症度を評価することを目的として開発された代表的な自記式質問紙，Beck Depression Inventory（BDI，ベック抑うつ質問票）と Self Depression Scale（SDS）について紹介する．

1 BDI-II

❶ 開発者

開発者は，認知療法で高名な米国の精神科医 Beck AT らである．

❷ 開発時期・初出文献

BDIはうつ病患者の重症度判定のために開発され，初版は1961年に出版された．Beckらが「うつ病患者」に特徴的な症状として選び出した21項目から構成されており，もともとは訓練を受けた面接者が項目ごとに文章を読み上げるよう想定されていたが，間もなく自記式の質問紙として普及した．一般内科・外科における患者の抑うつ度の評価や，一般集団でのうつ病スクリーニングにも有用であることが認められるようになり，1979年に二重否定文の修正，複数あった同列の選択肢を1つに絞るなど，自記式質問紙としてより使いやすいよう若干の改定が加えられると（BDI-IA）[1]，世界中で最も広く用いられるうつ病評価尺度となった．

表1 うつ病の定義[2]

・1日中の抑うつ気分	・精神運動性の焦燥/静止
・興味，喜びの減退	・易疲労性，気力の減退
・体重の変化	・思考力，集中力の減退
・毎日の不眠/過眠	・死についての反復思考

8項目中5つ以上が2週間以上続く⇒要治療

しかしながら初版発表以後35年の歳月を経て，徐々にうつ病の概念そのものが時代とともに変化を遂げて，BDIは現代のうつ病の定義に十分対応していないとの批判がもちあがった．そこで1994年に米国精神医学会より『DSM-IV』[2]が刊行され，精神疾患の診断基準（**表1**）として定着したことを受け，ついに1996年，DSM-IVに準拠する形でBDIに大幅な改訂が加えられ，『BDI-II』として出版された．主な変更点は，4つの項目（体重減少，容貌の変化，身体症状，仕事の困難）を削除し，重症例に特徴的な新たな4つの項目（激越，無価値観，集中困難，活力喪失）を加え，さらに食欲と睡眠については，減少だけでなく増加についても評価できるよう修正されたことである．

わが国では，初版については岡山大学精神科で翻訳されたもののほか，各地で独自の翻訳版が開発され使用されてきた．残念なことに，それらの開発過程や信頼性・妥当性の検証結果が論文化されていないため，不明な点が多く，新たな施設での導入や，研究目的での使用がむずかしかった．BDI-IIに関しては，原著者のBeckと出版元である The Psychological Corporation の認可のもと，名古屋市立大学公衆衛生学教室と精神医学教室が

共同で開発し，日本文化科学社から出版されている．日本版の開発にあたっては，原版との等価性を保ちながら違和感のない日本語に訳出することに注意が払われた．手順としては，いったん日本語に翻訳したものを，英国人を含む別チームが原版をみずに英語に逆翻訳し，出版元である The Psychological Corporation の米国人心理学者が原版と比較検討し，最終的に等価性が確認されるまで翻訳・逆翻訳の過程を繰り返したものについて，健康な日本人成人集団と精神科患者集団を対象に，信頼性・妥当性の検証を行った．

初出文献は以下のとおりである．

▶ Beck AT et al：An inventory for measuring depression. *Arc Gen Psychiatry* **4**：561-571, 1961[3]．
▶ Beck AT et al：Manual for the Beck Depression Inventory-Ⅱ, The Psychological Corporation, San Antonio, TX, 1996[4]．
▶ 小嶋雅代，古川壽亮：日本版BDI-Ⅱ ベック抑うつ質問票手引，日本文化科学社，2003[5]．

❸ 特徴

BDI-Ⅱは，過去2週間の状態を尋ねる21項目の質問(表2)によって，抑うつ症状の重症度を短時間で評価することができる．1つの項目について4つの文章が並び，被検者はそのなかで最も自分にあてはまるものに○をつける．各選択肢に0～3点が配点されており，合計点は0～63点となる．目安として，13点以下が異常なし，14～19点が軽度，20～28点が中等度，29点以上が重度のうつ病に相当する．本来はうつ病患者の重症度判定のために開発されたものであるが，一般身体疾患患者，一般集団での抑うつ度の評価にも有用である．また重症度変化の測定にも有用であることが確かめられており，リハビリテーションなどによる治療効果が心理面に与える影響評価にも利用可能であると考えられる．

日本版は，一般集団，臨床集団における検証でも，得点分布，因子構造などを含め原版とほぼ同様の結果が得られており，国際比較も可能である点が大きな特徴である．

❹ 信頼性・妥当性

BDIの信頼性・妥当性には定評があり，新しい測定尺度や質問紙を開発する際のゴールドスタンダードにもしばしば用いられてきた[6]．その改訂版であるBDI-Ⅱは，初版に劣らぬ優れた心理測定学的特長をもっていることが実証されている(詳しくはBDI-Ⅱの手引参照のこと)．ここでは日本版についての信頼性・妥当性の検証結果を簡潔に紹介する．

(1) 内部一貫性

886名の日本人成人データによるBDI-Ⅱ日本版21項目のCronbachのα係数は0.87であり，優れた内的整合性を裏づける数値が得られた[7]．

(2) 併存妥当性

一般人口でのうつ病のスクリーニングを目的に開発された自記式質問紙であるCES-Dと日本版BDI-Ⅱをともに完答した532名について得点の相関を調べると，Pearson相関係数は$r = 0.71$($p < 0.0001$)であり，過去に報告されているBDIとCES-Dとの相関関係($r = 0.58 \sim 0.89$)と比較して妥当な結果が得られた[7]．

(3) 妥当性

DSM-Ⅳに基づき大うつ病性障害と診断された大学病院精神科患者85名について，主治医の判定した重症度とBDI-Ⅱの点数との間には有意な相関がみられ($r = 0.77$)，寛解群，軽症群，中等症群，重症群間にはそれぞれ有意差がみられた[8]．さらに，初診時うつ病と診断された患者40名について，初診時と2週間以後にBDI-Ⅱを実施し，主

表2 BDI-Ⅱの評価項目[5]

1. 悲しさ	8. 自己批判	15. 活力喪失
2. 悲観	9. 自殺念慮	16. 睡眠習慣の変化
3. 過去の失敗	10. 落涙	17. 易刺激性
4. 喜びの喪失	11. 激越	18. 食欲の変化
5. 罪責感	12. 興味喪失	19. 集中困難
6. 被罰感	13. 決断力低下	20. 疲労感
7. 自己嫌悪	14. 無価値感	21. 性欲減退

日本文化科学社から市販されている検査用紙は，青・黒の2色刷，A3判2つ折で，見開き2ページにわたり，21項目が並んでいる．1つの項目について4つの文章が並び，被検者はそのなかで最も自分にあてはまるものに○をつける．

表紙には氏名，生年月日，性別を書き込むようになっており，閉じてしまうと回答が外からみえないことは回答者にとって利点であろう．

I 機能障害評価

治医の Clinical Global Impression の変化と BDI-Ⅱの点数の変化を比べたところ，両者には有意な相関があり（r = 0.72），回帰分析により BDI-Ⅱの点数が 9.7 点以上下がれば，臨床的にも有意な変化があるとみなせることが確認された[8]．

❺ 普及度

BDI はこれまでに 3,000 を超える研究で使用されてきた実績があり，世界的に最も広く用いられた抑うつ評価尺度として知られている[9]．わが国でも 2003 年 3 月に日本版 BDI-Ⅱが出版されて以後，一般診療，臨床研究のほか，企業のメンタルヘルスケアなどにも活用されている．

❻ その他トピックス

世界的にみると，BDI-Ⅱ出版以後，BDI を用いた論文数は増加している．EBM 時代の要請を受け，DSM-Ⅳに合わせて全面的に改訂され，信頼性・妥当性が徹底的に検証された BDI-Ⅱの有用性は，わが国においても今後ますます高まると期待される．

2 SDS

❶ 開発者

1965 年に米国デューク大学，Zung WWK により開発された．

❷ 開発時期・初出文献

SDS は，臨床の場でうつ状態の重症度を評価することを目的として開発された自記式質問紙である．わが国においては，広島大学，九州大学など各地で独自に訳されたものが使用されてきた経緯があり，福田ら[10,11]，難波ら[12]，錦織[13]，桂[14]らがそれぞれ日本語論文に発表している．1983 年に福田と小林の訳による質問紙が，三京房より手引きとともに出版され，全国的に利用しやすくなった．

▶ Zung WWK：A self-rating depression scale. Arch Gen Psychiatry **12**：63-70, 1965[15]．

▶ 福田一彦，小林重雄：日本版 SDS 自己評価式

表3 SDS の評価項目 [16]

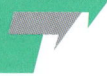

1. 憂うつ，抑うつ，悲哀	8. 便秘	14. 希望のなさ
2. 日内変動	9. 心悸亢進	15. 焦燥
3. 啼泣	10. 疲労	16. 不決断
4. 睡眠	11. 混乱	17. 自己過小評価
5. 食欲	12. 精神運動性減退	18. 空虚
6. 性欲	13. 精神運動性興奮	19. 自殺念慮
7. 体重減少		20. 不満足

20 項目からなり，被検者は各質問項目について，検査時の自分の状態に最もよくあてはまるものを「ない，たまに」「ときどき」「かなりのあいだ」「ほとんどいつも」の 4 つのカテゴリーから選ぶ．
三京房から市販されている日本版の回答用紙は袋とじの複写式になっており，被検者には配点はみえないが，記入が終わった回答用紙を 1 枚はがすと，保存用の複写紙には点数が印刷されている．

抑うつ性尺度使用手引き，三京房，1983[16]．

❸ 特徴

20 項目からなり（**表3**），被検者は各質問項目について，検査時の自分の状態に最もよくあてはまるものを「ない，たまに」「ときどき」「かなりのあいだ」「ほとんどいつも」の 4 つのカテゴリーから選ぶ．それぞれに 1～4 点が与えられており，総合得点は 20～80 点となる．被検者が機械的に同じ選択肢を選ばぬよう，肯定的内容（例：食欲はふつうだ）と否定的内容（夜よく眠れない）とが半数ずつ振り分けられ，肯定的内容では配点が逆になっている．

SDS は DSM-Ⅳに基づいたうつ病診断に必要な 9 つの症状のうち，「興味・喜びの喪失」と「無価値観・罪責感」については対応していないので，問診などで補う必要がある．身体症状に関する項目が多いので，内科・外科患者，高齢者のうつ状態測定には注意を要する．うつ病診断のためのカットオフポイントは特に提唱されていない．

❹ 信頼性・妥当性

福田ら[11]によれば，日本人成人 34 名について 7 日間をおいて 2 回行った場合の相関係数が 0.85，50 名について奇数版項目と偶数版項目の合計点間の相関係数が 0.58 であった．正常群（男性 147 名，女性 211 名），神経症患者群（男女各 35 名），

うつ病患者群(男女各25名)についてSDS平均値を比較すると、男女ともうつ病患者群、神経症患者群、正常群の順に有意に得点が高かった。またうつ病患者25名については、病状の寛解・軽快に伴ってSDS得点の減少傾向がみられた。

英語原版[15]については、内的一貫性0.79～0.92の報告がある。併存妥当性に関する論文は多く、Hamiltonうつ病評価尺度、BDI、MMPIのDスケールと有意な中等度から高度の相関係数が報告されている。

❺ 普及度

SDSは、BDIに並び、世界中で広く用いられている自記式のうつ病評価尺度であり、30カ国語以上に翻訳され、臨床の場においても研究目的でも使われてきた。特にわが国では最もポピュラーな質問紙であるといえよう。

❻ その他トピックス

興味深いことにMEDLINEを用いて「Depression, BDI」を検索すると、2009年現在までで2,330本の論文が該当する。同様に、「Depression, SDS」を検索すると、623本が該当し、BDIが圧倒的に優勢である。特にBDI-Ⅱの出版以後、較差は広がっている。一方、医学中央雑誌で検索すると、BDIが83本、SDSが466本と逆転し、いかにSDSがわが国で重用されてきたかがわかる(検索可能期間1983～2009年)。

おわりに

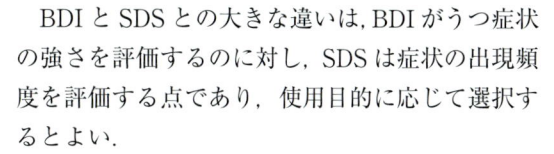

BDIとSDSとの大きな違いは、BDIがうつ症状の強さを評価するのに対し、SDSは症状の出現頻度を評価する点であり、使用目的に応じて選択するとよい。

いずれの質問紙にも共通の注意点であるが、質問紙は補助診断として使われるべきものである。被検者が回答に非協力的・拒否的な例、気力・集中力の低下が著しい例では回答結果が正しく状態を反映しないこともある。またそのような様子のみられない患者のなかにも、臨床像と質問紙の結果が大きくかけ離れる例があり、テストの適性について初回には必ず確認が必要である。

文献

1) Beck AT et al：Cognitive therapy of depression, Guilford Press, NY, 1979.
2) American Psychiatric Association: Diagnostic and statistical manual of mental disorders, ed 4, American Psychiatric Association, Washington, DC, 1994.
3) Beck AT et al：An inventory for measuring depression. *Arch Gen Psychiatry* 4：561-571, 1961.
4) Beck AT et al：Manual for the Beck Depression Inventory-Ⅱ, The Psychological Corporation, San Antonio, TX, 1996.
5) 小嶋雅代, 古川壽亮：日本版BDI-Ⅱベック抑うつ質問票手引, 日本文化科学社, 2003.
6) Mayer JM：Assessment of depression. In：Advances in Psychological Assessment, Vol.4 Reynolds PM (ed), Jossey-Bass, San Francisco, 1977, pp 358-425.
7) Kojima M et al：Cross-cultural validation of the Beck Depression Inventory-Ⅱ in Japan. *Psychiatry Res* 110：291-299, 2002.
8) Hiroe T et al：Gradations of clinical severity and sensitivity to change assessed with the Beck Depression Inventory-Ⅱ in Japanese patients with depression. *Psychiatry Res* 135 (3)：229-235, 2005.
9) Steer RA et al：Applications of the Beck Depression Inventory. In：Assessment of Depression, Sartorius N, Ban TA (eds), Springer-Verlag, Berlin, 1986, pp 123-142.
10) 福田一彦：一般臨床医に役立つ心理テスト, SDS 抑うつ性の測定—. 山形県病医誌 1：36-42, 1967.
11) 福田一彦, 小林重雄：自己評価式抑うつ性尺度の研究. 精神経誌 75：673-679, 1973.
12) 難波克雄・他：うつ病の評価尺度SDSの使用経験について. 精神経誌 75：49-50, 1973.
13) 錦織 壮：SDS(Zung)についての二, 三の知見と考察. 心身医 17：219-227, 1977.
14) 桂 載作：日常に使える心理テスト-SDSについて. 心身医療 1 (4)：81-96, 1989.
15) Zung WWK：A self-rating depression scale. *Arch Gen Psychiatry* 12：63-70, 1965.
16) 福田一彦, 小林重雄：日本版SDS. うつ性自己評価尺度使用手引き, 三京房, 1983.

I 機能障害評価
精神機能【不安・情緒】

3 STAI

内田智子（神戸大学大学院保健学研究科リハビリテーション科学領域）
関　啓子（三鷹高次脳機能障害研究所）

key words STAI，不安尺度，状態不安，特性不安

はじめに

不安は，漠然とした未分化な怖れの感情である．恐怖がはっきりした外的対象に対するものであるのに対し，不安は内的矛盾から発する対象のない情緒的混乱といえる[1]．

不安を量的に測定する尺度としては，Manifest Anxiety Scale（MAS）やC.A.S不安診断検査（Cattle Anxiety Scale；CAS）などがあるが，いずれもパーソナリティを測定する尺度である．State-Trait Anxiety Inventory（STAI）は，一時的な情緒状態の側面である状態不安を，パーソナリティの側面である特性不安に加え，独立して計測できる特徴がある．

1 STAI

❶ 開発者・開発時期

1970年，Spielberger CDらによりSTAI-X manual[2]が最初に米国で発表され，その後いくつかの問題点が修正され1983年STAI-Y[3]となった．わが国では1991年水口らが，STAI-Xを日本語版標準化したものを日本版STAI状態・特性不安検査[4]として出版し，2000年肥田野らが，STAI-Yを日本文化に合うよう改定標準化したものを新版STAI[5]として出版した．

表 新版STAIの概要[5]

方法	質問紙法	
対象	中学生以上	
質問項目	状態不安20項目	
	特性不安20項目	計40項目
所要時間	約15分	
実施手順	状態不安尺度の測定 ↓ 特性不安尺度の測定	

❷ 初出文献

初出文献は以下のとおりである．

▶ Spielberger CD et al：STAI manual. In：Psychologist Press, P. Alto, 1970[2]．
▶ Spielberger CD：Manual for the State-Trait Anxiety Inventory, STAI-form Y. In：Psychologist Press, P Alto, 1983[3]．
▶ 水口公信・他：日本版STAI状態・特性不安検査 State-Trait Anxiety Inventory　使用手引．三京房，1991[4]．
▶ 肥田野 直・他：新版STAIマニュアル．実務教育出版，2000[5]．

❸ 特徴

その特徴は，不安を状態不安と特性不安の2側面から測定する点にある．本検査の開発者であるSpielberger CDによれば「状態不安」は，個人がその時おかれた生活体条件により変化する一時的な情緒状態で，「特性不安」は不安状態の経験に対

精神機能【不安・情緒】(STAI)

図1 新版STAI検査用紙[5]

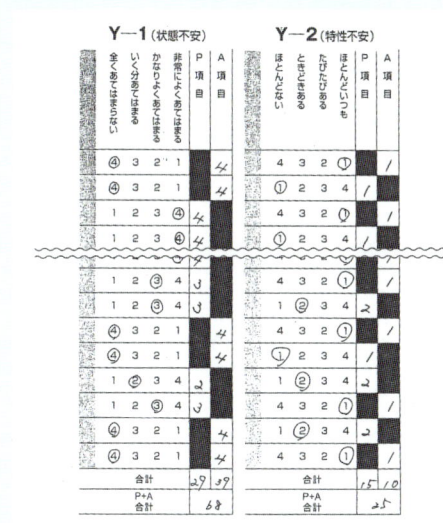

図2 新版STAI 記録用紙と記録の例(一部)[6]

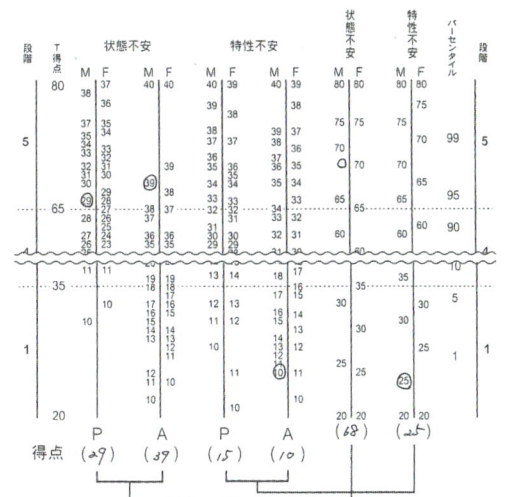

する個人の反応傾向を反映し，比較的安定した個人の性格傾向を示すものである．

わが国で標準化された新版STAIの概要を表に，質問項目の一部を図1に示した．点数は状態・特性不安尺度ともに20～80点の間で分布し，5段階に分かれている（図2）[6]．得点基準に若干の性差が考慮されているが，4段階以上では高不安と判定され臨床的にも問題となる．

新版STAIでは，「緊張している」といった不安存在項目のP項目と「おだやかな気持ちだ」とい

った不安不在項目のA項目が同数配置され，独立して識別可能である．それぞれにつき5段階での判定が可能なため，対象者がどちらの質問項目に対し鋭敏に反応するかについても判定できる（図2）．

❹ 信頼性・妥当性

信頼性については，内的整合性，特性不安の再テスト信頼性ともに相関係数が十分高く，高い信頼性が確認された[5]．

妥当性については次の2点について検討されている．まず，平常時とストレス時にSTAIを実施した結果，状態不安はストレス時に上昇したのに比し，特性不安では変化がなかったことから，構成概念的妥当性が確認された[5]．次にY-G性格検査・CASとSTAIの点数間にともに有意な相関を認めたことから，併存的妥当性が確認された[5]．

❺ 普及度

STAIは2側面の計測が可能なことから，多方面で用いられている．国立情報学研究所の論文検索により過去5年でMAS，CAS，STAIをキーワードにした検索数はMAS，CASが1桁であったのに比しSTAIは138件であった．研究の例では，教育分野[7]，社会分野[8]，医療分野ではリハビリテーション[9]，腹膜透析[10]，糖尿病[11]など多岐にわたる領域でみられる．

❻ その他トピックス

米国では，小学校4〜6年生を対象としたState-Trait Anxiety Inventory for Children (STAIC) が開発され出版されている．年代に合わせ文章を平易にし，選択肢も成人用は4択であるのに対し子ども用は3択である．この検査の日本版は曽我により標準化されているが，一般には出版されていない．

おわりに

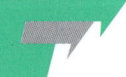

STAIは検査した時点での不安状態（状態不安）データを計測できることから，医療分野のみに限らず，教育・社会分野でも利用されている．また，再テスト信頼性も高いことから被検者を取り巻くさまざまな変化によって起こる状態不安の変化を継時的にとらえることも可能である．

これらのことから幅広い分野でまた，さまざまなテーマで本検査が利用されデータ蓄積されることが望まれる．

文献

1) 加藤正明：新版　精神医学事典．弘文堂，1993, p 690.
2) Spielberger CD et al：STAI manual. In：Psychologist Press, P. Alto, 1970.
3) Spielberger CD：Manual for the State-Trait Anxiety Inventory, STAI-form Y：Psychologist Press, P. Alto, 1983.
4) 水口公信・他：日本版STAI状態・特性不安検査 State-Trait Anxiety Inventory 使用手引．三京房，1991．
5) 肥田野 直・他：新版STAIマニュアル．実務教育出版，2000．
6) 角張比呂志：17 状態・特性不安検査 (STAI)．必携 臨床心理アセスメント (小山充道編)，金剛出版，2008, pp 196-197．
7) 吉田由貴美：新人看護師のSTAI調査による『不安』の実態及び継時的変化．第38回日本看護学会論文集，日本看護協会，2007, pp 321-323．
8) Li-Tsang CW et al：The effect of a job placement and support program for workers with musculoskeletal injuries：a randomized control trial (RCT) study. *J Occup Rehabil* 18 (3)：299-306, 2008.
9) Badura-Brzoza K et al：Psychological and psychiatric factors related to health-related quality of life after total hip replacement-preliminary report. *Eur Psychiatry*, 24：119-124, 2009.
10) 金城政美・他：腹膜透析から短期間に血液透析に移行した患者に対する看護．腎と透析 65 (別冊 腹膜透析 2008)：317-319, 2008．
11) 栗原明美・他：糖尿病患者における腎症の病期進行と心理健康状態との関連．糖尿病 51 (9)：873-877, 2008．

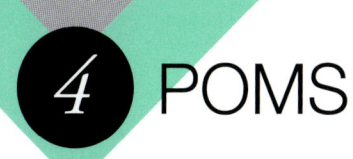

I 機能障害評価
精神機能【うつ・情緒】

4 POMS

松谷綾子（甲南女子大学看護リハビリテーション学部理学療法学科）
関　啓子（三鷹高次脳機能障害研究所）

key words　POMS, 感情プロフィール検査, 気分, 標準化, 日本語版, 短縮版

はじめに

　Profile of Mood Status（POMS, 感情プロフィール検査）は感情・気分を測定する質問紙である. その特徴は, 6つの側面から感情・気分をとらえられる点[1]であり, CES-D, SDS, STAIなどの抑うつや不安のみを調べる質問紙より, 幅広く感情・気分の状態を調べることができる[2]といわれている. リハビリテーション（以下, リハ）において心理的な配慮は, 心身に障害を有する人々が社会復帰するために必要な要素である[3]. また, リハの成功には患者の障害受容とそれに対するモーチベーションが必要[4]と報告がある. したがって, 患者の心の状態の適切な把握が, 効果的介入につながると考えられる. POMSは, 複数の感情・気分を同時に測れるなどの優れた特徴を有するが, リハ分野における研究報告は他分野に比してまだ少ない[5]. 本稿ではPOMSの特徴とリハ分野での研究について以下に紹介する.

1 POMS

❶ 開発者

　米国のMcNairにより開発された評価法であり, 復員軍人局心理療法研究所で作成された「精神科外来患者気分尺度（Psychiatric Outpatient Mood Scale）」が改良され, 現在の形となった. 日本語版POMSは, 横山らにより開発および標準化された[1].

表 日本語版POMSの質問項目（検査用紙[2]より一部改変）

1〜65各項目について, 過去1週間の間の気分をあらわすのに, いちばんあてはまるものを0＝まったくなかった, 1＝少しあった, 2＝まあまああった, 3＝かなりあった, 4＝非常に多くあった　の中から1つだけ選んでください.

1. 人づきあいが楽しい	0	1	2	3	4
2. 希望がもてない	0	1	2	3	4
3. 心の中でふんがいする	0	1	2	3	4
4. 陽気な気持ち	0	1	2	3	4
5. 考えがまとまらない	0	1	2	3	4
⋮					
60. 物事に確信がもてない	0	1	2	3	4
61. 活気がわいてくる	0	1	2	3	4
62. ひどくくたびれた	0	1	2	3	4
63. すぐかっとなる	0	1	2	3	4
64. 罪悪感がある	0	1	2	3	4
65. あれこれ心配だ	0	1	2	3	4

❷ 開発時期・初出文献

　原版の開発は, 1950年代終わりから進められ, 1960年代終わりに現在の形となった[2]. 初出は原版が1992（1971）年[6], 日本語版は1990年[7], 短縮版は2005年[8]である.

▶ McNair DM et al：Profile of Mood States. Educational and Industrial Testing Servise, SanDiego, 1971[6].
▶ 横山和仁・他：POMS（感情プロフィール検査）日本語版の作成と信頼性および妥当性の検討. 日本公衛誌 37：913-917, 1990[7].
▶ 横山和仁：POMS短縮版 手引と事例解説, 金

I 機能障害評価

図 POMS 結果票（日本語版 POMS 手引[1]より一部改変）

結果票には各尺度の合計点（粗得点）に印をつける．枠外左右には各粗得点の標準化得点（T 得点）が記載されている．粗得点が平均値の場合，T 得点は 50 点となる．T 得点による判断の目安として，40〜60 点（平均値±1 標準偏差）は「健常」，1 つでも 25 点以下や 75 点以上（平均値±2.5 標準偏差）の尺度がある場合は「精神科医などの専門医の受診を考慮」，それ以外の場合（平均値±1〜2.5 標準偏差）は「他の訴えと考え合わせ，専門医の受診を考慮」，とされている．この質問紙は通年用であるが，気分・感情は被検者の属性によって変化するため，手引き[1]には各年代用も掲載されている．

精神機能【うつ・情緒】(POMS)

子書房，2005[8]．

❸ 特徴

POMSは気分を評価する質問紙法であり，65項目の気分を表す言葉に対し，そのような気分になることが過去1週間にあったかを回答するものである．対象は15歳以上であり，回答には10～15分を要する．質問項目の一部を表に示す．回答は5段階（まったくなかった：0点～非常に多くあった：4点）であり，6つの気分尺度ごとに合計得点を算出する．しかし，65項目中，7項目はダミーのため採点には用いない．尺度には，①「緊張-不安（Tention-Anxiety）」，②「抑うつ-落ち込み（Depression-Dejuction）」，③「怒り-敵意（Anger-Hostility）」，④「活気（Vigor）」，⑤「疲労（Fatigue）」，⑥「混乱（Confusion）」があり，マイナスとプラスの両側面を測定できる．気分の想起期間である「過去1週間」は，被検者の最近の生活環境における典型的かつ持続的な気分の状態を表し，かつ治療の急性効果をみるのに適切な期間と考えられている[1]．このように期間を設定することで，被検者の性格傾向ではなく一時的な気分の状態を測定できる[1]．想起期間は「現在」「この3分間」などと変更可能だが，原則は過去1週間である．短縮版は30項目と少なくなっているため記入時間が短く，質問紙記入による被検者への負担感が少ない．したがって，繰り返し実施して変化の傾向を測定するのにも簡便であり[8]，集中力や体力の限られた患者，外科手術後の患者，高齢者でも使いやすいことが特徴である[9]．

❹ 信頼性・妥当性

日本語版では，各項目とも高い内部一貫性が確認されており，精神科医の臨床評価（感情病および精神分裂病用面接基準：SADS）との高い相関関係から，十分な基準関連妥当性があると報告されている[7]．短縮版は，65項目版との高い相関を示すことから，同様の測定結果を得られると報告されている[8]．日本語版，短縮版とも標準化されており[1,8]，得られた粗得点は結果表[1,8]（図）を用いて標準化得点（T得点，粗得点が平均点の場合，T得点は50点となる）として表せる．結果表は性別および年代別のものが作成されている[1,8]．

❺ 普及度

1964～2002年の間に国内外で行われた研究は，2,900編59分野と報告されており[5]，精神疾患，治療薬・薬物，癌，心疾患，スポーツ，健康，社会生活，感情などの領域で用いられている．また，小児から高齢者を対象に幅広く使用されている．

❻ その他トピックス

わが国で2004～2009年に発表された論文中，「POMS・リハビリテーション」で検索できたのは105編（医学中央雑誌）であった．その分野は，報告数の多い順から温浴・音楽療法・作業療法・アロマセラピー・心臓リハ・運動・温熱療法・園芸療法・転倒予防などであった．そのうち舘内ら[10]は，園芸を用いた作業療法の効果検討のため，精神疾患をもつ患者でのPOMSおよび血圧と脈拍を測定した．その結果，①統合失調症以外の患者で，介入後全尺度で改善方向を示したが，②血圧と脈拍の変化は小さく，心理的効果を再現できなかった，と報告している．このように生理学的変化の現れにくい介入でも，POMSではその変化を反映できる可能性がある．また，角田ら[11]は，健常成人を対象に有酸素運動プログラムを週2回3カ月間実施した結果，開始前に気分不良であったのが①「緊張-不安」「混乱」「疲労」「抑うつ-落ち込み」の得点が減少，②「活気」の得点が上昇した，と報告している．特に「抑うつ-落ち込み」の改善から，長期間の有酸素運動がうつ予防につながり，さらに関連が報告されている冠動脈疾患の予防にもなりうると述べられている[11]．このように気分と関連のある疾患では，リハ介入による気分向上が，疾患の発症リスクの軽減に寄与する可能性もある．横山ら[2]は，患者を心身両面から把握し，適切な医療を提供できるよう配慮することが重要であると述べている．POMSは，精神疾患をもつ患者だけでなく身体疾患をもつ患者の心理状態の評価にも有用[2]とされており，リハにおいてより幅広い領域において活用が望まれる指標である．

おわりに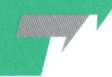

以上，概要と研究報告について述べた．紹介した研究報告のように，POMSはリハ介入の効果判定や疾患予防において使用可能と考えられる．さらに，負担感の少ない短縮版の使用により，対象者の範囲拡大ができる．適切な心理状態の把握はリハ成功の重要な鍵と考えられることから，感情・気分を簡便に，多面的に，繰り返しとらえられるPOMSは，リハ分野での有用な評価法としてより一層の活用が期待される．

文献

1) 横山和仁・他：日本版POMS手引，金子書房，2005．
2) 横山和仁・他：診断・指導に活かす・POMS事例集．金子書房，2002．
3) 椿原彰夫：2章2 リハビリテーションの理念と障害学．最新リハビリテーション医学第2版（石神重信・他編），医歯薬出版，2007，pp. 5-10．
4) 眞野行生：2章5 治療手技のあらまし．最新リハビリテーション医学第2版（石神重信・他編），医歯薬出版，2007，pp. 64-72．
5) McNair DM et al：Profile of Mood Status Bibliography 1964-2002 POMS, MHS, 2003. https://ecom.mhs.com/(03swu245tb4qreahf13nir45)/TechBrochures/POMS%20Bibliography.pdf
6) McNair DM et al：Profile of Mood States. Educational and Industrial Testing Service, SanDiego, 1971.
7) 横山和仁・他：POMS（感情プロフィール検査）日本語版の作成と信頼性および妥当性の検討．日本公衛誌 37：913-917，1990．
8) 横山和仁：POMS短縮版 手引と事例解説，金子書房，2005．
9) 秋本倫子：10 日本版POMS．必携 臨床心理アセスメント（小山充道編），金剛出版，2008，pp 175-177．
10) 舘内由枝・他：精神疾患患者における園芸を用いた作業療法の心理的効用．医療 58：211-215，2004．
11) 角田 浩・他：健常成人における有酸素運動プログラムの気分改善効果．心身医学 47：325-329，2007．

I 機能障害評価
精神機能【言語】

5 標準失語症検査(SLTA) WAB失語症検査日本語版

関 啓子（三鷹高次脳機能障害研究所）

key words 標準失語症検査(SLTA)，WAB，WAB失語症検査日本語版，失語症，リハビリテーション

はじめに

失語症の症状は実に多様で，会話や観察だけでは的確な把握はむずかしい．そこで，スクリーニング検査などで失語症が疑われた場合には，総合的な失語症検査を実施して言語機能全般にわたる評価が必要となる．検査の目的は失語の鑑別，タイプ・重症度の診断，リハビリテーション（以下，リハ）実施上に必要な症状の把握などである．わが国には標準化された総合的な失語症検査として標準失語症検査(Standard Language Test of Aphasia；SLTA)，The Western Aphasia Battery(WAB)失語症検査日本語版，および老研版失語症鑑別診断検査の3種類がある．このうち，本稿では普及度の高いSLTAとWAB失語症検査日本語版を取り上げる．

1 標準失語症検査(SLTA)[1]

❶ 開発者

標準失語症検査は「SLTA」という名称でわが国では最もよく用いられている総合的な失語症検査である．開発者は全国共通に使用できる失語症検査を標準化することを目的に結成された失語症研究会(韮山カンファレンス)である．この研究会は日本失語症学会(現 日本高次脳機能障害学会)へと発展し，SLTAの研究[2,3]と普及の活動が継続された．2回(1997年，2003年)の改訂を経ているが，検査内容に変更はない．

❷ 開発時期・初出文献

基礎的な研究は1965年に開始され，最終試案は失語症者200名，非失語症者150名のデータをもとに標準化され，1975年に完成版が出版された．初出文献は以下のとおりである．

▶ 竹田契一：失語症の検査法．失語症の基礎と臨床(相澤豊三，長谷川恒雄編)，金剛出版，1980，pp 329-366[4]．

❸ 特徴

(1) 概要

失語症状の詳細な把握とリハ計画立案の指針を得ることを目的としており，「聴く」「話す」「読む」「書く」「計算」の5側面，計26項目の下位検査で構成されている．所要時間は60〜90分である．また，一定数の誤答が連続した場合や一定の得点に達していない場合には中止基準を設けて，被検者の心理的負担に配慮している．

(2) 特徴

①普及度の高さ：言語聴覚士の養成校における失語症検査の講義・実習でWAB失語症検査より多くの時間が割かれる傾向にあり，わが国で最も一般的な失語症検査といえる．このため，多くの臨床家が本検査に精通しており，転院時にも他施設との情報共有がしやすく，経時的変化を知るうえでも便利である．

I 機能障害評価

図1 SLTA まんがの説明[1]

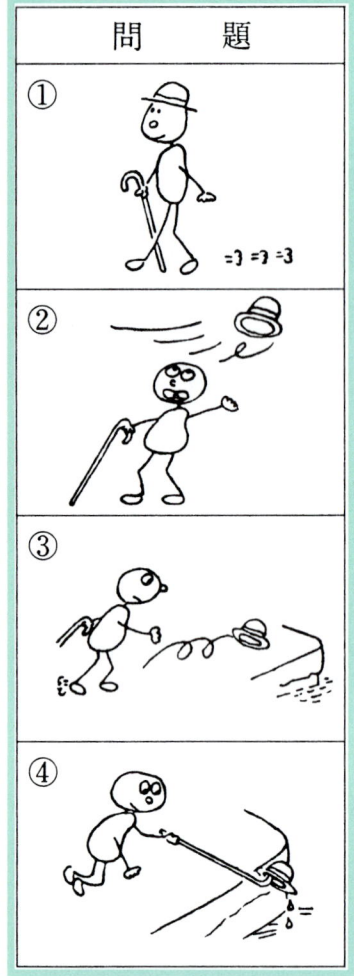

図2 標準失語症検査成績[2]

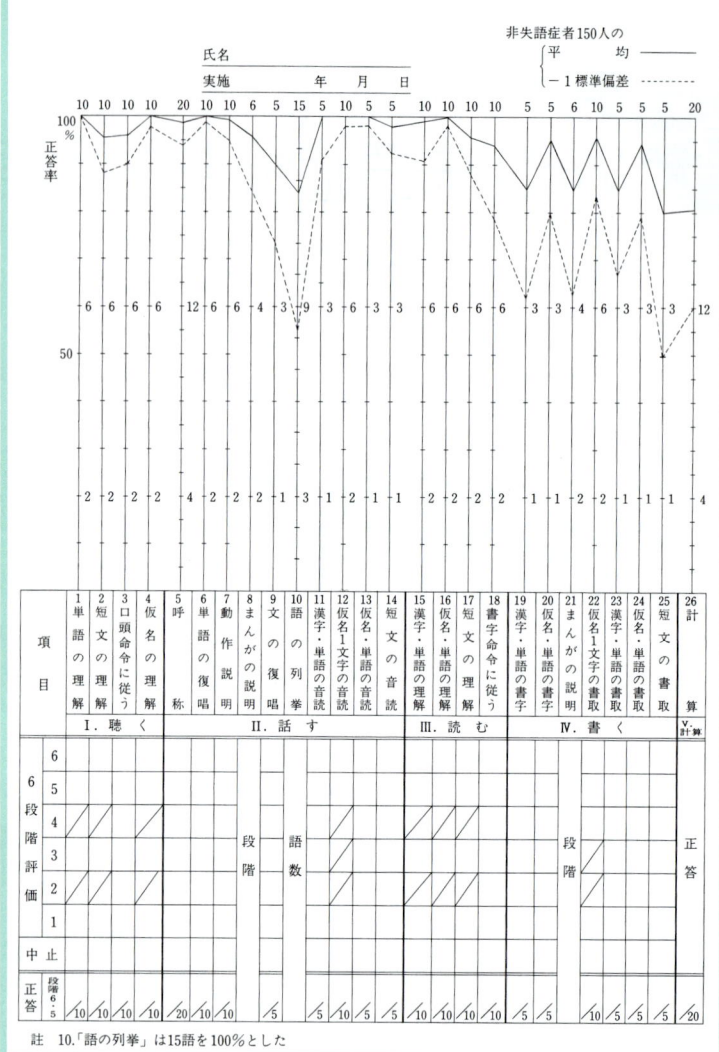

②6段階評価：大部分の検査項目において反応時間やヒント後の反応に基づく6段階評価が採用されており，症状を詳細に把握できる．たとえば，正答であってもよどみのない迅速な完全正答であれば段階6に，一定時間内の正答であれば段階5に判定される．このようなきめ細かい評価によって，わずかな変化も検査得点に反映することができ，変化に対応したリハを実施することができる．その一方で，必要があれば正誤2段階の評価に換算して大まかな成績を表示することもできる．

③刺激の統一：可能な限り同一の単語や文が検査刺激として用いられている．これによって，モダリティ間（同じ「命令に従う」課題を口頭で聴覚呈示する場合と文字で視覚呈示する場合など）あるいは漢字・仮名間（同じ「音読」課題で単語を漢字表記する場合と仮名表記の場合など）における被検者の反応の違いを把握でき，リハにおける刺激の呈示方法へのヒントを得ることができる．

④「話す」側面の充実：動詞の表出をみる「動作説明」や4コマまんがを用いた「まんがの説明」（図1）など独創的な検査項目がある．

(3) 記録用紙（図2）

下段は項目ごとの6段階評価の結果の記入欄，

上段は正答(完全正答の段階6および不完全正答の段階5)率を折れ線グラフで示したものである．図中の実線は非失語症者150名の平均を，破線は−1標準偏差を示している．プロフィールは失語症状を視覚的に表現できるので理解しやすい．しかし，本検査は失語症のタイプ分類を目的とはしていないため，プロフィールから失語症のタイプを読み取るにはある程度経験と熟練を要する．また，各下位検査の難易度は必ずしも等価ではないので，被検者間での成績比較は可能であるが，同一被検者内における項目間での成績比較には注意が必要である．

❹ 信頼性・妥当性

信頼性の確認には再検査法と内部一貫法が用いられている．再検査信頼性は失語症者45名に対し10日間隔で2回検査を行い，2段階評価にて検討した．相関係数は一部を除き0.70〜0.96であった．また，内部一貫性は検査を1回だけ施行した200名のデータを用いてCronbachのα係数を計算した．α係数は0.79〜0.97であった．

❺ 普及度

過去3回の日本高次脳機能障害学会(旧 日本失語症学会)による失語症全国実態調査[5-7]では，SLTAの使用頻度は78.4〜93.6%と非常に高い．失語症の領域で過去5年間に発表された原著論文でSLTAを用いて評価したことが記載されたものはPubMedでは2件，医学中央雑誌では34件であった．本検査はわが国特有の検査であることを反映して全件，著者は日本人であった．これらの数字はわが国における本検査の普及率の高さを示している．

❻ その他トピックス

標準失語症検査補助テスト(SLTA-ST)[8]は，SLTAだけでは把握しきれない失語症状を明確にし，実用的な能力を把握することを目的とした掘り下げテストとして1999年に出版された．**表1**はその検査項目を示したものである．簡単な質問に対して「はい」あるいは「いいえ」で答える問題，日常生活上必要なお金や時間の計算，ユーモアの

表1 標準失語症検査補助テストの検査内容[8]

1.	発声発語期間および構音の検査	211項目
2.	はい―いいえ応答	8項目
3.	金額および時間の計算	7問
4.	まんがの説明	4問
5.	長文の理解	物語10問，ニュース6問
6.	呼称(SLTA 20語を含む)	100語

理解を含むまんがの説明，長文の理解など卓越した検査項目で構成されている．また，呼称課題はSLTAに含まれる20語と合わせて100単語と豊富で，出現頻度による分析が可能である点も特記事項である．評価は正誤2段階あるいはSLTAと同様の6段階の項目がある．これはあくまでもSLTAの補助検査であり，本検査をもってSLTAの代用とするわけにはいかない．

2 WAB失語症検査日本語版

❶ 開発者

WAB失語症検査日本語版[9]は原版(英語)であるThe Western Aphasia Battery[10]に近似し，かつ日本語の特性を考慮した失語症検査としてWAB失語症検査日本語版作製委員会(代表・杉下守弘)により開発された．筆者も初期から参加し，開発の過程を経験した．既成の失語症検査が定着している状況下で第三の検査を作製したのは，原版が優れた内容をもち，研究や臨床の国際的交流に役立つと判断したためである．

❷ 開発時期・初出文献

原版の標準化作業進行中の1979年に開発作業が開始され，最終試案は失語症者203名，非失語症者50名のデータをもとに標準化され，1986年に完成版が出版された．

初出文献は以下のとおりである．

▶ 杉下守弘，亀和田文子：WAB失語症検査．失語症研究 7(3)：222-226, 1987[11]．

❸ 特徴

(1) 概要

検査は「自発話」「話し言葉の理解」「復唱」「呼

I 機能障害評価

称」「読み」「書字」「行為」「構成」の8側面, 合計38項目で構成されている. 所要時間は失語指数（AQ）算出に必要な口頭言語の部分だけであれば1時間以内であるが, 検査全体を実施するには1〜2時間である. SLTAと同様に低得点の場合に中止基準がある. これに加えて, 文字言語の項目では基準以上の高得点の場合にも中止基準を設定

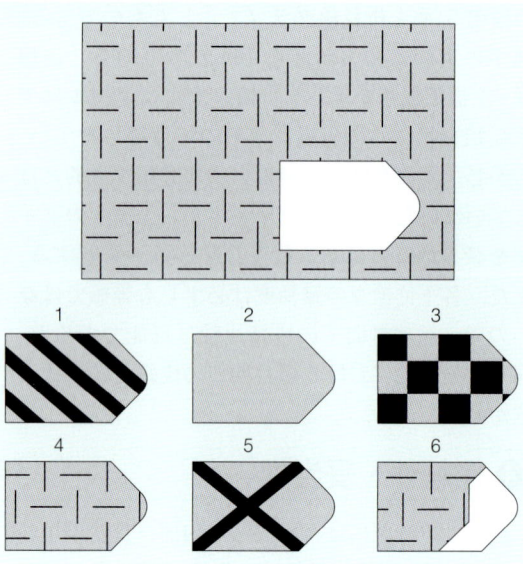

図4 レーヴン色彩マトリシス検査[12]

表2 WAB失語症検査日本語版による失語症の分類基準[9]

失語症のタイプ	流暢性	話し言葉の理解	復唱	呼称
全失語	0—4	0—4	0—3	0—2
ブローカ失語	0—5	4—10	0—7.9	0—7.9
ウェルニッケ失語	5—9	0—7	0—8.9	0—7
健忘失語	8—10	7—10	7—10	5—10

図3 WAB自発話の流暢性尺度[9]

		流暢性			文法能力	錯語	その他
	発話の長さ	メロディー	命題文				
0	無あるいは, 短かい無意味な言葉　短	無					
1	頻発する紋切型の言葉	イントネーションは多様					何らかの意味を伝えている
2	1語文	努力性渋滞				しばしば錯語	
3	頻発する流暢な言葉 ぶつぶつ言う小さな声のジャーゴン			無			
4	電文体 ほとんど1語文	つっかえる	無		時に動詞や助詞	しばしば錯語	きまり文句
5	しばしば電文体		命題文はほとんどない		正しい文法構造が少しある	錯語が目立つこともある	
6			命題文がより多くなる		正常な統語法のパターンがみられることもある	錯語がみられることもある	
7	音韻性ジャーゴン　長	流暢	有	多		新造語	多弁なこともある
8	意味性ジャーゴンかもしれない	流暢			文はしばしば完全	語性錯語	迂遠な表現 著しい喚語困難 状況に不適切な内容
9	完全な文 若干の構音の誤りがみられることもある	時々ちゅうちょ			ほとんど完全　有	時に錯語	ほとんど状況に適切な内容 喚語困難
10	正常	遅さ, つっかえ, 構音の困難はない			正常	なし	

表3 「行為」の検査内容[9]

		口頭命令		模倣		*実物を用いる	
		右	左	右	左		
上肢	1. げんこつを作ってください。						
	2. 兵隊さんの敬礼をしてください。						
	3. 手を振って「さよなら」してください。						
	4. 頭をかいてください。						
	5. 指をならしてください。						
顔面	6. 舌を出してください。						
	7. 目を閉じてください。						
	8. 口笛を吹いてください。						
	*9. 花の匂いをかぐ真似をしてください。						
	*10. マッチを吹き消す真似をしてください。						

		口頭命令		模倣		*実物を用いる	
		右	左	右	左	右	左
道具使用	*11. くしでとかす真似をしてください。						
	*12. 歯ブラシで歯をみがく真似をしてください。						
	*13. スプーンで食べる真似をしてください。						
	*14. 金づちで打つ真似をしてください。						
	*15. 鍵をかける真似をしてください。						
複雑な動作	16. 車を運転する真似をしてください。						
	17. 戸をたたいて開ける真似をしてください。						
	*18. 紙を2つに折る真似をしてください。						
	19. タバコに火をつける真似をしてください。						
	20. ピアノを弾く真似をしてください。						

し，それより難易度が低い問題を省略することができる．SLTAと同様に，同一単語に関し漢字表記の場合の成績と仮名表記の場合の成績を比較する設問がある．また，SLTAに比し安価である．

(2) 特徴

①**国際性**：本検査は各国語に翻訳され世界的に広く用いられている検査であり，国際誌や国際学会などに投稿・発表する際に海外の研究者と共通理解が可能である．

②**失語症状の数量的処理**：各下位検査成績は統計処理を経て10点満点(自発話は「情報の内容」と「流暢性」で20点)で得点化され，検査間の比較ができるようにつくられている．また，下位検査得点を用いて重症度を示す失語指数(AQ)や大脳皮質指数(CQ)を算出できる．AQあるいはCQという指数を用いることによって，失語症に関する経験が少ない人でも被検者の重症度を数値で把握することができるため，ケース会議などで共通理解が得られやすい．同様に，下位検査に含まれる8側面の成績を数量化することにより，症状の客観的記述ができる．以上のような失語症状に関する数量的処理がなされていることは本検査の大きな特徴である．

③**「自発話」の尺度化**：一般に，数値化しにくいと考えられている自発話を尺度化する工夫がなされている．自発話は情報量という観点から機能的なコミュニケーションを評価する「情報の内容」と，流暢性，統語能力，錯語の有無などのような

I 機能障害評価

図 5-1 WAB 下位検査プロフィール(その1)[9]

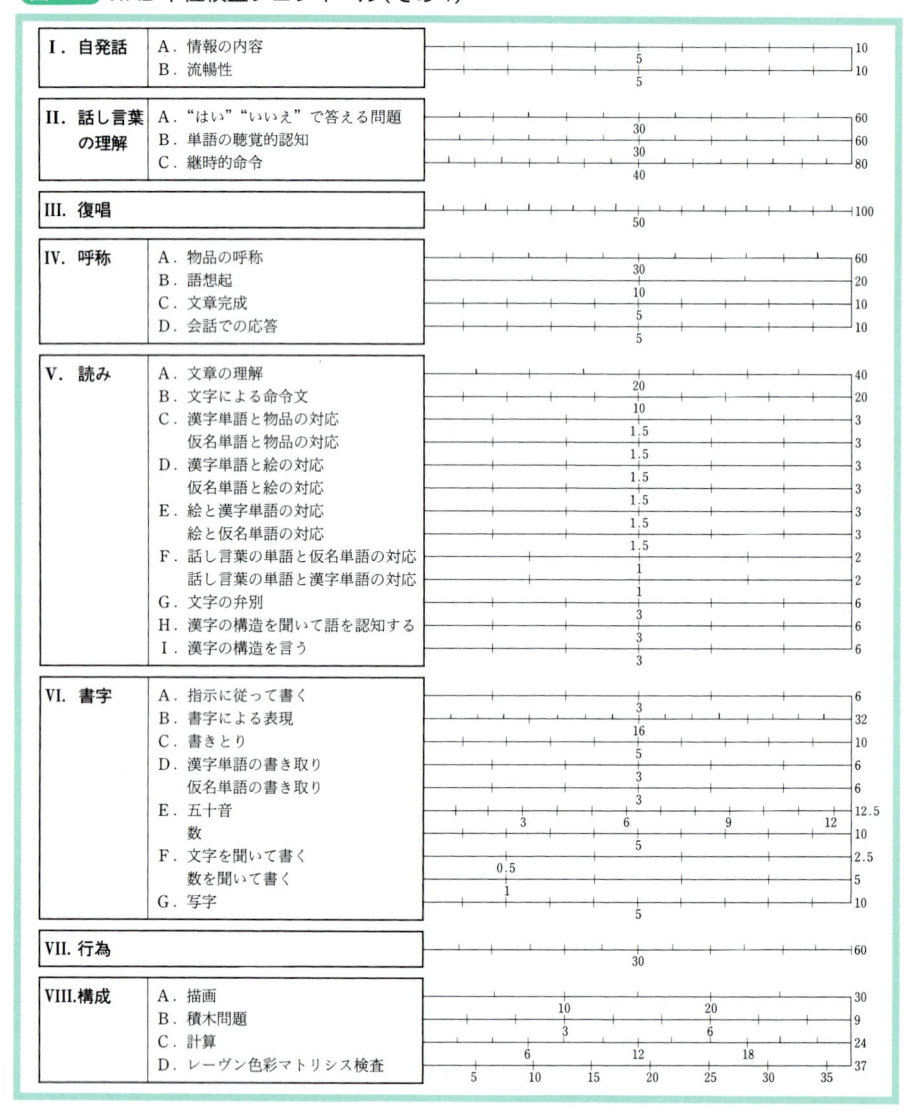

		スコア	満点
I. 自発話	A. 情報の内容	5	10
	B. 流暢性	5	10
II. 話し言葉の理解	A. "はい""いいえ"で答える問題	30	60
	B. 単語の聴覚的認知	30	60
	C. 継時的命令	40	80
III. 復唱		50	100
IV. 呼称	A. 物品の呼称	30	60
	B. 語想起	10	20
	C. 文章完成		10
	D. 会話での応答		10
V. 読み	A. 文章の理解	20	40
	B. 文字による命令文	10	20
	C. 漢字単語と物品の対応	1.5	3
	仮名単語と物品の対応	1.5	3
	D. 漢字単語と絵の対応	1.5	3
	仮名単語と絵の対応	1.5	3
	E. 絵と漢字単語の対応	1.5	3
	絵と仮名単語の対応	1.5	3
	F. 話し言葉の単語と仮名単語の対応	1	2
	話し言葉の単語と漢字単語の対応	1	2
	G. 文字の弁別	3	6
	H. 漢字の構造を聞いて語を認知する	3	6
	I. 漢字の構造を言う	3	6
VI. 書字	A. 指示に従って書く	3	6
	B. 書字による表現	16	32
	C. 書きとり	5	10
	D. 漢字単語の書き取り	3	6
	仮名単語の書き取り	3	6
	E. 五十音	3, 6, 9, 12	12.5
	数		10
	F. 文字を聞いて書く	0.5	2.5
	数を聞いて書く	1	5
	G. 写字	5	10
VII. 行為		30	60
VIII. 構成	A. 描画	10, 20	30
	B. 積木問題	3, 6	9
	C. 計算	6, 12, 18	24
	D. レーヴン色彩マトリシス検査	5, 10, 15, 20, 25, 30, 35	37

発話の様相を評価する「流暢性」を別々に評価することになっている.「情報の内容」は情報量という比較的得点化しやすい側面であるが,「流暢性」には得点化がむずかしいいくつかの重要な次元が含まれている. 尺度(図3)は多次元要因の総合的評価となるが, なかでも最も重要な側面は発話の流暢性である. 流暢性には, 発話の長さ, イントネーションや努力性などのプロソディ, 命題文の有無が含まれる.

④**タイプ分類**:流暢性, 話し言葉の理解, 復唱, 呼称の得点から分類基準(表2)をもとに容易に失語症の古典的タイプ分類ができる. したがって, 失語症に関する経験が少ない人でも分類基準にあてはめるだけで自動的に被検者の失語タイプを知ることができる.

⑤**非言語性の検査**:失行(表3), 構成障害, 半側空間無視, 非言語性知能検査であるレーヴン色彩マトリシス検査[12] (図4)などを含み, 被検者が呈する失語症以外の高次脳機能障害についても大まかに知ることができる.

(3) 記録用紙 (図 5-1, 2)

作製の過程で各下位検査の難易度を等価にしているので, 被検者間だけでなく, 被検者内でも下位検査間で得点を比較することができる.

精神機能【言語】(SLTA, WAB)

図 5-2 WAB 下位検査プロフィール（その 2）[9]

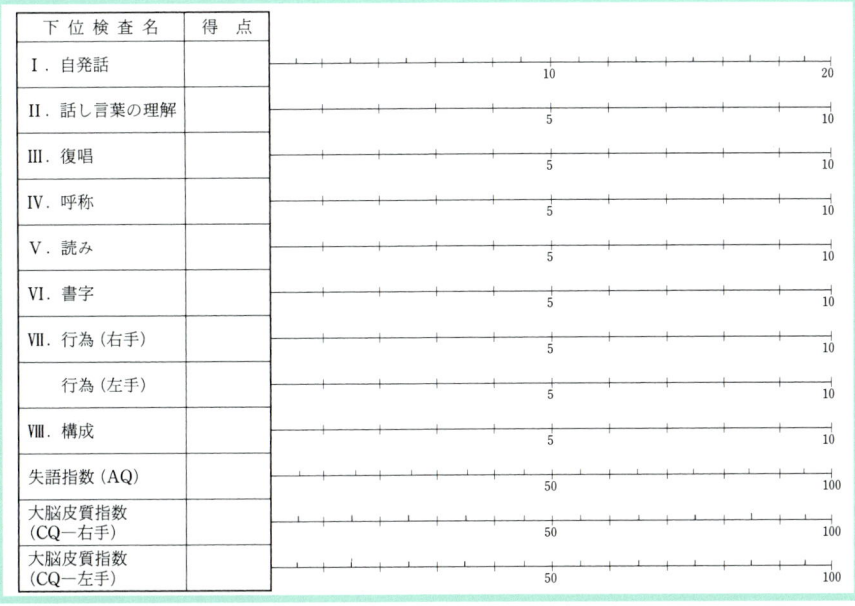

下位検査名	得点
I. 自発話	
II. 話し言葉の理解	
III. 復唱	
IV. 呼称	
V. 読み	
VI. 書字	
VII. 行為（右手）	
行為（左手）	
VIII. 構成	
失語指数（AQ）	
大脳皮質指数（CQ－右手）	
大脳皮質指数（CQ－左手）	

表 4 SLTA と WAB の比較

	SLTA	WAB
出版年	1975 年	1986 年
検査の目的	失語症状の詳細な把握とリハビリテーション計画立案の指針	数量化による失語症状の客観的評価とタイプ分類
構成	5 側面 26 項目「聴く」，「話す」，「読む」，「書く」，「計算」	8 側面 38 項目「自発話」，「話し言葉の理解」，「復唱」，「呼称」，「読み」，「書字」，「行為」，「構成」
普及率と目的	臨床的使用では圧倒的普及率	臨床では補助的使用，研究用目的の使用が多い？
所要時間	60～90 分	60～120 分
価格（税込）	44,100 円	9,450 円
タイプ分類	目的としていない	分類基準により容易に分類できる
評価法	6 段階または 2 段階	設問ごとに配点，各下位検査 10 点満点
中止基準	成績不良の場合に設定	成績不良の場合と成績良好な場合に設定
漢字・仮名	設問あり	設問あり
成績の比較	被検者間で可	被検者間および検査項目間で可
その他の検査	掘り下げテストとして SLTA 補助テスト（別売 31,500 円）	短縮版 WAB 失語症検査（WAB 失語症検査からの抜粋）

❹ 信頼性・妥当性

慢性期の失語症者 20 名に対し 2 カ月間隔で 2 回検査を行い，再検査信頼性を検討した．相関係数は一部を除き 0.81～0.98 と高値であった．内部一貫性は Cronbach の α 係数および θ 係数を算出した．いずれも 0.81～0.97 と高値であった．また，5 名の検者が採点した失語症者 10 名の記録の相関の平均はいずれも 0.91～0.97 と非常に高く，検者間信頼性が確認された．さらに，下位検査項目間の相関が原版と比較された．

❺ 普及度

過去3回の失語症全国実態調査報告[5-7]によると，WAB失語症検査日本語版の使用頻度は6割で普及率は高い．しかし，主に使用する失語症検査としてSLTAが選択されることが多く，WABは補助的使用にとどまった．失語症の領域で過去5年間に発表された原著論文でWABを用いて評価したことが記載されたものはPubMedでは7件（うち日本人著者によるものは4件），医学中央雑誌では4件であった．これらの数字は国外における本検査の普及率の高さと日本人研究者の自己の研究結果に関する国外発信の努力を示していると思われる．

❻ その他トピックス

短縮版WAB失語症検査[13]は，WAB失語症検査日本語版の項目から抜粋した6側面12項目で構成した検査である．20〜30分と短時間で施行できるうえに，約90%の精度でWAB失語症検査日本語版と同様のタイプ分類が可能である．また，検査項目はWAB失語症検査日本語版と同じであるので，信頼性も確認されている．したがって，まず短縮版でスクリーニングし，後日WAB失語症検査日本語版で精査する利用方法が可能である．

おわりに

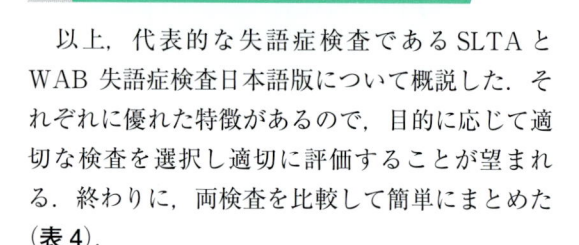

以上，代表的な失語症検査であるSLTAとWAB失語症検査日本語版について概説した．それぞれに優れた特徴があるので，目的に応じて適切な検査を選択し適切に評価することが望まれる．終わりに，両検査を比較して簡単にまとめた（表4）．

文献

1) 標準失語症検査作製委員会（代表 長谷川恒雄）：標準失語症検査，鳳鳴堂書店，1975.
2) 種村 純・他：標準失語症検査(S.L.T.A.)の構造と失語症臨床評価との関連について―因子分析による検討―，失語症研究 4(2)：629-637，1984.
3) 長谷川恒雄・他：失語症評価尺度の研究―標準失語症検査(SLTA)の総合評価法―．失語症研究 4(2)：638-646，1984.
4) 竹田契一：失語症の検査法．失語症の基礎と臨床（相澤豊三，長谷川恒雄編），金剛出版，1980，pp 329-366.
5) 日本高次脳機能障害学会（旧日本失語症学会），朝倉哲彦・他：失語症全国実態調査報告．失語症研究 18(4)：333-348，1998.
6) 日本高次脳機能障害学会（旧日本失語症学会），朝倉哲彦・他：失語症全国実態調査報告．失語症研究 15(1)：83-96，1995.
7) 日本高次脳機能障害学会（旧日本失語症学会），植村研一・他：失語症全国実態調査報告．失語症研究 12(2)：189-206，1992.
8) 日本失語症学会編：標準失語症検査補助テスト，新興医学出版社，1999.
9) WAB失語症検査（日本語版）作製委員会（代表 杉下守弘）：WAB失語症検査（日本語版），医学書院，1986.
10) Kertesz A：The Western Aphasia Battery, Grune & Stratton, New York, 1982.
11) 杉下守弘，亀和田文子：WAB失語症検査．失語症研究 7(3)：222-226，1987.
12) 杉下守弘，山崎久美子：日本版レーヴン色彩マトリックス検査手引き，日本文化科学社，1993（使用図版は Coloured Progressive Matrices Prepared by JC Raven, Oxford Psychologists Press）．
13) 小俣文子・他：短縮版WAB失語症検査．神経内科 30(2)：164-173，1989.

I 機能障害評価
精神機能【言語】

6 標準高次視知覚検査(VPTA) 標準高次動作性検査(SPTA)

小西海香, 三村 將（慶應義塾大学医学部精神神経科学教室）

key words 標準高次視知覚検査(VPTA), 標準高次動作性検査(SPTA), 視覚失認, 視空間構成障害, 失行, 行為, 構成障害

はじめに

標準高次視知覚検査(Visual Perception Test for Agnosia；VPTA)と標準高次動作性検査(Standard Performance Test for Apraxia；SPTA)は，それぞれ視覚失認と失行とを臨床的かつ包括的にとらえることを主な目的とした検査バッテリーである．これらの検査は，日本失語症学会(現 日本高次脳機能障害学会)によって，数百例の健常例および脳損傷例を対象とし，長年の歳月をかけて完成された．わが国においてはじめて標準化された高次視知覚または行為に関する検査であるだけでなく，このような包括的な検査バッテリーの試みは世界的にも類をみない．

失認や失行などの高次脳機能障害のリハビリテーションにあたっては，まず複雑にみえる臨床症状を正しく評価することが必要である．VPTAやSPTAのように標準化された検査バッテリーを用いることで，視覚失認や失行の性質や重症度を評価し，障害の概要を明らかにすることができる．これらの評価で得られた知見は，リハビリテーションにおける介入の方法や代償手段などの検討に役立つ．また，リハビリテーションのアウトカム評価の観点からは，介入前後の比較や経時的変化を追う客観的指標としても重要である．

1 VPTA

❶ 開発者

VPTAとは，視覚失認と視空間構成障害に関する標準的な検査法である．VPTAは日本失語症学会(2003年1月，日本高次脳機能障害学会と改名)の下部組織であるBrain Function Test委員会により開発された．

❷ 開発時期・初出文献

日本失語症学会による標準化された検査として，失語を対象とした標準失語症検査(Standard Language Test for Aphasia；SLTA, 本書p25参照)が1978年に開発され，次いで，失行および行為障害を対象にしたSPTAが1985年に出版された．その後，これらの検査法とともに失認症の検査法が必要とされるところからVPTAが開発されたという経緯がある．

VPTAは1997年に初版が出版され，2003年には改訂版が出版された．改訂版では，検査内容や手順は従来のままで，「検査法講習会」で出された疑問点などをもとに，マニュアルや記録用紙，採点基準をわかりやすく加筆，修正してある．

初出文献は以下のとおりである[1,2]．

初出文献

▶ 日本失語症学会編：標準高次視知覚検査(Visual Perception Test for Agnosia：VPTA),

I 機能障害評価

表1 VPTAの検査の構成[2]

1. 視知覚の基本機能	4. 色彩認知	6. 視空間の認知と操作
#1) 視覚体験の変化	25) 色名呼称	37) 線分の2等分
2) 線分の長さの弁別	26) 色相の照合	左へのずれ
3) 数の目測	#27) 色相の分類	右へのずれ
4) 形の弁別	28) 色名による指示	38) 線分の抹消　左上
5) 線分の傾き	29) 言語―視覚課題	左下
6) 錯綜図	#30) 言語―言語課題	右上
7) 図形の模写	31) 塗り絵 (色鉛筆の選択)	右下
2. 物体・画像認知	5. シンボル認知	39) 模写
8) 絵の呼称	#32) 記号の認知	花　　　　　左
#9) 絵の分類	33) 文字の認知 (音読)	右
#10) 物品の呼称	イ) 片仮名	40) 数字の音読
#11) 使用法の説明	#ロ) 平仮名	右読み　　　左
#12) 物品の写生	#ハ) 漢字	右
#13) 使用法による物品の指示	#ニ) 数字	左読み　　　左
#14) 触覚による呼称	ホ) 単語・漢字	右
#15) 聴覚呼称	単語・仮名	41) 自発画　　　左
16) 状況図	#34) 模写	右
3. 相貌認知	#35) なぞり読み	7. 地誌的見当識
熟知相貌	#36) 文字の照合	#42) 日常生活についての質問
17) 有名人顔写真の命名		#43) 個人的な地誌的記憶
#18) 有名人顔写真の指示		#44) 白地図
19) 家族の顔		
未知相貌		
20) 未知相貌の異同弁別		
21) 未知相貌の同時照合		
22) 表情の叙述		
#23) 性別の判断		
#24) 老若の判断		

#の付いた課題(参考項目)は検査の標準化のためには使用しなかった項目.
ただし，臨床症状の把握にあたってはいずれも有用な検査項目である.

新興医学出版社，1997[1]．

改訂版

▶ 日本高次脳機能障害学会 (旧 日本失語症学会) 編：標準高次視知覚検査 (Visual Perception Test for Agnosia：VPTA) 改訂版，新興医学出版社，2003[2]．

❸ 特徴

VPTAは視覚失認と視空間構成障害に関する検査法であり，巣症状としての失認症ばかりでなく，認知症など現象的に視覚認知障害を示す場合にも用いられる．広く視覚認知の機能障害をとらえることを目的としており，種々の障害を質的に区別できる項目を含んだ検査である．

視覚失認とは「視力など要素的な視覚能力は存在するのに，対象の視覚認知ができない状態」[3]，あるいは「言語，記憶および一般的知識が十分保持されているのに，視覚性に提示された対象を同定することができない状態」[2]と定義される．また，失認はモダリティ特異的 (ある感覚様式に限局して現れること) であり，視覚失認の症例では視覚以外の感覚系を介して刺激が与えられたときには，その対象を即座にかつ確実に同定することができる特徴がある．さらに，失認はその感覚様式のなかでも，ある特殊なカテゴリーのみに認められることがある．たとえば，顔 (相貌失認)，色 (色彩失認)，物品 (視物体失認)，書字表象 (視覚失認性失読) など，認知できない刺激材料のカテゴリーによって失認が分類されている．これらの視覚失認はそれぞれ単独で現れることもあるが，2

精神機能【言語】（VPTA，SPTA）

表2 VPTAの成績プロフィール[2]

```
成績のプロフィール          氏名                          検査  年  月  日

1. 視覚の基本機能                    4. 色彩認知                           6. 視空間の認知と操作
 #1) 視覚体験の変化    0      1      2    25) 色名呼称       0 2 4 6 8 10 12 14 16   37) 線分の2等分
  2) 線分の長さの弁別  0 1 2 3 4 5 6 7 8 9 10  26) 色相の照合     0 2 4 6 8 10 12 14 16       左へのずれ    0 1 2 3 4 5 6
  3) 数の目測         0 1 2 3 4 5 6        #27) 色相の分類     0 2 4 6 8 10 12             右へのずれ    0 1 2 3 4 5 6
  4) 形の弁別         0 2 4 6 8 10 12      28) 色名による指示  0 2 4 6 8 10 12 14 16   38) 線分の抹消   左上  0 5 10 15 20
  5) 線分の傾き       0 1 2 3 4 5 6        29) 言語-視覚課題   0 1 2 3 4 5 6                        左下  0 5 10 15 20
  6) 錯綜図           0 1 2 3 4 5 6        30) 言語-言語課題   0 1 2 3 4 5 6                        右上  0 5 10 15 20
  7) 図形の模写       0 1 2 3 4 5 6        31) 色鉛筆の選択    0 1 2 3 4 5 6                        右下  0 5 10 15 20
2. 物体・画像認知                    5. シンボル認知                       39) 模写  花  左  0 2 4 6 8 10 12 14
  8) 絵の呼称         0 2 4 6 8 10 12 14 16 #32) 記号の認知    0   2   4   6   8               右  0 2 4 6 8 10 12 14
  9) 絵の分類         0 1 2 3 4 5 6 7 8 9 10 33) 文字の認知（音読）                          40) 数字の音読
 10) 物品の呼称       0 2 4 6 8 10 12        イ) 片仮名    0 1 2 3 4 5 6                    右読み  左  0 4 8 12 16 20 24
 #11) 使用法の説明    0 2 4 6 8 10 12 14 16   #ロ) 平仮名   0 2 4 6 8 10 12                         右  0 4 8 12 16 20 24
 #12) 物品の写生      0 1 2 3 4 5 6           ハ) 漢字      0 2 4 6 8 10 12                左読み  左  0 4 8 12 16 20 24
 #13) 使用法による指示 0 2 4 6 8 10 12 14 16   ニ) 数字      0 2 4 6 8 10 12                         右  0 4 8 12 16 20 24
 #14) 触覚による呼称  0 2 4 6 8 10 12 14 16   ホ) 単語・漢字 0 2 4 6 8 10 12          41) 自発画  左  0 1 2 3 4 5 6
 #15) 聴覚呼称        0 1 2 3 4 5 6              単語・仮名 0 2 4 6 8 10 12                        右  0 1 2 3 4 5 6
  16) 状況図          0 1 2 3 4 5 6        #34) 模写         0 2 4 6 8 10 12
3. 相貌認知                                 #35) なぞり読み    0   5   10  15  20    7. 地誌的見当識
熟知相貌                                     #36) 文字の照合   0   2   4   6   8     #42) 日常生活    0 1 2 3 4 5 6
 17) 有名人の命名     0 2 4 6 8 10 12 14 16                                         #43) 個人的な地誌的記憶  0 1 2 3 4
 #18) 有名人の指示    0 2 4 6 8 10 12 14 16  コメント                               #44) 白地図      0 2 4 6 8 10 12 14 16
 19) 家族の顔        0 1 2 3 4 5 6
未知相貌
 20) 異同弁別        0   2   4   6   8
 21) 同時照合        0 1 2 3 4 5 6
 22) 表情の叙述       0 1 2 3 4 5 6
 #23) 性別の判断      0   2   4   6
 #24) 老若の判断      0   2   4   6
```

種類以上が同時に認められることもある．VPTAでは視物体失認（visual object agnosia），画像失認（picture agnosia），色彩失認，純粋失読（pure alexia, alexia without agraphia）または視覚失認性失読（visual agnostic alexia），同時失認（simultagnosia），相貌失認（prosopagnosia, agnosia for faces），場所の失認（agnosia for place）または地誌失認（topographical agnosia）に関する検査を含んでいる．

一方，視空間障害（visuo-spatial disorder）ないし視空間失認（visuo-spatial agnosia）に関する症状は多種多様であり，これらの症状を整理し合理的に分類することは容易ではない．山鳥[3]は，「対象の空間内での諸特性の，視覚による認知障害」を「視空間性知覚障害」とよんでいる．VPTAではほぼ知覚レベルの障害に由来すると思われるものを除き，主に，視覚構成障害，半側空間無視，Balint症候群，および地誌的障害に関する検査を含んでいる．

上記のように，VPTAでは視覚失認，視空間構成障害を中心として広義の高次視知覚機能を包括的に把握できるよう，7つの機能についての項目が選択されている（表1）．検査作製過程での予備研究により，分布が非常に偏っている検査，臨床的妥当性のない検査，極めて相関の高い検査は削除され，各失認症に関する代表的検査がコンパクトに集められている．また，その内的整合性も確認されている．さらに，各検査にはマニュアルと時間的限界も含めた評価法が整備されている．健常例では，ほぼすべての検査で誤答は認められず，高次視知覚障害の有無に関する弁別力は良好である．また，各失認症の代表的障害パターンも検出可能である．失認例の臨床的検討の際には，画像失認と色彩失認の合併のように，障害される視知覚の領域（ドメイン）が重複していることが多い．しかし，このVPTAの各項目の障害パターンをみることにより，まずそのケースの高次視知覚障害の概要を知ることができる（表2）．

❹ 信頼性・妥当性

信頼性においては，全検査合計得点と各大項目合計得点との相関係数が検討され，視知覚に関する全般的な成績と個々の大項目の成績との間にはいずれも0.75以上の高い関連が認められた．

I 機能障害評価

表3 SPTAの検査項目[6]

1. 構成

検査の大項目および小項目の構成は次の通りである。

大項目	小項目
1. 顔面動作	1. 舌を出す 2. 舌打ち 3. 咳
2. 物品を使う顔面動作	火を吹き消す
3. 上肢（片手）慣習的動作	1. 軍隊の敬礼　（右） 2. おいでおいで　（右） 3. じゃんけんのチョキ（右） 4. 軍隊の敬礼　（左） 5. おいでおいで　（左） 6. じゃんけんのチョキ（左）
4. 上肢（片手）手指構成模倣	1. ルリアのあご手 2. IⅢⅣ指輪（ring） 3. IⅤ指輪（ring）（移送）
5. 上肢（両手）客体のない動作	1. 8の字 2. 蝶 3. グーパー交互テスト
6. 上肢（片手）連続的動作	ルリアの屈曲指輪と伸展こぶし
7. 上肢・着衣動作	着る
8. 上肢・物品を使う動作	
(1)　上肢・物品を使う動作（物品なし）	1. 歯を磨くまね　（右） 2. 髪をとかすまね　（右） 3. 鋸で木を切るまね　（右） 4. 金槌で釘を打つまね　（右） 5. 歯を磨くまね　（左） 6. 髪をとかすまね　（左） 7. 鋸で木を切るまね　（左） 8. 金槌で釘を打つまね　（左）
(2)　上肢・物品を使う動作（物品あり）	1. 歯を磨く　（右） 2. 櫛で髪をとかす（右） 3. 鋸で板を切る　（右） 4. 金槌で釘を打つ（右） 5. 歯を磨く　（左） 6. 櫛で髪をとかす（左） 7. 鋸で板を切る　（左） 8. 金槌で釘を打つ（左）
9. 上肢・系列的動作	1. お茶を入れて飲む 2. ローソクに火をつける
10. 下肢・物品を使う動作	1. ボールをける（右） 2. ボールをける（左）
11. 上肢・描画（自発）	1. 三角をかく 2. 日の丸の旗をかく
12. 上肢・描画（模倣）	1. 2.
13. 積木テスト	

スクリーニング・テスト用項目

大項目	小項目
1. 顔面動作	1. 舌を出す 2. 舌打ち 3. 咳
2. 上肢（片手）手指構成模倣	1. ルリアのあご手 2. IⅢⅣ指輪（ring） 3. IⅤ指輪（ring）（移送）
3. 上肢・描画（模倣）	1. 2.

妥当性の検討には因子分析が用いられ，「物体，画像，色彩，シンボル認知」と「図形と相貌の認知および模写」の2因子が一般的な因子とみなされた．

これらの検査の信頼性および妥当性はほぼ満足できるものと思われる．

❺ 普及度

1997年の初版以来，高次視知覚機能に関する標準化された検査法として，広く使用されている．

❻ その他トピックス

上記のように，VPTAにより視覚に関するさまざまな失認症の特徴を検出することができる．なお，半側空間無視に関しては，以前から英国で使用されていた標準化された検査バッテリーである行動性無視検査（BIT）（日本語版）[4]がある．VPTAと併用することにより，半側空間無視に関するより詳細な情報が得られることが期待される．

2 SPTA

❶ 開発者

SPTAとは，失行および行為障害に関する標準的な検査法である．SPTAは日本失語症学会（現日本高次脳機能障害学会）の下部組織であるBrain Function Test委員会・高次動作性検査法作製小委員会により開発された．

❷ 開発時期・初出文献

SPTAは1985年に初版が出版され[5]，1999年には改訂版が刊行された．現在では改訂第2版が出版されている[6]．
▶日本失語症学会編：標準高次動作性検査—失行症を中心として，医学書院，1985[5]．

❸ 特徴

高次動作性障害とは，失行症の概念を中心とした錐体路性・錐体外路性・末梢神経性の運動障害，要素的感覚障害，失語，失認，意識障害，知能障害，情意障害などのいずれにも還元できない運動障害である．

SPTAは①高次動作性障害の臨床象が検査成績から客観的に把握できる，②要素的運動障害，高齢者の認知症，全般的精神障害などと失行症との境界症状をも把握できる，③行為を完了するまで

精神機能【言語】(VPTA, SPTA)

表4 SPTAの得点プロフィル表[6]

標準高次動作性検査成績（プロフィルⅠ）（麻痺・失語の誤反応を含む）
氏名（　　　　　　　　　　）検査日（　　年　　月　　日～　　月　　日）

（麻痺・失語による誤反応を含めた形での誤反応率を表記するプロフィルⅠを示す．）

の動作過程を詳細に記録でき，分析が可能である，といった利点をもつ．

SPTAは13の大項目よりなり，各大項目はいくつかの小項目で構成されている（表3）．顔面動作（大項目1・2）や，両上肢を使う課題〔客体のない動作（大項目5），着衣（大項目7），系列動作（大項目9）〕を除いたすべての課題は左右別に評価する．また，手指構成（大項目4），客体のない動作（大項目5），積木（大項目13）は模倣のみを検査するが，それ以外の課題ではまず口頭命令を行い，次に模倣を行う．失語による聴覚的理解障害がある場合には，口頭命令の成績の成績と模倣の成績に乖離がみられる．

これらの13項目のなかでも，顔面動作（大項目1），手指構成模倣（大項目4），描画（模倣）（大項目12）は特に失行・非失行の判定に有効であり，ベッドサイドなどでも使えるスクリーニング・テスト項目である．この3項目による失行・非失行の予測的中率は75.7％であり，臨床上，有用と考えられる．

SPTAの検査成績は得点プロフィルによって表わされる．プロフィルは麻痺や失語による誤反応を含めた形での誤反応率として表記するプロフィルⅠ（表4）と，麻痺や失語の影響を除いた修正誤反応率を算出するプロフィルⅡの2バージョンがある．これは，失語症や麻痺の存在が各項目における反応に影響する場合があるためである．「失語症」の場合は口頭命令を与えたときの被検者の理解力の障害に限定して影響の有無を考える．また，ここでいう「麻痺」とは筋力低下，協調運動障害，失調，不随意運動などを含めた運動機能障害である．

❹ 信頼性・妥当性

高次動作性障害は，さまざまな機能障害が含まれているため，検査法の信頼性は大項目内の各小項目の成績と大項目全体の成績との相関が検討された．各小項目の成績はすべて大項目の成績と高い相関係数が得られ（0.70〜0.95），内容の一貫性も高いことが確認されている．

表5 SPTAの各項目の因子分析結果[6]

項目 \ 因子	因子1	因子2	因子3
顔面動作	0.649	0.156	−0.369
物品を使う顔面動作	0.765	0.209	−0.078
上肢（片手）慣習的動作	0.083	0.760	0.191
上肢（片手）手指構成模倣	0.176	0.825	0.130
上肢（両手）客体のない動作	0.239	0.749	−0.084
上肢（片手）連続的動作	0.440	0.557	−0.046
上肢・着衣動作	0.535	0.241	0.299
上肢・物品を使う動作（物品なし）	0.747	0.356	0.097
上肢・物品を使う動作（物品あり）	0.604	0.111	0.283
上肢・系列的動作	0.625	0.415	0.084
下肢・物品を使う動作	0.786	0.034	0.035
上肢・描画（自発）	0.608	0.175	0.290
上肢・描画（模倣）	0.235	0.066	0.845
積木テスト	−0.025	0.079	0.846

(n = 104)

妥当性において，検査の各項目の因子分析の結果（表5）からは，①主として物品を使う（他動詞的な）道具の使用にかかわる行為，②慣習的なしぐさやジェスチャーなど，いわば他者とのコミュニケーションにかかわるような（自動詞的）行為，③いわゆる「構成行為」とみなしうる能力が区別されている[7]．

❺ 普及度

現在までにVPTAは1,600個，SPTAは4,000個以上が，主に医療機関を中心に販売されている．

おわりに

以上，リハビリテーションにおけるアウトカム評価にあたって，有用な標準検査バッテリーと思われるVPTAとSPTAについて概略を述べた．前者は高次の視知覚に関する障害の特徴を検出し，後者は行為の障害を検出するバッテリーである．これらの検査を用いることにより，高次脳機能障害患者の示す視知覚障害および行為障害の特徴をとらえ，個人に合ったより有効なリハを考えていくことが可能であると思われる．

文献

1) 日本失語症学会編：標準高次視知覚検査（Visual Perception Test for Agnosia：VPTA），新興医学出版社，1997．
2) 日本高次脳機能障害学会（旧 日本失語症学会）編：標準高次視知覚検査（Visual Perception Test for Agnosia：VPTA）改訂版，新興医学出版社，2003．
3) 山鳥 重：神経心理学入門，医学書院，1985．
4) BIT日本版作製委員会：BIT行動性無視検査日本版，新興医学出版社，1999．
5) 日本失語症学会編：標準高次動作性検査―失行症を中心として，医学書院，1985．
6) 日本高次脳機能障害学会（旧失語症学会）編：改訂第2版 標準高次動作性検査―失行症を中心として，新興医学出版社，2003．
7) 大東祥孝：神経心理学的検査法―行為―，臨床精神医学増刊号 精神科臨床検査法マニュアル，1996，pp 151–156．

I 機能障害評価
精神機能【非言語知能検査】

7 日本版 CPM

山崎久美子（防衛医科大学校医学教育部）

key words 日本版 CPM，Raven，知能検査，知的低下，認知症

はじめに

知能（intelligence）の本質は何かということについては諸説があり，いまだ確定されていないといえよう．たとえば，Wechsler D の知能観に影響を与えたとされる Spearman C は知的作業はそのなかに共通な一般的因子（"g" 因子）と，作業が異なるにつれて，それが異なった特有の因子（"s" 因子）があると考えた（2因子説）．CPMは，Spearman C が「演繹的能力」と称した "g" 因子をできる限り直接測定するために開発された．"g" 因子とは，創造的な新しい洞察を形成する能力あるいは高いレベルの主に非言語的な構成概念を形成する能力であって，それにより複雑な問題について考察することが容易になるとされる[1]．

1 日本版 CPM

❶ 開発者

日本版レーヴン色彩マトリックス検査（日本版 CPM）は，色彩漸進的マトリックス検査（The Coloured Progressive Matrices；CPM）として，英国の Raven JC が 1938 年に開発し，1947 年に初版が刊行され，1956 年に改訂が行われた検査の日本版の名称である．

わが国においては，1986 年に CPM を日本でも標準化しないかという勧めがあり，Raven JC の子息 Raven J（教育心理学者）が来日した折に話し合いの機会がもたれ，当時の財団法人東京都神経科学総合研究所リハビリテーション研究室の杉下・山崎が中心となって，データの収集と手引[2]の日本語訳に取り組み，1993 年に手引[3]を発刊する運びとなった．

CPM は，諸外国では，5歳以上の児童に使用されることが多く，ほかに，高齢者や身体障害者などを対象に施行されているが，日本版 CPM では，WAB 失語症検査日本語版[4]を作成した折に，その検査の下位検査の1つであった CPM を，失語症を呈する 45 歳以上の患者の年齢範囲とほぼ合わせて標準化の作業を行った経緯から，児童を対象にしての標準化は行われていない．

また，原版には，6歳以上の者に施行する The Standard Progressive Matrices（1938）と 11 歳以上の者や平均以上の知能を有する者に用いる The Advanced Progressive Matrices（1958）がある．

❷ 開発時期・初出文献

開発時期は，1986〜1992 年である．開発責任者は杉下，検査の実施は，石川，池森，小池，山崎らが行い，山崎が検査を統括した．

初出文献は以下のとおりである．

▶ Raven JC：Coloured Progressive Matrices：SetA, A_B, B. London, Lewis, 1962（originally published in 1947, revised order in 1956）[5]．

❸ 特徴

(1) 検査の目的
日本版 CPM は，知的能力を測定する非言語性

の検査である．壮年期から老年期の人々を対象に，知的低下（認知症）のスクリーニング検査として使用されることが多い．多くの者が高得点をとれるやさしい問題が設定されているので，それらを正答することができない者は，スクリーニングされた知的障害（認知症）者であるといえよう．

WAB失語症検査日本語版の下位検査に位置づけられているように，失語症を代表とする言語障害を有する者や高次精神機能の障害をもつ者の知的低下の有無をスクリーニングできる．知的障害，すなわち知能の低下が疑われた場合は，事情が許せば，WAIS-Ⅲのような知能検査を導入するとよいだろう．

(2) 検査の所要時間

10〜15分で施行できるので，易疲労性のある患者や高齢者を対象にした場合も，手軽に使用できる．制限時間は設けられていない．集団検査として行う場合は，教示や検査の進めかたが異なるため，約1時間半の時間をかけることになる．

(3) 検査用テキストの構成

検査用テキストは全部で36の問題から構成されている．図1のように，テキストの1ページに1つの問題が印刷されている．12問題が1セットで，3セットからなる．テキストの問題が進むにつれて，難易度が一定に増していくように配列されている．特に，最初の1セットはやさしい問題である．検査用テキストの上半分のスペースに模様があり，一部が空隙となっている．そして，下半分のスペースに6つの選択肢が配置されており，そのなかから，正答を選ばせるようになっている．言語的なコミュニケーションが難しい者でも，検査において何を要求されているかが察しやすく，したがって検査の導入はスムーズに行える．最初のセットの問題A1〜A5までを正しく解くことができないなら，この検査用テキストを使用しての検査は中止し，はめ板と動かせる差し込み図形（mobile pieces）を用いるやり方も原版の手引書[2]には紹介されている．

(4) 検査の問題

言語や熟練のいる運動能力，視空間情報といった高度な分析などを必要としないで回答できるので，臨床現場で出現頻度の高い失語症，麻痺や運動障害，構成行為の障害などがあっても取り組める．検査の問題は，視覚を介した推理能力を測定する検査であるともいわれている．

問題は概してやさしく，11歳以下の児童がふつう可能である主要な認知的操作過程を評価できるように配列されている．すなわち，36の問題は，被検者の思考過程という精神の発達段階を査定できるように作成されている．CPMは児童の正常な知的成熟過程を観察できるわけであるが，脳損傷者に使用すれば，器質障害に基づく機能の障害の現れかたをみることにもなろう[6]．

❹ 信頼性・妥当性

(1) 得点の分布

本検査は36点満点で採点される．わが国における標準化データでは，30点と31点の境のところと，24点と25点の境のところに「分布の肩」が存在した．これらは分岐点（cut-off point）であるといえよう．標準化の作業において対象となった45歳以上の成人の60％以上の者が31点以上であった．一方，これら成人の10％強が24点以下であった[3]．

図2は，CPMの得点の累積相対度数を示す．分布は右上がりのいわゆる「負に歪んだ」分布形を

図1 CPMの問題（一部改変）[5]

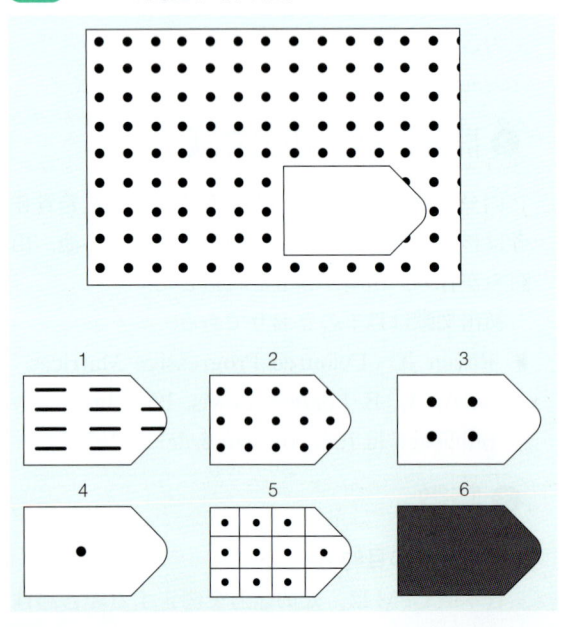

図2 CPMの得点の累積相対度数[3]

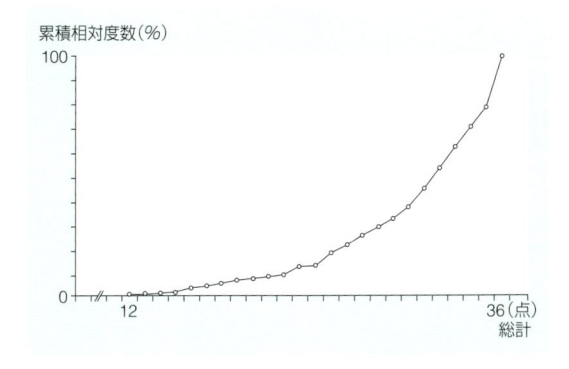

図3 CPMとWAIS成人知能診断検査のTIQの相関図[3]

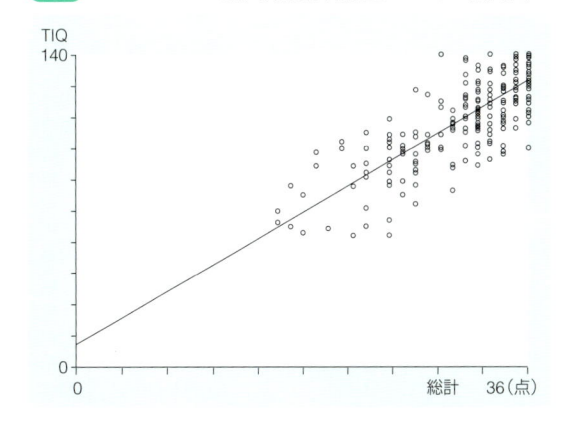

とっている．すなわち，多くの者が高得点をとっていることを意味している．これは，本検査が認知症（知的低下）者をスクリーニングするのに適した検査であることを反映する分布形といえよう．長谷川ら[7]は，長谷川式簡易知的機能診査スケールのテスト項目を選定する際に，「大多数の者が正答し得るようなやさしい問題を設定し，その問題を通過し得ない者がいたら，それこそスクリーニングされた認知症（傍点部分は筆者改変）である」という基準のもとに検査の開発を行っている．

CPMは，問題の選定や問題の難易度に関しては十分な検討がなされ，原版がすでに確定されているので，日本版では分布のみを確認すればよいことになろう．

(2) 再検査信頼性

慢性期の失語症患者20名を対象に再検査信頼性の検討を行い，0.927という非常に高い相関が得られた．このように高い再検査信頼性が確認されているので，健常者の再検査信頼性の検討は行わなかった．

なお，1990年に刊行されたCPMの手引書[8]では，児童を対象に同様の検討が紹介されており，十分な信頼性係数が報告されている．

(3) 併存的妥当性

図3はCPMとWAIS成人知能診断検査のTIQの相関図である．相関係数は0.789であり，かなり強い相関が認められた．なお，言語性検査との相関は0.743，動作性検査との相関は0.782であった．また，長谷川式簡易知的機能診査スケールとの相関は0.639であり，やや強い相関がみられた．

いずれも強い相関があり，本検査の妥当性が確認された．

❺ 普及度

世界中で広く使用されている．10カ国語以上の言語に翻訳されている．

❻ その他トピックス

(1) 質的評価

Ravenら[1]は，セットごとに要求される能力を明らかにしたうえで，次のような説明をしている．セットA（表）では，「連続した模様の同一性と変化についての理解」，セットA_Bでは，「個々の図の空間的に関連している全体としての理解」，セットBでは，「空間的にあるいは論理的に関連している図の相似の変化についての理解」としている．児童が，発達が進むにつれて獲得する知的能力とは逆の順に，知的低下（認知症）が現れるかどうかは不明であるが，正答を得られなった問題の性質を分析することで，知能低下の質的側面を考察することも可能であろう．

(2) 判定について

日本版CPMはスクリーニング検査として開発され，公表された経緯があるが，いわゆる判定基準を明確に設定することを目標にしなかった．したがって，何点であったら「認知症（dementia）」，あるいは「認知症の疑い（pre-dementia）」というような判定基準はない．ただし，40～80歳代までの年齢群別の成績は算出してあるので，これらを

I 機能障害評価

表 セットA—連続した模様の同一性と変化についての理解[3]

問題の順序と性質							選択肢					
							1	2	3	4	5	6
問題	1	簡単な連続する模様―補完には知覚が伴う		模様の相違,類似および同一(実際にやってみせる課題)			b	a	b	x	b	j
	2			模様だけの相違および同一のみ			a	a	a	a	x	a
	3			相違	類似	同一	x	a	j	a	a	a
	4			相違	類似	同一	b	x	j	j	b	b
	5			相違	類似	同一	j	c	b	j	j	x
	6			相違	類似	向き,同一	i	j	x	b	b	ij
	7			相違	類似	ゲシュタルト形成および補完	j	j	b	c	j	x
	8			相違	類似	ゲシュタルト形成および補完	g	x	f	j	c	h
	9	漸進的な変化を示す模様の補充	一方向(知覚を伴う)	相違	類似	向き,同一	x	b	b	b	jc	i
	10			相違	類似	向き,同一	b	i	x	b	jc	jc
	11		二方向(知覚を伴う)	相違	類似	ゲシュタルト形成および補完	jc	g	j	x	h	b
	12			類似,向きおよび互いに関連する創造			j	jc	i	g	x	h
選択がなされる各々の図のタイプと性質							各位置における頻度					
選択の種類	a	相違	どんな種類の図もない				1	3	1	2	1	2
	b		図は全く関係がない				3	1	4	3	3	2
	c	不適切な個別性	図は無関係あるいは歪曲によって汚染されている				1				1	
	d		図を無関係に結合している									
	e		完成されるのは模様の全体あるいは半分である							1		
	f	模様の反復	埋められる空白の左上					1				
	g		埋められる空白のすぐ上				1	1		1		
	h		埋められる空白のすぐ左								1	2
	i	不完全な関係	図は向きが間違っている				1	1	1			2
	j		図は完成していないが正しい				4	3	3	3	4	2
	x	正しいもの	図は水平および垂直に模様を完成している				2	2	2	2	2	2

参考にして,知能の低下などを見立て,しかるべき知能検査の施行を計画するとよいだろう[3].

(3) わが国におけるCPMの原著論文

わが国において,日本版CPMをテーマにした研究の公表(学会誌の原著論文に限る)は,1993年に刊行された中沢らの「Parkinson病における知的機能とその評価法:Raven色彩マトリックス(RCPM)と事象関連電位の検討」[9],1997年に刊行された三村らの「レーブン色彩マトリックス検査における誤反応の質的検討」[10],1998年に刊行された田畑の「重度脳性麻痺者とレーヴン色彩マトリックス検査」[11],2005年に刊行された宇野らの「健常児におけるレーヴン色彩マトリックス検査:学習障害児や小児失語症児のスクリーニングのために」[12]の4本である.なかでも,筆者らは児童を対象に標準化をしていないので,小学校2～6年生合計644名を対象に行った宇野らの研究から,児童においても信頼性(Cronbachのα係数の算出)や妥当性(WISC-Ⅲとの相関係数の算出)の高い検査であることがわかり,児童の知能検査としても有用であることが示唆された.

おわりに

簡易な検査であるので,臨床現場でよく使用されており,検査用テキスト・検査手引・検査用紙は毎年一定の販売実績を積んでいる.今後も大いに使用されることが期待されている検査の1つである.

文献

1) 杉下守弘, 山崎久美子：日本版レーヴン色彩マトリックス検査. 心理テスト法入門：基礎知識と技法習得のために（松原達哉編）, 日本文化科学社, 2002, pp 88-86.
2) Raven JC et al：Manual for the Raven's Coloured Progressive Matrices, Raven JC Ltd, 1991.
3) Raven JC et al（原著者）, 杉下守弘・山崎久美子（日本版著者）：日本版レーヴン色彩マトリックス検査 手引. 日本文化科学社, 1993, pp 1-58.
4) WAB 失語症検査（日本語版）作製委員会（代表 杉下守弘）：WAB 失語症検査日本語版, 医学書院, 1986.
5) Raven JC：Coloured Progressive Matrices：SetA, A_B, B, London, Lewis, 1962（originally published in 1947, revised order in 1956）.
6) 山崎久美子, 小池 敦：日本版レーヴン色彩マトリックス検査. 日本臨床 増刊号（suppl 9）痴呆症学 1：高齢社会と脳科学の進歩：226-229, 2003.
7) 長谷川和夫・他：老人の痴呆診査スケールの一検討. 精神医学 16：965-969, 1974.
8) Raven JC et al：Manual for the Raven's Coloured Progressive Matrices, Raven JC Ltd, 1990.
9) 中沢 勝・他：Parkinson 病における知的機能とその評価法：Raven 色彩マトリックス（RCPM）と事象関連電位の検討, 臨床心理学 33（11）：1157-1163, 1993.
10) 三村 將・他：レーヴン色彩マトリックス検査における誤反応の質的検討. 神経心理学 13（1）：29-37, 1997.
11) 田畑光司：重度脳性麻痺者とレーヴン色彩マトリックス検査, 日本重症心身障害学会誌 23（2）：119-122, 1998.
12) 宇野 彰・他：健常児におけるレーヴン色彩マトリックス検査—学習障害児や小児失語症児のスクリーニングのために—. 音声言語医学 46：185-189, 2005.

I 機能障害評価
精神機能【人格】

8 MMPI ロールシャッハテスト

武山雅志（石川県立看護大学看護学部）

key words MMPI，ロールシャッハテスト，質問紙法，投影法，包括システム

はじめに

人格検査は質問紙法と投影法に分類される．質問紙法は目録法ともよばれ，質問が印刷された用紙に直接または別の回答用紙に回答を記入させる方法をとる．解釈は標準化データからの基準と比較してなされる．投影法は曖昧で多義的な刺激を提示され，それに対して被検者は反応を求められる．その反応の仕方に被検者の欲求や葛藤が投影されていると考える．それぞれの代表であるMinnesota Multiphasic Personality Inventory（MMPI）とロールシャッハ（Rorshach）テストについて紹介する．

1 MMPI

❶ 開発者

開発者はHathaway SRとMcKinley JCである．

❷ 開発時期・初出文献

1930年代後半から開発が進められた．初出文献を以下に示す[1]．

▶ Hathaway SR, McKinley JC：A multiphasic personality schedule（Minnesota）：Ⅰ．Construction of the schedule. *J Psychol* 10：249-254, 1940[1].

❸ 特徴

MMPIの実施は，図1の冊子式とよばれる形式とカード式とよばれる形式の大きく2種類に分けることができる．どちらにも550項目の記述があり，被検者にはそれぞれが自分に「あてはまる」か「あてはまらない」のどちらか判断することを求められる．「どちらでもない」という判断は，10個以内にとどめることが必要とされる．検者はその結果を採点して図2のようなプロフィールを描き，解釈するという作業の流れになる．図2の左側に示されている4種類の尺度（？，L，F，K）が妥当性尺度であり，受検態度や人格特徴を示している．図2の右側にある10種類の尺度が臨床尺度であり，それぞれが違った意味をもっている．解釈の際には，臨床尺度のなかで最も上昇している2つの尺度を選んで2高点コードとし，その特徴を記述したグレイアム[2]やフリードマンら[3]を

図1 MMPIの形式

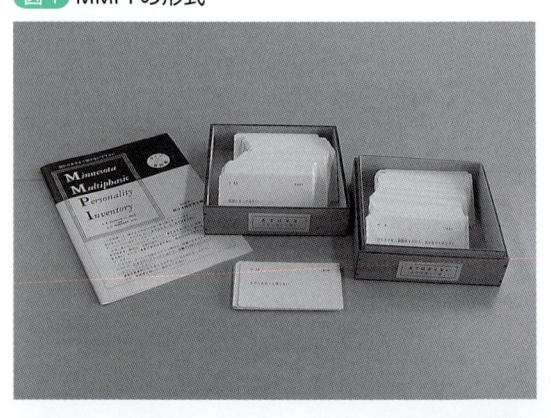

図2 MMPIプロフィールの例

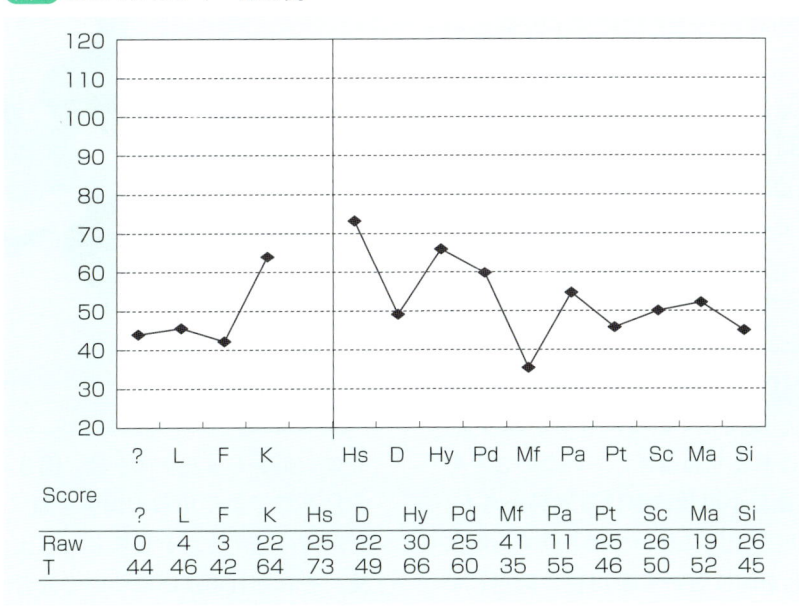

Score	?	L	F	K	Hs	D	Hy	Pd	Mf	Pa	Pt	Sc	Ma	Si
Raw	0	4	3	22	25	22	30	25	41	11	25	26	19	26
T	44	46	42	64	73	49	66	60	35	55	46	50	52	45

参照することになる．そして被検者の年齢や教育歴，その他の臨床情報などを加味して，最終的な解釈としてまとめていくことになる．

❹ 信頼性・妥当性

信頼性の検討は再テスト法を用いて，さまざまな被検者に対して異なった間隔をおいて行われている．たとえばWindle[4]では，55名の女子大学生を被検者に用いて，1～2週間の間隔で信頼性を調べている．妥当性尺度のなかで最も低いのはF尺度の0.62，最も高いのはK尺度の0.92という結果を報告している．臨床尺度では，最も低いのが第3尺度の0.71，最も高いのが第7尺度の0.92であった．またHunsleyら[5]は，MMPIの信頼性に関する研究の分析を行い，内的整合性の平均値と再検査信頼性の平均を尺度ごとに示している．

現在使用されているMMPIができあがるまでに，各臨床尺度に関して何度も交差妥当性の検討がなされている．交差妥当性とは，ある標本で得られた結果を別の標本に適用して，基準関連妥当性を検証するためのものである．具体的には第4尺度において基準群が窃盗，虚言など非行型行動の長い経歴をもつ17～22歳の若者であったのに対して，交差妥当性を検討するために犯罪者100名と精神科患者78名を用いている．第0尺度では，Drakeら[6]が594名の女子大学生を被検者として，交差妥当性を検討している．現在700以上もあるといわれている追加尺度に関しては，そのほとんどが十分な妥当性の検討がなされていないという指摘がある．しかしそのなかでも妥当性の検討が十分なされており，臨床上有効であることが確認されているものも存在する．Peteroyら[7]は，ウィギンス内容尺度の抑うつ尺度は，精神科病院への入院期間をかなりよく予測できるという結果を見い出している．White[8]はO-H尺度の得点とPFスタディの結果を調べ，構成概念妥当性を支持する結果を得ている．

わが国における標準化は，1993年10月にMMPI新日本版研究会によって完成した．標準化に使われた資料は男性500名，女性522名の合計1,022名分のMMPIデータである．標準化においては従来の日本語翻訳版9種類を参考にしながらも，より読みやすくわかりやすい表現に直し，さらに項目是認率をより原文に近づけるように努めた．また，被検者のサンプリングにあたっては，年齢，教育歴，職業についてそれぞれ1990年の国勢調査の結果に比例するよう全国を8地区に分けて実施した．標準化データに関する詳細な分析は，

I 機能障害評価

MMPI 新日本版研究会[9]を参照されたい．標準化データの信頼性の検討に関しては男子大学生53名，女子大学生39名，看護学校学生女子45名を被検者にして2週間の間隔で再検査法を行った．MMPI 新日本版研究会[10]に妥当性尺度，臨床尺度および主だった追加尺度の結果が示されている．ほとんどの尺度で0.7以上の高い信頼性を示している．

❺ 普及度

田中[11]は，MMPIが世界的視野においては，最も利用度の高い心理検査であるにもかかわらず，わが国においてはあまり利用されていないことを指摘している．また小川[12]における資料からも，MMPIの使用頻度が米国においては3位であるにもかかわらず，わが国においては14位に低迷していることが読み取れる．

❻ その他トピックス

1989年，米国において MMPI の大幅な改訂が行われた．質問項目の表現が時代遅れになっている点や，宗教的および性的内容への配慮によって削除された項目や，新たに追加された内容尺度や補助尺度などがあり，最終的に567項目となった．また1992年，思春期の被検者に用いられる MMPI-A が作成されている．

2 ロールシャッハテスト

❶ 開発者

開発者は Hermann Rorschach である．

❷ 開発時期・初出文献

1921年に開発され，初出文献は以下のとおりである[13]．

▶ Rorschach H：Psychodiagnostik：Methodik und Ergebnisse eines Wahrnehmungsdiagnotishen Experiments. 7 Aufl., Hans Huber, Bern, 1921/ 1954[13].

（ロールシャッハ『精神診断学（改訂版）』，片口安史訳，金子書房，1976）

図3 ロールシャッハテスト図版のイメージ図

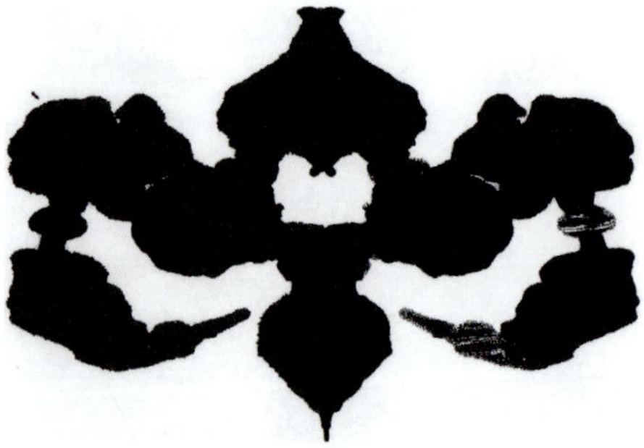

❸ 特徴

ロールシャッハテストは，図3のようなインクのしみでできた10枚の図版を順に見てもらい，それが何に見えるかを被検者に答えてもらう．その後，それぞれの反応について検者が質問をしていくことで，被検者がどのように見ていたのかを把握するというやりかたで実施される．ロールシャッハテストの実施法および被検者の答えたものを，スコアリングするしかたには，わが国では片口法，阪大法，名大法，慶大法，包括システムなどさまざまな方法がある．なかでも包括システムは「1994年の時点で，心理学コースにおけるロールシャッハテストの教育はすべて包括システムで施されることになった」と Weiner[14]は，米国の状況について述べている．包括システムは，解釈をどのように進めていくかという手続きが決まっているため，初心者には学びやすいものと考えられる．今回の誌面では，その詳細について紹介する余裕がないため，Exner[15,16]や藤岡[17]を参考にされたい．

❹ 信頼性・妥当性

決定因の解釈仮説に関して，妥当性を検討した多くの研究がある．たとえば田中[18]は，M（人間運動反応）と知能との関係を，100名の非行少年を被検者として見い出している．また吉川[19]は，m（無生物運動反応）をその運動の向く方向と，力の強さから5項目に分類し，精神療法的接近の開始時に不安を顕在化する患者と潜在化する患者の間での違いを調べている．今井[20]は，60名の大学生に MAS とロールシャッハテストを施行し，濃淡

反応の多い群と少ない群に分けて比較している．その結果，濃淡反応を劣等感，過敏性の指標とする解釈仮説を支持している．

❺ 普及度

小川[12]における資料からは，ロールシャッハテストの使用頻度は米国においてはウェクスラー式知能検査に次いで2位，わが国において1位とともに非常に高いことがわかる．

おわりに

MMPIとロールシャッハテストについてその概略を述べてきた．どちらの人格検査も十分に使いこなすためには，臨床心理学に関する十分な知識や経験が必要であることはいうまでもない．さらに前提として決められた手続きに従って実施することで，効果研究を行うための前後比較が，はじめて可能になることをあらためて強調しておきたい．

文献

1) Hathaway SR, McKinley JC：A multiphasic personality schedule (Minnesota)：Ⅰ. construction of the schedule. *J Psychol* **10**：249-254, 1940.
2) グレイアム：MMPI臨床解釈の実際（田中富士夫訳）．三京房，1985 (Graham JR：The MMPI：a practical guide, Oxford University Press, New York, 1977).
3) フリードマン・他：MMPIによる心理査定（MMPI新日本版研究会訳），三京房，1999 (Friedman AE et al：Psychological assessment with the MMPI. Hillesdale, Lawrence Erlbaum Associates, New Jersey, 1989).
4) Windle C：Further studies of test-retest effect on personality questionnaires. *Educ Psychol Meas* **15**：246-253, 1955.
5) Hunsley J et al：A summary of the reliability and stability of MMPI scales. *J Clin Psychol* **44**：44-46, 1988.
6) Drake LE, Thiede WB：Further validation of the social I.E. scale for the Minnesota multiphasic personality inventory. *J Educ Rese* **41**：551-556, 1948.
7) Peteroy ET et al：The relationship between two Wiggins content scales and length of hospitalization. *J Clin Psychol* **38**：344-346, 1982.
8) White WC：Validity of the Overcontrolled-Hostility (O-H) Scale：a brief report. *J Pers Assess* **39**：587-590, 1975.
9) MMPI新日本版研究会編：MMPI新日本版の標準化研究，三京房，1997.
10) MMPI新日本版研究会編：新日本版MMPIマニュアル，三京房，1993.
11) 田中富士夫・他：MMPI．臨床心理学大系第5巻 人格の理解1（安香 宏・他編），金子書房，1991, pp 102-118.
12) 小川俊樹：心理臨床における心理アセスメント．臨床心理学大系第5巻 人格の理解1（安香 宏・他編），金子書房，1991, pp 243-271.
13) Rorschach H：Psychodiagnostik：Methodik und ergebnisse eines Wahrnehmungsdiagnotishen Experiments. 7 Aufl, Hans Huber, Bern, 1921/1954（ロールシャッハ『精神診断学（改訂版）』，片口安史訳，金子書房，1976).
14) Weiner IB：ロールシャッハ法の過去・現在・未来．包括システムによる日本ロールシャッハ学会誌 **1**：8-21, 1997.
15) エクスナー：ロールシャッハ・テストワークブック（中村紀子・他監訳），第5版，金剛出版，2003 (Exner JE：A Rorschach workbook for the comprehensive system, 5th ed, 2001).
16) エクスナー：ロールシャッハの解釈（中村紀子・野田昌道監訳），金剛出版，2002 (Exner JE：A Primer for Rorschach Interpretation, 2000).
17) 藤岡淳子：包括システムによるロールシャッハ臨床，誠信書房，2004.
18) 田中富士夫：ロールシャッハの運動反応と知能との関係．教新研 **6**(2)：21-27, 1958.
19) 吉川武彦：ロールシャッハ・テストによる不安の研究 特に不安の顕在化と潜在化をめぐる精神力動について．ロールシャッハ研究 **12**：1-20, 1970.
20) 今井もと子：ロールシャッハ・テストの濃淡反応．ロールシャッハ研究 **12**：53-67, 1970.

I 機能障害評価
精神機能【記憶検査バッテリー】

9 日本版ウェクスラー記憶検査(WMS-R) 日本版リバーミード行動記憶検査(RBMT)

本多留美(広島都市学園大学言語聴覚専攻科)
小山美恵(元 県立広島大学保健福祉学部コミュニケーション障害学科)
綿森淑子(広島県立保健福祉大学名誉教授)

key words 日本版ウェクスラー記憶検査(WMS-R),日本版リバーミード行動記憶検査(RBMT),記憶障害,日常記憶

はじめに

日本版ウェクスラー記憶検査(Wechsler Memory Scale-Revised;WMS-R)および日本版リバーミード行動記憶検査(Rivermead Behavioural Memory Test;RBMT)は,記憶障害の検査法として国際的に定評のある検査の日本語版で,わが国で標準化されたものである.記憶は,互いに異なるが密接に関係する複数のシステムによって機能しており,両検査は主としてエピソード記憶を測定対象にしている.加えてWMS-Rではワーキングメモリー,RBMTでは展望記憶についての課題を含んでいるが(**表1**)[1],手続き記憶や意味記憶の課題は含まれていない.

記憶障害のリハビリテーション(以下,リハ)のための評価にあたっては,医学的検査,神経心理学的検査に加えて患者の生活上の問題を把握するための面接,行動観察,障害認識のチェックを通して患者の全体像を知ることが必要である[2].WMS-RやRBMTなどの神経心理学的検査は,患者の記憶障害の性質や重症度を評価し,その経時的変化を追う客観的指標として重要である.また,こうした検査を行うことにより,記憶のなかでも比較的保たれた側面と,障害の重い側面を明らかにすることができ,リハにおける介入の方法や代償手段などの検討に際し,役立てることができる.

表1 WMS-RおよびRBMTで測定される記憶の種類と測定の方法[1]

		主に測定対象となる記憶の種類			測定の方法		
		ワーキングメモリー	エピソード記憶	展望記憶	再認	再生	学習
WMS-R	図形の記憶		○		○		
	数唱	○				○	
	視覚性記憶範囲	○				○	
	論理的記憶		○			○	
	視覚性対連合		○			○	○
	言語性対連合		○			○	○
	視覚性再生		○			○	
RBMT	氏名		○			○	
	持ち物			○			
	約束			○			
	絵		○		○		
	物語		○			○	
	顔写真		○		○		
	道順		○			○	
	用件			○			

1 日本版ウェクスラー記憶検査(WMS-R)

❶ 開発者

開発者はWechsler Dである.

❷ 開発時期・初出文献

Wechsler D(1945)により米国で発表されたウ

表2 WMS-Rの流れと下位検査項目，記憶指標

	下位検査項目	記憶指標
時間・場所・人の情報を答える ↓	1 情報と見当識	―
系列的に数などをいう ↓	2 精神統制	注意／集中力
図形の直後再認 ↓	3 図形の記憶	視覚性記憶
物語の直後再生 ↓	4 論理的記憶Ⅰ	言語性記憶
図形と色の対の直後再生 ↓	5 視覚性対連合Ⅰ	視覚性記憶
単語対の直後再生 ↓	6 言語性対連合Ⅰ	言語性記憶
図形の直後再生 ↓	7 視覚性再生Ⅰ	視覚性記憶
数字の順唱・逆唱 ↓	8 数唱	注意／集中力
タッピング順序の順・逆方向の直後再生 ↓	9 視覚性記憶範囲	注意／集中力
物語の遅延再生 ↓	10 論理的記憶Ⅱ	遅延再生
図形と色の対の遅延再生 ↓	11 視覚性対連合Ⅱ	遅延再生
単語対の遅延再生 ↓	12 言語性対連合Ⅱ	遅延再生
図形の遅延再生	13 視覚性再生Ⅱ	遅延再生

記憶指標のうち，「一般的記憶」の指標は「言語性記憶」と「視覚性記憶」の指標と同じ下位検査の点数を用いる．

ェクスラー記憶検査（WMS）の改訂版である，米国版WMS-R（1987）をもとにわが国では杉下により標準化され，2001年に発表された[3]．

▶ Wechsler D, 杉下守弘訳：日本版ウェクスラー記憶検査法（WMS-R），日本文化科学社，2001[3]．

❸ 特徴

WMS-Rでは記憶する刺激の特性をコントロールし，記憶のさまざまな側面を測定しようとする点が特徴である．WMS-Rの各下位検査と記憶の種類との対応を表1に，検査の流れと下位検査の項目，記憶指標との関係を表2に示す．13の下位検査を行うことで，「言語性記憶」「視覚性記憶」，それらを総合した「一般的記憶」，記憶の基盤をなす「注意／集中力」，時間をあけた記憶の保持をみる「遅延再生」といった5つの記憶の側面を指標として算出できる．16〜74歳までを9つの年齢群に分け，年齢群ごとに下位検査の粗点がパーセンタイル値で示されるため，下位検査の解釈や比較が行いやすい．施行時間は60分程度と長く，易怒性のある患者では施行しにくい[4]．また，並行検査がないため短期間に反復実施する場合，学習効果の影響を受けやすい[5]．

❹ 信頼性・妥当性

信頼性は信頼係数を用いて検討され[3]，年齢群を合わせた平均得点の信頼性係数は0.77〜0.88の範囲（中央値0.77）であった．下位検査（0.28〜0.87）より記憶指標（0.78〜0.88）のほうが信頼性は高く，検査バッテリーとしての信頼性はほぼ満足できる．

妥当性の検討には因子分析が用いられ[3]，米国版同様，検査全体が「注意／集中力」「一般的記憶」「遅延再生」の3因子構造からなることが明らかになり，妥当性が示された．

❺ 普及度

わが国で現在発売されている標準化された記憶検査バッテリーは，WMS-RとRBMTの2つであり，普及度は一定に達するものと考えられる．WMS-RとRBMTを用いて記憶障害を検討した例[6]や，社会復帰したクリッピング術後例の高次脳機能をWMS-Rで検討した報告[7]，また海馬の記憶機能を調べるために，電極刺激とともにWMS-Rの下位検査を用いた研究[8]などがある．

❻ その他トピックス

米国では，WMS-Rを改訂したWMS-Ⅲがすでに発売されており[9]，わが国でも現在，標準化作業が進められている．WMS-ⅢではWMS-Rに比べ大幅な下位検査の変更，追加が行われている．

2 日本版リバーミード行動記憶検査（RBMT）

❶ 開発者

原版RBMT[10]は，Wilson BAらによって1985

年に開発された．従来の記憶検査は実験的条件下で記憶の特定の側面を調べる目的でつくられているため，そこから得られる情報をもとに日常生活における記憶の問題を明らかにすることは困難で，リハの手がかりになりにくいという背景があった．しかし，患者の生活を臨床家がつぶさに観察することは困難である．RBMT は記憶障害が明らかになる日常生活場面を検査室内でシミュレーションして，検査する方法をとることによって，患者の日常生活での問題をとらえることを目標に開発された．日本版[11]は，綿森らが原版著者らの許可を得て，写真刺激や物語文の内容をわが国の実情に合うように変更し，標準化したもので，2002 年に発売された．

❷ 開発時期・初出文献

日本版の標準化に関する論文は以下のとおりである[12]．

▶ 数井裕光・他：日本版リバーミード行動記憶検査（RBMT）の有用性の検討．神研の進歩 **46**（2）：307-318，2002[12]．

❸ 特徴

日常記憶には，さまざまな種類の記憶能力や記憶以外の認知機能が関与する．WMS-R がほかの認知機能から記憶能力を分離して評価しようとするのに対し，RBMT はほかの認知機能もかかわる日常記憶として記憶能力を評価しようとする点が特徴である．下位検査項目で主として測定される記憶の種類と測定方法を**表1**に，検査項目および検査の流れを**表3**に示す．言語的課題と視空間的要素の強い課題，再生課題と再認課題，直後再生と遅延再生といった幅広い課題が盛り込まれている．特に，約束や用件を覚え，タイミングよく思い出すという展望記憶課題が含まれていることが特徴である．

採点は，下位検査項目ごとに行われ，独力による完全正答を 1 点，それ以外を 0 点という基準で換算されるスクリーニング点（合計 12 点満点）と，下位検査ごとの基準に従って，0～2 点の 3 段階で換算される標準プロフィール点（合計 24 点満点）の 2 種類の得点が算出される．39 歳以下，40

表3 RBMT の流れと下位検査項目

流れ	下位検査項目
姓名を覚える ↓	1・2 姓名
持ち物の隠し場所を覚える ↓	3 持ち物
約束を覚える ↓	4 約束
絵カードを覚える ↓	5 絵
物語の直後再生 ↓	6a 物語
絵カードの再認 ↓	5 絵
顔を記憶する ↓	7 顔写真
道順と用件伝達の直後再生 ↓	8a 道順・9a 用件
顔の再認 ↓	7 顔写真
見当識と日付 ↓	10・11 見当識
約束の想起 ↓	4 約束
物語の遅延再生 ↓	6b 物語
道順と用件伝達の遅延再生 ↓	8b 道順・9b 用件
姓名の想起 ↓	1・2 姓名
持ち物と隠し場所の想起	3 持ち物

～59 歳，60 歳以上の 3 つの年代別にカットオフ得点が決められている．なお英国版では記憶障害の重症度による 4 段階分類を採用しているが，この分類は臨床的観察に基づいた分類であることから[12]，日本版ではより客観的指標となる年代別カットオフ得点を採用した．

施行時間は約 30 分程度で，検査指示や手順も理解しやすいため，比較的重度の患者にも施行できる[12]．難易度が同等の並行検査が 4 種類用意されているため，練習効果を避けて繰り返し施行でき，リハの介入前後の変化などを測定するうえで有用である．

❹ 信頼性・妥当性

（1）信頼性

1 名の被検者に対して同時に 2 名の採点者が独

立して採点を行い，2名の採点者の得点のintraclass correlation coefficientによって検討され，スクリーニング点の合計点で0.965，標準プロフィール点の合計で0.988と，高い信頼性が示された．

(2) 妥当性

①健常群と患者群の成績の比較を行い，すべての年代で患者群の下位検査の得点および合計点が健常群に比べて有意に低く，②既存の記憶検査，知能検査，注意・集中検査の成績との比較で，RBMTのスクリーニング点合計と標準プロフィール点合計は既存の記憶検査得点と有意な相関を認め，また，知能検査，注意・集中検査得点の一部とも有意に相関したが，既存の記憶検査との相関と比較すると概して弱かったことから，記憶検査としての構成概念妥当性を有していることが示された．

また，記憶障害による日常生活上の問題を評価する質問紙の介護者による評価点と，RBMTのスクリーニング点合計および標準プロフィール点合計との間に有意な相関を認め，この相関はほかの記憶検査得点との相関よりも高かった．さらに，病棟内での行動観察結果との関連も認められている[13]．以上からRBMTは，日常生活上の記憶の問題を反映するという生態学的妥当性が示された．

❺ 普及度

標準化された日常記憶の評価法としてリハの場で汎用されてきている．認知症における記憶障害の評価[14,15]，職業リハの領域での評価としての有用性[16]も示されている．

❻ その他トピックス

先に述べたように，WMS-Rが特定の側面ごとに記憶障害を評価しようとするのに対して，RBMTは日常生活での記憶障害を総体的に評価しようとする特徴をもつ．両検査を検討した海外の文献には，患者を鑑別するうえでは両者とも有用[17]とするもの，RBMTのスクリーニング点に比べてWMS-Rの記憶指標は重症度の鑑別力が弱い[18]とするものがある．Wilson[19]は，5～10年を経過した記憶障害患者の生活自立度との関係を検討した結果，WMS-Rと生活自立度には明確な関係は認められなかったが，RBMTは生活自立度を判別したと報告している．

日本でも両検査を実施した50歳代の，び漫性軸索損傷による記憶障害例が紹介されており[6]，受傷から2・6・18カ月後に評価されている．RBMTでは3時点で点数の向上が順調にみられた．一方，WMS-Rでは，6カ月後の時点では改善が明確でなく，18カ月後になってはじめて点数の向上がみられている．この結果は，日常の記憶障害がRBMTに反映されたことを示すとともに，WMS-Rの難易度の高さが影響した可能性が考えられる．すなわちWMS-Rには重度の記憶障害者にとって困難すぎる課題が多いため，一定のレベルまで回復しないと検査数値には反映されにくい．一方，軽度例の場合RBMTでは十分に障害を検出できないことがある[5]．軽度例や高い認知能力を要求される職業に就いている患者の記憶障害をとらえるうえでは，WMS-Rが有用であり，このような観点からRBMTとWMS-Rの併用が勧められている[5]．

英国では，軽度例での天井効果を避ける目的で，RBMTの4つの並行検査から2つを組み合わせて倍量とすることにより難易度を上げたExtended Version[20]も用いられている．また，2008年にRBMTの第3版[21]が発売された．新しい下位検査として潜在記憶の学習能力をみる課題が加えられたほか，より幅広い年齢層のデータが示されている．

おわりに

脳損傷後に記憶障害が起こることは珍しくないが，純粋に健忘のみを示す患者よりも，さまざまな認知障害を合併する患者のほうがむしろ多い．しかし，記憶障害の存在が全体の障害像や患者の生活面に与える影響は大きく，決して過小診断がなされないように留意する必要がある．交通事故の自賠責保険における後遺症診断書，あるいは労災年金ないし障害年金（精神の障害）の診断書の記載の際にも，記憶検査の評価点は不可欠ともなる[22]．

I 機能障害評価

　一方，記憶リハの技法の多くは記憶機能そのものの改善を目指すというより，記憶の代償手段やストラテジーを学ぶものである[2]．このため，リハにおける介入の効果が記憶検査の成績の変化に直接的には反映されないことがある．高次脳機能障害患者のリハにおいては，神経心理学的検査成績には変化がみられなくとも，実生活での問題が解決されたり，困難が減少したりする効果が重要である場合も多い．WMS-R，RBMTのどちらを用いる場合でも，検査成績の変化だけにとらわれず，現実的で直接の問題となる「記憶障害の生活への影響」に目を向けて記憶障害を把握することが必要であり，今後はICFの枠組みを取り込んだエビデンスの蓄積[23]が行われていくべきであろう．

文献

1) Bradley VA et al：The assessment of memory for memory rehabilitation. In：Effectiveness of Rehabilitation for Cognitive Deficits, Halligan PW, Wade DT (eds), Oxford University Press, Oxford, 2005, pp 115-134.
2) 綿森淑子，本多留美：記憶障害のリハビリテーション—その具体的方法—．リハ医学 42(5)：313-319, 2005.
3) Wechsler D, 杉下守弘訳：日本版ウェクスラー記憶検査法（WMS-R），日本文化科学社，2001.
4) 先崎 章，三村 將：神経心理学的検査の適応と限界．総合リハ 31(2)：113-120, 2003.
5) 原 寛美，並木幸司：特集 高次脳機能検査から何がわかるか—検査の適応と限界 記憶障害．臨床リハ 13(5)：413-420, 2004.
6) 原 寛美・他：高次脳機能障害のリハビリテーション．高次脳機能障害ポケットマニュアル（原 寛美監修），医歯薬出版，2005, pp 103-152.
7) 谷本敦夫・他：破裂前交通動脈瘤クリッピング術後長期経過した社会復帰例の高次脳機能の検討．脳卒中の外科 30(4)：253-257, 2002.
8) 海野聡子・他：対連合記憶における海馬の役割に関する研究 難治性側頭葉てんかん患者の検討から．東京女医大誌 73(5)：117-124, 2003.
9) Tulsky DS, Ledbetter MF：Updating to the WAIS-III and WMS-III：considerations for research and clinical practice. Psychol Assess 12(3)：253-262, 2000.
10) Wilson BA et al：The Rivermead Behavioural Memory Test, Thames Valley Test Company, Bury St Edmunds, 1985.
11) 綿森淑子・他：日本版リバーミード行動記憶検査（RBMT），千葉テストセンター，2002.
12) 数井裕光・他：日本版リバーミード行動記憶検査（RBMT）の有用性の検討．神研の進歩 46(2)：307-318, 2002.
13) 原 寛美，綿森淑子：リバーミード行動記憶検査による記憶障害患者の評価．リハ医学 33(Suppl)：S 861, 1996.
14) 松田明美・他：軽度アルツハイマー病患者におけるリバーミード行動記憶検査の有用性．Brain and Nerve 54：673-678, 2002.
15) 前島伸一郎・他：高齢者における展望的記憶の検討—とくに存在想起と内容想起の違いについて—．リハ医学 43：446-453, 2006.
16) 田谷勝夫，石神重信：職業リハビリテーション領域におけるRBMTの有用性．リハ医学 38(Suppl)：S 135, 2001.
17) Perez M, Godoy J：Comparison between "traditional" memory test and a "behavioral" memory battery in Spanish patients. J Clin Exp Neuropsychol 20(4)：496-502, 1998.
18) Makatura T et al：Standardized memory tests and the appraisal of everyday memory. Brain Inj 13(5)：355-367, 1999.
19) Wilson BA：Long-term prognosis of patients with severe memory disorders. Neuropsychol Rehabil 1(2)：117-134, 1991.
20) de Wall C et al：The Extended Rivermead Behavioural Memory Test：a measure of everyday memory performance in normal adults. Memory 2(2)：149-166, 1994.
21) Wilson BA et al：Rivermead Behavioural Memory Test-Third Edition, Pearson Education Ltd., Oxford, 2008.
22) 原 寛美：高次脳機能障害の検査と解釈 リバーミード行動記憶検査（RBMT）．Journal of Clinical Rehabilitation 18(4)：346-352, 2009.
23) 綿森淑子：[総説] 失語症リハビリテーションの最近の動向とICF．人間と科学 県立広島大学保健福祉学部誌 6(1)：5-16, 2006.

I 機能障害評価
精神機能【記憶検査バッテリー】

10 Benton視覚記銘検査(BVRT) 三宅式記銘力検査 ROCFT RAVLT

小西海香（慶應義塾大学医学部精神神経科学教室）

key words Benton視覚記銘検査(BVRT)，三宅式記銘力検査，ROCFT，RAVLT，記憶障害，言語性記憶検査，視覚性記憶検査

はじめに

脳損傷や認知症などによって起こる記憶障害において，リハビリテーション（以下，リハ）や時間経過による症状の回復，進行を評価するためにさまざまな記憶検査が利用されている．近時記憶のなかでのエピソード記憶を検出するために，臨床的には学習-記銘テストが用いられている．これらの記憶検査は言語性記憶と非言語性記憶に大別される．

ここでは，非言語性検査として，比較的簡単な幾何学図形を記銘するBenton視覚記銘検査(Benton Visual Retention Test；BVRT)と，複雑な図形を記銘するRey-Osterrieth Complex Figure Test(ROCFT)について紹介する．

また，言語性記憶検査として，ベッドサイドで短時間かつ簡易に行える三宅式記銘力検査とRey Auditory-Verbal Learning Test(RAVLT)について紹介する．

なお，ここで検査の信頼性と妥当性について述べておく．臨床的に有用な検査法には，高い信頼性（その検査が測定した結果の等質性，等価性，正確さ，安定性）と，妥当性（その検査が測定しようとしている機能をどの程度的確に表わしているか）が求められる．また，検査結果を比較，もしくは検討するためには，その基準が明確に示されている必要がある．標準化のなされている検査には，日本版ウェクスラー記憶検査(WMS-R)や標準失語症検査(SLTA)，標準高次視知覚検査(VPTA)，高次動作性検査(SPTA)などが挙げられる．

しかし，現在使用されている神経心理学的検査には，標準化されておらず，標準値が明記されていないものが少なくない．これは，被検者の年齢や教育歴，利き手などが検査成績に影響を及ぼすためである．

さらに，高次脳機能障害においては，その損傷部位（領域）の範囲や症状の重症度によって，検査成績の個人差が非常に大きい．したがって，標準値との比較だけでなく，むしろアウトカム評価として同一個人のリハ前後や，ある一定期間をおいての経時的な評価が有用であると考えられる．

以下の検査について，標準値が明確ではなく，信頼性と妥当性の検討は今後の課題である．

1 Benton視覚記銘検査(BVRT)

❶ 開発者・開発時期

BVRTは，Benton ALによって作成された10枚の図版の記銘と描画テストである[1]．1945年に初版が発表され，第3版(1963年)に基づいた日本語版が1966年に発表されている[2]．

日本語訳初出は以下のとおりである．
▶ ベントン：ベントン視覚記銘検査手引増補2版（高橋剛夫訳），三京房，1985[1]．

Ⅰ 機能障害評価

図1 図版の例（図版形式Ⅰ）[1]

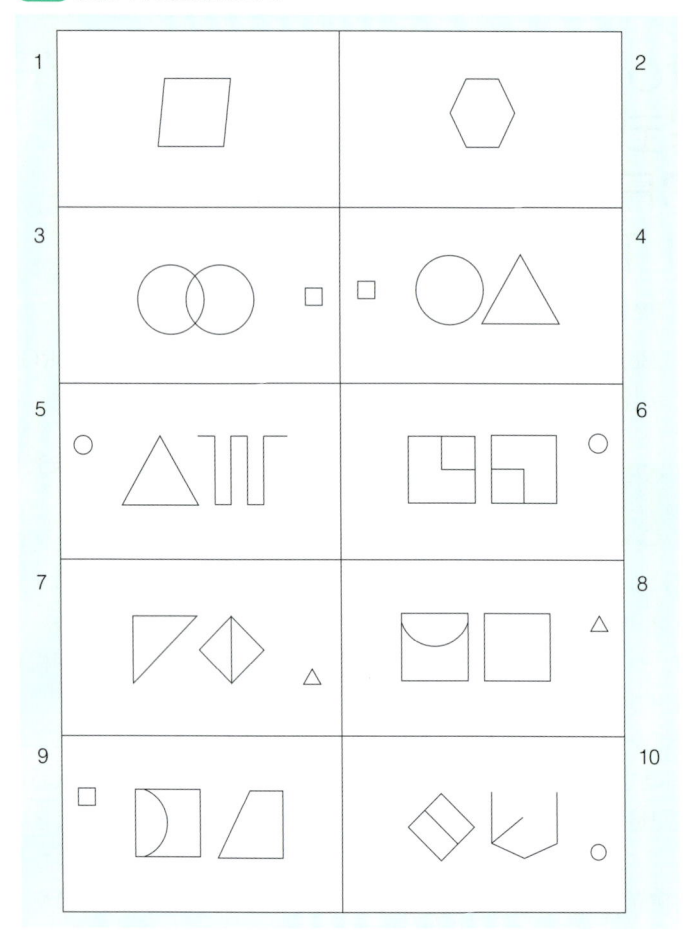

❷ 検査の構成・特徴

（1）検査の構成

BVRT は主に脳損傷者を対象とした，視覚性注意，視覚性記憶，視覚構成能力の評価を目的とする検査である．この検査では，被検者に図形が描かれた図版を呈示し，後にその図形を記憶から描く（再生する），あるいは図形を模写することを求める．評価は図版の正答数（正確数），各図版で生じた誤りの総数（誤謬数）で行われる．施行時間は約5～10分である．

図版は難易度が同程度の形式が3つ（形式Ⅰ・Ⅱ・Ⅲ）存在し，各形式は1セット10枚の図版からなっている．はじめの2枚には大図形が1つ，残りの8枚には2つの大図形と左右どちらかの端に小さな周辺図形が1つ配置されている（**図1**）．

施行方法は4つ（施行 A・B・C・D）あり，各図版の呈示時間や再生までの遅延時間などが異なっている．各施行の条件は以下のとおりであり，施行 A が最も一般的な施行法である．

①施行 A：各図版を10秒間呈示し，直後に学習した図形を記憶から描く．
②施行 B：各図版を5秒間呈示し，直後に再生する．
③施行 C：各図版を呈示し，図形を模写する．
④施行 D：各図版を10秒呈示し，15秒後に再生する．

評価方法は描かれた図形の正確数と誤謬数の2つの採点方式である．正確数は「全か無か」に則して採点され，誤りなく完全に描いた図版に対して1点が，1つでも誤りがあった図版に対して0点が与えられる．すなわち，1つの図版形式の得

精神機能【記憶検査バッテリー】(BVRT, 三宅式記銘力検査, ROCFT, RAVLT)

表1 施行Aにおける成人(15〜69歳)の正確数の基準[2]

予想される発病前の知能指数	各年齢における正確数の予想点		
	15〜49歳	50〜59歳	60〜69歳
110以上	9	8	7
95〜109	8	7	6
80〜94	7	6	5
70〜79	6	5	4
60〜69	4〜5	3〜4	2〜3
59以下	3〜4	2〜3	1〜2

表2 施行Aにおける成人(15〜69歳)の誤謬数の基準[2]

予想される発病前の知能指数	各年齢における正確数の予想点			
	15〜44歳	45〜59歳	60〜64歳	65〜69歳
110以上	1	2	3	4
105〜109	2	3	4	5
95〜104	3	4	5	6
90〜94	4	5	6	7
80〜89	5	6	7	8
70〜79	6〜7	7〜8	8〜9	9〜10
60〜69	7〜8	8〜9	9〜10	10〜11
59以下	8〜9	9〜10	10〜11	11〜12

点範囲は0〜10点である．誤謬数は特定の誤謬の型に分類され，その総数である．誤謬の型は大きく以下の6つに分類され，それによって誤りの量的および質的な分析が可能である．

①省略(omissions)および追加(additions)
②ゆがみ(distortions)
③保続(perseverations)
④回転(rotations)
⑤置き違い(misplacements)
⑥大きさの誤り(size error)

(2) 特徴

BVRTは施行時間が短く，採点基準が明確であり，3つの図版形式があるために同一被検者に繰り返し施行できる，などの利点があげられる[3]．

BVRTでは健常被検者において，検査成績(施行A)と知能水準，年齢の間に有意な関係が認められている．したがって，被検者の年齢および知能水準を考慮して行う必要がある．具体的には，年齢および予想される発病前の知能水準に対応した標準的基準(予測点)と被検者の検査成績を比較して評価を行う(表1, 2)．

BVRTは脳損傷に鋭敏であり，健常被検者との比較において成績低下が認められる．評価においては，正確数だけでなく，誤謬数やその質的特徴に注目する必要がある．頭頂-後頭領域損傷例では，周辺図形省略や大きさの誤りによる成績低下がみられる傾向にある．右半球損傷例は左半球損傷例よりも成績が低下する傾向があり，半盲や半側視空間無視がある場合にはその側の周辺図形のみ省略する誤謬が認められる．また，前頭葉損傷例では後方領域損傷例よりも保続の誤りが多くみられる．

2 三宅式記銘力検査

❶ 開発者・開発時期

三宅式記銘力検査の原型は，1923年に松沢病院の三宅鑛一と内田勇三郎により発表された[4]．現在は原型が使われることはなく，図2に示す東大

I 機能障害評価

図2 三宅式記銘力検査表の例[5]

(A) 有関係対語試験	第 1 回		第 2 回		第 3 回	
	時間	答	時間	答	時間	答
煙 草 ― マッチ						
空 ― 星						
命 令 ― 服 従						
汽 車 ― 電 車						
葬 式 ― 墓						
相 撲 ― 行 司						
家 ― 庭						
心 配 ― 苦 労						
寿 司 ― 弁 当						
夕 刊 ― 号 外						

(B) 無関係対語試験	第 1 回		第 2 回		第 3 回	
	時間	答	時間	答	時間	答
少 年 ― 畳						
蕾 ― 虎						
入 浴 ― 財 産						
兎(うさぎ) ― 障 子						
水 泳 ― 銀 行						
地 球 ― 問 題						
嵐 ― 病 院						
特 別 ― 衝 突						
ガラス ― 神 社						
停車場 ― 真 綿						

脳研式(Miyake's Retention Test for Word Association-Tokyo University Version)[5]が広く使用されている(実際には,施設により異なる対語リストを使用している場合もある).

❷ 特徴

(1) 検査の構成

三宅式記銘力検査は,高次脳機能障害のみならず,精神疾患や認知症のアセスメントとして,広く使用されている聴覚性言語性対連合記憶検査である.

図2に示すように,検査は有関係対語試験と無関係対語試験からなり,それぞれ10組の対になる単語が呈示される.たとえば,有関係対語試験では「乗物-バス」のように意味上に関係のある単語のペアが,無関係対語試験では「椅子-馬」のように意味上に関係のない単語のペアが呈示される.検査者はおのおの1対ずつゆっくり,約2秒間隔で読み上げ,被検者には聞きながら覚えるように復唱してもらう.検査者がすべてのペアを読み終えると,最初に戻ってそれぞれのペアの前の単語を読み,被検者にその対になる単語を想起するように求める.10秒待っても回答がないときは忘却とみなし,次に移る.各試験は3回繰り返されるが,第1回目が全問正答であった場合には2回目以降は全部正答とみなして省略してよい.まず,

精神機能【記憶検査バッテリー】(BVRT，三宅式記銘力検査，ROCFT，RAVLT)

有関係対語試験を行い，次に約数分間の間隔をあけて無関係対語試験に移る．

(2) 特徴

想起数において，有関係対語でも無関係対語でも第1回目から回数を重ねるにつれて学習効果がみられるのが一般的である．

無関係対語では2つの無関係の単語に関連をもたせることで想起が容易となる．しかし，そのような複数の情報の組織化が障害される前頭葉機能障害では，有関係対語の想起数に比べて無関係対語の想起数が著しく低下することもある[6]．

なお，記銘力検査は一般的には注意機能の検出も含んでいるため，三宅式記銘力検査も臨床的には記銘力・記憶障害や注意障害の検出によく使用される．その場合，意欲や発動性の減退，感情鈍麻や抑うつ状態，軽度の意識混濁，各種精神疾患，疲労・睡眠不足などでも検査成績が不良となるので注意が必要である[7]．

❸ その他トピックス

現在，日本高次脳機能障害学会が三宅式記銘力検査を標準化した標準言語性対連合学習検査(S-PA：Standard Verbal Paired-Associate Learning Test)を入手することができる[8]．この検査では現代に応じた単語を使用している．また，平行性が確認されている単語が3セット用意されているため，治療介入前後などの繰り返し評価にも有用である．適応年齢は16～84歳であり，健常者平均値および年齢別の判定基準が示されている．

3 ROCFT

❶ 開発者・開発時期

ROCFTは1941年にRey[9]によって開発され，1944年にOsterrieth[10]によって標準化された神経心理学的検査である．ROCFTの図の模写および再生には，視覚的知覚，視空間構成，運動機能および視覚性記憶などが関与すると考えられる．検査法にはROCFTと両者の名前がつけられているが，わが国では『Reyの複雑図形』とよばれることが多い．

図3 Reyの複雑図形[9]

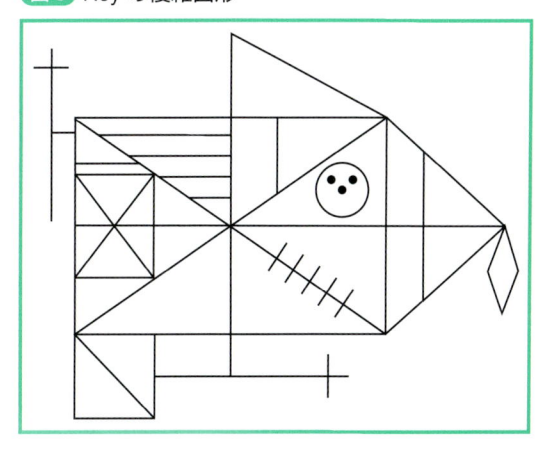

❷ 検査の構成・特徴

(1) 検査の構成

検査の施行法は極めてシンプルで，図3のReyの複雑図形をみせ，図形をみながら模写をする模写課題とその後の図形をみずに記憶から描く再生課題からなる．再生課題を行う時間によって，即時再生か遅延再生に大別される．即時再生は模写課題の直後や3分間の干渉課題の後に行う3分後遅延再生が最もよく行われる．遅延再生は即時再生課題から20～45分後に行われる．遅延再生の時間においては，その検査目的により検査者間に若干のばらつきがあるが，患者群・健常群ともに30分あるいは1時間の遅延時間においての成績の差はないといわれている．

ROCFTの評価法としては，Osterrieth[10]の方法が最もよく用いられている(表3)．この方法では，Reyの複雑図形を18個のユニットに分け，各ユニットの形態や相対的位置関係の正確さ(accuracy)に着目して評価する．それぞれのユニットの再生は2点満点であり，全体の最高得点は36点となる．

一方，Osterriethの評価法では図の描出過程が無視されており，被検者が図をどのように分節化して描出していくかをいう構成方略(organization)に関しては評価できない．Chervinskyら[11]のOrganization Scoring Systemでは，色鉛筆を用いて完成した模写図の配色から構成方略を評価している．これまで，模写の構成方略が図の記憶

I 機能障害評価

表3 Rey-Osterrieth 複雑図形の18のユニットとその採点基準[10]

ユニット	図中の構造
1	大きな長方形の外部にある左上隅の十字架
2	大きな長方形
3	大きな長方形の内部の対角線
4	大きな長方形の内部の水平線
5	大きな長方形の内部の垂直線
6	大きな長方形内の左隅にある小さな長方形
7	小さな長方形の上の短い線分
8	大きな長方形内の左上部にある四本の平行線
9	大きな長方形の右上部に付いている三角形
10	[9]の下部にあり大きな長方形の中の短い垂直線
11	大きな長方形の内部にある3つの点を含んだ円
12	大きな長方形内の右下にあり対角線を横断している5本の平行線
13	大きな長方形の右側に付いている三角形の二辺
14	[13]に付いている菱形
15	[13]の三角形の内部にある垂直線
16	[13]の三角形の内部にある水平線
17	大きな長方形の下部にあり[5]に付いている十字架
18	大きな長方形の左下に付いている正方形

採点基準	得点
形態,位置ともに正しく描けている	2点
形態は正しいが,位置が正確ではない	1点
形態は歪んでいるか,または不完全であるが位置は正しい	1点
形態は歪んでおり,位置も不正確である	0.5点
形態の認識が不能,あるいは図が欠けている	0点

過程(特に encoding)に促進的にかかわっていることと模写の構成方略は再生の正確さの有効な予測変数であることが確認されており,単純に図形の正確性だけでなく,どのように図形を覚えたかという攻略方法が図形の再生に大きく影響を及ぼすことが知られている[12].特に,学習障害や自閉症などの視空間構成に特異性のみられる疾患では,図の正確さだけでなく構成方略を評価することが有効と考えられる.

(2) 特徴

脳損傷患者では,一般的に断片的で部分的な模写方法から始まることが特徴的である.これは脳損傷によって一度に多くの視覚情報を処理することができない状態であることを反映している.そのため,多くの患者は長い時間をかけ,細かい視覚情報の処理を重ねていくことで,最終的にはかなり正確な模写を行う[3].

前頭葉に限局あるいは主な病変を有する患者群では,系統的・戦略的に模写を行うことができず,同じ部分の要素の繰り返し(保続)を認める.また,図形の一部が身近な対象に変換されるような反応(たとえば,3つの点の入った円は顔として描写される)がみられることもある[13].このような反応は頭頂・後頭葉病変を有する患者群では認められない.頭頂・後頭葉病変を有する患者群の模写における誤りの多くは,図形を空間的に構成する障害に基づくものである.

4 RAVLT

❶ 開発者・開発時期

RAVLTは学習と記憶の関連を評価する聴覚-言語性記憶検査であり,Taylor[14](1959)とRey[15](1964)によって考案されたものである.

❷ 検査の構成・特徴

(1) 検査の構成

検査は即時再生，干渉課題，遅延再生，再認課題からなっている．即時再生ではリストA（**表4**）の15語の単語学習を行う．検査者はこれらの単語を1秒間に1語の割合で読み上げ，すべての単語を読み終えた後，被検者にできるだけ多くの単語を想起してもらう．その後，再びリストAを呈示し，自由再生してもらうことを第2,3,4,5施行と繰り返す．このとき，1回目に答えた単語を含めて想起させる．次の干渉課題では，検査者が新たなリストB（**表5**）の15語の単語を読み上げる．すべての単語が呈示された後，被検者はできるだけ多くの単語を想起する．遅延再生では，リストBの施行に続いて，検査者は被検者に再び最初に実施したリストAからできるかぎり多くの単語を思い出すように求める（第6施行）．なお，30分後の遅延再生を施行することにより，長時間後遅延再生という付加的な情報を得ることもできる．最後に再認課題を行う．再認課題では45個の単語を聴覚的に呈示し，その単語がリストAに「あったか・なかったか」を判断させる．これらの45個の単語には，リストAに含まれるすべての単語と，リストAの単語と意味的に関連する単語や音韻的に類似する単語が含まれている（リストBの単語は含まれていない，**表6**）．

各施行の得点は，正しく再生された単語の数によって求められる．総得点として，第1から第5施行の再生の合計を計算することもできる．

(2) 特徴

RAVLTは施行が容易でありながら，即時記憶容量を評価することができ，学習曲線や学習戦略の有無についても検討することができる．また，逆向性および前向性の干渉傾向と記憶課題における混乱や作話の傾向についても評価することができる[3]．

一般に，数列に関する即時記憶容量（数唱）とRAVLTの第1施行で再生される単語数はスパンの容量という点で関連しており，その差異は1点か2点の範囲内といわれている．通常，数唱の成績のほうがRAVLTの第1施行の再生単語数より

表4 RAVLT リストA[5]

| 太鼓・カーテン・鈴・コーヒー・学校・親・月・帽子・庭・農夫・鼻・アヒル・色・家・湖 |

表5 RAVLT リストB[5]

| 机・警察・鳥・靴・ストーブ・山・コップ・タオル・雲・船・灯り・包丁・鉛筆・神社・魚 |

表6 RAVLT 再認リスト（下線はリストAに含まれる単語）[5]

| 花壇・鴨・色・公園・紙・庭・楽器・笛・親・農業・あひる・耳・海・紅茶・学校・数字・窓・丘・土地・法事・太陽・太鼓・はんだ・コーヒー・入り江・家・帽子・積木・水着・鐘・石・カーテン・毛布・孫・にかわ・先生・鈴・あらし・湖・カーペット・農夫・手袋・月・鼻・大砲 |

も優っている．これは被検者の即時記憶や集中力は正常であるが，記銘に関しては過剰な刺激により混乱しやすい傾向を反映していると思われる．より難しい単語リストの想起数のほうが数唱よりも高ければ，注意力の低下や動機の欠如，検査時の不安によるものと考えられる．

リストBの再生が第1施行における即時再生よりもはるかに低い（2語または3語の）場合には，学習されたばかりのもの（リストA）が新しい材料の獲得を妨害する順向干渉の影響と考えられる．順向干渉が非常に強い場合には，リストBの再生の際にリストAの単語が想起されることがある．

再認検査では，被検者のもつ再生障害の本質を明らかにすることができる．もしも，被検者が単語を記銘（把持）しているにもかかわらず再生できないのであれば，再認課題の成績は良好であると考えられる．しかし，もし被検者にとって新しい情報を記銘・把持することに障害があれば，再認成績は第6施行と同様に低下する．

健常被検者およびほとんどの脳損傷患者で，5回の施行の点数の推移をみると，学習曲線が認められる．全般的な点数が低い場合でも学習曲線がみられ，遅延再生課題（第6施行）においても即時再生の最大値程度に維持されるのであれば，ある程度の学習能力の存在を示している．これらの被検者は正常よりも速度は遅いものの学習は可能で

I 機能障害評価

あるため,リハの実施における評価などで有効である.

おわりに

これらの検査を記憶機能を評価する目的で用いる場合には,検査成績に影響を与えうる認知機能の障害の有無とその程度を確認しておく必要がある.特に,上記の検査は定性的なアプローチを用いた検査法である.そのため,記憶検査において定量的データを示し,検査の信頼性がより保障されている標準化された検査であるWMS-R,およびほかの神経心理学的検査や画像所見と併せて総合的に評価することが大切である[16].

文献

1) Sivian AB:Benton Visual Retention Test, 5th ed, The Psychological Corporation, San Antonio, 1992.
2) ベントン:ベントン視覚記銘検査使用手引増補2版(高橋剛夫訳),三京房,1985.
3) Lezak MD:Neuropsychological Assessment, 3rd ed, Oxford University Press, New York, 1995.
4) 三宅鑛一,内田勇三郎:記憶ニ関スル臨床的実験成績(上・下).神経学雑誌 23(8):458-488, 24(1):12-45, 1923.
5) 長谷川和夫:ガイドブック 老人の精神機能検査法,サンド薬品,1977.
6) 鹿島晴雄,前田貴記:精神病理学と神経心理学―前頭葉損傷と統合失調症の検討をふりかえって.臨精病理 26:107-121, 2005.
7) 浜田博文:注意の障害.よくわかる失語症と高次脳機能障害(鹿島晴雄,種村 純編),永井書店,2003, pp 412-420.
8) 日本高次脳機能障害学会,Brain Function Test 委員会,新記憶検査作成小委員会:標準言語性対連合学習検査=Standard verbal paired-associate learning test:S-PA,新興医学出版社,2014.
9) Rey A:Lexamen psychologique:Dans les cas d'encephalopathie traumatique(Les problems). Arch Psychol 28:286-340, 1941.
10) Osterrieth PA:Le test de copie d'une figure complexe:Contribution a l'etude de la perception et la memorie. Arch Psychol 30:206-356, 1944.
11) Chervinsky AB et al:Comparison of four methods of scoring the Rey-Osterrieth Complex Figure Drawing Test on for age groups of normal elderly. Brain Dysfunct 5:267-287, 1992.
12) 萱村俊哉・他:Rey-Osterrieth複雑図形における構成方略の評価とその意義.神経心理学 13:190-198, 1997.
13) Messerli P et al:Quelques aspects des troubles de la programmation dans le syndrome frontal. Archives Suisse de Neurologie, Neurochierurgie et de Psychiatrie 125:23-35, 1979.
14) Taylor EM:Psychological appraisal of children with cerebral defects. Harvard University Press, Cambridge, MA, 1959.
15) Rey A:L'examen clinique en psychologie. Presses Universitaires de France, Paris, 1964.
16) 鹿島晴雄総監修,三村 將,村松太郎監訳:レザック神経心理学的検査集成,創造出版,2005.
17) 加藤元一郎,鹿島晴雄:認知障害に対する神経心理学的検査法の概論.日本臨床 増刊号 痴呆症学(1),日本臨床社,2003, pp 172-176.

I 機能障害評価
精神機能【遂行機能】

11 WCST / Modified Stroop Test / TMT / かな拾いテスト

小西海香（慶應義塾大学医学部精神神経科学教室）

key words WCST，Modified Stroop Test，TMT，かな拾いテスト，前頭葉，遂行機能，注意力

はじめに

近年，高次脳機能障害である失語，失認，失行，健忘，遂行機能障害などには，認知リハビリテーション（以下，リハ）の有効性が唱えられている．神経心理学的検査（あるいは，高次脳機能検査）は，そのアウトカム評価として，介入前後の比較や経時的変化を追うことにおいて重要な役割を担っている．

脳損傷による遂行機能障害は臨床的によくみられる症状である．遂行機能（executive function）とは，Lezak によると，意志（volition），計画の立案（planning），目的ある行動（purposive action），効果的に行動すること（effective performance）の4つのコンポーネントによって構成されている[1]．つまり，遂行機能は目的のある一連の行動を有効に行うために必要な計画・実行・監視能力を含む複雑な認知機能と考えられ，さまざまな側面を含むためにその評価法も多岐にわたっている．また，遂行機能障害の多くが前頭葉損傷によるものと考えられることから，前頭葉機能検査には遂行機能の一定の側面を評価するものがある．本稿では前頭葉機能検査である，① Wisconsin Card Sorting Test（WCST），② Modified Stroop Test，③ Trail Making Test（TMT），④かな拾いテストの概要について述べる．

なお，ここで検査の信頼性と妥当性について述べておく．本稿で扱う検査を含め，現在使用されている神経心理学的検査には標準化がされておらず，標準値が明記されていないものが少なくない．以下の検査についても，標準化および信頼性・妥当性の検討は今後の課題である．

図1 Wisconsin Card Sorting Test（Keio Version）[4]

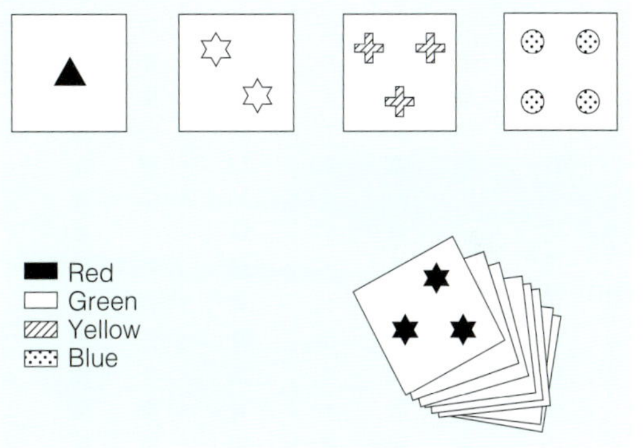

■ Red
□ Green
▨ Yellow
▦ Blue

1 WCST

❶ 開発者

WCST は，Grant と Berg[2] によって思考の柔軟性を調べる実験心理学的検査として開発され，Milner によって前頭葉機能検査の1つとして位置づけられた．しかし，Milner[3] による原法には量的，質的にさまざまな問題があり，Nelson が修正を加え簡略化したものを，さらに鹿島ら[4] が実用化した．現在，わが国で用いられているのはほとんどこの鹿島らの修正法である WCST Keio ver-

I 機能障害評価

表 1 Wisconsin Card Sorting Test (Keio Version)[4]

〔使用カード〕

刺激カード 4 枚

カード No.	分類カテゴリー		
	形	色	数
1	三	赤	1
2	星	緑	2
3	十	黄	3
4	丸	青	4

略語
〔形〕……三：三角形
　　　　　星：星形
　　　　　十：十字形
　　　　　丸：丸

（被検者側からみて左から右へ 1〜4 の順番どおりに置く）

反応カード 48 枚

カード No.	分類カテゴリー			カード No.	分類カテゴリー		
	形	色	数		形	色	数
1	三	青	2	25	丸	赤	3
2	丸	赤	3	26	三	青	2
3	三	黄	4	27	丸	緑	3
4	丸	緑	3	28	三	黄	4
5	十	赤	2	29	十	赤	2
6	星	黄	4	30	星	黄	4
7	十	緑	1	31	十	緑	1
8	星	赤	4	32	星	赤	4
9	三	黄	2	33	三	黄	2
10	十	青	1	34	十	青	1
11	三	緑	3	35	三	緑	3
12	丸	黄	1	36	丸	黄	1
13	三	青	3	37	三	青	3
14	十	緑	4	38	十	緑	4
15	星	黄	1	39	星	黄	1
16	丸	赤	2	40	丸	赤	2
17	星	青	3	41	星	青	3
18	十	赤	1	42	十	赤	4
19	丸	緑	1	43	丸	緑	1
20	十	青	2	44	十	青	2
21	星	赤	3	45	星	赤	3
22	丸	黄	2	46	丸	黄	2
23	三	緑	4	47	三	緑	4
24	星	青	1	48	星	青	1

〔マニュアル〕

1. 使用カード
   4 枚の刺激カードを被検者の前に並べる．置き方は左記のとおり．反応カードは 48 枚．提示順は左記のとおり．
2. テストの説明
   1) カードを分類する検査であることを告げ，まず，色と形と数の 3 つの分類カテゴリー（分類の仕方）があることをよく説明する．
   2) 検者の「正しい」と「誤り」という例を 2〜3 回実際に示す．
   3) 検者は「正しい」か「誤り」のみしか言えないことを告げる．また，できるだけ「正しい」と言われるように，考えてカードを置くことを告げる．
   4) 1 枚のカードにつき 1 回しか置けないことを言う．
3. 検査の実施，結果の記録
   検査は 1 回ごとに「正しい」か「誤り」かのみを言い，検者の分類カテゴリー（色：形：数），反応カードの位置（1〜4：数にあわせる）．正否（OX）を評価表（表 2〜3 参照）に記入する．また，6 連続正反応の後には，予告なしに次の順序で分類カテゴリーを変換する（分類カテゴリー変換順序：色→形→数→色→形→数）．
   （指示の 2 段階）
   第 1 段階…2．テストの検査の説明で，述べたこと以外は指示なし．
   第 2 段階…検者はある程度一定の分類カテゴリーを続け，時々変えていることを教える．
   （第 1 段階での達成カテゴリーが 4 以上あれば第 2 段階は行わない．同一段階内では 48 枚の反応カードが全部置かれるまで行う）．

※評価表（表 2〜3）は文献 4) 参照のこと．

sion（**図 1**，**表 1**）である．

❷ 特徴

WCST は Weigl[5]の作成した図形を 3 分以内に色と形で分類する Color Form Sorting Test から発展したものとされる．Weigl は分類の基準ができない前頭葉損傷患者の詳細な症例報告を行っている．

本検査は概念ないしセットの転換障害（高次の保続）に関する検査に属し，前頭葉機能検査として最もよく用いられているものである．概念ないしセットの転換障害とは，いったん抱えられたり，操作されたりした一定の概念や心の構え（セット）からほかの概念や心の構えに移ることができなくなったり，移ることが困難になったりするというもので，より高次の水準での保続と考えられる．

WCST は以下の理由から神経心理学的検査として優れている[6]．
①抽象化能力の客観的測定が可能である．
②前頭葉病変，特に前頭葉背外皮質損傷例に鋭敏といわれている．

③検査上で困難を示すもの(たとえば,概念化の障害,正しいセットを維持できない,保続あるいは数回の施行を経て学習することの障害)に対する特定の理由に関する情報を与えることができる.

このWCSTでみられる高次の保続性障害にはBrodmann Area 9の損傷との関連がみられている[7].現在,慶應版ウィスコンシンカード分類検査が入手可能である[8].検査セットには,ウィスコンシンカードと,検査法や年齢別正常データ,前頭葉損傷例を記載したマニュアル,評価用紙が含まれている.

2 Modified Stroop Test

❶ 開発者

Stroop Test は,Stroop JR(1935)によって選択性注意と認知的柔軟性を調べる心理学的検査として開発された[9].健常被検者はカラーインクで印刷された色の名前(インクの色は必ずしも書かれた色の名前と一致していない)のインクの色を言うように指示されると,色の名前を読むときよりもかかる時間が延長する.この色の名前を言う速度の低下は「色−単語干渉効果」とよばれている[1].

図2 Modified Stroop Testの刺激カード [11]より改変

【Part I】
○   ○   ○   ○   ○   ○
(青)(黄)(青)(緑)(赤)(青)
○   ○   ○   ○   ○   ○
(緑)(赤)(青)(黄)(緑)(赤)
○   ○   ○   ○   ○   ○
(黄)(赤)(緑)(黄)(青)(緑)
○   ○   ○   ○   ○   ○
(黄)(青)(赤)(緑)(黄)(赤)

【Part Ⅲ】
赤   緑   黄   赤   青   緑
(青)(黄)(青)(緑)(赤)(青)
黄   緑   黄   青   青   黄
(緑)(赤)(青)(黄)(緑)(赤)
青   緑   黄   赤   緑   赤
(黄)(赤)(緑)(黄)(青)(緑)
青   赤   緑   青   赤   黄
(黄)(青)(赤)(緑)(赤)(赤)

Part Ⅰ(上)~Ⅲ(下)を通じて,漢字(色名)を読むのではなく,色を名づけること(色名呼称)が強調される.色の出現順序は,Ⅰ~Ⅲを通じて同じである.

❷ 特徴

Modified Stroop Test は,語の読みの流暢性の検査(Reading Fluency)の検査から発展したものである.わが国ではPerret[10]による原版の日本語版[11]がよく使われている(図2).この検査では,読みの流暢性の課題(Part I)以外に,色名とは異なる色で書かれた漢字の色名呼称をする(たとえば,赤インクで書かれた青という漢字を,青と読まずに赤と答える)ことを要求する課題(Part II)が含まれている.すなわち,字を読むという日常的慣習的活動(ステレオタイプ)を抑制する能力が検討される.この課題は,同時的な干渉効果を検討する検査あるいは注意の分配能力の検査と考えられることもある.

前頭葉損傷患者では日常的,習慣的な行為や認知傾向(ステレオタイプ)を抑制することが特に難しくなり,ステレオタイプが惰性的に持続しやすい.Perretによると,左前頭葉損傷例において色−単語干渉効果が特に大きいと報告されている[10].近年では,両側上内側部損傷,特に前部帯状回とStroop Test 成績低下の関与が指摘されている[12].

3 TMT

❶ 開発者

開発者は米国陸軍である.TMTは,Halstead–Reitan Batteryに含まれるテストで,原典は

図3 Trail Making Test (Part B) [12]

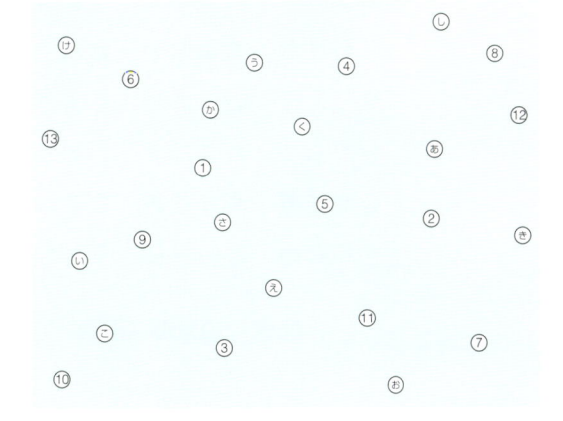

I 機能障害評価

Army Individual Test Battery (1944) の一部である．当初は，視覚探索と視覚運動協調に関する簡易な評価法として作成されたが，その後，さまざまな研究者の試行錯誤により，現在の Part A と Part B の 2 種の検査が成立するに至った．

❷ 特徴

TMT は Part A と Part B の 2 種の検査からなる．Part A では紙面にランダムに配置された 1〜25 の数字を昇順にできるだけ迅速に一筆書きに

図4 かな拾いテストⅠ[14]

かなひろいテスト

被検者名　　　　　　　　　　歳　男・女　右・左

検査月日

次の文字群の中から、「あ・い・う・え・お」をひろい上げて、○をつけて下さい。（なるべく速く、見落とさないように）

とぐぬや	めかふね	おきみへ	ゆとぬふ	ふんやす	だのせみ
ねこぬへ	ふゆそめ	いんさこ	さかちや	すひいす	くずとえ
てばくん	あべおた	おばぞむ	えふにお	くごしう	くみおた
かさあび	てせうぶ	ほなとま	うへきい	えもうな	ぞわぬも
ぐもそび	まゆせば	くとんい	そやきお	にあざせ	ゆへんて
さばたげ	まぬみせ	ゆえほあ	ものわふ	といねえ	もちにい
づういう	すぬどだ	なせふに	しちくけ	えぶこで	そいたけ
ぱおすけ	ささちあ	むやみの	くさゆひ	どまとや	あびさふ
むまみご	あけたさ	どもたし	しわきね	おさこも	ここぼぱ
あびでみ	だんえゆ	まこぜみ	ほみぶゆ	すうすお	ふみゆで
そづむん	まわにつ	ねへいよ	ぴなにわ	きふはく	えくゆふ
あひづく	へせふあ	づまくま	ねぶのけ	よさけめ	ぬでたお
どしけな	ではむふ	ぜんやは	ぜちよそ	ひえちふ	にようぬ
そしえそ	むにはぬ	こよげみ	めめえの	ふすつふ	やへあう
もたもや	ぬさだす	いおしく	くかしつ	てえびや	のぷしぢ
しやきち	やひこあ	ちごなく	たうんび	おみけく	うかみの
きわぼめ	ちいきに	うななて	いにたざ	ほばひも	ふはわぴ

採点　2分間　正（　　）誤（　　）

精神機能【遂行機能】(WCST，Modified Stroop Test，TMT，かな拾いテスト)

たどっていくことが求められる．Part Bではランダムに配置された数字と仮名を交互にそれぞれ昇順，五十音順に，できるだけ迅速かつ正確に結んでいくことが要求される（図3）．現在最もよく用いられる評価法は，誤りがあった場合は検査者が指摘し，最後まで正しく完了させた施行時間を測定する方法である．Part A および Part B の課題はともに，注意の維持と選択，また視覚探索・視覚運動協調性を要する課題である．Part B の課題ではさらに，注意の転換や維持，または作動記憶

図5 かな拾いテストⅡ[14]

かなひろいテスト

被検者名

検査月日

次の文の中から、「あ・い・う・え・お」をひろい上げて、○をつけて下さい。
（なるべく速く、見落とさないように、物語りの内容も考えながら）

　むかし　あるところに、ひとりぐらしのおばあさんが　いて、としを　とって、びんぼうでしたが、いつも　ほがらかに　くらしていました。ちいさなこやに　すんでいて、きんじょのひとの　つかいはしりを　やっては、こちらで、ひとくち、あちらで　ひとのみ、おれいに　たべさせてもらって、やっと　そのひぐらしを　たてていましたが、それでも　いつも　げんきで、ようきで、なにひとつ　ふそくはないと　いうふうでした。

　ところが　あるばん、おばあさんが　いつものように　にこにこしながら、いそいそと　うちへ　かえるとちゅう、みちばたの　みぞのなかに、くろい　おおきなつぼを　みつけました。「おや、つぼだね。いれるものさえあれば　べんりなものさ。わたしにゃなにもないが。だれが、このみぞへ　おとしてったのかねえ」と、おばあさんは　もちぬしが　いないかと　あたりを　みまわしましたが、だれも　いません。「おおかた　あなが　あいたんで、すてたんだろう。そんなら　ここに、はなでも　いけて、まどにおこう。ちょつくら　もっていこうかね」こういって　おばあさんは　つぼのふたを　とって、なかを　のぞきました。

採点　2分間　正（　　）誤（　　）

I 機能障害評価

表2 年齢群によるかな拾いテスト成績の推移[14]

年齢群	平均値	標準偏差
20歳代	44.1	±9.4
30歳代	42.4	±8.6
40歳代	36.6	±10.0
50歳代	31.9	±10.9
60歳代	23.9	±8.4
70歳代	22.4	±9.3
80歳代	19.2	±7.4

の働きをみる検査でもある．前頭葉損傷患者，特に前頭葉背外側部病変において，Part Bでの施行時間の延長や保続などの誤反応の増加が著しく認められる[12]．一方，前頭葉下内側部病変では成績低下はみられにくいという報告もある[13]．

4 かな拾いテスト

❶ 開発者

かな拾いテストは前頭前野機能の働きを観察するために浜松医療センターの金子満雄が開発したものである[14]．

❷ 特徴

かな拾いテストの構成の基本は目標文字に対する抹消課題である．標的文字は「あ・い・う・え・お」の5文字を用い，問題は文章に意味のない無意味綴り（図4）と，文意をとらえながら実施する物語文（図5）の2つを行う．物語文の施行では，文字の抹消と同時に文章の内容も覚えるという作業を制限時間2分間で行う．2分経過したら，テスト用紙を回収したうえで以下の質問を行う．

質問1；「主人公はだれでしたか？」
質問2；「その人はどういう生活をしていましたか？」
質問3；「その人はどのような性格でしたか？」
質問4；「道ばたで何を拾いましたか？」
質問5；「それは何色でしたか？」

抹消課題に対する評価法は，正答数－誤答数＝点数となる．表2に各年代の平均点を示す．健常人の誤答パターンとその範囲の目安は，作業数30個以上（全作業数は無意味綴りで60個，物語文で61個），正答率50％以上とする．無意味綴りと物語文で大きな差はない．一方，前頭葉損傷例の正答数の量的低下は左右の病巣で病因にかかわらず観察された．誤答パターンは作業数の減少に並行した正答数の減少の作業パターンが多かった．また，作業数の著減あるいは正答率の低下が観察される症例や文意をとらえることを忘れてしまうケースもあった．これは，健常人の作業パターンとは質的に異なったものであり，かな拾いテストにみられる注意障害（集中，持続，配分，干渉の抑制など）の現れと考えられている．

おわりに

以上，遂行機能評価にあたって有用な前頭葉機能検査と思われるWCST，Stroop Test，TMT，かな拾いテストについて概略を述べた．神経心理学的検査は高次脳機能障害の症状評価だけでなく，アウトカム評価尺度として患者の機能形態障害（impairments）からの回復，および患者個人に見合ったリハの有効性を評価するのにも有効である．なお，遂行機能障害の評価としてこれらの検査を用いる場合には，検査成績に影響を与えうるほかの認知機能の障害の有無とその程度を確認しておく必要がある．標準化された知能検査や記憶バッテリー，そのほかの神経心理学的検査や画像所見と併せて評価を行うことが望まれる．

文献

1) Lezak MD：Neuropsychological Assessment, 3rd ed, Oxford University Press, Oxford, 1995.
2) Grant DA, Berg EA：A behavioral analysis of degree of reinforcement and ease of shifting to new responses in a Weigl-type card-sorting problem. J Exp Psychol 38：404-411, 1948.
3) Milner B：Effects of different brain lesions on card sorting：The Role of the Frontal Lobes. Arch Neurol 9：90-100, 1963.
4) 鹿島晴雄・他：慢性分裂病の前頭葉機能に関する神経心理学的検討—Wisconsin Card Sorting Test新修正法による検討．臨床精神医学 14：1479-1489, 1985.
5) Weigl E：On the psychology of so-called processes of abstraction. J Abnorm Social Psychol 36：3-33, 1941.
6) 鹿島晴雄，加藤元一郎：Wisconsin Card Sorting Test（Keio Version）（KWCST）．脳と精神の医学 6：209-216, 1995.

7) Kato M, Kashima H：Localization of perseveration on the conceptual level within the frontal lobe. *J Clin Exp Neuropsychol* **14**：394, 1992.
8) 鹿島晴雄・他：慶應版ウィスコンシンカード分類検査，三京房，2013.
9) Stroop JR：Studies of interfernce in serial verbal reactions. *J Exp Psychol* **18**：643-662, 1935.
10) Perret E：The left frontal lobe of man and the suppression of habitual responses in verbal categorical behaviour. *Neuropsychologia* **12**：323-330, 1974.
11) 加藤元一郎：前頭葉損傷における概念の形成と交換について―新修正 Wisconsin Card Sorting test を用いた検討―. 慶應医学 **65**：861-885, 1988.
12) 鹿島晴雄・他：注意障害と前頭葉損傷．神経研究の進歩 **30**：847-858, 1986.
13) Stuss DT et al：The Trail Making Test：a study in focal lesion patients. *Psychol Assess* **13**：230-239, 2001.
14) 今村陽子：臨床高次脳機能評価マニュアル2000（改訂第2版）．新興医学出版社，pp 43-51, 2000.

I 機能障害評価
精神機能【遂行機能】

12 BADS

田渕 肇（慶應義塾大学医学部精神神経科学教室）

key words BADS，遂行機能，行動評価

はじめに

遂行機能は，頭部外傷・脳血管障害などによる脳損傷によって引き起こされるような行動傷害（いわゆる高次脳機能障害）を論じる場合には，必ずといってもいいほど引用される概念である．にもかかわらず，ほかの認知機能障害を評価するときに利用されるような，標準的で定量的な「遂行機能」検査バッテリーはいまだ存在しない．以下では，これらの評価を目的に開発されたBehavioural Assessment of the Dysexecutive Syndrome（遂行機能障害症候群の行動評価法；BADS）を紹介する．

1 BADS

❶ 開発者

BADSは，従来の神経心理学的検査では十分に評価することが困難であった遂行機能障害の定量的評価を目的として，1996年に英国のWilson BAらにより開発された検査バッテリーである[1]．しかし原版のBADSには日本人にとってなじみの少ない内容からなる課題も含まれており，そのままでは日本人における遂行機能障害の評価に利用することが適当でないと考えられた．そのため慶應義塾大学医学部精神神経科学教室の神経心理学研究室に在籍するメンバーが中心となり，原著者のWilsonらと相談しながら，その内容を一部改変した日本語版BADSが翻訳・作成された[2]．

❷ 初出文献

初出文献は以下のとおりである．
▶ Wilson BA et al：Behavioural Assessment of the Dysexecutive Syndrome, Thames Valley Test Company, England, 1996[1]．
BADS 日本語版
▶ 鹿島晴雄・他：BADS 遂行機能障害症候群の行動評価 日本版，新興医学出版社，2003[2]．

❸ 特徴

遂行機能の検査として広く利用されているものに，Wisconsin Card Sorting Test（WCST），Stroop Test, Trail Making Test（TMT）などのいわゆる前頭葉機能検査がある[3]．一方で，これらの検査においてまったく成績低下を示さないにもかかわらず，日常生活においては明らかに遂行機能が障害されている患者がいることもよく知られている[4,5]．それらの患者の遂行機能障害を評価するためShalliceとBurgessによりSix Elements TestやMultiple Errands Testなどといった，実生活上に生じる問題を鋭敏にとらえられるような検査が開発された[6]．しかしこれらの検査は検査施行のためにかなりの時間・計画・準備が必要であり，臨床的には実用的でなく標準化は困難であった．そのため，こういった検査を比較的単純化しながらほかのいくつかの検査も組み合わせ，遂行機能障害症候群により起こる日常生活上の問題を行動面から包括的に評価するための検査バッテリーと

して，BADSが開発された．

BADSはカードや道具を使った6種類の検査と1つの質問表から構成されている．6種類の検査それぞれは課題の達成度，所要時間などに応じて0〜4点の5段階のプロフィール得点で評価され，全体の評価は各検査の評価の合計，つまり計24点満点で行われる．さらに成績はWAISのIQなどと同様に，プロフィール得点をもとに年齢補正された後，平均値100，標準偏差15の標準化された得点に変換することにより，「障害あり」「境界域」「平均下」「平均」「平均上」「優秀」「きわめて優秀」の計7区分に分類可能となっている．各下位検査の詳細は以下のとおりである．

(1) Rule Shift Cards Test（規則変換カード検査）

この検査は21枚のトランプを用いて行う．裏返しにされたカードを1枚ずつめくり，示された規則に従って被検者に「はい」か「いいえ」といってもらう．同じトランプセットを用いて2種類の課題が行われる．1番目の課題では示されたカードが赤（ダイアかハート）なら「はい」，黒（クラブかスペード）なら「いいえ」と言ってもらう．2番目の課題では，示されたカードがそのすぐ前に示されたカードと同じ色なら「はい」，違うときは「いいえ」と言ってもらう．いずれの課題においても，記憶の要因を除外するため，規則は常に被検者にみえるところに示しておく．それぞれの課題の所要時間，誤りの数で評価が行われる．

(2) Action Program Test（行為計画検査）

この検査は図1に示したような材料を用いて行う．被検者は管の底にあるコルクを取り出すよう求められる．ただし，基盤となる台・ビーカー・コルクの入った管などを持ち上げること，ビーカーの蓋に直接手で触れることはできない．被検者がコルクを取り出すためには，次に述べる5つのステップが必要である．

①針金のフックでビーカーの蓋を外す．
②図の左側にあるプラスチックの容器にネジ蓋をとりつける．
③容器でビーカーの水をくむ．
④水を管の中に注ぐ．
⑤さらにそれを何度も繰り返す．

図1 Action Program Test（行為計画検査）

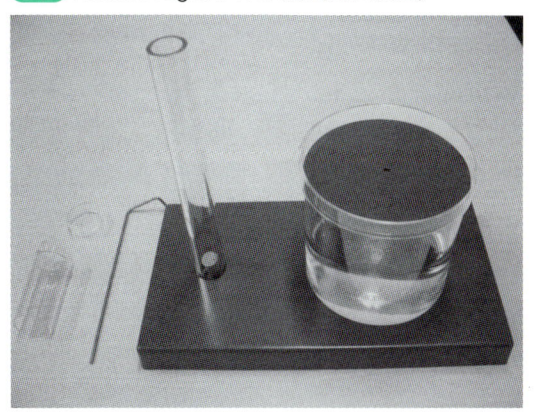

被検者が先に進めないときは検者によってヒントが与えられる．いくつのステップを独力で達成できたかによって評価を行う．

(3) Key Search Test（鍵探し検査）

この検査は，10 cm四方の正方形と底辺から5 cm下に黒い点が描かれた用紙を用いる．まず正方形が広場を示し，その広場のどこかで鍵をなくしたと仮定される．被検者は，黒い点をスタート地点として鍵を探して歩く道筋を描くよう指示され，どのように歩きながら鍵を探したかが評価される．「どの地点から広場に入ってどこから出たか，1本の続いた線を描いているか，広場のなかに描かれた線はそれぞれが平行になっているか，正方形の四辺に対して平行か，あらかじめ計画して描かれているか，全体を探しているか，ムラなく探しているか」の8項目により評価される．

(4) Temporal Judgement Test（時間判断検査）

これは時間的な長さを推測する4つの質問から構成されている．質問の答えは明確には存在せず，被検者も正確な答えを知っていることは要求されない．答えを知っているかではなく，常識的な推論ができるかどうかが要求される．この種の設問では，英国と日本の文化的な違いが回答に反映されると思われたため，日本人になじみのある内容のいくつかの質問のなかから健常者らの回答をもとに，前頭葉損傷患者に鋭敏と思われた4種類の質問を用いて，日本人用 Temporal Judgement Test が作成された[2,7-9]．

Ⅰ 機能障害評価

図2 Zoo Map Test（動物園地図検査）

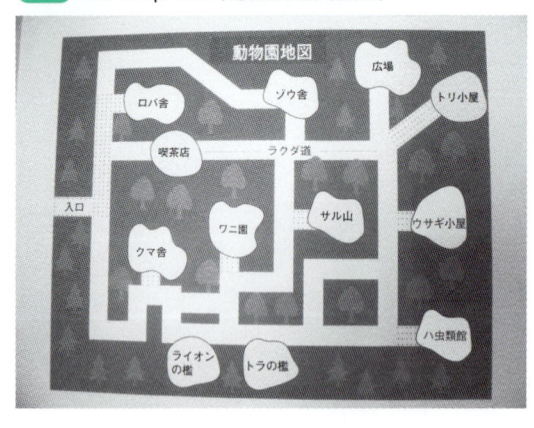

図3 Modified Six Elements Test（修正6要素検査）

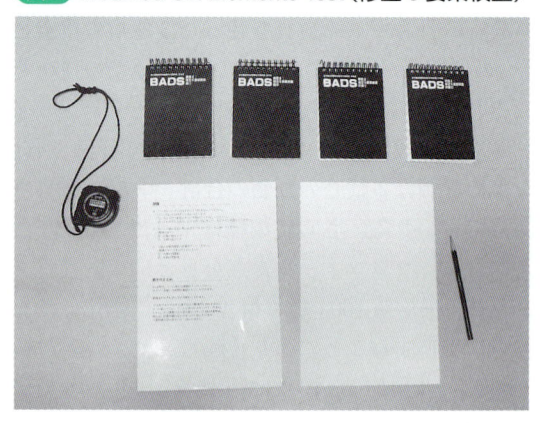

(5) Zoo Map Test（動物園地図検査）

この検査は図2に示した動物園の地図を用いて行う．被検者は動物園を訪れたと仮定される．図の左側にある入り口から動物園に入り，検査用紙に示された6つの場所を訪れ，図の右上にある広場に行くことが要求される．6つとは，ゾウ，ライオン，ロバ，喫茶，クマ，トリ小屋で，これらを訪れるために被検者が歩く道筋を地図上に描いてもらう．ただし，利用する道に関して2つのルールが与えられている．1つは，影のついている道は何度使ってもよいが影のついていない道は1度しか通ることができないこと，もう1つはラクダ道は1度しか通れない，つまり1度ラクダ道のどこかを使ってしまったら，通っていない部分を含め，ラクダ道はもう使うことができないということである．結局これらの条件すべてを満たして，示された6カ所をまわり，広場に行くルートは計4通り存在する．同じ地図とルールを利用して，2回の検査が行われる．1回目は，これまでに示したルールに従い，検者からのヒントなしに被検者が道筋を計画する．2回目は6カ所の場所を訪れる順序がヒントとして与えられる．

(6) Modified Six Elements Test（修正6要素検査）

この検査は，前述のShalliceとBurgessらの検査をより簡単にしたもので，計算問題，絵をみてその名前を答える問題，口述問題の3つのカテゴリーの課題がそれぞれ2種類ずつ，計6つの課題から構成されている（図3）．被検者は以下に述べる2つのルールに従ってこれらの課題に取り組むよう指示される．1つめのルールは，10分間に6つの課題すべてに手をつける（少なくとも各課題の小問1つ以上に回答する）ということ，2つめのルールは，ある課題に取り組んだすぐ後には，同じカテゴリーのもう1つの課題に手をつけてはいけないというものである．つまり，計算問題のある課題に取り組んだすぐ後には，もう1つの計算問題の課題に取り組まず，絵の名前を答える問題か，口述問題の4つの課題のなかから次に取り組む課題を決めなくてはならない．10分で6つの課題のすべての問題に答えることは不可能なので，2つのルールを破らず，いかにうまく時間を配分できるかが重要となる．この検査では，どれだけ個々の問題に答えたかとか，どれだけ正確に答えたかなどということはまったく評価されない．2つのルールを守って検査を実行できるかだけが問われており，行動を計画し，系統立て，調整する能力を評価する．

(7) 質問紙による遂行機能障害の評価

BADSでは，上記の6種類の検査に加え，遂行機能障害と関連して生じることが多い日常生活上の問題をとらえるため，20項目からなる質問表が用意されている（表）．DEX（Dysexecutive Questionnaire）とよばれるこの質問表では，遂行機能障害が関与していると思われる日常生活上の障害について，「全くない」から「いつも」の5段階（0〜4点）で回答してもらう．これらの質問を通じて測定しようとしている遂行機能障害症候群の特徴

表 DEX 質問表[2]

	質問内容
1	単純にはっきり言われないと，他人の言いたいことの意味が理解できない
2	考えずに行動し，頭に浮かんだ最初のことをやる
3	実際には起こっていない出来事やその内容を，本当にあったかのように信じ，話をする
4	先のことを考えたり，将来の計画を立てたりすることができない
5	ものごとに夢中になりすぎ，度を越してしまう
6	過去のできごとがごちゃまぜになり，実際にはどういう順番でおきたかわからなくなる
7	自分の問題点がどの程度なのかよくわからず，将来についても現実的でない
8	ものごとに対して無気力だったり，熱意がなかったりする
9	人前で，他人が困るようなことを言ったり，やったりする
10	いったん何かをしたいと本当に思っても，すぐに興味が薄れてしまう
11	感情をうまくあらすことができない
12	ごくささいなことに腹をたてる
13	状況に応じてどう振る舞うべきかを気にかけない
14	何かをやり始めたり，話し始めると，何度も繰り返して止められない
15	落ちつきがなく，少しの間でもじっとしていられない
16	たとえすべきでないとわかっていることでも，ついやってしまう
17	言うこととやることが違っている
18	何かに集中することができず，すぐに気が散ってしまう
19	ものごとを決断できなかったり，何をしたいのかを決められなかったりする
20	自分の行動を他人がどう思っているのか気づかなかったり，関心がなかったりする

は表のとおりである．さらにそれぞれの質問は，原著者らの解析から「行動」「情動」「認知」といった3種類の障害の内容に大別されている．DEXの質問表は2種類あり，それぞれ被検者と，被検者をよく知る家族や介護者などに記入してもらうことになっているが，細かい言い回しを除けば，ほぼ同一の内容となっている．筆者らは，主に前頭側頭型認知症の示す認知行動障害を臨床的に簡便に検出することを目的に Kertesz らにより作成された自記式質問票 FBI（Frontal Behavioral Inventory）[10] などとも比較検討しながら，DEX が日本人の脳損傷患者に対して，神経心理検査だけでは検出できない日常生活上の障害をうまくとらえることができる可能性を示した[11,12]．

❹ 信頼性・妥当性

原版のBADSにおいては，原著者らにより信頼性・妥当性が確かめられている[1]．まず評価者間の信頼性については，2名の検者によって25名の健常対照者の検査が行われ，6つの検査を通じて18項目が採点された．評価者間の信頼性は高く，両者の相関は 0.88～1.00 であり，8項目においては完全な一致が認められた．したがって，BADSで定められた採点方法を用いて結果を記録し，得点を算出することの信頼性は高いと考えられる．

遂行機能障害を評価するための検査の結果に影響を及ぼす要素の1つに新奇性があげられ，この種の検査においては検査–再検査の信頼性は必ずしも高くない可能性がある．しかし，症例によっては回復などを確認するため BADS の再検査が行われることが予想されることから，検査–再検査間の信頼性を調べるため，原著者らは29名の健常対照被検者に対して，1回目の検査から6～12カ月後に再検査を行った．行為計画検査などにおいて高い一致率（89.7％）が認められたが，軽度ではあるが5つの下位検査において再検査におけるプロフィール得点が高い傾向が示された．この結果がこれらの課題のもつ新奇性が失われたことと関連する可能性が考えられたが，同様の傾向は同時に施行された他の前頭葉機能検査においても認

められている．これらについては，さらに検討を要すると考えられる．

BADSの総プロフィール得点からは脳損傷のある群とない群をうまく区別できることが示されている（対照群の平均プロフィール得点18.05，患者群の平均プロフィール得点14.03，t＝6.99，p＜0.0001）．さらにBADSを構成する6つの下位検査いずれにおいても，患者群の成績は対象群に比べて有意に不良であった（最も大きかった修正6要素検査ではt＝10.6，p＜0.0001，最も小さかった鍵探し検査においてt＝2.1，p＜0.05）．

年齢がBADSの成績に影響する可能性についても検討されている．対照被検者を年齢に従って40歳以下，41〜65歳，65〜87歳の3群に分け分散分析が行われた結果，総プロフィール得点の成績に有意な年齢の主効果が認められた（f＝11.58，p＜0.0001）．年齢が検査成績に及ぼす影響を除外するため，年齢を共変量として共分散分析が行われており，総プロフィール得点，および6つの下位検査すべての成績において，患者群と対照群を分ける検定力が低下することがないことが確認されている．

❺ 普及度

BADSは1996年に原版が出版され，まず英国の臨床家を中心に利用されるようになった．原著者のWilsonらのグループは「リバーミード行動記憶検査」「行動性無視検査（BIT）」などを開発したことでも知られているが，それらの日本語版にやや遅れた2003年には，BADSの日本語版が出版された．以後「遂行機能障害」の日常生活上の問題を検査室で定量的にとらえることができる，生態学的妥当性（ecological validity）を意識した行動的な検査方法としてわが国でも徐々に利用が広がった．

❻ その他トピックス

2008年4月からはBADSが「区分番号（D285）認知機能検査，その他の心理検査（2）」として診療報酬の対象になった（280点）ことにより，最近では一般的な認知機能検査法として周知されつつある．

おわりに

遂行機能障害は，ちょっとみただけではその障害がわかりにくく，周囲も「以前と違って何か変だ」と感じているが，なかなか正確な評価が得られにくい．また，「そういったタイプ障害がある」と思って接することで，はじめてはっきりとみえてくる障害でもあるといえる．現在充分な評価・サポートを得られていない患者のためにも，遂行機能の概念やその障害の評価がより広く認知され，確立された定量的な評価法が完成することが強く望まれる．

文献

1) Wilson BA et al：Behavioural Assessment of the Dysexecutive Syndrome. Thames Valley Test Company, England, 1996.
2) 鹿島晴雄・他：BADS 遂行機能障害症候群の行動評価 日本版，新興医学出版社，2003.
3) Lezak MD：Neuropsychological Assessment, 3rd ed, Oxford Univ Press, 1995.
4) Eslinger PJ, Damasio AR：Severe disturbance of higher cognition after bilateral frontal lobe ablation：patient EVR. Neurology 35：1731-1741, 1985.
5) Buchsbaum BR et al：Meta-analysis of neuroimaging studies of the Wisconsin card-sorting task and component processes. Hum Brain Mapp 25(1)：35-45, 2005.
6) Shallice T, Burgess PW：Deficits in strategy application following frontal lobe damage in man. Brain 114：727-741, 1991.
7) 田渕 肇・他：脳損傷患者における時間的長さの推測．失語症研究 19(1)：53, 1999.
8) 田渕 肇・他：脳損傷患者における cognitive estimation の検討．失語症研究 20(1)：48, 2000.
9) 田渕 肇・他：遂行機能障害の行動評価法（BADS）の検討．失語症研究 21(1)：45, 2001.
10) Kertesz A et al：Frontal behavioral inventory：diagnostic criteria for frontal lobe dementia. Can J Neurol Sci 24：29-36, 1997.
11) 田渕 肇・他：質問表を用いた遂行機能障害の検討．失語症研究 22(1)：75-76, 2002.
12) 田渕 肇・他：Frontal Behavioral Inventory（FBI）を用いた遂行機能障害の検討：高次脳機能研究 24(1)：67, 2004.

I 機能障害評価
精神機能【注意】

13 標準注意検査法(CAT) 標準意欲評価法(CAS)

斎藤文恵, 三村　將 (慶應義塾大学医学部精神神経科学教室)

key words　標準注意検査法(CAT), 標準意欲評価法(CAS), 注意, 自発性

はじめに

注意の障害を評価する際には，その機能を，注意の容量，選択性，持続性，制御などの諸側面に分類し，それぞれに焦点をあてた検査を行っていくことが重要となる．また，注意と密接に関連する意欲の障害についても，定量的に評価することが求められる．ここでは，わが国における注意障害および意欲の問題に関する標準化された計測法を作成することを目的として開発された「標準注意検査法(Clinical Assessment for Attention;CAT)・標準意欲評価法(Clinical Assessment for Spontaneity;CAS)」について紹介する．

1 標準注意検査法(CAT)／標準意欲評価法(CAS)

❶ 開発者

開発者は，日本高次脳機能障害学会のBrain Function Test委員会である．

❷ 開発時期・初出文献

1999年から7年にわたり検査法の選択と改変，健常データの集積と加齢変化の検討，脳損傷例データの解析，カットオフ値の設定などがなされ，2006年12月に新興医学出版社より「標準注意検査法・標準意欲評価法」第1版1刷が刊行された[1]．

なお，それぞれのサブテキスト，サブスケールを作成するために使用したオリジナルの文献については同書の記載を参照していただきたい．

❸ 特徴

(1) 標準注意検査法(CAT)

CATは，7つのサブテストを用いて注意機能の諸側面を評価するように構成されている(表1)．以下に各サブテストについて簡単に述べる．

① Span (記憶範囲)：聴覚的記憶範囲を求めるDigit Spanは，検査者が読み上げる数系列をforward(順唱)，backward(逆唱)で答える課題である．また視覚的記憶範囲を求めるTapping Spanは，検査者が指し示す図版の正方形をforward(同順序)，backward(逆順序)で同様に指し示す課題である．最長桁数で評価する．

② Cancellation and Detection Test (抹消・検出検査)：Visual Cancellation Taskは，視覚性の選択性注意を検討する課題である．干渉刺激のなかに含まれた目標刺激を，できるだけ速くかつ見落としのないように消していく．図形2種類，数字，仮名の4課題からなる．所要時間を計測し，正答率，的中率で評価する．Auditory Detection Taskは聴覚性の選択性注意を検討する課題である．CDでランダムに呈示される語音刺激「ト」「ド」「ポ」「コ」「ゴ」のなかから目標刺激「ト」に対して合図をする．正答率，的中率で評価する．

③ Symbol Digit Modalities Test (SDMT)：9つの記号に対応する数字を，制限時間内にできるだけ多く書き入れていく課題である．達成率で評価する．

Ⅰ 機能障害評価

表1 CATで評価される注意の諸側面（標準注意検査法）[1]

注意の範囲・強度，短期記憶（short-term memory）
Digit Span (forward, backward)
Tapping Span (forward, backward)
選択性注意（selective attention）
Visual Cancellation Task
Auditory Detection Task
分配性注意・注意の変換・注意による認知機能の制御 divided or switching attention and attentional control −central exective of working memory, conflict monitoring
Symbol Digit Modalities Test (SDMT)
Memory Updating Test
Paced Auditory Serial Addition Test (PASAT)
Position Stroop Test
持続性注意（sustained attention）
Continuous Performance Test (CPT)

④**Memory Updating Test（記憶更新検査）**：検査者が読み上げる3～9桁の数系列のうち，末尾3桁をそのままの順序で復唱する課題である（3スパン）．同様に4～10桁の数系列の末尾4桁を復唱する4スパン課題もある．正答率で評価する．

⑤**Paced Auditory Serial Addition Test（PASAT）**：CDで連続的に呈示される1桁の数字について，前後の数字を順次加算していく課題である．数字の提示間隔が2秒の場合（2秒条件）と1秒の場合（1秒条件）の2種類ある．正答率で評価する．

⑥**Position Stroop Test（上中下検査）**：上段，中段，下段にランダムに配置された上，中，下という漢字の位置を，できるだけ速く正確に答えていく課題である．漢字を読むのではないことが重要である．所要時間を計測し，正答率で評価する．

⑦**Continuous Performance Test（CPT）**：CATのキットに付属しているCPTのソフトをコンピュータにインストールして行う（Windows XP，Vista対応）．画面上にターゲットとなる数字⑦が出現したときにできるだけ速くキーを押す課題であり，次の3種類からなる．

反応時間課題（SRT課題）…数字⑦のみが呈示される．

X課題…①～⑨までの数字がランダムに呈示される．

AX課題…①～⑨までの数字がランダムに呈示されるが，ここでのターゲットは③の直後に出現した⑦の場合である．

それぞれの評価値は自動的に算出され，反応時間がグラフに示される．

CATの各サブテストにおいては，比較的明らかな加齢変化，すなわち年齢が高くなるに従って検査成績が低下する傾向がみられた．したがって，注意機能の障害を検討する際には，加齢による能力の低下を慎重かつ厳密に考慮する必要がある．CATでは，CPTを除く各サブテストについて20～70歳代まで，各年代40～60人の健常者の成績の平均値および標準偏差を算出し年代別のプロフィールシートを作成している（CPTについては20～50歳をまとめた平均値を使用している）．また各サブテストにおいて健常例と脳損傷例のカットオフ値が算出されている．年代別プロフィールシートにはそのカットオフ値もプロットされている．被検者の成績は，同年齢群の年代別プロフィールシートに記入することにより，視覚的に同年齢群の成績と比較することができる．図1は健常例50歳代のプロフィールシートを示したものである．

（2）標準意欲評価法（CAS）

CASは，いわゆる狭義の「意欲」のみならず，広義の「自発性の障害」を対象として作成されたものであり，他覚的，自覚的，行動観察的な視点からの評価を統合して，意欲の低下や自発性欠乏のレベルの評価を可能な限り定量的に行う．

サブスケールは以下の5つからなる．なお，CASでは意欲の低下を得点化しているため，得点や評価点が高いほど成績が悪く，意欲・自発性の障害が重度となる．

①**面接による意欲評価スケール**：面接を通して以下のチェック項目を観察し，意欲状態を5段階で評価する．各項目についての情報が得られるような問いかけを行い，できるだけ被検者に話してもらうように仕向け，その反応や応答のしかたをよく観察することが重要である．チェック項目は，1. 表情，2. 視線（アイコンタクト），3. しぐさ，4. 身だしなみ，5. 会話の声量，6. 声の抑揚，7. 応答の量的側面，8. 応答の内容的側面，9. 話題に対する関心，10. 反応が得られるまでの

精神機能【注意】(CAT, CAS)

図1 CATプロフィールシート（健常例50歳代）[1]

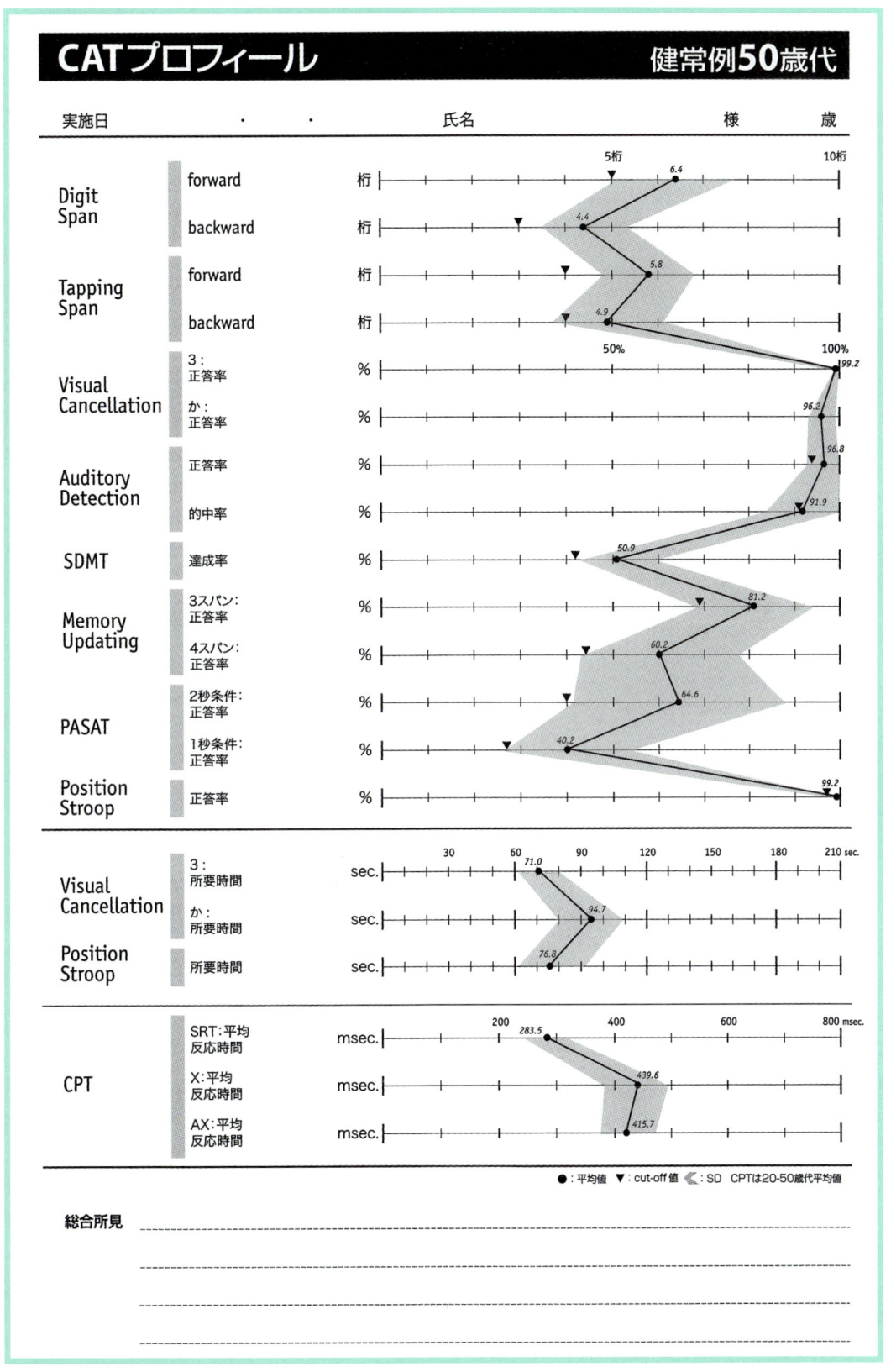

CATプロフィール　　健常例50歳代

| 実施日 | ・ ・ | 氏名 | 様 | 歳 |

検査	項目	単位	値
Digit Span	forward	桁	6.4
	backward	桁	4.4
Tapping Span	forward	桁	5.8
	backward	桁	4.9
Visual Cancellation	3：正答率	%	99.2
	か：正答率	%	96.2
Auditory Detection	正答率	%	96.8
	的中率	%	91.9
SDMT	達成率	%	50.9
Memory Updating	3スパン：正答率	%	81.2
	4スパン：正答率	%	60.2
PASAT	2秒条件：正答率	%	64.6
	1秒条件：正答率	%	40.2
Position Stroop	正答率	%	99.2
Visual Cancellation	3：所要時間	sec.	71.0
	か：所要時間	sec.	94.7
Position Stroop	所要時間	sec.	76.8
CPT	SRT：平均反応時間	msec.	283.5
	X：平均反応時間	msec.	439.6
	AX：平均反応時間	msec.	415.7

● : 平均値　▼ : cut-off値　◀ : SD　CPTは20-50歳代平均値

総合所見

I 機能障害評価

表2 質問紙法による意欲評価スケール：評価項目[1]

1. いろいろなことに興味がある
2. やるべきことをその日のうちにやってしまう
3. 自分で物事を始める
4. 新しい経験をすることに興味がある
5. 何かに努力する
6. 生活に積極的に取り組む
7. 興味あることに時間を費やす
8. **他人に言われないと何もしない**
9. 自分の健康状態に関心がある
10. 友人と一緒にいる
11. 何か良いことがあるとうきうきする
12. 自分の問題点について理解がある
13. 将来の計画あるいは目標がある
14. 何かしたいと思う
15. はりきって過ごす
16. **物事に関わりを持ちたくないと思う**
17. 腹が立つ
18. **やる気がない**
19. 集中して何かをする
20. 活動的な生活を送る
21. **何かするのに余計に時間がかかる**
22. **自分の身だしなみをかまわない**
23. すべてがうまくいっていると感じる
24. **家事や仕事にとりかかるのに時間がかかる**
25. 周りの人々とうまくつきあう
26. 自分のしていることに生きがいを感じる
27. 容易に物事をきめられる
28. **何かしようとしても手がつかない**
29. 日常生活を楽しく送る
30. 問題があったときに積極的に解決しようとする
31. 仕事や作業に打ち込む
32. **相手から話しかけてこない限り，知らないふりをする**
33. 自分の興味のあることについて，調べたいと思う

潜時，11. 反応の仕方，12. 気力，13. 自らの状態についての理解，14. 周囲のできごとに対する関心，15. 将来に対する希望・欲求，の15項目である．さらに意欲と注意の関連をみるための参照項目として，16. 注意の持続性，17. 注意の転導性の2項目がある．

②質問紙による意欲評価スケール：主観的な自記式意欲評価スケールである．興味の喪失（認知面），感情の平板化や情動の喪失（情動面），エネルギーの喪失（行動面）などに関連する33の質問項目に対して「よくある」「少しある」「あまりない」「ない」の4段階で回答する（**表2**）．質問項目の多くは「よくある」と回答すると意欲低下がみられないことになるが，表中太字で示した8・16・18・21・22・24・28・32の8項目は逆転項目であり，「よくある」と回答すると意欲低下が重度であることを示す．

③日常生活行動の意欲評価スケール：「身の回りの動作に対する自発性・活動性」5項目（例…食事をする，洗面・歯磨きをする），「自己の病気の認識に伴う意欲状態」2項目（例…服薬する），「他者・周囲・社会への関心，およびQOLに関する意欲状態」9項目（例…趣味を行う），以上計16の日常生活の行動項目別に観察して，それぞれ5段階で評価する．

④自由時間の日常行動観察：決められたスケジュールのない自由時間をどう過ごしているかを，数日にわたって観察して具体的に記録し，行為の質および談話の質を評価する．

⑤臨床総合評価：臨床場面における総合的な印象に基づき，通常の意欲がある，軽度の意欲低下，中等度の意欲低下，著しい意欲低下，ほとんど意欲がない，の5段階で評価する．

CASにおいては，すべてのサブスケールにおいて有意な加齢変化は認められなかった．したがってプロフィールシートは全年代の平均値を採用している．CASにおいても評価の結果はプロフィール表に記入して，その偏りや重症度を確認することができる（**図2**）．

❹ 信頼性・妥当性

CATにおいては，脳損傷例に対して再検査信頼性（test-retest reliability）が検討された．各サブテストの再検査信頼度係数ANOVA-ICCは0.64～0.96に分布し，良好な信頼度が得られている．

CASにおいては，脳損傷例に対して評価者間信頼性（inter-rater reliability；評価者が被検者本人である「質問紙による意欲評価スケール」を除く）と再検査信頼性（test-retest reliability）が検討された．各サブスケールの評価者間信頼度係数は0.76～0.91，再検査信頼度係数は0.80～0.97に分布しており，いずれも良好な信頼度が得られている．

精神機能【注意】（CAT, CAS）

図2 CAS プロフィールシート（全年代平均値）[1]

CASプロフィール　　　　　全年代平均値

| 評価日 | ・ ・ | 氏名 | 様 | 歳 |

臨床的総合評価　臨床場面からの印象で以下の5段階に評価する

- □ 段階0：通常の意欲がある
- □ 段階1：軽度の意欲低下
- □ 段階2：中等度の意欲低下
- □ 段階3：著しい意欲低下
- □ 段階4：ほとんど意欲がない

評価スケール	評価点 評価段階	%評価値	軽 ◄　　意欲低下　　► 重
面接評価	/60点	%	0.6
質問紙法	/99点	%	29.7
日常生活行動評価	/ 点	%	0.0
自由時間の日常行動観察（最頻度行為） 行為の質	段階（0・1・2・3）		0.5
談話の質	段階（0・1・2・3・4）		0.2
臨床的総合評価	段階（0・1・2・3・4）		0.0

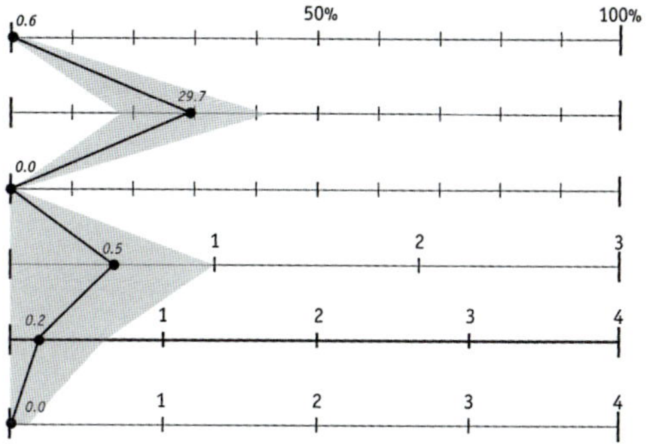

n=293　平均年齢 46.7歳　●：平均値　：SD

総合所見

❺ 普及度

　CATとCASは合わせて「標準注意検査法・標準意欲評価法（CATS）」として市販されている．2006年の発売開始以来，CATSのキットは医療機関を中心に4年間で約1,000部が行きわたり，2008年9月からは，若干の記載の修正を行った第1版2刷が発行されている．2010年4月からは保険点数も請求できるようになり，さらなる普及が見込まれる．

❻ その他トピックス

　高次脳機能障害，認知症，種々の精神疾患，発達障害など，注意や意欲の評価は多くの臨床場面で必要とされる．用稲ら[2]は脳損傷者の社会復帰の判断指標となる神経心理検査を検討しているが，そのなかではCPTを除くCATのすべてのサブテストも使用されている．また，介護保険施設などからは，入所者の意欲状態を評価するためにCASを使用したいといった相談が出版元に寄せられている．

おわりに

　種村ら[3]はCATSの下位検査について因子分析による検討を行い，さらに他の神経心理学的検査との関連も検討している．今後もさまざまな現場で使用され新たな知見が得られていくことが期待される．

文献

1) 日本高次脳機能障害学会 Brain Function Test 委員会：標準注意検査法・標準意欲評価法，新興医学出版社，2006．
2) 用稲丈人・他：脳損傷者の社会復帰状況と知能，注意，記憶，遂行機能検査との関係．高次脳機能研究 28：416-425, 2008．
3) 種村 純・他：標準注意検査法・標準意欲評価法 CATS の臨床的意義．注意と意欲の神経機構（日本高次脳機能障害学会教育・研修委員会編），新興医学出版社，2014．

I 機能障害評価
精神機能【半側空間無視】

14 行動性無視検査（BIT）

関 啓子（三鷹高次脳機能障害研究所）

key words 行動性無視検査（BIT），半側空間無視，通常検査，行動検査，リハビリテーション

はじめに

半側空間無視（以下，半側空間無視あるいは無視）は，大脳半球病巣の対側の刺激を発見したり，反応したり，その方向を向いたりすることの障害である[1]．左半球損傷でも右半球損傷でも生じうるが，右半球損傷後に出現する左無視のほうが，慢性期まで残存しやすく重症である．半側空間無視は脳血管障害患者の約4割にみられ[2]，患者の日常生活のさまざまな場面に深刻な影響をもたらす．このため，無視の適切な評価に基づくリハビリテーション（以下，リハ）は極めて重要である．

半側空間無視の評価として線分抹消，模写，線分二等分などが伝統的に用いられている（図1）[3]．しかし，行動性無視検査（Behavioural inattention test；BIT）日本版の開発以前は，検査に用いる図版や方法が施設や研究者間で統一されておらず，被検者の症状の比較や情報交換がむずかしい状況にあった．

1 行動性無視検査（BIT）

❶ 開発者

BITの原版[4]は，Wilson B, Cockburn J, およびHalligan Pによって英国で開発された．BIT日本版[5]は，筆者を含む東京都神経科学総合研究所のグループを中心に作製委員会（代表・石合純夫）により開発された．

❷ 開発時期・初出文献

原版[4]は左または右半側空間無視の評価法として1987年に出版された．1990年頃から無視関連の論文にBIT得点がしばしば記載されるようになったことを受けて，石合らのグループによりその日本版の作成が企図された．日本の文化社会的背景を考慮して原版を一部改変した試案をもとに，1998年から作製委員会委員によりデータ収集が開始され，標準化作業を経て1999年にBIT日本版[5]として出版された．原版[4]および日本版[5]の初出文献を以下に示す．

▶ Wilson B et al：Behavioural Inattention Test. Thames Valley Test Company, England, 1987[4]．

▶ BIT日本版作製委員会（代表・石合純夫）：BIT行動性無視検査 日本版，新興医学出版社，1999[5]．

❸ 特徴

（1）概要

BITは，半側空間無視患者における行動上の長所や，短所のプロフィールを明らかにするテストバッテリーである．この客観的検査を用いることによって，無視患者が日常生活において直面する問題を短時間で評価することができる．本検査は半側空間無視の検査法として従来用いられてきた6種類の下位検査からなる「通常検査」と，日常

図1 BIT 日本版の検査用紙と無視患者の反応[3)]

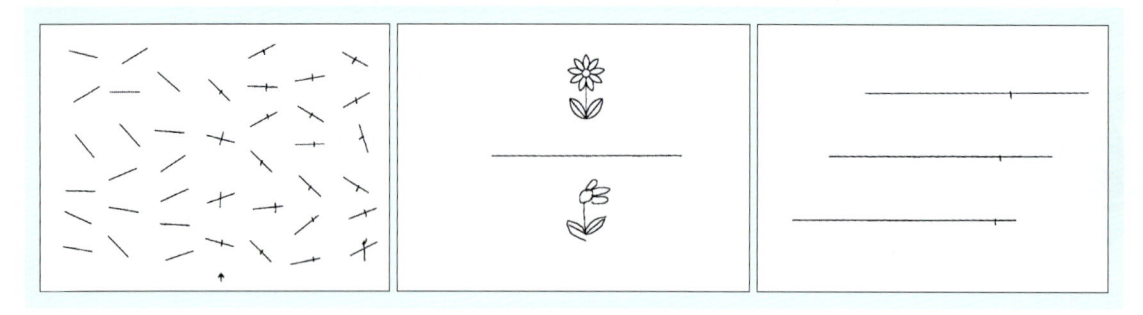

図2 BIT 行動性無視検査　日本版採点用紙

BIT 行動性無視検査 日本版　採点用紙
Behavioural inattention test

氏　名				依頼者	科
年　齢		性　別	男・女	利き手	右・左・両手（　　）
最終学歴				診　断	
検査年月日	年	月	日	障　害	
発症年月日	年	月	日	視　野	正常・障害（　　）
発症後経過	年	月	日	検査者	

通常検査成績	カットオフ点*	得点／最高点	*カットオフ点以下を異常とする．（観　察）
1　線分抹消試験	34	／36	
2　文字抹消試験	34	／40	
3　星印抹消試験	51	／54	
4　模写試験	3	／4	
5　線分二等分試験	7	／9	
6　描画試験	2	／3	
合計得点	131	／146	
行動検査成績 Version A・B	カットオフ点*	得点／最高点	
1　写真課題	6	／9	
2　電話課題	7	／9	
3　メニュー課題	8	／9	
4　音読課題	8	／9	
5　時計課題	7	／9	
6　硬貨課題	8	／9	
7　書写課題	8	／9	
8　地図課題	8	／9	
9　トランプ課題	8	／9	
合計得点	68	／81	

生活面における無視の予測と評価をするために患者がよく行う9種類の行動を下位検査項目とした「行動検査」で構成されている．所要時間はいわゆる紙と鉛筆による検査（paper-and-pencil test）である「通常検査」であれば15分程度，電話やトランプなどの検査用具を用いる「行動検査」でも20分程度である．**図2**はBIT日本版の採点用紙である．得点（下位検査と合計のいずれかまたは両方）がカットオフ点と同じかそれより低得点の場合は，半側空間無視の可能性が高い．

（2）特徴

①標準化された唯一の無視検査：BIT日本版は各種抹消試験，模写試験，線分二等分試験などのような古典的検査法を標準化したわが国唯一の無

図3 BIT通常検査抹消課題と無視患者の反応[8]

線分抹消試験　　　文字抹消試験　　　星印抹消試験

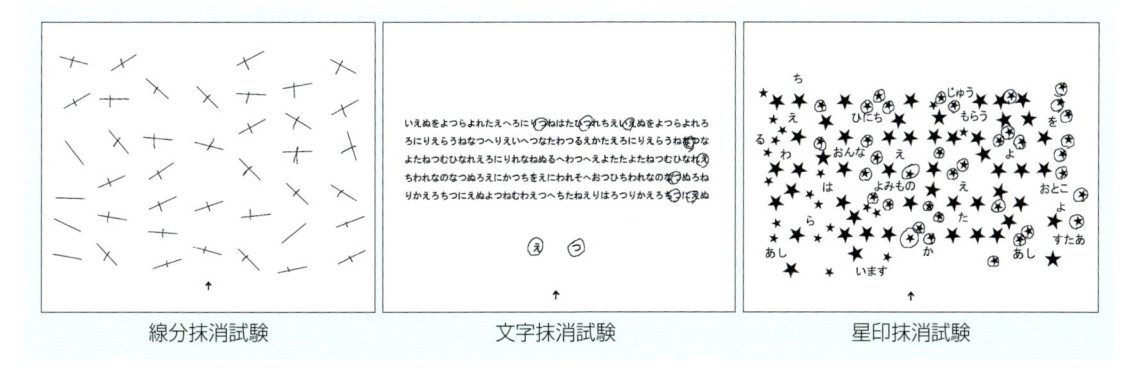

図4 BIT行動検査写真課題とメニュー課題[9]

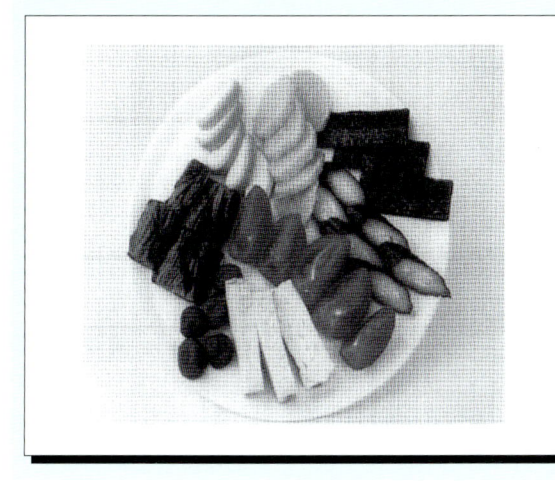

視検査である．本検査の出版によって，施設や研究者を問わず同一の図版と方法を用いて検査し，結果を基準値と比較することが可能となった．対象患者の無視症状に関して共通理解できることは本検査の最大の特徴である．

②**国際性**：BITの原版は各国語に翻訳され，世界的に用いられている．BIT日本版は原版と難易度がほぼ同等であるため，国際的なデータ比較が可能である．

③**現実性・実用性**：「通常検査」とともに「行動検査」が設けられている．行動検査の目的は，①半側空間無視に伴って生じやすい日常的問題を予測すること，②訓練担当者がリハの課題を選択する手がかりとして用いること[6]である．また，行動検査にはAB2つのバージョンがあり，短期間内に検査を実施しても学習効果を回避できる．以上から，本検査は単に無視症状を把握するというだけでなく，より現実的・実用的な臨床的価値ももっている．

④**詳細な妥当性評価**：原版では合計得点に関する検討のみが記載されているが，日本版では結果の解釈を深めるために，より詳細な分析（後述）が行われている[7]．

（3）検査内容

検査の多くは見落としの数を記録することによって行う．図3[8]は通常検査に含まれる3種類の抹消試験の用紙と患者の反応である．BITの抹消試験合計点は130点であり，合計得点146点に対する比率が極めて高い．これは文字および星印抹消試験の2つで74%という高い感度で無視を検出

できたうえに擬陽性率は0%であったという報告[9]に基づくものと思われる．標的やディストラクターの数や性質などの難易度に応じて，同一の無視患者の抹消成績は課題ごとに異なる（図3）．

図4[10]は行動検査で用いる写真課題とメニュー課題である．皿に盛った食べ物は，原版の洋風食材から日本人高齢者にとってなじみの深い和風食材に変更されている．メニュー課題でも同様の工夫がなされている．見落としは検査図版の左側にみられるだけでなく，個々の対象の左側にもみられることがある．メニュー課題の例では，用紙の左側に記載された食品の読み落としがみられるが，同時に用紙右端の「ビーフカレー」「ゆでたまご」を「カレー」「たまご」と読み誤ることも無視の表現である．

❹ 信頼性・妥当性

信頼性の確認には検者間信頼性，再検査信頼性が，また行動検査についてはさらにversion間の信頼性も調べられている．いずれも相関係数が極めて高く，信頼性について問題はない．

妥当性については，(1)通常検査と行動検査の間の相関，(2)通常検査と行動検査の合計得点による判定の乖離，(3)日常生活，訓練場面における半側空間無視評価，(4)通常検査合計得点≦カットオフ点合計（131点）の意味，(5)下位検査のカットオフ点による半側空間無視診断，の5項目について詳細な検討がなされている．この結果，①通常検査の合計得点が131点以下の場合には，ほぼ確実に無視ありと考えられること，②通常検査，行動検査に含まれる下位検査の1つでもカットオフ点以下があれば，無視がある可能性が高いこと，③BITの全下位検査が正常範囲の症例は，ADLや訓練評価でも無視を示さないことが予測できること，などが明らかにされている[7]．

❺ 普及度

近年出版された半側空間無視の検査法に関する総説・教科書にはBIT日本版が必ず記載されており，本検査の重要性は認識されていると思われる．また，医学中央雑誌（2003～2008年）で検索した無視関連原著論文59件中，評価にBIT日本版を用いたものは11件であったことから，本検査が普及しつつあることがわかる．

❻ その他トピックス

BITに関する研究の主なものは以下のとおりである．BIT原版の開発者の一人であるHalliganら[11]は，反応の左右の分布を明らかにするためにlaterality index〔左側の得点／（左側の得点＋右側の得点）〕による採点を試み，この方法の有用性を報告している．BIT日本版に関しても，誤反応分布による検討が石合らのグループによって進められ，通常検査[12]および行動検査[13]の採点方法の妥当性が示されている．また，検査用紙1枚に3本の線分を印刷した用紙によるBIT線分二等分試験成績を通常の方法と比較した研究[14]では，無視患者の偏位量はやや強調され，臨床的な半側空間無視検出に有用であることが示されている．さらに，石合らのグループは検査遂行過程を記録できるBITパソコン版を開発し，これを用いて抹消試験の得点が正常範囲であってもその遂行時間が健常者に比して延長すること[15]，図形模写が良好であっても中心が右方に偏位しその偏位量は重度であるほど大きいこと[16]などを報告している．BITパソコン版を用いて所要時間や遂行パターンを検討することによって，複合的な障害である無視の臨床的特徴がさらに明らかにされている．

おわりに

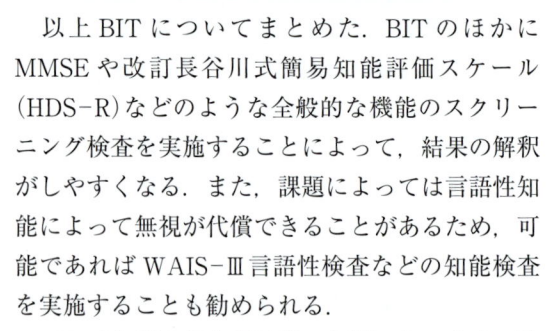

以上BITについてまとめた．BITのほかにMMSEや改訂長谷川式簡易知能評価スケール（HDS-R）などのような全般的な機能のスクリーニング検査を実施することによって，結果の解釈がしやすくなる．また，課題によっては言語性知能によって無視が代償できることがあるため，可能であればWAIS-Ⅲ言語性検査などの知能検査を実施することも勧められる．

BITは無視症状を短時間で把握でき，多くの臨床上有益な情報を得ることのできる大変優れた検査である．その有用性は開発国以外からも報告されている[17]．わが国でもしだいに普及しつつあるが，今後さらに多くの臨床家・研究者が積極的に

使用することを期待したい．

文献

1) Heilman KM et al：Neglect and related disorders. In：Clinical Neuropsychology, 3rd ed, Heilman KM, Valenstein E (eds), Oxford University Press, New York, 1993, pp 279-336.
2) Diller L et al：Intervention for cognitive deficits in brain-injured adults. *J Consult Clin Pathol* **49**：822-834, 1981.
3) 関 啓子：高次脳機能障害学．言語聴覚士テキスト（廣瀬 肇監修），医歯薬出版，2005, pp 246-258.
4) Wilson B et al：Behavioural Inattention Test, Thames Valley Test Company, England, 1987.
5) BIT日本版作製委員会（代表 石合純夫）：BIT行動性無視検査日本版，新興医学出版社，1999.
6) 石合純夫：半側空間無視の評価，神経心理学評価ハンドブック（田川皓一編），西村書店，2004, pp 230-244.
7) 石合純夫：高次脳機能障害学，医歯薬出版，2003, pp 121-147.
8) 関 啓子：視空間性障害，標準言語聴覚障害学―高次脳機能障害学（藤田郁代，関 啓子編），医学書院，2009, pp 54-71.
9) Halligan P et al：A short screening test for visual neglect in stroke patients. *Int Disabil Stud* **12**：95-99, 1990.
10) 関 啓子：脳血管疾患による障害 高次脳機能障害．臨床栄養 **113**：308-314, 2008.
11) Halligan P et al：The laterality of visual neglect after right hemisphere damage. *Neuropsychol Rehabil* **1**：281-301, 1999.
12) 御園生 香・他：BIT日本版通常検査における右半球損傷患者の誤反応分析― Laterality index による検討―．神経心理学 **17**：121-129, 2001.
13) 御園生 香・他：BIT行動性無視検査日本版の行動検査における右半球損傷患者の誤反応分析．神経心理学 **17**：213-222, 2001.
14) 中野直美・他：左半側空間無視患者の線分二等分試験結果に与えるフレームと線分配置の影響．神経心理学 **18**：200-207, 2002.
15) 小泉智枝・他：半側空間無視診断における抹消試験遂行時間の意義―パーソナルコンピュータ版による検討―．神経心理学 **20**：170-176, 2004.
16) 関 理絵・他：半側空間無視における図形模写の偏りの診断的意義：BIT行動性無視検査パソコン版を用いた遂行パタンの分析．神経心理学 **24**：146-154, 2008.
17) Hartman-Maeir S, Katz N：Validity of the Behavioral Inattention Test (BIT)：relationships with functional tasks. *Am J Occup Ther* **49**：507-516, 1995.

I 機能障害評価
精神機能【知能】

15 WAIS WISC

前川久男（いわき短期大学幼児教育科）
山中克夫（筑波大学人間系）

key words WAIS，WISC，知能，偏差IQ，言語性IQ，動作性IQ，群指数

はじめに

 小児から高齢者のリハビリテーション（以下，リハ）において，知能評価が求められる機会は多い．それは対象となる人の全般的な知的機能水準を知るためであったり，知能のさまざまな側面を評価し個人内差を把握し，リハプログラムの作成に資するためであったりする．Wechsler Adult Intelligence Scale（WAIS）やWechsler Intelligence Scale for Children（WISC）は世界中で最も一般的に利用されている知能検査である．これらの検査は，言語性の下位検査と動作性の下位検査から構成されており，知能に関するさまざまな情報を得ることができる．しかし多くの下位検査から構成されるため，高齢者をはじめ障害のある個人に実施する場合，長時間の検査となり多くの負荷が対象者にかかる．そのため全般的な知能水準の把握の方法として，改訂長谷川式簡易知能評価スケール（HDS-R）やMMSEなどの短時間の実施が可能な検査が利用されている．HDS-RとMMSEについては本書p89を参照願いたい．

1 WAIS

❶ 開発者

 Wechsler Dによって開発された．

❷ 開発時期・初出文献

 米国ニューヨーク大学のベルビュー病院の心理学部長であったWechsler Dは，成人の精神疾患患者にスタンフォード・ビネー式知能検査（Stanford-Binet Intelligence Scale）を使用していたが，いろいろな不都合が存在することを臨床の場で経験してきた．Wechsler Dは一般知能には，不安や忍耐力，目的意識，その他の意思的性向といった人格特性や非知的要因の影響があることを認め，知能を「自分の環境に対して合目的的に行動し，合理的に思考し，効果的に処理する個々の能力の集合的また全体的なものである」と考えた．
 そして1939年にウェクスラー・ベルビュー知能検査（Wechsler-Bellevue Intelligence Scale）を出版して以来，児童用，成人用，幼児用が今日まで同系統の知能検査として出版されるとともに，改訂が重ねられてきている．この成人用のウェクスラー・ベルビュー知能検査は1955年にWAISとして改訂され，さらに1981年にWAIS-Rとして利用されてきた．米国ではWAIS-Rが，1997年，WAIS-Ⅲとして改訂されてきている[1]．日本でもこれらの米国での改訂に対応して改訂版が標準化され，利用されてきている．日本版WAISは1958年に，児玉，品川，茂木らにより日本における標準化が行われ出版された．その後日本版WAIS-Rは1990年に，日本版WAIS-Ⅲは2006年，藤田，前川，大六，山中らにより標準化され利用されることとなった（図）．以下，WAISの最新版であるWAIS-Ⅲについて述べることとする．

精神機能【知能】(WAIS, WISC)

図 WAIS-Ⅲプロフィール図[2]

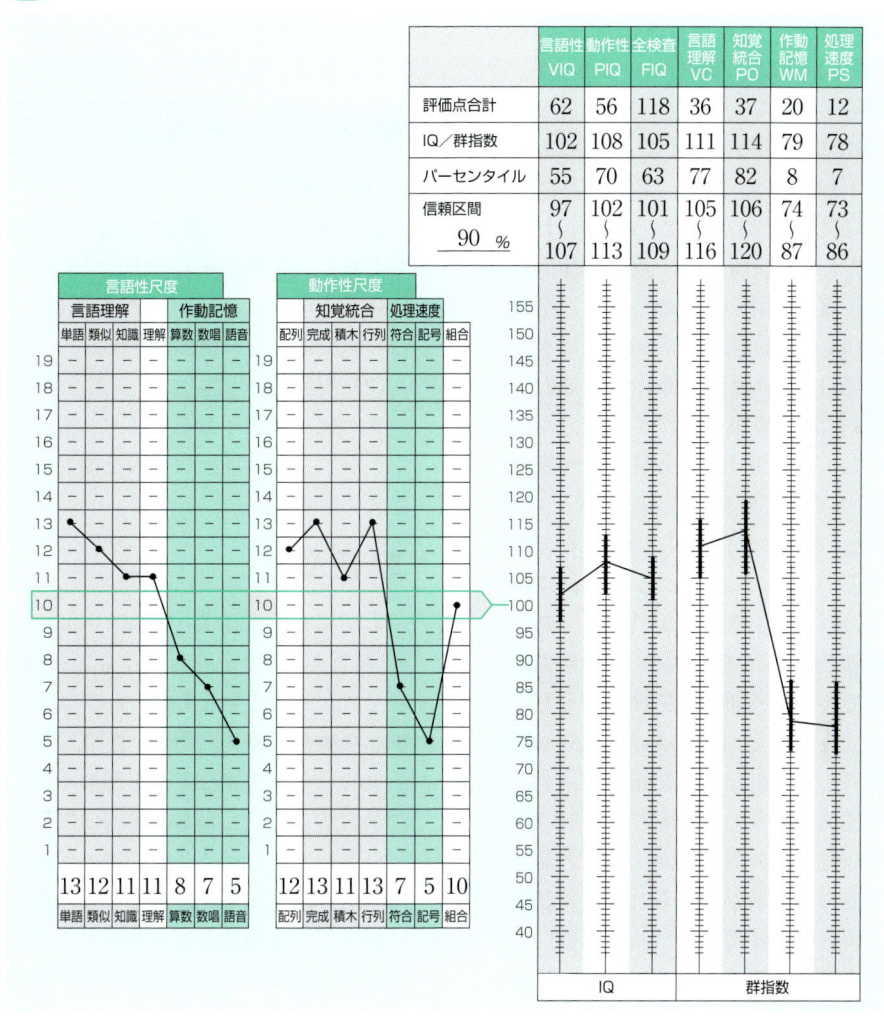

	言語性 VIQ	動作性 PIQ	全検査 FIQ	言語理解 VC	知覚統合 PO	作動記憶 WM	処理速度 PS
評価点合計	62	56	118	36	37	20	12
IQ／群指数	102	108	105	111	114	79	78
パーセンタイル	55	70	63	77	82	8	7
信頼区間 90%	97〜107	102〜113	101〜109	105〜116	106〜120	74〜87	73〜86

言語性尺度

	言語理解				作動記憶		
	単語	類似	知識	理解	算数	数唱	語音
評価点	13	12	11	11	8	7	5

動作性尺度

	知覚統合				処理速度	
	配列	完成	積木	行列	符合	記号	組合
評価点	12	13	11	13	7	5	10

❸ 特徴

　高齢人口の増加という現状をふまえて，WAIS-Rでは74歳までの尺度であったが，WAIS-Ⅲは89歳11カ月まで適用年齢を拡大した．したがって16歳0カ月から89歳11カ月までの対象者に適用される偏差IQを，求める分析的知能検査となっている．WAIS-RからWAIS-Ⅲへの改訂での大きな変化として，次の3点があげられる．①新しい下位検査として「語音整列」「記号探し」「行列類推」が導入された．②言語性IQ，動作性IQ，全検査IQ以外に，因子に対応する4つの群指数（Index Score）を求める．③個人の測定されたIQ，群指数について信頼区間を表示することである．

　3つの新しい下位検査が加わったことにより，WISC-Ⅲは全部で14の下位検査から構成される．言語性の下位検査は，単語，類似，算数，数唱，知識，理解，語音整列の7検査であり，動作の下位検査は，絵画完成，符合，積木模様，行列類推，絵画配列，記号探し，組合せの7検査である．言語性の下位検査は，言語刺激を用い，言語的知識の量や，言語的推理，言語的短期記憶などを多面的に測定するものである．また動作性の下位検査は，視覚刺激を用い，問題解決のために視覚イメージを想起したり操作すること，視覚的知識の量，視覚的短期記憶などを測定するものである．それぞれの下位検査の粗点は，平均10点，1標準偏差3点の評価点として1〜19点に換算され，下

位検査得点間の比較が可能となる．

　これらの下位検査の評価点合計から言語性IQ（VIQ），動作性IQ（PIQ），全検査IQ（FIQ）が，それぞれ同じ年齢集団のなかでの相対的位置を示す平均100，1標準偏差15の偏差IQとして求められる．言語性IQは知識，類似，算数，単語，理解，数唱の下位検査評価点合計から求められ，動作性IQは絵画完成，絵画配列，積木模様，行列類推，符合の評価点合計から求められる．全検査IQはこれらの11の下位検査の評価点合計から求められる．言語性IQは言語を操作する能力，また動作性IQは視覚的情報を操作する能力の全般的水準を，そして全検査IQは全般的知的能力（g因子）を示すものとして解釈される．

　さらにWAIS-IIIではIQ以外に因子分析の結果をもとに群指数（Index Score）として，言語理解（VC），知覚統合（PO），作動記憶（WM），処理速度（PS）という平均100，1標準偏差15の群指数を求めることができる．言語性下位検査のうち，知識，類似，単語から言語理解の群指数が，算数，数唱，語音整列から作動記憶の群指数が求められる．動作性下位検査のうち，絵画完成，積木模様，行列類推から知覚統合の群指数が，符号と記号探しから処理速度の群指数が求められる．言語理解の群指数は，言語の意味理解，言語的知識，言語的推理，言語表現等の能力の水準を示し，作動記憶は言語性作動記憶（ワーキングメモリー）の能力水準を示すものである．知覚統合は視覚刺激の統合，非言語的推理，非言語的知識等の能力の水準を示し，処理速度は視覚刺激の処理の速さ，視覚的短期記憶の能力の水準を示す．この群指数は言語性IQや動作性IQをより詳細に分析することを可能とするものであり，WAIS-IIIで測定しているものを明確にし，個人の能力の分析的な理解に役立つものとなっている．また測定されたIQ，群指数には常に誤差が存在していることを前提に結果を示し，解釈することとされている．すなわち個人の真の得点は±1.96標準測定誤差の範囲にあると95％の信頼性をもっていえると解釈することができる．3点の標準測定誤差であれば，70のIQである人の真の得点は，おおよそ64から76の間のどこかにあると95％の信頼性をもっていえる．このことは検査結果をポイントではなく幅のあるものとして考え，そのように結果を伝えていくことを検査者に要求しているものである．

❹ 信頼性・妥当性

（1）信頼性

　言語性IQおよび動作性IQ，全検査IQについてそれぞれ信頼性係数は0.9以上の値であり非常に高いものといえる．また群指数についても0.9台の値であり高い信頼性がある．

（2）妥当性

　また確証的因子分析により，4因子構造であることが示され，群指数の因子的妥当性が明らかにされている．

❺ 普及度

　米国精神遅滞協会（AAMR）は2002年，知的障害（精神遅滞）の定義および分類に関する第10版のマニュアルを発表した．そのなかで，知能を「全般的な精神的能力であり，推論，計画，問題解決，抽象的思考，複雑な考えを理解すること，速やかに学習すること，経験から学ぶことが含まれる」と定義している．そして知能の評価は，あらゆる知的障害の定義が，診断基準の1つとして有意に平均以下の知的機能に言及していることから，知的障害の診断にとって不可欠なものであると述べている．そのために最も頻繁に利用されるものが，WAIS-IIIであり，WISC-IIIである．すなわち知的機能の水準を明確に示すための手段としてWISC-IIIならびにWAIS-IIIが利用される．しかしWAIS-IIIは，知能の水準を示すためだけに用いられているのではなく，さまざまな知的機能を分析的にとらえるために利用されているのである．日本版WAIS-IIIは標準化が終了し，出版され3年を経て，WAIS-Rに代わり広く普及してきている．

❻ その他トピックス

　WAIS-IIIの短縮版が大六，山中らによって作成され，高齢者への実施の負荷を低める工夫がなされるようになってきている．

2 WISC

❶ 開発者

Wechsler D によって開発された．

❷ 開発時期・初出文献

児童用のWISCは，1949年に米国において初版が出版され，その後1974年にWISC-Rとして改訂された．1991年WISC-Ⅲとして第3版[3]が出版され，さらにWISC-Ⅳ[4]に大きく改訂されてきている．

日本版WISC-Rは1978年に，日本版WISC-Ⅲは1998年にそれぞれ利用されるようになった．また現在日本版WISC-Ⅳの標準化が開始されている．以下では現在利用されている日本版WISC-Ⅲの概要を述べる．

❸ 特徴

WISC-Ⅲは，5歳0カ月から16歳11カ月の子どもに適用される偏差IQを求める分析的知能検査である．WISC-RからWISC-Ⅲへの改訂では，大きな変化として次の3点があげられる．①新しい下位検査として「記号探し」が導入された，②言語性IQ，動作性IQ以外に，因子に対応する4つの群指数(Index Score)を求める，③個人の測定されたIQ，群指数について信頼区間を表示することである．

新しい下位検査である「記号探し」が加わったことにより，WISC-Ⅲは全部で13の下位検査から構成される．言語性の下位検査は，知識，類似，算数，単語，理解，数唱の6検査であり，動作の下位検査は，絵画完成，絵画配列，積木模様，組合せ，符合，記号探し，迷路の7検査である．それぞれの下位検査の粗点は，平均10点，1標準偏差3点の評価点として1～19点に換算され，下位検査得点間の比較が可能となる．

これらの下位検査の評価点合計から言語性IQ(VIQ)，動作性IQ(PIQ)，全検査IQ(FIQ)が，それぞれ同じ年齢集団のなかでの相対的位置を示す平均100，1標準偏差15の偏差IQとして求められる．言語性IQは知識，類似，算数，単語，理解の5つの下位検査の評価点合計から求められ，動作性IQは絵画完成，絵画配列，積木模様，組合せ，符合の評価点合計から求められる．全検査IQはこれらの10の下位検査の評価点合計から求められる．言語性IQは言語を操作する能力，また動作性IQは視覚的情報を操作する能力の全般的水準を，そして全検査IQは全般的知的能力(g因子)を示すものとして解釈される．

さらにWISC-Ⅲでは，IQ以外に因子分析の結果をもとに群指数(Index Score)として，言語理解(VC)，知覚統合(PO)，注意記憶(FD)，処理速度(PS)を求めることができる．言語性下位検査のうち，知識，類似，単語，理解から言語理解の群指数が，算数と数唱から注意記憶の群指数が求められる．動作性下位検査のうち，絵画完成，絵画配列，積木模様，組合せから知覚統合の群指数が，符号と記号探しから処理速度の群指数が求められる．言語理解の群指数は，言語的意味理解，言語的知識，言語的推理，言語表現などの能力の水準を示し，注意記憶は言語性作動記憶(ワーキングメモリー)の能力水準を示すものである．知覚統合は視覚刺激の統合，非言語的推理，非言語的知識などの能力の水準を示し，処理速度は視覚刺激の処理の速さ，視覚的短期記憶の能力の水準を示す．この群指数は言語性IQや動作性IQをより詳細に分析することを可能とするものであり，WISC-Ⅲで測定しているものを明確にし，子どもの能力の分析的な理解に役立つものとなっている．

❹ 信頼性・妥当性

(1) 信頼性

WAIS-Ⅲと同様に，各IQ，各群指数についても0.9から0.8台の値であり高い信頼性がある．

(2) 妥当性

探索的因子分析により，4因子構造であることが示され，群指数の因子的妥当性が明らかにされている．併存的妥当性に関しても，田中ビネー知能検査やK-ABCとの間に0.7台の相関が示されている．

❺ 普及度

児童用の知能検査であり，知的障害の診断，評価において広く利用されてきたが，現在ではLDやADHDなどの診断や評価においてその価値が広く認められてきている．医学領域だけでなく，教育の領域での利用が広がっており，医学と教育の領域において共有される貴重な情報の1つとなっている．

❻ その他トピックス

現在，米国においてはWISC-Ⅳが利用されている．日本においても現在WISC-Ⅳが標準化されつつあり，今後IQについては全検査IQのみを求め群指数を中心に評価が行われるようになっていくなど大きな変更がなされている．

おわりに

WAIS，WISCは現在の心理学理論を基礎にその測定内容を大きく変えてきており，その結果の解釈を心理学理論からより確実に行えるものと変化しており，今後の臨床応用が期待されるところである．

文献

1) Wechsler D：Wechsler Adult Intelligence Scale, 3rd ed, 1997.
2) Wechsler D 原著，日本版 WAIS-Ⅲ刊行委員会：WAIS-Ⅲ成人知能検査法　実施・採点マニュアル，日本文化科学社，2006, p 51.
3) Wechsler D：Wechsler Intelligence Scale for Children, 3rd ed, 1991.
4) Wechsler D：Wechsler Intelligence Scale for Children, 4th ed, 2003.

I 機能障害評価
精神機能【スクリーニング】

16 MMSE / 改訂長谷川式簡易知能評価スケール(HDS-R)

山中克夫(筑波大学人間系)

key words MMSE, 改訂長谷川式簡易知能評価スケール(HDS-R), 高齢者, 認知障害, 認知症, スクリーニング

はじめに

Mini-Mental State Examination(MMSE)と改訂長谷川式簡易知能評価スケール(Hasegawa Dementia Rating Scale-Revision;HDS-R)は,代表的な高齢期の認知障害のスクリーニング検査である.

1 MMSE

❶ 開発者

開発者は,Folstein MFらである.

❷ 開発時期・初出文献

MMSEは,高齢の入院患者にベッドサイドで実施できる認知障害のスクリーニング検査として,1975年にFolstein MFらによって開発された[1].専門領域により略称が異なることがあり,MMSあるいはMMSTとよばれることもある.認知症のスクリーニング検査としても,国際的に最も広く用いられている検査の1つである.MMSEのわが国への適用に関する検討は,1985年に森らによって行われている[2].

初出文献は以下のとおりである[1,2].

▶ Folstein MF et al:"Mini-Mental State"— a practical method for grading the cognitive state for the clinician. *J Psychiat Res* **12**:189-198, 1975[1].

▶ 森 悦朗・他:神経疾患患者における日本語版Mini-Mental Stateテストの有用性.神経心理学 **1**(2):82-89, 1985[2].

❸ 特徴

MMSEは実施が簡単であり,検査時間も約10〜15分と短い.**表1**はMMSEの検査項目である.ここに示すように,MMSEはスクリーニング検査でありながら多くの項目を含んでいる.Folsteinらによれば検査項目は,「見当識」「記銘」「注意と計算」「再生」「言語」の5つの領域から構成される[1](これ以外にも研究者によりさまざまな分類が示されている).臨床場面では,患者がこれらのどの領域に問題がみられるのかを検討することが重要である.満点は30点であり,認知障害のスクリーニングのカットオフ値は感度(sensitivity),特異度(specificity)の面から23/24点が推奨されている[2,3]が,次の「信頼性・妥当性」で述べるような問題点も指摘されている.

❹ 信頼性・妥当性

Folsteinらが行った再検査法による信頼性の検討では,初回の検査と1日後の再検査のデータによる信頼性係数は0.89であった[1].後に行われたAnthonyらの研究においても,同様の高い数値結果が得られている[3].

認知障害のスクリーニングのカットオフ値については,森ら[2],Anthonyら[3]の研究では23/24とした場合に,感度と特異度の値が最も高くなることが報告されている.しかし,Anthonyらは,

I 機能障害評価

表1 MMSEの検査項目[6]

	質問内容	回答	得点
1(5点)	今年は何年ですか	年	
	いまの季節は何ですか		
	今日は何曜日ですか	曜日	
	今日は何月何日ですか	月	
		日	
2(5点)	ここはなに県ですか	県	
	ここはなに市ですか	市	
	ここはなに病院ですか		
	ここは何階ですか	階	
	ここはなに地方ですか（例：関東地方）		
3(3点)	物品名3個(相互に無関係) 検者は物の名前を1秒間に1個ずつ言う．その後，被検者に繰り返させる 正答1個につき1点を与える．3個すべて言うまで繰り返す(6回まで) 何回繰り返したかを記せ＿＿回		
4(5点)	100から順に7を引く(5回まで)，あるいは「フジノヤマ」逆唱させる		
5(3点)	3で提示した物品名を再度復唱させる		
6(2点)	(時計を見せながら)これは何ですか (鉛筆を見せながら)これは何ですか		
7(1点)	次の文章を繰り返す 「みんなで，力を合わせて綱を引きます」		
8(3点)	(3段階の命令) 「右手にこの紙を持ってください」 「それを半分に折りたたんでください」 「机の上に置いてください」		
9(1点)	(次の文章を読んで，その指示に従ってください) 「眼を閉じなさい」		
10(1点)	(なにか文章を書いてください)		
11(1点)	(次の図形を書いてください)		
		合計得点	

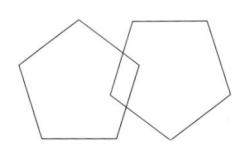

false-positiveとして検出された対象者のすべてにおいて，教育年数が9年未満であり，その多くが高齢であったことから，カットオフ値を下回っても，対象者の教育年数が短い，あるいは年齢が高い場合には結果を慎重に取り扱うように注意をうながしている[3]．Crumらはこれらの問題を詳しく調べるために，調査対象地域に住む約18,000名の人々にMMSEを実施し，その得点が年齢($r_s = -0.38$)，教育年数($r_s = 0.50$)と有意に相関していることを明らかにした[4]．さらにCrumらは，年齢が高いほど得点が低くなっている点については，認知症の罹病率などが反映していると考えた．しかし，教育年数との相関の原因については統一的な見解を示せなかった[4]．これらの点から，Crumらは個人の得点を「年齢×教育年数」のノルム（パーセンタイル値）を用いて評価することを

推奨している[4]．しかし，そのようなノルムが存在しないわが国では，極端に年齢が高い／低い，あるいは教育年数が長い／短い場合には，MMSEのカットオフ値のみを過信せず，他のより専門的な認知機能検査を加えることが望ましい．

併存的妥当性に関しては，MMSEの得点とWAISのVIQ，PIQとの相関を調べた結果，それぞれ0.78，0.66であったことをFolsteinらが報告している[1]．また構成概念妥当性に関しては，Jonesらが調査対象地域に住む約8,500名の初老・高齢期の人々のデータをもとに因子分析を行い，Folsteinらが示した構造[1]を支持する結果を報告している[5]．

❺ 普及度

MMSEは実施が簡単で，所要時間が短いことから，臨床検査としてだけではなく，疫学調査をはじめ研究上においても世界的に普及している．わが国では森ら[2]と大塚ら[6]が翻訳を行っており，両者で多少の違いはみられるが，それぞれ利用されている．しかし，あまりに実施が簡単な点が災いし，手引きを見ずに記録用紙のみを用いて実施していることが原因と思われる手続き上の間違いも少なくない．また，名称もMental StateをMental Statusと間違えられることが少なくないので，それらの点には注意したい．

❻ その他トピックス

山中らがAlzheimer型認知症患者のMMSEの項目の得点をもとに行った因子分析的研究では，Jonesらの一般高齢者から得られた結果[5]と因子構造が異なっていた[7]．たとえば，項目4の引き算の問題は一般的には暗算の課題と考えられるが，Alzheimer型認知症患者では，最初の「100－7」と2回目以降の引き算では異なる能力の因子と強く結びついていた．山中らは前者を単純な処理，後者を作動記憶により関係している因子と考えた[7]．MMSEは大まかに認知機能の状態をとらえるスクリーニング検査にすぎないが，このように，時として特定の障害や疾患の認知障害の特徴をとらえる研究に活用することも可能である．

2 改訂長谷川式簡易知能評価スケール（HDS-R）

❶ 開発者

開発者は，加藤らである．

❷ 開発時期・初出文献

HDS-Rは，わが国で主に認知症のスクリーニングに用いられていた長谷川式簡易知能評価スケール[8]の改訂版として，1991年に開発された[9]．初出文献は以下のとおりである[9]．

▶ 加藤伸司・他：改訂長谷川式簡易知能評価スケール（HDS-R）の作成．老年精医誌 2(11)：1339-1347，1991[9]．

❸ 特徴

HDS-Rの項目は表2に示すように，「年齢」「日時の見当識」「場所の見当識」「3つの言葉の記銘」「計算」「数字の逆唱」「3つの言葉の遅延再生」「5つの物品記銘」「野菜の名前：言葉の流暢性」から構成される．これらは，すべて言語性の検査項目である．満点はMMSEと同じ30点であるが，スクリーニングのカットオフ値は20/21である．また，スクリーニング検査ではありながら重症度別の平均点と標準偏差が示されており，軽度が19.10±5.04，中等度が15.43±3.68，やや高度が10.73±5.40，非常に高度が4.04±2.62とされ，各群間には1％水準で統計的な有意差が認められている[9]．これらの値は一応の重症度の目安として利用することができる．

❹ 信頼性・妥当性

加藤らの研究ではCronbachの信頼性係数は0.90であり，HDS-Rの内的整合性の高さが示されている[9]．また，カットオフ値を20/21に設定した場合の感度と特異度はそれぞれ0.90，0.82であり，この値はMMSEよりも高く，HDS-Rは認知症の検出力に優れているといわれている．さらに得点と年齢，教育年数との相関はそれぞれ0.01，－0.02であり，HDS-Rはそれらの影響を受けない検査であることが明らかにされている．し

I 機能障害評価

表2 HDS-Rの検査項目[6]

	質問内容		配点
1	お歳はいくつですか？（2年までの誤差は正解）		0　1
2	今日は何年の何月何日ですか？　何曜日ですか？ （年月日，曜日が正解でそれぞれ1点ずつ）	年 月 日 曜日	0　1 0　1 0　1 0　1
3	私達が今いるところはどこですか？（自発的に出れば2点，5秒おいて，家ですか？　病院ですか？　施設ですか？　の中から正しい選択をすれば1点）		0　1　2
4	これから言う3つの言葉を言ってみてください． あとでまた聞きますのでよく覚えておいてください． （以下の系列のいずれか1つで，採用した系列に○印をつけておく） 1：a）桜　b）猫　c）電車　2：a）梅　b）犬　c）自動車		0　1 0　1 0　1
5	100から7を順番に引いてください．（100-7は？　それからまた7を引くと？　と質問する．最初の答えが不正解の場合，打ち切る）	（93） （86）	0　1 0　1
6	私がこれから言う数字を逆から言ってください．（6-8-2, 3-5-2-9） （3桁逆唱に失敗したら打ち切る）	286 9253	0　1 0　1
7	先ほど覚えてもらった言葉をもう一度言ってみてください． （自発的に回答があれば各2点，もし回答がない場合，以下のヒントを与え正解であれば1点）　　a）植物　b）動物　c）乗り物		a：0　1　2 b：0　1　2 c：0　1　2
8	これから5つの品物を見せます．それを隠しますので何があったか言ってください． （時計，鍵，タバコ，ペン，硬貨など必ず相互に無関係なもの）		0　1　2 3　4　5
9	知っている野菜の名前をできるだけ多く言ってください．（答えた野菜の名前を右覧に記入する．途中で詰まり，約10秒待ってもでない場合にはそこで打ち切る） 　5個までは0点，6個＝1点，7個＝2点，8個＝3点， 　9個＝4点，10個＝5点		0　1　2 3　4　5
		合計得点	

図 HDS-RとMMSEの関連性[9]

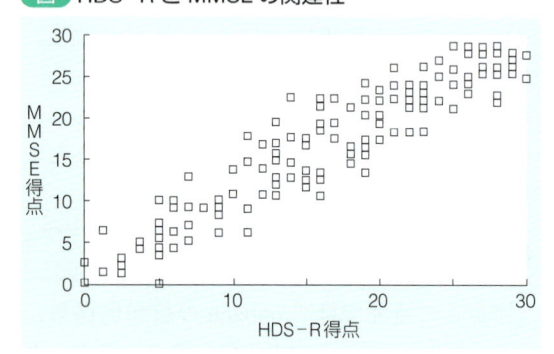

かし，この点については，MMSEの研究と比べ，サンプリングが小規模なことや年齢範囲が限られていることが影響している可能性がある．実際，MMSEの場合も，大規模な調査の以前に行われたFolsteinらの結果[1]では，それらの影響はみられない．また，加藤らの研究[9]ではAnthonyら[3]のように，false-positiveとして検出された対象者の詳しい分析は行われていない．そのようなことからカットオフ値のみを過信せず，領域や項目の得点傾向から個人をとらえる視点も重要であると思われる．

一方，併存的妥当性に関しては，図に示すように，HDS-Rは原版のHDSと相関が高いだけではなく（0.92），MMSEとの相関も0.94と高い結果が得られている．

❺ 普及度

わが国では，認知症のスクリーニングとして最も利用されている検査である．

❻ その他トピックス

HDS-Rだけではなく，MMSEについてもいえることだが，これらの検査項目は一見，とても簡

精神機能【スクリーニング】(MMSE, HDS-R)

表3 HDS-Rの各項目の正答率[9]

	認知症群	非認知症群
1. 年齢	0.45	1.00
2. 日時の見当職		
年	0.27	0.90
月	0.39	1.00
日	0.18	0.94
曜日	0.23	0.95
3. 場所の見当識		
自発的な答	0.43	0.92
誘導による答	0.76	1.00
4. 言葉の記銘		
桜または梅	0.92	1.00
猫または犬	0.88	0.90
電車または自動車	0.86	1.00
5. 計算		
100−7	0.65	0.94
100−7−7	0.25	0.56
6. 逆唱		
2−8−6	0.51	0.74
9−2−5−3	0.17	0.35
7. 言葉の遅延再生		
A)植物　自発的な答	0.20	0.66
誘導的な答	0.37	0.79
B)動物　自発的な答	0.16	0.75
誘導的な答	0.32	0.79
C)乗り物　自発的な答	0.03	0.38
誘導的な答	0.32	0.79
8. 物品再生		
1個以上	0.89	1.00
2個以上	0.77	0.98
3個以上	0.62	0.97
4個以上	0.38	0.86
5個	0.08	0.45
9. 言語の流暢性		
6個以上	0.42	0.90
7個以上	0.31	0.76
8個以上	0.19	0.73
9個以上	0.14	0.60
10個	0.09	0.52

単そうに思える．しかし，HDS-Rの標準化調査の結果[9]では，認知症のない高齢者であっても全員が検査で満点をとれるわけではないことが示されており（平均点と標準偏差は，24.27±3.91），項目によっては通過率が50％を切るものも存在している（表3）．そのため，簡単と思われた問題が意外と難しいことに戸惑ったり，解けないことで落ち込んだりしてしまう高齢者も少なくないので，その点に気を配る必要がある．また，高齢者に検査を実施する場合には，視力・聴力の低下やメンタルテンポの低下に配慮していくことが重要である．これらへの配慮の有無によって得点が随分変わってしまう．なお，併存的妥当性の検討ではHDS-RとMMSEの相関はとても高くなっていたが，対象者によっては言語性の能力以外に機能低下が起こっている場合もあるため，可能であれば重複項目を整理しMMSEも実施することが望ましい．

おわりに

MMSEやHDS-Rは普及率がとても高く，さまざまな場面で活用されている．しかし，これらの検査は本質的にはスクリーニング検査であり，その限界をふまえた利用を心がける必要がある．

文献

1) Folstein MF et al : "Mini-Mental State" — a practical method for grading the cognitive state for the clinician. J Psychiat Res 12 : 189-198, 1975.
2) 森 悦朗・他：神経疾患患者における日本語版Mini-Mental Stateテストの有用性．神経心理学 1(2) : 82-89, 1985.
3) Anthony JC et al : Limits of the 'Mini-Mental State' as a screening test for dementia and delirium among hospital patients. Psychol Med 12 : 397-408, 1982.
4) Crum RM et al : Population-based norms for the mini-mental state examination by age and education level. JAMA 269(18) : 2386-2391, 1993.
5) Jones RN, Gallo JJ : Dimentions of the Mini-Mental State Examination among community dwelling older adults. Psychol Med 30 : 605-618, 2000.
6) 大塚俊男, 本間 昭：高齢者のための知的機能検査の手引き, ワールドプランニング, 1991.
7) 山中克夫・他：MMSEに反映されるアルツハイマー病の認知障害の特徴—四分相関係数をもとにした因子分析的検討より—．老年精医誌 14(6) : 765-774, 2003.
8) 長谷川和夫・他：老人の痴呆診査スケールの一検討．精神医 16 : 965-969, 1974.
9) 加藤伸司・他：改訂長谷川式簡易知能評価スケール（HDS-R）の作成．老年精医誌 2(11) : 1339-1347, 1991.

I 機能障害評価
発達【小児】

17 Johnson 運動年齢テスト（MAT）

大城昌平（聖隷クリストファー大学大学院リハビリテーション科学研究科）

key words Johnson 運動年齢テスト（MAT），発達障害，発達遅滞，運動発達検査，知能検査，発達スクリーニング検査

はじめに

本検査法は，運動機能の発達検査法である．運動発達検査は子どもの運動発達のレベルと運動機能障害の状況を把握するためのもので，Milani-Comparetti 運動発達評価や Johnson 運動年齢テスト（motor age test；MAT），GMFM などがある．本稿では，MAT を紹介する．

1 Johnson 運動年齢テスト（MAT）

❶ 開発者

Johnson MK, Zuck FN, Wingate K（ローチェスター大学）により開発された．

❷ 開発時期・初出文献

日本では，運動年齢テスト（もしくは検査）として，1970 年代より使用されている．
初出文献は以下のとおりである[1]．
▶ Johnson MK et al：The motor age test：measurement of motor handicaps in children with neuromuscular disorders such as cerebral palsy. J Bone Joint Surg Am 33-A（3）：698-707, 1951[1]．

❸ 特徴

運動年齢テストは，健常児の新生児から6歳（72カ月）までの運動・動作能力をもとにして，脳性麻痺児など障害をもつ子どもの運動・動作能力を比較評価する方法である．

Johnson らは，①脳性麻痺児（者）のどの程度が，治療によって身体的および経済的に自立しうるのか，②どの程度が介助を要しない生産的な市民になりうるのか，③社会参加をうながすために最も有効な治療法は何か，という問題に対し，統計学的に処理できる客観的指標がないことを問題とした．そして，運動機能や障害を知能検査のようにスコア化して，運動障害の評価（程度）や治療経過，治療効果の判定を客観的にすることを試みたものが「運動年齢テスト」である．

テスト構成は，健常児では6歳で身体的自立，将来の社会経済的独立に必要な運動機能を備えるとして，出生から6歳までの運動機能・能力をテストするようになっている．テスト項目は，Gesellらの小児発達に関する研究が参考にされ，テストの再現性を保証し，検査者のバイアスを除外するために，食事の動作のような複雑な動作は除外し，パフォーマンスの要素技能を検査できるように種々の検査器具を開発している（図）．各テスト項目は，健常者に試行した結果をもとに標準化され，上肢機能を評価する上肢42項目と，下肢と体幹機能を評価する下肢38項目から構成される（表1-1, 2）．テストの所要時間は20～30分である．

テスト結果は，発達順序に従って並べられた検査項目を順にテストし，項目が「できる」もしくは「できない」によって判定される．「できる」項

発達【小児】(MAT)

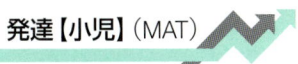

表1-1 上肢運動年齢テスト表[1)]

氏　名		（男・女）			年　　月　　日生						
病　名		病　型									
利き手					（+）(−)は装具の有無を示す						

月　数	検査項目 / 検査月日	(−)	(+)	(−)	(+)	(−)	(+)	(−)	(+)
4月	がらがらにぎり	4	4	4	4	4	4	4	4
7月	2.5cm サイコロにぎり	1	1	1	1	1	1	1	1
	同　　　　　親指を使って	1	1	1	1	1	1	1	1
	同　　　　　他手移しかえ	1	1	1	1	1	1	1	1
10月	0.6cm ビーズを親指と他の1指で正しくつまみあげる	3	3	3	3	3	3	3	3
12月	ビーズをつまんで5cm径のびんに入れる	1	1	1	1	1	1	1	1
	3.7cm サイコロ積み（2個）	1	1	1	1	1	1	1	1
18月	同　　　　　　（3個）	6	6	6	6	6	6	6	6
21月	同　　　　　　（5個）	3	3	3	3	3	3	3	3
24月	同　　　　　　（6個）	1	1	1	1	1	1	1	1
	ページめくり（6ページ中4ページ）	1	1	1	1	1	1	1	1
	1.2cm のビーズ通し	1	1	1	1	1	1	1	1
30月	3.7cm サイコロ積み（8個）	3	3	3	3	3	3	3	3
	クレヨンをにぎってかく	3	3	3	3	3	3	3	3
36月	3.7cm サイコロ積み（9個）	3	3	3	3	3	3	3	3
	ビーズをびんの中に入れる（10個/30秒）	3	3	3	3	3	3	3	3
48月	同　　　　　　　　　　（10個/25秒）	3	3	3	3	3	3	3	3
	電機運筆（輪）	3	3	3	3	3	3	3	3
	3ボタン電気回路（良い手，9個/10秒）	1.5	1.5	1.5	1.5	1.5	1.5	1.5	1.5
	同　　　　　（悪い手，8個/10秒）	1.5	1.5	1.5	1.5	1.5	1.5	1.5	1.5
	木釘45本立（180秒）	3	3	3	3	3	3	3	3
60月	電機運筆（四角）	6	6	6	6	6	6	6	6
	ビーズをびんの中に入れる（10個/20秒）	6	6	6	6	6	6	6	6
	小　　　計								
66月	糸まき（20秒）	0.6	0.6	0.6	0.6	0.6	0.6	0.6	0.6
	木釘45本立て（140秒）	0.7	0.7	0.7	0.7	0.7	0.7	0.7	0.7
	木釘5本立て（ピンセットで60秒）	0.7	0.7	0.7	0.7	0.7	0.7	0.7	0.7
	3ボタン電気回路（良い手，10個/10秒）	0.7	0.7	0.7	0.7	0.7	0.7	0.7	0.7
	同　　　　　（悪い手，9個/10秒）	0.7	0.7	0.7	0.7	0.7	0.7	0.7	0.7
	水平2ボタン電気回路（6個/10秒）	0.7	0.7	0.7	0.7	0.7	0.7	0.7	0.7
	垂直2ボタン電気回路（6個/10秒）	0.7	0.7	0.7	0.7	0.7	0.7	0.7	0.7
	ハンドルまわし（良い手，55秒）	0.6	0.6	0.6	0.6	0.6	0.6	0.6	0.6
	同　　　（悪い手，60秒）	0.6	0.6	0.6	0.6	0.6	0.6	0.6	0.6
72月	電気運筆（星）	0.6	0.6	0.6	0.6	0.6	0.6	0.6	0.6
	糸まき（15秒）	0.6	0.6	0.6	0.6	0.6	0.6	0.6	0.6
	木釘5本立て（ピンセットで35秒）	0.6	0.6	0.6	0.6	0.6	0.6	0.6	0.6
	木釘45本立て（130秒）	0.6	0.6	0.6	0.6	0.6	0.6	0.6	0.6
	3ボタン電気回路（良い手，11個/10秒）	0.6	0.6	0.6	0.6	0.6	0.6	0.6	0.6
	同　　　　　（悪い手，10個/10秒）	0.6	0.6	0.6	0.6	0.6	0.6	0.6	0.6
	水平2ボタン電気回路（8個/10秒）	0.6	0.6	0.6	0.6	0.6	0.6	0.6	0.6
	垂直2ボタン電気回路（7個/10秒）	0.6	0.6	0.6	0.6	0.6	0.6	0.6	0.6
	ハンドルまわし（良い手，50秒）	0.6	0.6	0.6	0.6	0.6	0.6	0.6	0.6
	同　　　（悪い手，55秒）	0.6	0.6	0.6	0.6	0.6	0.6	0.6	0.6
	合　　　計（上肢運動年齢）								
	（暦年齢）								
	UMQ（MA/CA×100）（上肢運動指数）								
	検査者氏名								

I 機能障害評価

表 1-2 下肢運動年齢テスト表[1]

患者名			男 女	年	月	日生

（装具（＋）種類）									
発達年齢	検　査　月　日　　　年		月	日	月	日	月	日	月	日
	装　具　＋　－		－	＋	－	＋	－	＋	－	＋

発達年齢		項目							
4月	①	よりかかってお座り 両下肢の位置はどうでもよいが検者が認められる程度壁などによりかかって座っている．	2	2	2	2	2	2	2	2
	②	首のすわり 身体を真っすぐにして頭を上げて保つ．頭が前後に傾くようなことがあってもすぐに上げられる．	2	2	2	2	2	2	2	2
7月	①	おすわり（1分以上） 全然介助なしで坐る．床に手をついてもよいが体幹は45°以上傾いてはいけない．頭および脚の位置はどうでもよい．	3	3	3	3	3	3	3	3
10月	①	寝返り（両側へ1回転以上）	1	1	1	1	1	1	1	1
	②	つかまり立ち（30秒） 片手または両手で物につかまり立っている．もたれてはいけない．	1	1	1	1	1	1	1	1
	③	はいはい（1分間に1.8m以上） いざり這いでもなんでも，とにかく自分で移動すればよい．	1	1	1	1	1	1	1	1
12月	①	四つ這い（15秒間に1.8m以上） 手膝4つを交互に動かして移動，かえるとびは不可．	1	1	1	1	1	1	1	1
	②	つかまって立ち上がり 自分で物につかまって立ち上がりそのまま立位を保つ．つかまる物にもたれてはならない．	1	1	1	1	1	1	1	1
15月	①	歩行と立ち止まり 5，6歩あるいて立ち止まり，また歩き出すことができる．	3	3	3	3	3	3	3	3
18月	①	かけあし（15mころばないで）	1	1	1	1	1	1	1	1
	②	階段を昇る． 標準階段（15cm　6段）を這う，立つ 手すりにつかまるなどどんな方法でもよいからひとりで昇る．	1	1	1	1	1	1	1	1
	③	肘かけ椅子に腰かける． 介助なしで歩いて行って，かけることができる．	1	1	1	1	1	1	1	1
21月	①	階段を降りる． 検者が患者の片手をもちバランスのみを支えてやる．	1.5	1.5	1.5	1.5	1.5	1.5	1.5	1.5
	②	階段を昇る． 両手または片手で手すりにつかまって可（肘や胸を手すりにかけてはならない）．	1.5	1.5	1.5	1.5	1.5	1.5	1.5	1.5
24月	①	走る（15mを転ばないで；普通のランニング）．	1.5	1.5	1.5	1.5	1.5	1.5	1.5	1.5
	②	階段を降りる． 両手または片手で手すりにつかまて可（肘や胸をもたせかけてはならない）．	1.5	1.5	1.5	1.5	1.5	1.5	1.5	1.5
30月	①	両足同時にその場でジャンプ．	6	6	6	6	6	6	6	6
36月	①	両足交互に階段昇降（介助なしで6段）．	3	3	3	3	3	3	3	3
	②	台よりとび降り（15cm台から両足揃えバランスを保つ）．	3	3	3	3	3	3	3	3
42月	①	片脚立ち（2秒間）．片方できればよい．	6	6	6	6	6	6	6	6
48月	①	走り幅とび．助走1.8mで30cm以上とび，両足同時に地につけてバランスを保つ．	3	3	3	3	3	3	3	3
	②	その場とび．15cm以上とびバランスを保つ．	3	3	3	3	3	3	3	3
54月	①	片脚とび（前方へ4回）片方できればよい．	6	6	6	6	6	6	6	6
60月	①	交互に片脚とび（スキップ）3m以上	2	2	2	2	2	2	2	2
	②	片脚立ち（8秒間）片方できればよい．	2	2	2	2	2	2	2	2
	③	線上歩行　2.5cm幅の線上に足底の一部がかかっていればよい．	2	2	2	2	2	2	2	2
72月	①	30cm台からとび降り接地のさい，爪先からつき，バランスを保ちながら踵を降ろす．	6	6	6	6	6	6	6	6
	②	目を閉じて片脚立ち 最初一側で立ち他側に変えるときも閉じたまま行わねばならない．	6	6	6	6	6	6	6	6
（下肢運動年齢）										
（暦年齢）										
（下肢運動指数）（LMQ）（MA/CA）										
（検者名）										

発達【小児】(MAT)

図 Johnson運動年齢テスト，上肢機能評価用のテスト器具[1]

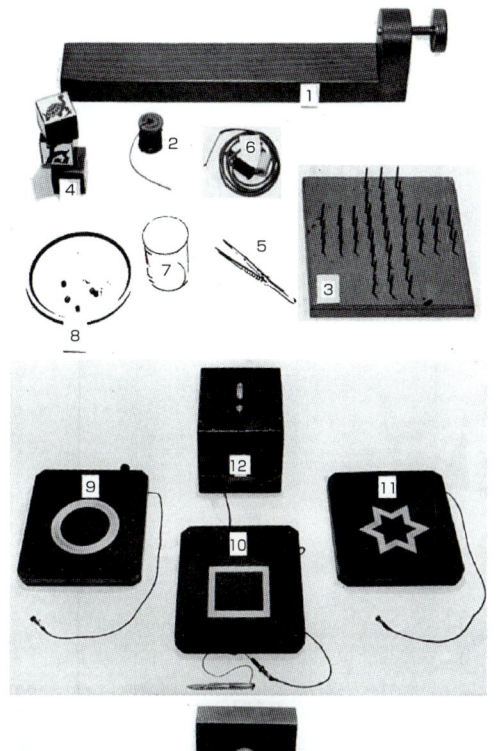

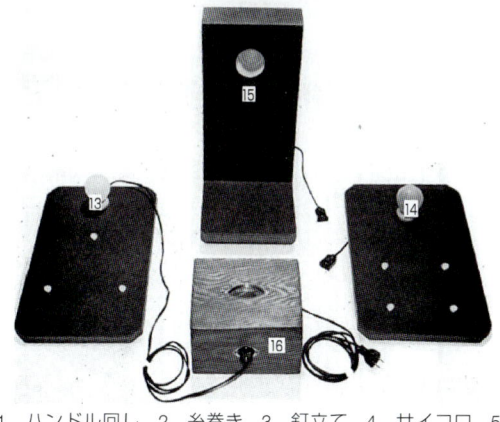

1. ハンドル回し，2. 糸巻き，3. 釘立て，4. サイコロ，5. ピンセット，6. ビーズ通し，7. びん，8. 小皿とビーズ，9. 電気運筆（輪），10. 電気運筆（四角）とペン，11. 電気運筆（星），12. バッテリー，13. 3ボタン電気回路，14. 水平2ボタン電気回路，15. 垂直2ボタン電気回路，16. トランスファーボックス

目の得点を加算して得たスコアを月齢で表し，これを運動年齢（Motor Age；MA）とする．この値を，暦年齢（Chronological Age；CA）で除した比率（％）が運動指数（Motor Quotient；MQ）で，運動指数（MQ）＝運動年齢（MA）/暦年齢（CA）× 100 で算出される．

たとえば，上肢検査で，脳性麻痺児（痙直型対麻痺）の5歳3カ月児（暦年齢63カ月）の男児が，検査課題48月「3ボタン電気回路（悪い手，8個，10秒）」までできて，その後の連続する3課題で失敗した場合，ここで検査を終了し，運動年齢（MA）と運動指数（MQ）を算出する．運動年齢（MA）は検査点数を加算し（この場合40.5点）となり，運動指数（MQ）は"（運動年齢（MA）40.5/暦年齢63カ月）× 100"で64.3となる．この結果から，この男児の上肢パフォーマンスレベルは基準値以下であると診断される．テスト結果から，子どもの運動年齢を客観的に段階づけ，運動機能の状況と問題，運動能力到達度などを知ることができる．

❹ 信頼性・妥当性

Johnsonらは，初出論文において，各テスト項目は健常者に試行した結果をもとに，標準化したことと，検査の持ち越し効果のないこと，テスト再テスト法により，検査者間信頼性を得たことを述べている．その後，検査の信頼性，および妥当性を検証した報告を見出すことはできない．

❺ 普及度

小児リハビリテーションの分野においては，運動機能評価尺度ではGMFM，日常生活および能力障害の評価尺度ではWee FIM，PEDIなどが信頼性と妥当性を備え，標準化された評価尺度として用いられることが多い．

❻ その他トピックス

脳性麻痺児（者）の運動機能評価のほか，脳卒中片麻痺患者などの運動機能評価にも用いられる[2]．成人で使用する場合は，運動年齢とせずに，検査点数を算出する．

おわりに

運動発達評価は，MATのように課題の運動（動作）ができるか否かの測定に加えて，動作分析の視点で，運動のパターンや協調性などの正常と異常性の評価や課題（問題）分析などを行い，運動発達を理解することも重要である．また，脳性まひ

などでは，視知覚系の障害や構成能力の障害などの高次脳機能障害を合併している場合も多く，これらの検査を加えることが，適切な治療・指導に結びつく．

文献

1) Johnson MK et al：The motor age test：measurement of motor handicaps in children with neuromuscular disorders such as cerebral palsy. *J Bone Joint Surg Am* 33-A(3)：698-707, 1951.
2) 中村隆一編：脳卒中のリハビリテーション，新訂第2版，永井書店，2000, pp 204-205.

I 機能障害評価
発達

18 デンバー発達判定法（DENVER II）

大城昌平（聖隷クリストファー大学大学院リハビリテーション科学研究科）

key words デンバー発達判定法（DENVER II），発達障害，発達遅滞，運動発達検査，知能検査，発達スクリーニング検査

はじめに

デンバー発達判定法（DENVER II）は発達スクリーニング検査の1つで，発達に問題をもつ可能性のある子どもを早期に発見して，発達状態に適した適切な治療・支援を行うことを目的としたものである．子ども発達状況を乳幼児検診や小児科発達外来で簡易に，かつ客観的に判定することが可能である．

1 デンバー発達判定法（DENVER II）

❶ 開発者

開発者は Frankenburg WK（コロラド大学）である．

❷ 開発時期・初出文献

本検査法は，1967年に出版された Denver Developmental Screening Test（DDST）の改訂版である．DDST は，発達に問題のある子どもの早期発見を目的とした発達スクリーニング検査法として，多くの国々で使用されている．検査は，誕生から6歳までの乳幼児を対象に，子どもの行動を「個人—社会」，「微細運動—適応」，「言語」，「粗大運動」の4分野に分類し，各観察項目で被検児が同年齢の子どもの発達状況と同程度の発達段階にあるか否かを判定するものである．

しかし，DDST が初版された時と現在とでは，子どもの発達状況が大きく変化していることや，測定の手技や項目判定の問題点などについて改訂すべき点があり，米国の子どもを対象として標準化し，改訂されたものが DENVER II である．そして，これを日本小児保健協会が日本の子どもを対象に標準化し，「DENVER II—デンバー発達判定法」が出版された[1]．

DENVER II の初出文献は以下のとおりである[1]．

▶ Frankenburg WK 原著，日本小児保健協会編：DENVER II—デンバー発達判定法，日本小児医事出版社，2003[1]．

❸ 特徴

DENVER II では，観察項目は125項目となり，言語観察項目が39項目に増補されている．また，親の報告のみによって判定された観察項目が39項目（31％）と少なくされた．加えて，観察実施中の子どもの様子（子どもの印象，検査の受け入れ，興味，注意を向けている時間）の記録欄が設けられた．

DENVER II の記録票（表）には，横軸に出生から6歳までの月年齢のスケールがあり，縦軸に発達4領域の観察項目が配列され，各観察項目には子どもの25％，50％，75％，90％が達成できる月年齢を図示した標準枠が示されている．

観察結果は，各観察項目について，合格の場合（子どもがその項目ができたとき，あるいは保護

表 DENVER Ⅱ記録票[1)]

DENVER Ⅱ 記録票

記録日 ＿＿年＿＿月＿＿日　整理番号 ＿＿＿＿＿＿
生年月日 ＿＿年＿＿月＿＿日　氏　名 ＿＿＿＿＿＿
年月日齢 ＿＿年＿＿月＿＿日　記録者 ＿＿＿＿＿＿

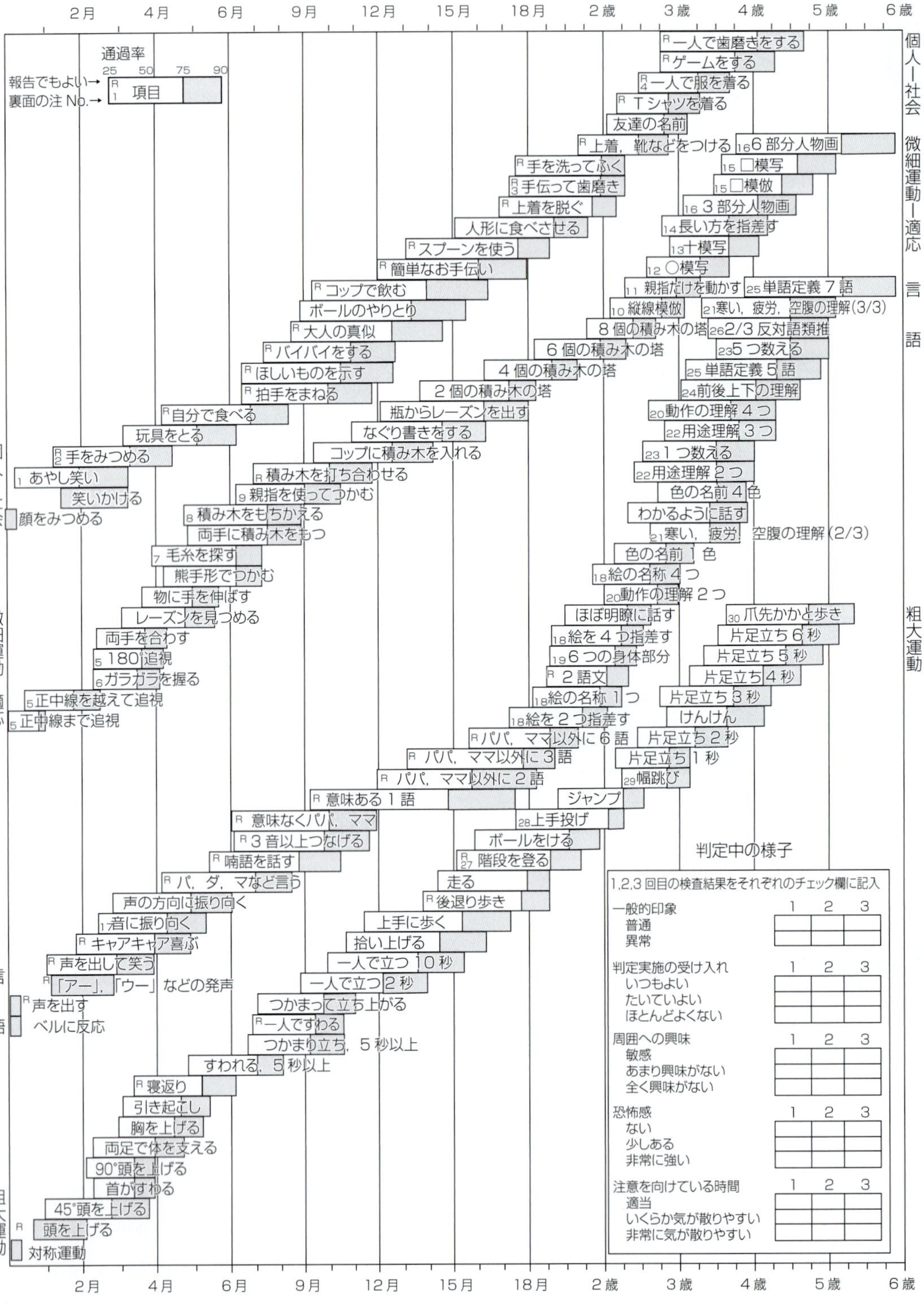
2月
4月
6月
9月
12月
15月
18月
2歳
3歳
4歳
5歳
6歳
通過率
25 50 75 90
報告でもよい→
裏面の注 No.→
R 1 項目
個人−社会
一人で歯磨きをする
ゲームをする
一人で服を着る
Tシャツを着る
友達の名前
上着，靴などをつける
手を洗ってふく
手伝って歯磨き
上着を脱ぐ
人形に食べさせる
スプーンを使う
簡単なお手伝い
コップで飲む
ボールのやりとり
大人の真似
バイバイをする
ほしいものを示す
拍手をまねる
自分で食べる
玩具をとる
手をみつめる
あやし笑い
笑いかける
顔をみつめる
微細運動−適応
6部分人物画
□模写
□模倣
3部分人物画
長い方を指差す
十模写
○模写
親指だけを動かす
縦線模倣
8個の積み木の塔
6個の積み木の塔
4個の積み木の塔
2個の積み木の塔
瓶からレーズンを出す
なぐり書きをする
コップに積み木を入れる
積み木を打ち合わせる
親指を使ってつかむ
積み木をもちかえる
両手に積み木をもつ
毛糸を探す
熊手形でつかむ
物に手を伸ばす
レーズンを見つめる
両手を合わす
180 追視
ガラガラを握る
正中線を越えて追視
正中線まで追視
言語
単語定義7語
寒い，疲労，空腹の理解(3/3)
2/3反対語類推
5つ数える
単語定義5語
前後上下の理解
動作の理解4つ
用途理解3つ
1つ数える
用途理解2つ
色の名前4色
わかるように話す
寒い，疲労，空腹の理解(2/3)
色の名前1色
絵の名称4つ
動作の理解2つ
ほぼ明瞭に話す
絵を4つ指差す
6つの身体部分
2語文
絵の名称1つ
絵を2つ指差す
パパ，ママ以外に6語
パパ，ママ以外に3語
パパ，ママ以外に2語
意味ある1語
意味なくパパ，ママ
3音以上つなげる
喃語を話す
パ，ダ，マなど言う
声の方向に振り向く
音に振り向く
キャアキャア喜ぶ
声を出して笑う
「アー」，「ウー」などの発声
声を出す
ベルに反応
粗大運動
爪先かかと歩き
片足立ち6秒
片足立ち5秒
片足立ち4秒
片足立ち3秒
けんけん
片足立ち2秒
片足立ち1秒
幅跳び
ジャンプ
上手投げ
ボールをける
階段を登る
走る
後退り歩き
上手に歩く
拾い上げる
一人で立つ10秒
一人で立つ2秒
つかまって立ち上がる
一人ですわる
つかまり立ち，5秒以上
すわれる，5秒以上
寝返り
引き起こし
胸を上げる
両足で体を支える
90°頭を上げる
首がすわる
45°頭を上げる
頭を上げる
対称運動
判定中の様子
1,2,3回目の検査結果をそれぞれのチェック欄に記入
一般的印象 1 2 3
普通
異常
判定実施の受け入れ 1 2 3
いつもよい
たいていよい
ほとんどよくない
周囲への興味 1 2 3
敏感
あまり興味がない
全く興味がない
恐怖感 1 2 3
ない
少しある
非常に強い
注意を向けている時間 1 2 3
適当
いくらか気が散りやすい
非常に気が散りやすい

263-01166

者より「できる」と報告されたとき)は「P」, 不合格の場合(子どもがその項目ができないとき, あるいは保護者より「できない」と報告されたとき)は「F」, その項目を経験したことがない, あるいは保護者がさせない場合は「NO」, 拒否の場合は「R」を, 標準枠に記載する. 年月齢線が標準枠の75〜90％達成率の間を通過する観察項目を子どもができない場合は, その観察項目について, その子どもは「要注意」と判定される. 年月齢線の左側にある標準枠の項目ができない場合には「遅れ」と判定する. 総合判断として, ①「正常」:「遅れ」が1つもなく,「要注意」が1項目以下の場合, ②「疑い」:「要注意」が2つ以上, および/または「遅れが」1つ以上の場合, ③「判定不能」: 年月齢線より完全に左側にある項目, あるいは75〜90％の間に年月齢線がある項目のうち1つ以上拒否がある場合, に分類される. 再度の判定を行っても, 判定結果が「疑い」, あるいは「判定不能」であるときには, 専門機関に紹介するなどの対応をするように記載されている.

❹ 信頼性・妥当性

DDSTについては, テスト再テスト法により, 検者間, 検者内ともに信頼性が高いことが証明されている. また, 妥当性について, DDSTとスタンフォード・ビネー検査, 改訂ベイレイ乳幼児検査との関連を分析した結果は, 高い一致性が示されている. また, スクリーニング精度についても高い結果が報告されている.

DENVER Ⅱの日本版では, 日本の子どもを対象として最終有効資料1,819件を集め, 標準化作業が行われ, 表の各観察項目の標準化が作成されている[2].

❺ 普及度

発達障害や発達遅滞のスクリーニングとして, 臨床的に広く使用され, 研究面でも, 活用されている.

日本小児保健協会が講習会などを開催し, 普及に努めている.

❻ その他トピックス

DENVER Ⅱの実施には, 約20〜30分を要するため, 短時間で判定したい場合や, 多数を判定する場合のために,「DENVER Ⅱ予備判定票」が準備されている. この予備判定票は, DENVER Ⅱの質問項目のなかから90項目が選ばれて構成され, 保護者が記載する形式になっている.

おわりに

本検査法は, 発達の気がかりな子どもに発達上の問題があるかどうかを判定するもので, 診断や発達をDQやIQなどの数字で評価する方法ではない. 被検児の年月齢線から発達の遅れている発達領域を知ることもでき, 発達支援の活用も可能である.

文献

1) Frankenburg WK 原著, 日本小児保健協会編：DENVER Ⅱ-デンバー発達判定法, 日本小児医事出版社, 2003.
2) 清水凡生：DENVER Ⅱの我が国における標準化とその実践法　原著DENVER Ⅱの特性と我が国における標準化. 小児保健研究 65(2)：216-218, 2006.

I 機能障害評価
発達【小児】

19 ブラゼルトン新生児行動評価（NBAS）

大城昌平（聖隷クリストファー大学大学院リハビリテーション科学研究科）

key words ブラゼルトン新生児行動評価（NBAS），新生児，神経行動発達，外環境，自己調整，相互作用調整

はじめに

新生児期の発達評価には，Brazeltonの新生児行動評価（Neonatal Behavioral Assessment Scale；NBAS）や，Dubowitzの神経学的検査法（The neulological assessment of the preterm and full-term infant）や，Prechtlの自発運動（General movements；GMs）の観察法などがある．新生児期の評価は，児の発達上の問題や課題を早期に発見して，発達的介入を行い，児への発達促進や障害の予防，養育者への育児指導やカウンセリングなどの介入を計画・実施することである．本稿では，NBASについて概説する．

1 ブラゼルトン新生児行動評価（NBAS）

❶ 開発者

開発者はBrazelton TBである．

❷ 開発時期・初出文献

NBASは，1973年にBrazelton TB（現 ハーバード大学名誉教授）によって開発された新生児の神経行動発達の評価方法である[1]．

▶ Brazelton TB：Neonatal Behavioral Assessment Scale. In Clinics. in Developmental Medicine, No.50. Spastics International Medical Publications. William Heinemann Medical Books Ltd., London, 1973[1].

その後1984年に第2版，1995年に第3版が出版されている．

❸ 特徴

Brazeltonは，新生児行動を4つの行動の枠組みから示している．すなわち，自律神経系，運動系，状態系，注意/相互作用系の4つの行動系が階層的にシステムを構築し，発達とともに，システム全体が組織化され，外界との相互作用を図るとしている．自律神経系は呼吸器系，循環器系，内臓器系など生理機能の恒常性，運動系は姿勢や自発運動，原始反射の活動性などの運動調整能力，状態系は睡眠-覚醒リズムや意識状態の調整能力，注意/相互作用系は視聴覚刺激に対する反応や覚醒状態を調整して外界とかかわる能力を示す．これら4つの行動系は階層構造からなり，最下部の自律神経系の安定から，上位の運動系，注意/相互作用系へとシステムの組織化が進む（図1）．これら4つの行動系の組織化は，中枢神経系の発達，外環境との相互作用に影響される．

NBASでは，新生児を外界との相互作用によって諸機能を獲得する主体としてとらえており，新生児の発達は生得的行動，中枢神経系の成熟，外環境の相互作用によって獲得されるとしている．したがって，NBASは単なる新生児の刺激-反応性をみる評価法ではなく，外界との相互作用の過程における新生児の神経行動調整能力と，外界との相互作用調整能力を評価しようとするものであ

発達【小児】(NBAS)

る．具体的には，新生児と評価者，外刺激との相互作用を通して，①新生児の各行動系の安定と全体の組織化，②新生児が外界から受ける影響（ストレス），③新生児の能動的な外界への行動（相互作用の能力）を評価するように意図されている（図2）．また，NBASでは児の行動反応を「正常」もしくは「異常」という枠組みで評価するものではなく，児のもつ最高の行動（best performance）が評価の対象となる．したがって，評価者には児が best performance を発揮できるように，児の過剰な反応を抑制したり，抱き上げたり，吸啜させたりして，児の行動を調整することが必要となる．このような NBAS の概念は，児の発達支援にかかわる支援者が児の行動をよりよく理解することや，個別的な発達ケアの計画，そして両親の育児支援に有益となる．

(1) 構成

NBAS の項目構成は，28 項目の行動評価と 18

図1 新生児の行動システムと7つのクラスター[3]

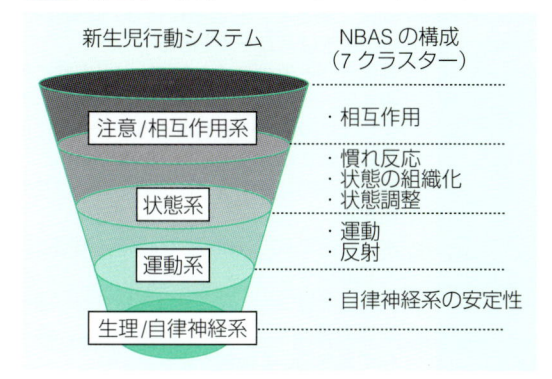

図2 NBAS の概要[3]

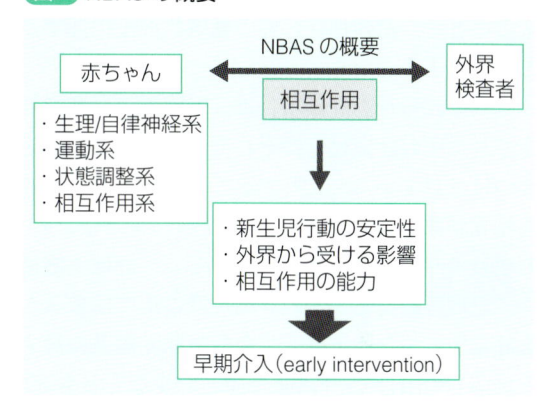

表1 NBAS の評価項目とクラスター分類[3]

クラスター	評価項目		
慣れ現象 (habituation)	光に対する漸減反応 ベルの音に対する漸減反応	ガラガラの音に対する漸減反応 足への触覚刺激に対する漸減反応	
方位反応 (orientation)	非生命的視覚刺激 生命的視覚刺激 敏活さ	非生命的聴覚刺激 生命的聴覚刺激	非生命的視聴覚刺激 生命的視聴覚刺激
運動 (motor)	全身的な筋緊張 防御運動	運動の成熟度 活動性	座位への引き起こし
状態の幅 (range of state)	興奮の頂点 興奮性	状態向上の迅速性 状態の易変化性	
状態の調整 (regulation of state)	抱擁 自己鎮静行動	干渉によるなだめ 手を口にもっていく行動	
自律系の安定性 (autonomic stability)	振戦　　驚愕 皮膚の色の変化性		
誘発反応 (reflexes)	足底把握反射 Babinski 反射 足クローヌス 四方反射 吸啜反射 眉間反射	他動運動（上肢） 他動運動（下肢） 手の把握反射 台乗せ反射（placing） 起立反射 自律歩行	匍匐反射 側弯反射 頭と眼の緊張性偏位 眼振 （非対称性）緊張性頸反射 Moro 反射
補足項目	敏活な反応の質 全般的興奮性 状態の調整（state regulation） 検者の情緒的反応（examiner's emotional response）	注意の代価 たくましさと耐久力	検者による援助

I 機能障害評価

項目の神経学的評価(Prechtle & Beintemaに基づいている)からなり(表1),加えて,ストレスを受けやすいリスク児(未熟児など)のために補足項目(9項目)が付加されている.これらの評価項目は7つの項目群(クラスター)に分類でき,この7つのクラスターは新生児行動の4つの行動系に対応している(図1).自律神経系クラスターは自律神経系,運動と反射クラスターは運動調整,状態の幅と状態調整クラスターは状態系の組織化,方位反応クラスターは相互作用能力を示す.NBASの評価結果を7つのクラスターの枠組みからとらえることで,児の神経行動の発達状況を把握することができる.

それぞれの行動評価項目は,9段階の尺度で評定され,その評定尺度はそれぞれの項目ごとに定義づけされている.1例として,表2に「生命的視聴覚刺激に対する反応」と「干渉によるなだめ」の項目の9段階の評価尺度を示した.評価実施後に,児の行動反応がどの評価尺度にあてはまるかを評定する.たとえば,「生命的視聴覚刺激に対する反応」の項目で,「両眼と頭とで少なくとも60°水平方向に追視し,少しは垂直方向にも追視できる」ようであれば,評価尺度「7」のスコアにマークする.評価尺度は,スコア「9」が最もよい反応を示す項目もあれば,スコア「5」が最もよい反応を示す項目もある.神経学的評価項目は,正常反応・低反応・過剰反応・非対称性の4段階の尺度で評価され,異常項目数が3つ以上みられるような場合は,ほかの詳細な神経学的検査の必要性を示唆する.

(2) 評価の実施

新生児行動は意識レベル(状態:ステート)との関係が深く,児のステートによって刺激の受容性,反応性が異なるため,児のステートに応じた検査の実施が重要となる.検査は原則として哺乳と哺乳の中間の時間帯で,覚醒に近づく浅睡眠(REM睡眠)から開始する.評価項目の配置は,評価の進行に伴い,弱い刺激からしだいに強い刺激に移行するようになっており,評価項目はおおむね「漸減反応」「運動─口腔」「体幹」「前庭」「相互作用」の5つのパッケージに分類される.パッケージは1つの塊となり,パッケージごとに評価

表2 NBASにおける評定尺度の1例:「生命的視聴覚刺激に対する反応」と「なだめの反応」[2]

評価項目	採点定義
方位反応・生命的視聴覚刺激	1:刺激物を見つめないし追視もしない. 2:刺激で鎮まり,表情が輝く. 3:鎮まり,提示された刺激物を見つめるが,ほとんど自発的な関心を示さず,少しだけ追う. 4:鎮まり,刺激物を見つめ,30°追視するが痙動的な動きである. 5:刺激物を見つめ,両眼で水平方向に少なくとも30°追視する.スムーズな動きを示し,刺激物を見失ってもまた見つめる. 6:両眼と頭とで,左と右に各30°追視する.眼の動きはスムーズである. 7:両眼と頭とで少なくとも60°水平方向に追視する.少しは垂直方向にも追視する.部分的に連続した動きである.時々刺激物を見失う.追視のために頭を回転する. 8:水平方向に60°,垂直方向に30°,両眼と頭とで追視する. 9:刺激物を見つめ,スムーズで持続的な頭の動きを伴って,水平,垂直方向に,また180°弧を描いて追視する.
干渉によるなだめ	1:なだめられない. 2:服を着せ,抱いて揺らすことに加えて,おしゃぶりや指をしゃぶらせる. 3:服を着せ,腕の中に抱いて揺らす. 4:抱いて揺らす. 5:抱き上げ,抱いておく. 6:腹の上に検者の手をあて,児の片方または両腕を軽く押さえて抑制する. 7:腹の上に手をしっかりとあてておく. 8:声をかけ,顔を見せるのみ. 9:検者の顔を見せるのみ.

を進めることが原則である(図3).ただし,「相互作用」パッケージは児が敏活状態(ステート4)になった時点でどこに配置してもよく,児のステートを判断して,臨機応変に対応する(一度ステート6になった後のステート4で行うと児の反応がよい).

評価の実施時期は,成熟児では出生後から,早産児では児の成熟度に応じておおむね修正30週後半から実施することができるが,児のストレスの現れに応じて,評価可能な項目(「漸減反応」や「方位反応」パッケージなど)から始めることもできる.評価は新生児期に数回(3回が好ましい)行

図3 NBASのパッケージと評価の進行[2]

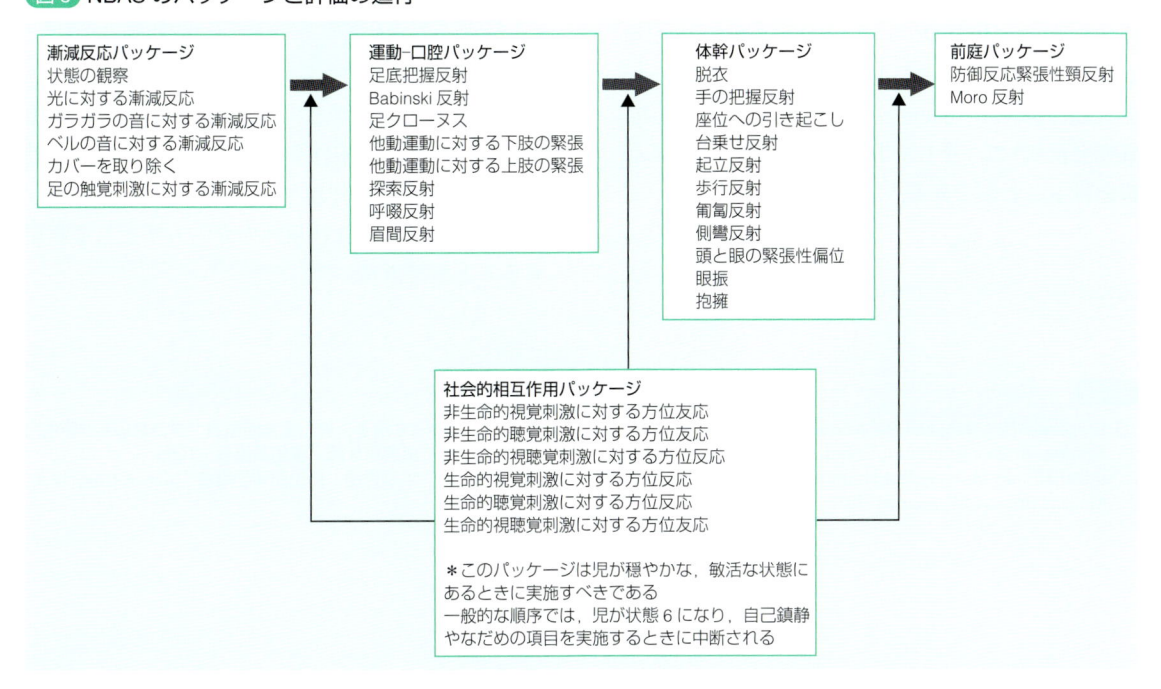

漸減反応パッケージ
- 状態の観察
- 光に対する漸減反応
- ガラガラの音に対する漸減反応
- ベルの音に対する漸減反応
- カバーを取り除く
- 足の触覚刺激に対する漸減反応

運動―口腔パッケージ
- 足底把握反射
- Babinski 反射
- 足クローヌス
- 他動運動に対する下肢の緊張
- 他動運動に対する上肢の緊張
- 探索反射
- 呼啜反射
- 眉間反射

体幹パッケージ
- 脱衣
- 手の把握反射
- 座位への引き起こし
- 台乗せ反射
- 起立反射
- 歩行反射
- 匍匐反射
- 側彎反射
- 頭と眼の緊張性偏位
- 眼振
- 抱擁

前庭パッケージ
- 防御反応緊張性頸反射
- Moro 反射

社会的相互作用パッケージ
- 非生命的視覚刺激に対する方位反応
- 非生命的聴覚刺激に対する方位反応
- 非生命的視聴覚刺激に対する方位反応
- 生命的視覚刺激に対する方位反応
- 生命的聴覚刺激に対する方位反応
- 生命的視聴覚刺激に対する方位反応

＊このパッケージは児が穏やかな，敏活な状態にあるときに実施すべきである
一般的な順序では，児が状態6になり，自己鎮静やなだめの項目を実施するときに中断される

い，行動の発達変化に注目することで，発達の推移を推測することが可能である．

❹ 信頼性・妥当性

　テスト―再テストによる信頼性の検討では，有意性はあるものの，相関の程度は低から中程度である．しかし，これはひとりひとりの新生児の行動の特徴を表すものであり（たとえば，安定している児，変化しやすい児など），再現性が低いことが新生児の特徴でもある．胎児期および周産期の発達リスク要因とNBASとの関係についての検討では，両者には有意な関連があることが示されている．また，NBASの評価結果と乳児発達の関連の検討では，NBASのいくつかの項目と乳児期のBayley Scaleの精神運動発達指数に有意な相関関係が見出されている．さらに，母親の育児行動とNBASによる新生児行動の関連を検討した報告などもある．低出生体重児209名をコホートとした，NBASと発達予後との関係を検討した研究では，両者間には有意な関連があり，ロジスティック回帰モデルを用いた感度の算出では高い予測度を示し，NBASによる発達予後のスクリーニングとしての有用性が明らかにされている．

❺ 普及度

　NBASは新生児小児科分野および発達心理学分野の臨床・研究に世界的に広く利用されている．研究面では，胎生期および周産期因子と新生児行動に関する研究，新生児行動の文化間比較，新生児期の行動と発達予後の研究，早産・低出生体重などのリスク児の行動特性に関する研究，母（養育者）子相互作用に関する研究，介入研究の帰結評価尺度としての利用などである．PubMedにて"Neonatal Behavioral Assessment Scale"と"NBAS"をand検索すると，2000年以降で31件の発表論文が検出される．また，NBASは個々の新生児の行動特性を評価して，発達ケアプランや母子（家族）介入のための介入ツールとして用いられ，近年ではこの面での活用に，有用性が示されている．

❻ その他トピックス

　NBASの実施にあたって，評価者は検査手技やハンドリング技術，児の示す行動に対する評定判断などを学ぶ必要がある．そのため，初期コース（introduction course）と評価者認定コース（certification course）を受講することが望ましい．コー

スは米国ではボストンのBrazelton Institute (http://www.brazelton-institute.com/aboutbi.html)，日本ではNBAS研究会(http://www.seirei.ac.jp/web/teacher/ohgi/index.htm，NBAS研究会浜松)の，それぞれのウェブサイトから情報を得ることができる．

おわりに

NBASは児と環境との相互作用を通して，新生児の神経行動の安定性や不安定性，新生児の能動的な外界への相互作用の能力をみることができ，環境調整や母子相互作用への介入方法として利用することができる．

文献

1) Brazelton TB : Neonatal Behavioral Assessment Scale. In Clinics. in Developmental Medicine, No.50, Spastics International Medical Publications. William Heinemann Medical Books Ltd., London, 1973.
2) Brazelton TB 編著，穐山富太郎監訳：ブラゼルトン新生児行動評価，原著第3版，医歯薬出版，1998.
3) 大城昌平，木原秀樹：新生児理学療法，メディカルプレス，2008.

I 機能障害評価
発達【小児】

20 新版 K 式発達検査

大城昌平(聖隷クリストファー大学大学院リハビリテーション科学研究科)

key words 新版 K 式発達検査, 発達プロフィール, 発達指数(DQ), 発達スクリーニング, 発達フォローアップ, 発達支援

はじめに

発達検査は, 子どものもつ種々の機能(運動・言語・知覚・認知・社会性など)の発達状況を測定し, 現在の発達の状況を把握し, 発達障害や遅滞の早期発見を行い, 発達支援・指導を行うものである. 発達検査には, 遠城寺式乳幼児分析的発達検査法, 乳幼児精神発達診断法(津守式), 新版 K 式発達検査, デンバー発達判定法(DENVER II)などがある. 本稿では新版 K 式発達検査を紹介する.

1 新版 K 式発達検査

❶ 開発者

京都市児童院(現 京都市児童福祉センター)の生澤雅夫が島津峯真, 広田実と協力し, 作成した[1].

❷ 開発時期・初出文献

新版 K 式発達検査の原型は, ゲゼルやビューラーの発達検査法などを参考に, 1950 年から 1951 年にかけて作成された. 当時の検査は, ①KJ 式乳幼児発達検査(1 歳未満)原案, ②K 式乳幼児発達検査(満 1 歳以上), ③K-B 式個別知能検査(2 歳 6 カ月から 14 歳超)からなる. その後, 改訂と標準化作業により 1 つの尺度にまとめられ, 1980 年に新版 K 式発達検査が公刊された. 1983 年には検査の適用上限年齢が 13 ～ 14 歳まで拡張され, また検査結果を領域別に算出できるようにした新版 K 式発達検査(増補版)が刊行された. そして, 2001 年に成人までを適用対象とした新版 K 式発達検査 2001 へと改訂された[1]. 初出文献(手引書)は, 以下である[2-4].

▶ 島津峯真・他:新版 K 式発達検査実施手引書. 京都国際福祉センター, 1980[2].
▶ 島津峯真・他:新版 K 式発達検査実施手引書(増補版). 京都国際福祉センター, 1983[3].
▶ 生澤雅夫・他:新版 K 式発達検査 2001 実施手引書. 京都国際福祉センター, 2002[4].

❸ 特徴

新版 K 式発達検査は, 検査に対する児の反応を観察し, 児の到達している発達の年齢段階を測定しようとする検査法で, 発達スクリーニングや発達領域の偏りの抽出, 治療介入の効果判定などに用いられている.

検査対象は, 新生児から成人までが標準化されているため, 広範囲の年齢層に利用可能である. 検査項目は, のべ 324 項目(うち参考項目 3 項目, 「新版 K 式発達検査 2001」では計 328 項目)から構成され, 検査領域分類は①姿勢・運動領域(Postural-Motor;P-M), ②認知・適応領域(Cognitive-Adaptive;C-A), ③言語・社会領域(Language-Social;L-S)の 3 領域である. 姿勢・運動領域の内容には, 仰臥位, 引き起こし, 座位, 立

I 機能障害評価

表 新版K式発達検査の実施に必要な用具一覧

1：所定の用具（規格が厳密なもの）

- 検査用紙
- ガラガラ
- 鐘
- 紐付き輪
- 小鈴
- 瓶
- 小犬（玩具）
- 自動車（玩具）
- 小コップセット
- 柄付きコップ
- 積木セット
- 鏡
- 模様構成セット
- 課題箱セット
- はめ板セット
- 入れ子セット
- 四角構成積木セット
- 形の弁別Ⅰセット
- 形の弁別Ⅱセット
- 模写図版セット
- 絵指示図版
- 用途による絵指示図版
- 絵の名称Ⅰ図版セット
- 絵の名称Ⅱ図版セット
- 絵の叙述図版セット
- 色名図版
- 記憶版
- 記憶図版
- 比較図版セット
- 表情理解Ⅰ型図版セット
- 表情理解Ⅱ型図版
- 文章整理図版セット
- 8つの記憶図版
- 数学的推理Ⅰ図版セット
- 数学的推理Ⅱ図版セット
- 数列用紙セット
- 等式作成用紙セット
- 三段論法図版セット
- 釣り合いばかり図版セット
- 抽象語の図版セット
- ことわざ図版
- 人物完成用紙
- おもりセット
- 玉つなぎ用具セット
- 三角形置換セット
- 立体の断面図版セット
- 心的回転図版セット
- 財布探し用紙
- 13の丸
- 方位問題図版

2：市販品や自作品で代替可能なもの
- 布　・ボール　・衝立　・折り紙　・描画用紙　・赤鉛筆

3：各自用意するもの
- 鉛筆　・硬貨　・鋏　・ストップウォッチ　・「帰納紙切り」用薄紙

位，腹臥位の姿勢観察や歩行，階段昇降，両足跳び，ケンケンなどの検査項目が含まれており，児が獲得している運動機能が把握される．

　認知・適応領域では，吊り輪を用いた追視や腕と手の反応，手掌の機能，形や図形の理解，描画など平面的・空間的な取り扱い，積木などを用いた立体構成などが，言語・社会領域では，玩具を使用した視聴覚機能の検査，指差し行動，語彙数，色の名称，絵の叙述，書き取り，数の概念などが検査される．

　検査は，標準化された所定の検査用具（**表**）を使用する．検査の実施は，まず児の生活年齢（日齢または月齢）を算出し，その該当年齢から検査を開始する．実施手順は対象児が低年齢であるほど重要で，特に0歳児の検査では，児の姿勢に無理がないよう，順を追って実施する（**図1**）．児が1歳以上である場合は，特に定められた実施順序はないが，同一姿勢，同一用具を使用する検査は連続して施行する（検査実施上の留意点については，文献1, 4, 5を参照）．検査の所要時間は，対象児の月齢によっても異なるが，おおむね30分であ

図1 0歳児の検査の流れ

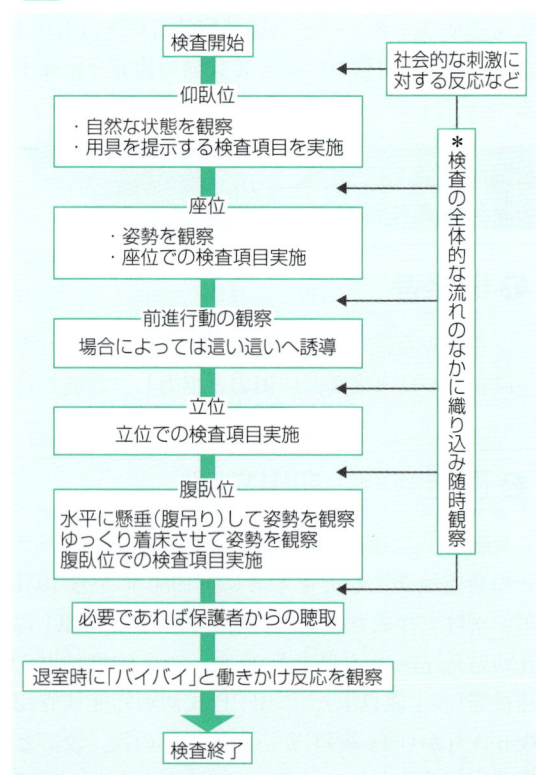

検査開始
↓
仰臥位
・自然な状態を観察
・用具を提示する検査項目を実施
↓
座位
・姿勢を観察
・座位での検査項目実施
↓
前進行動の観察
場合によっては這い這いへ誘導
↓
立位
立位での検査項目実施
↓
腹臥位
水平に懸垂（腹吊り）して姿勢を観察
ゆっくり着床させて姿勢を観察
腹臥位での検査項目実施
↓
必要であれば保護者からの聴取
↓
退室時に「バイバイ」と働きかけ反応を観察
↓
検査終了

※社会的な刺激に対する反応など
※検査の全体的な流れのなかに織り込み随時観察

図 2　プロフィールの実例 4, 5)

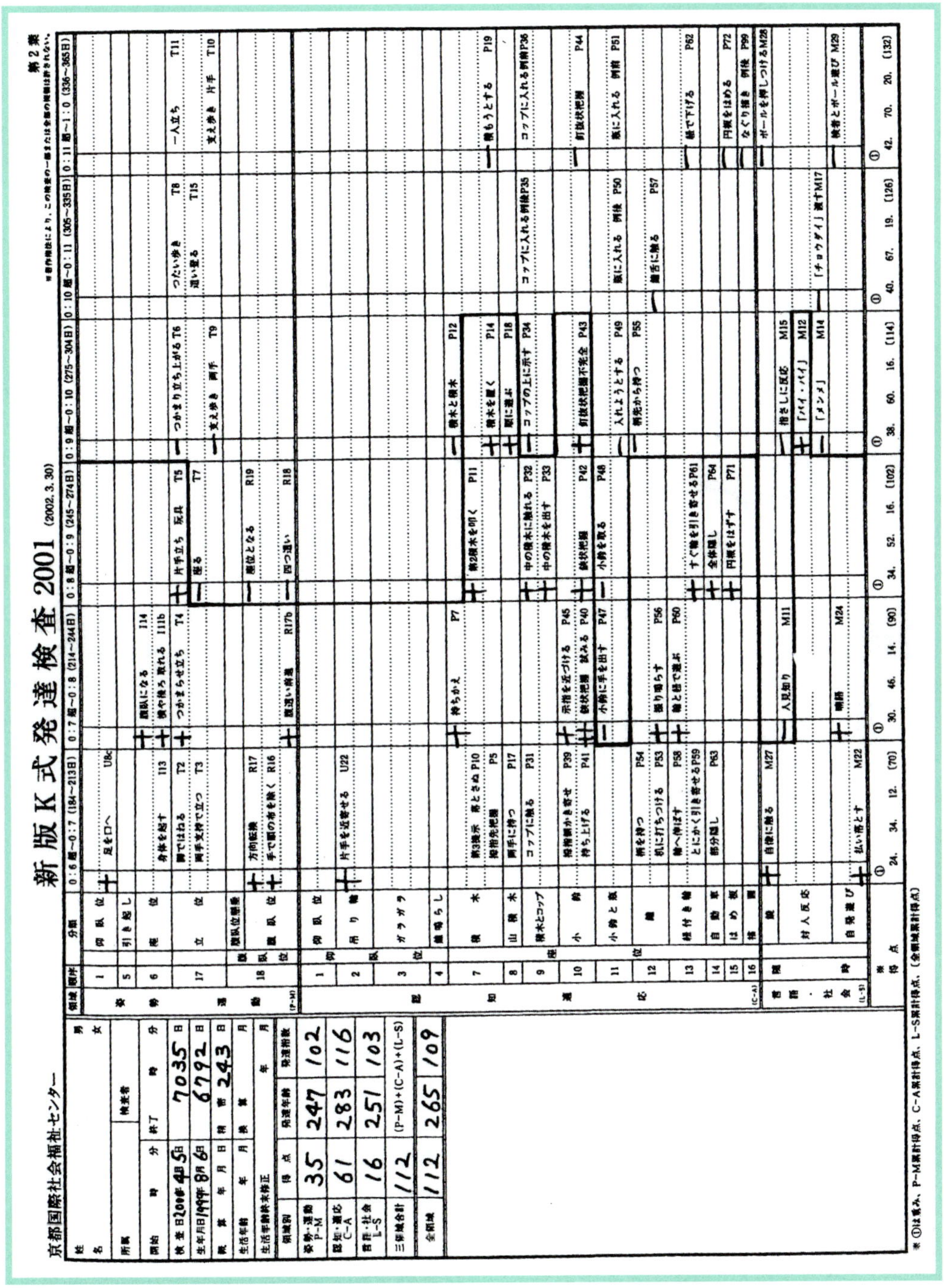

右肩の“第 2 葉”は検査用紙の 2 枚目を示す．上の矢印は生活年齢，検査項目の(＋)は通過項目，(－)は不通過項目を示す．
左欄の“得点”は，1 葉の得点に 2 葉の得点を加算した得点が示され，発達年齢はその得点から手引書を参照して求められる．発達指数(DQ)は，(発達年齢(DA)/生活年齢(CA))×100 の式で求める．

る．

検査結果は発達年齢尺度を用い，発達年齢(Developmental Age；DA)，生活年齢(Chronological Age；CA)，発達指数(Developmental Quotient；DQ)を算出し，標準化されたデータと比較して，どのくらい偏りがあるかを検討する．結果の表示法には，①プロフィール(profile)の作成と，②発達年齢の算出の 2 つの方法がある．

(1) プロフィールの作成

検査項目ごとに通過したかどうかの判定結果を，記録用紙上(第 1 ～第 6 葉．“葉”とは検査用紙のページ枚数で，“1 葉”は 1 枚目を示す)に記

263-01166

録する．通過した項目には（＋）記号，不通過の項目には（－）記号を記入し，各検査項目ごとに（＋）から（－）へ移行する境目を調べる．すべての行において移行する境目が特定されたら，その境目を線で区切りながらつなぎ合わせ，作成される1本の線（凹凸が生じる場合もある）からプロフィールを描く．図2に検査結果の実例を示す．この例では第1葉検査課題をすべてクリアし，第2葉上に発達プロフィールが描かれている．描かれたプロフィールによって，対象児がどの領域や場面で発達が進んでおり，どの領域で遅れているかがわかるようになっている．（＋）と（－）の記入に加え，記録欄や余白に児の反応をできるだけ詳しく記録することで，結果の解釈に有用となる．

（2）発達年齢の算出

通過項目数によって求める．各検査項目には，それぞれ点数（重み）が割り当てられている（1・2葉の全項目：1点，3葉・4葉前半の項目：5点，4葉の後半・5葉・6葉の項目：10点）．通過した項目の点数を合計し，この合計得点から付属の換算表を用いて発達年齢を算出する．検査項目の得点は，まず領域ごとに求め，3領域の合計が全領域の得点となる．全領域の発達年齢は，3領域の発達年齢の平均ではなく，全領域用の換算表を使用して算出する．求めた発達年齢から，下記の式によって発達指数（DQ）を算出することができる〔発達年齢（DA）と生活年齢（CA）は日齢か月齢に統一しておく，通常2歳までには日齢を使用する〕．

発達指数（DQ）＝［発達年齢（DA）／生活年齢（CA）］× 100

図2にプロフィールを示した例で発達年齢を算出すると，姿勢・運動領域は35点，認知・適応領域が61点，言語・社会領域が16点となり，3領域の合計得点は112点となる．検査得点を求めた後，手引書の付表により，3領域と全領域の発達年齢を求める．この例では，発達年齢（日齢）は姿勢・運動領域で247日，認知・適応領域で283日，言語・社会領域で251日となり，全領域の発達年齢は265日となる．次に，先述した式により発達指数を算出する．発達指数は，それぞれ102, 116, 103, 109となる．全領域の発達指数が，85以上を正常域，75以上85未満を境界域，75未満を発達遅延とされる．

検査用具，用紙，実施手引書は京都国際社会福祉センターから販売されており，解説書[1,5]も出版されている．本検査法の実施資格には，①本検査への習熟，②検査を行うための基礎知識，③子どもに対しての経験，といった検査者としての適性が必要とされる．

❹ 信頼性・妥当性

各検査項目を奇偶折半※したときの得点相関と，スピアマン-ブラウン（Spearman-Brown）の補正式で修正した信頼性係数推定値により，年齢区分ごとの信頼性が検討されている（検者内変動，繰り返し再現性）．各領域の信頼性係数推定値は，姿勢・運動領域で0.614〜0.964，認知・適応領域で0.735〜0.932，言語・社会領域で0.614〜0.938，全領域で0.814〜0.971であったと報告されている．検査の特性上，同一対象児を反復測定することにより，しだいに得点が増す可能性があるため信頼性の検討は難しく，検者間変動，日内，日間変動などについては検討されていない．

❺ 普及度

2000年以降，"Kyoto Scale of Psychological Development"をキーワードとしたPubMedでの検索論文数は7件，"新版K式発達検査"をキーワードとしたMedical Onlineでの検索論文数は81件，医学中央雑誌では30件で，発達心理学分野で広く利用されている．

❻ その他トピックス

本法の利用は，脳性麻痺，精神発達遅滞，広汎性発達障害，注意欠陥／多動性障害，聴覚・言語発達障害などのスクリーニング検査，低出生体重児の早期フォローアップ，発達支援プログラムの立案やその効果判定などである．

※折半法：一度のテストで信頼性係数を推定する方法で，検査項目の内容を2つに分割し，その2つの評価項目間の信頼性を推定する．偶数番号の項目と奇数番号の項目を2つに分ける奇偶法

(odd-even method)がよく用いられる．

おわりに

本法は，低年齢児に適用可能な数少ない客観的発達検査であり，発達状況や治療効果を客観的に示すうえで有益である．また，プロフィールを描くことで，疾病特徴や子どもの発達特徴，発達の遅れのみられる領域がわかり，治療や発達指導にも役立てることができる．

文献

1) 中瀬 惇：新版K式発達検査にもとづく発達研究の方法 操作的定義による発達測定．ナカニシヤ出版，2005．
2) 島津峯真・他：新版K式発達検査実施手引書．京都国際福祉センター，1980．
3) 島津峯真・他：新版K式発達検査実施手引書（増補版）．京都国際福祉センター，1983．
4) 生澤雅夫・他：新版K式発達検査2001実施手引書．京都国際福祉センター，2002．
5) 新版K式発達検査研究会編：新版K式発達検査法2001年版 標準化資料と実施法．ナカニシヤ出版，2008．

I 機能障害評価
発達【知能】

21 WeeFIM / PEDI / GMFM

近藤和泉（国立長寿医療研究センターリハビリテーション科）
加藤譲司（輝山会記念病院）
細川賀乃子（大曲リハビリテーションクリニック）

key words WeeFIM，PEDI，GMFM，評価的尺度，小児，粗大運動，日常生活能力

はじめに

米国で開発され，世界的に日常臨床での使用や医学的リハビリテーション（以下，リハ）の効果判定に使われている機能的自立度評価法（Functional Independence Measure；FIM）をもとに考案された，小児用の評価尺度である．

1 WeeFIM

❶ 開発者

開発者は Msall ME らである．

❷ 開発時期・初出文献

1993年に開発され，初出文献は以下のとおりである[1]．

▶ Msall ME et al：The Functional Independence Measure for Children（WeeFIM）：Conceptual basis and pilot use in children with developmental disabilities. *Clin Pediatr* 33：421-430, 1994[1]．

❸ 特徴

"Wee" とは，「小さい」とか「狭い」という意味のスコットランド系の俗称であり，FIM で小児を評価する場合，項目の内容，定義などに難点があるため，18項目中6項目に修正が加えられている．適用年齢は6カ月〜7歳前後であり，機能的自立度に応じた7段階の Likert Scale が使われている．

Likert Scale とは表1に示すように，1つの課題の達成までを複数の段階に分けて，臨床的に重要な変化があれば，それを鋭敏にとらえようとする評定方法である．これは対象の変化に対するスコアの反応性を保証するものであり，基本構造がこの形になっている尺度は，時間経過による変動や治療効果を検討するうえで有利である．

Kirshner らは，このような目的でつくられた尺度をいわゆる「評価的尺度」と分類し，診断や重症度を判定する尺度とは区別して使うべきであるとしている[2]．

WeeFIM は，慣れた検者が行えば，所要時間は15〜20分であり，その構造からも簡易的な経過観察および治療効果の判定に有用であると予想できる．

❹ 信頼性・妥当性

米国[3]および日本[4]の標準化データが発表されている．原著者らによる信頼性の評価のほかに，Ottenbacher らによる一連の信頼性の評価がある[5]．妥当性に関しては内容妥当性，各種障害群における判別的妥当性，発達テストなどを基準尺度とした併存的妥当性などが検討されており[4]，また日本語版の信頼性の検討および妥当性の検討も完了している[4]．

発達【知能】(WeeFIM, PEDI, GMFM)

表1 スコア自立度内容(Likert Scale)

スコア	自立度	内容
介助者なし		
7	完全自立	テーブルや食事台の上に普通に出されたお皿から,あらゆる性状の食物を食べ,茶碗またはコップから飲む,スプーンとフォークを使って食物を口に運び,そしゃくし,嚥下する.
6	修正自立	ストロー,スポーク,ロッキングナイフのような改良した器具または補助具が必要である.あるいは食べるのに普通以上の時間がかかったり,食物の性状の工夫やきざみ食が必要である.または安全面の問題がある.一部非経口的栄養または胃瘻栄養のような他の栄養法に頼っている場合は,自分でそれを管理している.
介助者あり		
5	監視または準備	監視(たとえば待機,指示または促し),または準備(装具の装着)を要する.
4	最小介助	こどもは食事動作のほとんど(75%以上)を行う.
3	中等度介助	こどもは食事動作の半分以上(50〜74%)を行う.
2	最大介助	こどもは固形物を食べる,指で食べる,または哺乳瓶を持つことによって,食事動作の半分未満(2〜49%)を行うが,最大の介助を要する.
1	全介助	こどもは哺乳瓶から飲んだり,母乳を吸ったりしており,通常の時間内で食事動作をほとんど自分では行わない(25%未満),全介助を要する.または経口的に食物や水分を十分摂取できなくて,一部非経口的栄養または胃瘻栄養等のような他の栄養方法に頼らなければならず,それを自分では管理できない.

WeeFIM 項目 A 食事,課題の内容を多段階に分けた評定尺度,臨床的に重要な変化に対しスコアが変化する(反応性を保証する)構造となっている.
食事:適当な食器を使って食物を口に運ぶ動作および,吸い,咬み,そしゃくし,嚥下するまでを含む.

❺ 普及度・その他トピックス

WeeFIM に関する多くの報告があるが,最近5年間での欧米での発表論文で WeeFIM を扱ったものを,**表2**にまとめた.特筆すべきは,1999年に Tsuji ら[6]によって行われた健常児標本に対する Rasch 分析が,Chen らグループによって[7],障害児を対象として行われていることである.

Rasch 分析[8]とは,項目反応理論による分析手法の1つであり,ある特定の集団が課題を達成する場合,課題の難易度および特定の被検者が集団のなかで,どのレベルに位置するかを,1つの指標(尺度化スコア)で表そうとするものである[9].その特性および利点を**表3**にまとめた.このなかで特に,尺度化スコアの算出により,難易度マップ上で,被検者の位置を確認でき,今後達成できる可能性が高い課題および容易であるにもかかわらず,まだ達成されていない課題などが判明することから,臨床的な有用性が飛躍的に増大することを強調したい.そのことに関して,以下の Pediatric Evaluation of Disability Inventory (PEDI)および Gross Motor Function Measure (GMFM)の解説のなかで実例をあげる.

2 PEDI

❶ 開発者

開発者は Haley ら,PEDI Research Group(ボストン大学)である[10].

❷ 開発時期・初出文献

1989年に開発された.初出文献は以下のとおりである[10].

I 機能障害評価

表2 最近5年間におけるWeeFIMを使った研究報告（欧米）

著者	年度	対象	使用目的	併用尺度	内容
Balkrishnanら	2004	172名の脳性麻痺	BTX[*1]の痙性コントロール効果	Stein and Reissman Impact on the Family Scale（QOLの検討）	平均2.3%の改善が認められた
Chungら	2004	SMA[*2]の子ども83名	SMAの子どもの生存パターンと機能，WeeFIMは39名に対して使用	なし	Total scoreの指数は，SMA type I：24%，II：57%，IIIa：75%，IIIb：78%であった
Wongら	2004	73名の脳性麻痺児	子どもの自立度（WeeFIMで調査）と関係する因子をさぐる	GMFCS[*3]	てんかん発作の有無とGMFCSで表現した重症度のみが介護度と関係
Riceら	2005	3815人のTBI[*4]児	入院時と退院時のWeeFIMスコアを比較し，日常生活の能力を分析	なし	WeeFIMのスコアは入院中に有意に改善，退院時の機能と入院期間は，入院時の重症度と関係
Signorinoら	2005	20名の骨盤骨折受傷児	小児における骨盤骨折の退院時および長期機能予後の予備的検討	なし	退院後6カ月の段階で，正常に近い機能に復帰している
Longら	2005	23名の脳損傷または脳炎の子ども（6歳以下）	脳損傷児の発達評価の結果を機能評価と比較する	E-LAP[*5]または，LAP-D[*6]（発達評価を目的に）	機能評価と発達評価に中等度の相関があったが，限定的であった．治療ゴールの設定と効果の評価に関して，機能評価および発達評価にはそれぞれ利点と欠点がある
Bierら	2005	脊髄髄膜瘤の18名の女児と16名の男児	脊髄髄膜瘤の児の健康関連QOLの検討	Support Function Scale, Amount of Assistance Questionnaire, HUI-II[*7]	QOLと有意に相関したのはWeeFIMのセルフケア，HUI-IIおよびAmount of Assistance Questionnaire
Chenら	2005	入院リハ中の小児のWeeFIM記録814名	運動関連項目の発達的難易度を分析	なし	運動項目の難易度は，年齢グループごとに変動しており，これは障害がない子どもと類似していた
Wongら	2005	49名の発達遅滞児	標準化された言語発達テストとWeeFIMとの関連	Symbolic Play Test, Reynell Language Developmental Scale	言語発達テストとWeeFIMの間には相関があり，訓練開始を検討する際のスクリーニングとなりうる
Erkinら	2005	トルコの45名の脳性麻痺児と41名の健常児	トルコにおける脳性麻痺児の日常生活スキルの検討	なし	トルコにおけるWeeFIMによる機能評価の有用性を示唆
Guillaumeら	2005	難治性の痙性のある138名の子ども	ITB[*8]の日常生活能力，痛み，主観的な改善，遂行能力，痙性に対する効果の検討	Ashworth Scale assessment, Penn Spasm Frequency Scale scores, pain assessment, FIM, COPM[*9]	測定指標すべてで有意な改善がみられたが，43%の患者でITBに伴う副作用が認められた
Sungら	2005	31名の片麻痺脳性麻痺児（治療群18名，コントロール群13名）	麻痺側の強制使用の効果を検討	BBT[*10]，EDPA[*11]	強制使用開始後6週間で，すべての測定指標で有意な改善
Seikalyら	2005	骨形成不全児20名	骨形成不全に対するalendronateの効果	BMD[*13]，PEDI[*14]	使用開始後1年で，骨密度および痛みの指標は改善したが，移動能力は有意な変化がみられなかった
Natroshviliら	2005	脳性麻痺児397名	粗大運動能力と日常生活能力の関連性	GMFM[*15]，GMFCS	粗大運動能力と日常生活能力は有意な相関を示した．特にGMFCS level IVおよびVで，ある一定の時期がくると両者の改善は停止する
Jongjitら	2005	569名のタイ人の子ども（男児280名，女児289名，6〜100カ月）	タイ人の健常児におけるWeeFIMの信頼性（検者間および検者内）を検討	なし	各領域のスコアのICC[*16]は0.90〜0.97 トータルスコアでは0.97を超えていた

発達【知能】(WeeFIM, PEDI, GMFM)

著者	年	対象	目的	併用評価	結果
Sanders ら	2006	468名の脳性麻痺児(術後6カ月161名, 12カ月108名)	整形外科的手術を受けた脳性麻痺児の日常生活能力を分析	なし	年齢調整したスコアで, 術後6カ月で2.0, 12カ月で2.2の改善がみられた. 有意な天井効果が片麻痺児と両麻痺児の下肢手術で認められた
Grilli ら	2006	身体障害のある子ども115名の両親	日常生活能力とQOLの関連性を検討	PedsQL4.0 [16]	PedsQL4.0とWeeFIMとの相関は0.39であり, 特にWeeFIMの認知領域との関連性が低かった(0.03〜0.05), 両指標はそれぞれ異なった構成概念を計測していると推測される
Damiano ら	2006	422名の歩行可能な脳性麻痺児	GMFCS level IおよびIIで, 片麻痺真ないし両麻痺の子どもの日常生活能力を分析	GMFCS, GMFM, Pediatric Outcomes Data Collection Instrument	両レベルで片麻痺児は両麻痺児に比べて下肢機能が良好で, 逆に上肢機能は低下していた. GMFCSを使った予後予測ではこのことを十分に注意する必要がある
Jongjit ら	2006	569名の正常児(男児289名, 女児289名)	タイでのWeeFIMの計量心理学的検討および標準化データの作成	なし	WeeFIMの領域の検者間および検者内信頼性はICC 0.90〜0.99に分布. 総合点のICCは0.97以上. 各項目の年齢との相関はSpearman相関係数で0.8以上となった.
Willis ら	2006	1966年から分析時点までに小児の外傷治療のアウトカム評価に使われた評価尺度	小児の外傷治療のアウトカム評価に適切な評価尺度を知ること	CHQ [17], GOS [18], POPC [19], PedsQL genetic core scales 4.0, PEDI, FIM, 命名されていない小児の外傷に特異的なアウトカム評価尺度	PedsQL 4.0 genetic core scalesが最も適切であり, 年少児では, Gofinらによって考案された命名されていない小児の外傷に特異的なアウトカム評価尺度が適応になるかもしれない
Wong ら	2006	重度の脳性麻痺児5名	舌および身体に対する鍼治療の効果を知る	CGIS [20], FDG [21]を使ったPET [22]	8週間の治療期間中に, 脳の糖代謝の増加は, PETで確認されたものの, 臨床的には機能の変化は認められなかった
Aybay ら	2007	トルコの573名の非障害児	トルコでのWeeFIMの信頼性および内的構成概念妥当性を検証する	なし	Cronabachのα係数はmotor FIMおよびcoginitive FIMともに0.99. ICCはmotor FIMで0.92, cognitive FIMでは0.81. 内的な構成概念妥当性はRasch分析によるモデルへの完全な適合で検証されたとしている
Bagley ら	2007	562名の脳性麻痺児	評価的な尺度における判別力の検討	GMFCS, GMFM-66, 歩行速度, ケーデンス, Gillette Functional Assessment Questionnaire, PODCI [23]	GMFCS level IとIIの間では, GMFM-66, 歩行速度 WeeFIMの移動が, level IIとIIIの間では, GMFMのE領域, WeeFIMのセルフケアと移動, ケーデンス, Gillette Functional Assessment QuestionnaireのQuestion 1が判別力が高かった. GMFCSのすべてのlevelでは, PODCI, GMFMのE領域, GMFM-66が大きな効果量が認められた
Hoare ら	2007	3つのコントロールされた臨床試験	CIMT [24]の効果を確認するレビュー	QUEST [25], AHA [26]	3つの文献のいずれでも, 脳性麻痺に対するCIMTの効果が確認された
Oeffinger ら	2007	562名の脳性麻痺児	GMFCSの各レベルと帰結評価尺度の関連を評価する	GMFCS, FAQ [27], GMFM, PEDsQL, PODCI, 歩行のパラメータ, 酸素コスト	GMFCSのレベルと関連があったのはPODCIのいくつかの項目, WeeFIMのセルフケアと移動, FAQ, GMFMのDおよびE領域, GMFM-66, 酸素コスト, 歩行パラメータであった
Prosser ら	2007	C4レベルの脊髄損傷の5歳の女児(ケース・レポート)	不完全脊髄損傷に対する包括的なリハビリテーションプログラムの報告	WISCI II [28]	WeeFIMの移動スコアが5/35から21/35に, WISCI IIが0から12に改善した
Siatkowski ら	2007	未熟児網膜症に対してCryotherapyを受け, 重度の視力障害を残した16名の子ども	10年後の検査での臨床的な特徴を知る	なし	1名が視神経乳頭陥凹, 8名が両眼視での眼振, 9名がWeeFIMで基準値より低い発達テストスコアを示していた

I 機能障害評価

著者	年	対象	目的	評価尺度	結果
Srivastavaら	2007	神経学的障害の子どもをもつ親44名	GER[*29]に対して噴門形成術を受けた神経学的障害のある子どものQOLを明らかにする	CHQ, SF-36[*30], PSI[*31]	WeeFIMで子どもの機能レベルを確認(31.2ポイント)、術後1ヵ月の時点のCHQのスコアは改善していたが、保護者のQOLとストレスは変化がなかった
Sullivanら	2007	562名の脳性麻痺の子ども	歩行可能な脳性麻痺児における各評価尺度の相互関係を分析する	GMFCS, GMFM, PODCI, FAQ, PedsQL, 歩行パラメータ, 酸素コスト	GMFCSレベルI-IIIの子どもでは、身体的機能を計測する評価尺度の間での関連が強く、FAQ、両親のPODCI, WeeFIM, GMFMなどが含まれた。歩行のパラメータと酸素コストは身体機能のなかでは、異なる構成概念を示していた。子どものPODCI, PedsQLは他の尺度との関連は少なかった。両親のPODCI, FAQの歩行下位尺度およびGMFMの領域DおよびEが評価のミニマムセットになるだろうと結論づけている
Wongら	2007	無作為に選択した435名の正常児	日本および中国のWeeFIM標準値を比較する	なし	暦年例に伴う点数の上昇などに大きな違いはなかったが、移動領域では、椅子移乗が中国の子どものほうが早く、逆にトイレ移乗、階段、浴槽移乗および移動の達成が遅かった。認知領域では、問題解決が早く、理解、社会的交流、記憶が遅かった
Depedibiら	2008	18名の脳性麻痺児	超音波ガイド下での腸腰筋へのBTX注入の効果の検証	Thomasテスト, Duncan-Elyテスト, 可動域, 両膝間距離, SMC[*32] scale, MAS[*33], mPRS[*34], GMFM	BTX使用後、5週後では、MASは有意に改善していた。12週の検討で、GMFMとWeeFIMは有意な改善を示したが、MASの改善は持続していなかった
Gunelら	2008	185名の脳性麻痺児	MACS[*35]とGMFCSおよびWeeFIMの関係を検討する	MACS, GMFCS, WeeFIM	GMFCSとMACSの間では良好な相関(r=0.735, p<0.01)がみられた。GMFCSとWeeFIMの下位尺度の間でも有意な相関が認められ、これはMACSでも同様であった
Hoら	2008	32名の多関節拘縮症児(50膝)	多関節拘縮症に対する膝関節解離手術の効果を検証	PODCI, PEDI, FMS	すべてのFMSの距離、PEDIの移動の領域、PODCIの移乗／移動、スポーツ／身体機能、全体的機能の領域、WeeFIM、のセルフケア・移動領域の成績は、追跡期間が長くなるにしたがって低下していた
Serghiouら	2008	249名の熱傷受傷児	熱傷後の回復を予測するためにWeeFIMを使用	なし	WeeFIMが最大値に達するまでの期間は熱傷範囲で有意差あり、熱傷範囲10〜15%では6ヵ月、16〜30%および31〜50%では12ヵ月、51〜100%では24ヵ月を要していた
Slomineら	2008	頭部外傷の小児および青年100名	頭部外傷後の小児・青年の認知・言語の回復を評価する尺度CALS[*36]の計量心理学的検討	CALS	CALSの内的一貫性および検者間信頼性は高かった。WeeFIMの各領域とCALSは相関(0.51〜0.89)していたが、最も相関していたのはWeeFIMの認知領域であった
Sooら	2008	頭部外傷児の両親または保護者32名	頭部外傷児に対するサポートを評価するためのPCANS[*37]の考案と妥当性評価	PCANS, VABS[*38], KOSCHI[*39]	PCANSのサポート強度の点数はVABSおよびWeeFIMおよびKOSCHIと有意な相関を認めた(r=-0.46〜-0.77)、WeeFIMのセルフケアとの相関が低くVABSの社会化尺度との相関が高く、収束・放散妥当性が確認された

[*1] BTX: Botulinum Toxin Type A, [*2] SMA: Spinal Muscular Atrophy, [*3] GMFCS: Gross Motor Function Classification System, [*4] TBI: Traumatic Brain Injury, [*5] E-LAP: Early Learning Accomplishment Profile, [*6] LAP-D: The Learning Accomplishment Profile Diagnostic, [*7] HUI-II: Health Utilities Index II, [*8] ITB: Intrathecal Baclofen, [*9] COPM: Canadian Occupational Performance Measure, [*10] BBT: the Box and Block Test, [*11] EDPA: Erhardt Developmental Prehension Assessment, [*13] BMD: Bone Mineral Density, [*14] PEDI: Pediatric Evaluation of Disability Inventory, [*15] GMFM: Gross Motor Function Measure, [*16] ICC[*16]: Intra-Class Correlation Coefficient, [*16] PedsQL4.0: Pediatric Quality of Life Inventory, [*17] CHQ,: the Child Health Questionaaire, [*18] GOS: Galasgow Outcome Scale, [*19] POPC: Paediatric Overall Performance Category, [*20] CGIS: Clinical Global Impression Scale, [*21] FDG: [18F]Fluorodeoxyglucose, [*22] PET: Positron Emission Tomography, [*23] PODCI: Pediatric Outcomes Data Collection Instrument, [*24] CIMT: Constraint-Induced Movement Therapy, [*25] QUEST: Quality of Upper Extremity Skills Test, [*26] AHA: Assisting Hand Assessment, [*27] FAQ: Functional Assessment Questionnaire, [*28] WISCI II: Walking Index for Spinal Cord Injury II, [*29] GER: Gastroesophageal Reflux, [*30] SF-36: Short-Form Health Survey Status, [*31] PSI: Parenting Stress Index, [*32] SMC: Selective Motor Control, [*33] MAS: Modified Ashworth Scale, [*34] mPRS: modified Physician Rating Scale, [*35] MACS: Manual Ability Classification System, [*36] CALS: Cognitive and Linguistic Scale, [*37] PCANS: Paediatric Care and Needs Scale, [*38] VABS: Vineland Adaptive Behavior Scales, [*39] KOSCHI: King's Outcome Scale of Childhood Head Injury

表3 Rasch分析の特性とそこから導き出される利点

特性	利点
尺度の単一次元性が確認できる	測定の構成概念からはずれる項目を削除できる
尺度を構成する課題の難易度を知ることができる	尺度上での課題の適正な難易度がわかり，間隔尺度化できる．また難易度マップの作成が可能となる
課題の難易度と特定の被検者の能力の双方の共通した指標である尺度化スコアを計算できる	難易度マップ上での，被検者の位置を確認でき，今後達成できる可能性が高い課題および容易であるにもかかわらずまだ達成されていない課題などを確認できる

図1 Nagiのモデルをもとにした開発者の概念モデル

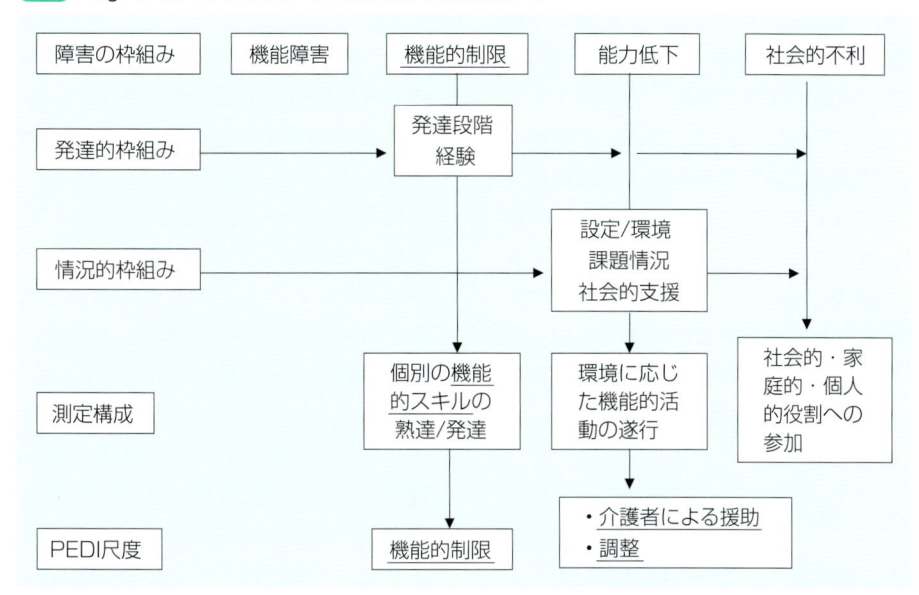

障害の枠組み	機能障害	機能的制限	能力低下	社会的不利
発達的枠組み		発達段階経験		
情況的枠組み			設定/環境 課題情況 社会的支援	
測定構成		個別の機能的スキルの熟達/発達	環境に応じた機能的活動の遂行	社会的・家庭的・個人的役割への参加
PEDI尺度		機能的制限	・介護者による援助 ・調整	

▶ Haley SM et al：Pediatric Evaluation of Disability Inventory. Development, Standardization and Administration Manual, PEDI Research Group, Boston, 1992[10]．

❸ 特徴

Nagiのモデルをもとにした開発者らの概念モデルを図1に示した．PEDIはこのモデルのなかの日常生活技能の部分的・発達的要素である機能的スキルという概念を含む画期的な評価的尺度である．特定の生活上の技能が「できるか」「できないか」（機能的スキル），またそれを達成するのに，「どの程度介助が必要なのか」（介護者援助），あるいは「どのようなレベルの環境調整が必要か」（調整），ということを評価する尺度である（図2）．

介護者への聴取，またはその子どもを扱っている医療者グループの合議によってスコアがつけられる．セルフケア，移動能力，社会生活上の能力の3領域の評価を行うが，詳細なマニュアルがあり，最終的な結果が基準値標準スコアと尺度化スコアの2つの形で得られる（調整に関しては，数のカウントだけで基準値標準スコアと尺度化スコアは算出されない）．日本語のマニュアルは，2003年に出版されている[11]．

実際の症例の難易度マップを示す（図3）．この図における課題の難易度および児の尺度化スコアの計算は，Rasch分析が使われている．PEDIのセルフケアの難易度マップの更衣のところを抜粋して示している．症例は，4歳の脳性麻痺児であり，痙性両麻痺，重症度は軽症（Gross Motor Function Classification System[12]；GMFCS level I）である．マップ上緑がすでに達成されたスキル，黒が未達成のスキルである．本児の尺度化スコアのライン（65.3）より，簡単なスキルでいまだ達成

I 機能障害評価

図2 PEDIの基本的構造

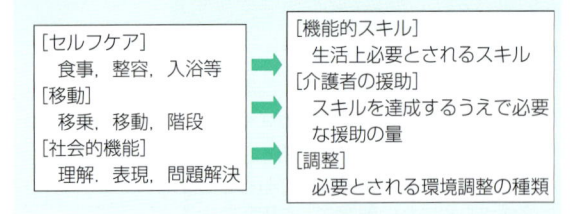

```
[セルフケア]            [機能的スキル]
  食事，整容，入浴等  →  生活上必要とされるスキル
[移動]                  [介護者の援助]
  移乗，移動，階段   →  スキルを達成するうえで必要
[社会的機能]              な援助の量
  理解，表現，問題解決 → [調整]
                         必要とされる環境調整の種類
```

図3 PEDIのセルフケアの難易度マップ

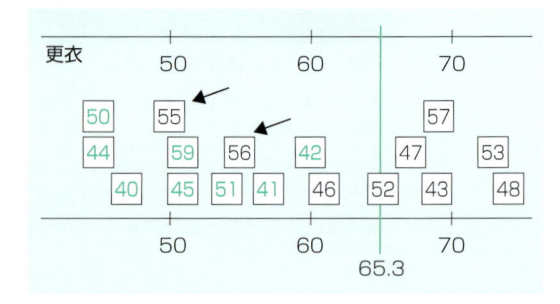

```
更衣
        50          60         70
       ┌──┐┌──┐            ┌──┐
       │50││55│            │57│
       └──┘└──┘            └──┘
   ┌──┐┌──┐┌──┐┌──┐    ┌──┐┌──┐
   │44││59││56││42│    │47││53│
   └──┘└──┘└──┘└──┘    └──┘└──┘
 ┌──┐┌──┐┌──┐┌──┐┌──┐┌──┐┌──┐┌──┐
 │40││45││51││41││46││52││43││48│
 └──┘└──┘└──┘└──┘└──┘└──┘└──┘└──┘
        50          60    │    70
                        65.3
```

されていないのは,「55 留め具を外した靴をはく」および「56 靴下をはく」などであり,長座位で前にかがむのは両麻痺児ではむずかしいことから,いずれも達成が困難な課題である.

PEDIでは,障害のない子どものデータを使って,各項目の尺度化スコアの計算および難易度マップを描いているので,このような現象(障害児にはむずかしいはずなのに,難易度が低いスキルとされること)が起こる.ただし,就学の時期などに,学校で正常児と差が出やすいスキルを知っておく必要もあり,その場合はこの障害がない子どものデータをもとにした難易度マップが役に立つ.

❹ 信頼性・妥当性

原著者による信頼性・妥当性の検討が完了している[11].わが国でもWeeFIMおよび遠城寺式乳幼児分析的発達検査法を基準尺度とした同時妥当性の検討が行われている[13].当初より,基準値標準スコアが米国の412名の子どもの標準化データをもとに出されており,これは年齢から予想される能力と実際の能力の間の相対関係を示すもので,暦年齢6カ月〜7.5歳の子どもで計算することができる.この基準値標準スコアと同じデータを使い,前述のRasch分析が行われている.さらにCDで供給されているデータ処理用のプログラムないしマニュアルの巻末の付録を使って,尺度化スコアを算出することができる.ただし個々のケースでの難易度マップおよび尺度化スコアの出力に関しては,CDに入っているプログラムを使う必要がある.

❺ 普及度・その他トピックス

選択的後根切断術,ボツリヌス菌毒素の注入およびバクロフェンの髄腔内投与などが,最近の脳性麻痺児医療のトピックとなっているが,これらの治療法の効果判定の道具として,PEDIは後述するGMFMとともに頻用されている[14].しかし,日常生活活動が文化的な差異から一定の大きさの影響を受けることは予想され,オランダ語に翻訳されたPEDIでもそのことが報告されている[15].特に日本の生活環境を考慮した場合,PEDIではふとんおよび箸の使用を想定していないという問題点がある.ベッド移乗とふとんに入ることを比較すると,後者が明らかに容易である点で,難易度マップおよび尺度化スコアの出力が,影響されるケースが散見される.

また,一般的には子どもの機能レベルが変わらないまま,年齢が上がった場合,それに合わせて基準値標準スコアが低下するはずである.しかしPEDIでは,逆にスコアが上がってしまうという現象がときどき起こる.これは,基準値標準スコアの年齢ごとの計算が,比較的少ないサンプル数で行われているためであり,年齢集団の特徴に引きずられて,標本のスコアが浮動しているためである.今後,日本での適用をさらに拡大するためには,マニュアルの内容と基準値データの整備が望まれる.現在,脳性麻痺児を対象とした予備的な取り組みが始まっている[16].

3 GMFM

❶ 開発者

開発者はRussell Dを中心としたMcMaster大学のNeurodevelopmental Clinical Research Unit

(現CanChild)のメンバー(Rosenbaum Pを含む)である．

❷ 開発時期・初出文献

1988年に初版が，1993年に改訂2版が発表された[17]．その後，2001年に項目を絞ったGMFM-66が発表されているが，マニュアルの内容自体は，1993年のものと変わっていない．

▶ Russell D et al：The gross motor function measure：A means to evaluate the effects of physical therapy. *Dev Med Child Neurol* 31：341-352, 1989[17]．

❸ 特徴

脳性麻痺児を対象とし，粗大運動能力の経時的な変化および医療的な介入の効果をみるために考案されている．88項目の運動課題を0点：全くできない，1点：少しできる，2点：かなりできるが不完全，3点：完全にできるという4段階のLikert Scaleを使い，スコアをつけることで，児の能力の細かな変化でもとらえられるようにしている．施行のための詳しいマニュアルおよび習熟のためのソフトウェアが用意されている．2001年には537名の脳性麻痺児のデータを使い，Rasch分析が行われ，項目を絞ったGMFM-66が発表された[7]．また，この結果をもとにして，Gross Motor Ability Estimator(GMAE)というソフトウェアが開発され，尺度化スコアの計算および難易度マップの出力が可能となっている．

GMFMはすべての項目を行うには，40分～1時間20分程度の時間が必要となる．上記のように項目数を絞ったGMFM-66が考案され，さらに尺度化スコアの計算と難易度マップの出力は，GMFMの場合すべての項目を行わなくても可能であり，その子どもにとって変化が期待できるゴール領域のみを行う方法もあることなどから，現在はそれほど時間をかけずに施行することが可能となった．特にゴール領域のみの施行であれば，評価に短い時間(おおむね20分以内)しかかからない．

❹ 信頼性・妥当性

1993年に第2版が発表された時点で，開発者らによって信頼性，構成概念妥当性および反応性の検討が完了している[18]．2002年には，GMFCSで層別化した各重症度の脳性麻痺児657名の縦断的なデータをもとにして，成長曲線が描かれている[19]．この成長曲線を利用して，脳性麻痺児の粗大運動能力の予後予測および治療効果の判定に利用できるようになった．日本語への翻訳は，1994年から開始され，1998年に逆翻訳による修正を受け，2000年に出版されている．日本における検者間信頼性の検討では，ICC(2,1)が0.977となり，高い信頼性を示した[20]．基準妥当性の検討では，日本の療育施設で，子どもの変化をとらえる目的で使われる頻度が高いMotor Age Test(下肢用[LMAT])[21]との相関が，0.954であった．同じLMATを対象として行った反応性の検討では，100日間の日常的な訓練を受けた脳性麻痺児10名に対して，GMFMでは6名に変化がみられたのに対し，LMATではまったく変化がみられなかった[19]．

❺ 普及度

これまでGMFMは集中訓練，選択的後根切除術，バクロフェンの髄腔内投与，ボツリヌス菌毒素注入および装具療法などの治療効果の検討に使われてきた[22]．岡川らの主に重症障害児を対象に使われている評価尺度の調査では，回答42施設中24施設でGMFMまたはGMFMを原型尺度として，日本で考案されたSMTCPが使用されていることがわかっている[23]．そのほか，筆者らを中心としたグループによって，習熟のための講習会が開催されており，通算で22回に及んでいる．このことも普及度を高める要因となっていると思われる．

❻ その他トピックス

GMFMの難易度マップはPEDIとは異なり，脳性麻痺児を対象とした特異的なものがつくられているが，評価とその結果をマップ上でどのようにとらえるか，その1例を図4にあげる．このケー

I 機能障害評価

図4 GMFMの難易度マップの1例

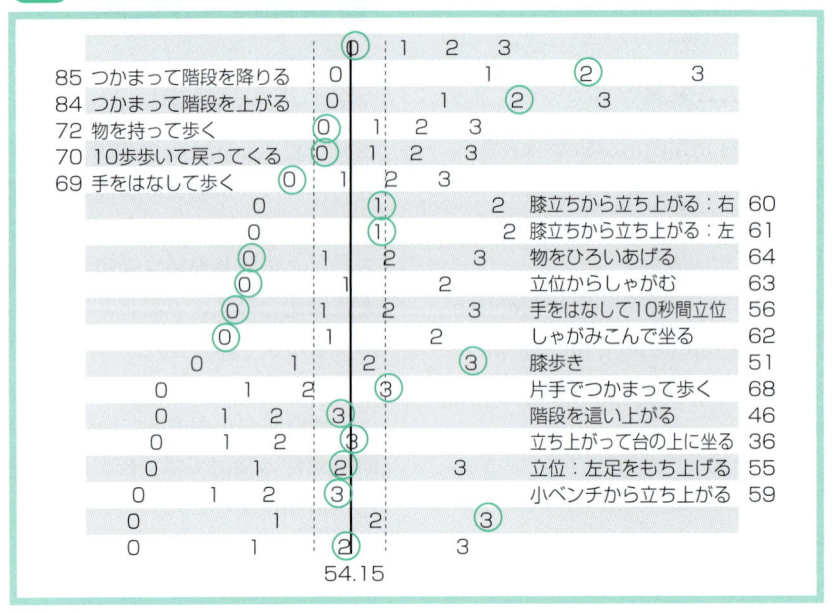

		0	1	2	3		
85	つかまって階段を降りる	0		1	②	3	
84	つかまって階段を上がる	0		1	②	3	
72	物を持って歩く	⓪	1	2	3		
70	10歩歩いて戻ってくる	⓪	1	2	3		
69	手をはなして歩く	⓪	1	2	3		
		0	①	2	膝立ちから立ち上がる：右	60
		0	①	2	膝立ちから立ち上がる：左	61
		⓪	1	2	3	物をひろいあげる	64
		⓪	1	2	立位からしゃがむ	63
		⓪	1	2	3	手をはなして10秒間立位	56
		⓪	1	2	しゃがみこんで坐る	62
		0	1	2	③	膝歩き	51
		0	1	2	③	片手でつかまって歩く	68
		0	1	2	③	階段を這い上がる	46
		0	1	2	③	立ち上がって台の上に坐る	36
		0	1	②	3	立位：左足をもち上げる	55
		0	1	2	③	小ベンチから立ち上がる	59
		0	1	2	③		
		0	1	②	3		
				54.15			

スは4歳9カ月の脳性麻痺児であり，痙性両麻痺で重症度は中等度（GMFCSレベルⅢ）である．図では難易度マップの中央部の，この子どもの尺度化スコアに近い領域のみを示している．図の両側に各項目の番号と内容を記載した．○がついているのが，各項目の達成程度であり，0に○がついていれば少しもできていないことを，3であれば完全にできていることを示している．

この症例の場合，尺度化スコアのライン（54.15）に比較しても，低い項目（64, 63, 56, 62）が部分的にも達成できておらず0点になっている．項目の内容はいずれも静止立位の保持を前提とする項目であり，この子どもにとって今後の最大の課題は，手を離して立位保持をする能力の獲得であることがわかる．

疾患特異的なデータベースをつくり，それをもとにしてRasch分析を行うことによって，その子どもの尺度化スコアのラインに近いところにあり，まだ達成されていない課題は，機能訓練などのショートゴールとして使える．また，尺度化スコアのラインより簡単な領域にあるものの，達成が非常に遅れている項目に関しては，整形外科的手術などの特異的な治療方法の適用が考えられる．特にショートゴールの設定に関しては，難易度マップが疾患特異的であるだけに，PEDIのような正常児に準拠したものに比べれば，発達障害児にとっては確実に達成が期待できるといえる．

おわりに

脳性麻痺に対する治療的なアプローチの最大の大きな変化の1つとして，ここにあげたWeeFIM，PEDI，GMFMなどの評価尺度を使用することによって，徐々にではあるがそのエビデンスが積み上げられつつあることがあげられる．評価尺度はその用途，すなわち重症度の決定，予後の予測および治療効果の判定などの用途に応じての使用が勧められている．用途別の尺度を状況に応じて使い分けることこそが，各治療法のエビデンスを効果的に集積するうえで重要な鍵となることを理解してほしい．

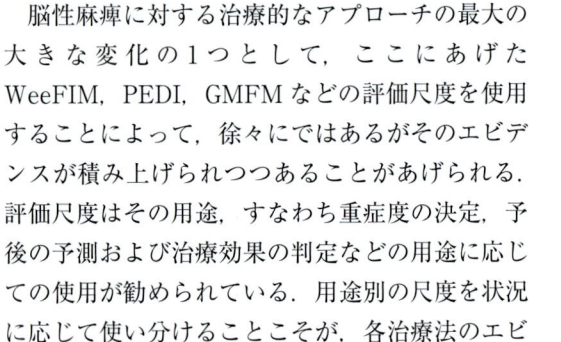

文献

1) Msall ME et al：The Functional Independence Measure for Children（WeeFIM）：Conceptual basis and pilot use in children with developmental disabilities. *Clin Pediatr* **33**：421-430, 1994.
2) Kirshner B, Guyatt GH：A methodological frame work for assessing health indices. *J Chronic Dis* **38**：27-36, 1985.
3) Msall ME et al：WeeFIM：normative sample of an instrument for tracking functional independence in children. *Clin Pediatr* **33**：431-438, 1994.
4) Liu M et al：Functional Independence Measure for children（WeeFIM）：a preliminary study in nondisabled Japanese Children. *Am J Phys Med Rehabil* **77**：43-44, 1998.
5) 里宇明元：ADLの評価尺度(1)─WeeFIM─. 臨床リハ **9**：1075-1086, 2000.
6) Tsuji T et al：ADL structure for nondisabled Japanese children based on the Functional Independence Measure for children（WeeFIM）. *Am J Phys Med Rehabil* **78**：208-212, 1999.
7) Chen CC et al：Psychometric properties and developmental differences in children's ADL item hierarchy：a study of the WeeFIM instrument. *Am J Phys Med Rehabil* **84**：671-679, 2005.
8) 芝 祐順編：項目反応理論 基礎と応用，東京大学出版会，1991, pp 40-43.
9) 近藤和泉・他：評価尺度の進歩─発達障害の評価に対する項目反応理論の応用─. リハビリテーションの新しい流れ（里宇明元・他編），先端医療技術研究所，2005, pp 300-304.
10) Haley SM et al：Pediatric Evaluation of Disability Inventory. Development, Standardization and Administration Manual, PEDI Research Group, Boston, 1992.
11) 里宇明元・他監訳：PEDI リハビリテーションのための子どもの能力低下評価法，医歯薬出版，2003.
12) 近藤和泉：脳性麻痺児のリハビリテーションに対する近年の考え方と評価的尺度. リハ医学 **37**：230-241, 2000.
13) 問川博之・他：子どもの能力低下評価法（PEDI）の妥当性に関する予備的研究. リハ医学（Suppl）**41**：S224, 2004.
14) 高橋秀寿，里宇明元：PEDI 子どものために能力低下評価法─文献にみる使用状況─. 臨床リハ **12**：530-534, 2003.
15) Custers JW et al：Cultural differences in functional status measurement：analyses of person fit according to the Rasch model. *Qual Life Res* **9**：571-578, 2000.
16) 近藤和泉・他：脳性麻痺児の日常生活スキルの発達に関する横断的研究─研究協力者の初期段階の評価習熟度について─. リハ医学 **43**：693, 2006.
17) Russell D et al：The gross motor function measure：a means to evaluate the effects of physical therapy. *Dev Med Child Neurol* **31**：341-352, 1989.
18) 近藤和泉，福田道隆監訳：粗大運動能力尺度（GMFM），医学書院，2000.
19) Rosenbaum PL et al：Prognosis for gross motor function in cerebral palsy, creation of motor development curves. *JAMA* **288**：1357-1363, 2002.
20) Oda A et al：Reliability of the gross motor function measure（1993）in cerebral palsy. Proceedings of 13th International Congress of WCPT, 1999, p 519.
21) 川原田里美・他：GMFM（1993）による脳性麻痺児の運動機能評価─LMATとの比較─. 理学療法学（学会特別号）**23**：450, 1996.
22) 高橋秀寿，関 勝：Gross Motor Function Measure（GMFM）を用いた小児リハビリテーション治療の検討─文献的考察─. リハ医学 **42**：475-488, 2005.
23) 岡川敏郎，朝貝芳美：運動機能訓練効果の見えにくい重度の脳性まひ児に対する評価方法の実態調査，平成14年度発達障害児のリハビリテーション（医療・療育）の標準化と地域における肢体不自由施設の機能に関する研究・報告集 2003, pp 119-127.

I 機能障害評価
発達【知能】

22 田中ビネー知能検査

大城昌平（聖隷クリストファー大学大学院リハビリテーション科学研究科）

key words　田中ビネー知能検査，発達障害，発達遅滞，知能検査，発達スクリーニング検査

はじめに

　知能検査は，適応能力や学習能力，抽象的思考能力などの知的活動を測定するための心理検査である．知能検査の個別式検査には，ビネー式（鈴木ビネー，田中ビネー）やウェクスラー（Wechsler）式（WPPSI，WISC-Ⅲ，WAIS-R）などがある．ビネー式は知的能力全般を測定しようとするのに対し，ウェクスラー式は言語性と動作性に分けて測定しようとするところが大きな相違点である．本稿では，田中ビネー知能検査について紹介する．

1　田中ビネー知能検査

❶ 開発者

開発者は田中寛一である．

❷ 開発時期・初出文献

　ビネー式知能検査[1]は，1905年，フランスのBinetらによって世界ではじめて誕生した知能検査である．その後，諸外国に広まり，1916年には米国のTermanらが標準化し，知能指数を採用して，スタンフォード・ビネー（Stanford-Binet）知能検査を発表した．
　わが国においては，三宅鉱一によってはじめてビネー法が紹介され，1925年に鈴木治太郎による鈴木ビネー知能検査が発表された．その後，田中寛一によって，1947年にスタンフォード・ビネー知能検査改訂版をもとに，『田中びねー式智能検査法』が発刊された．その後3回の改訂が重ねられ，2003年版の『田中ビネー知能検査Ⅴ』が最新版で，現代の子どもの発達に適した知能尺度とされた．改訂は，1962年の田中の死後，田中教育研究所によって行われている．
　初出文献は以下のとおりである[2-6]．

▶ 田中寛一：田中びねー式智能検査法，世界社，1947[2]．
▶ 田中寛一：田中びねー式知能検査法，日本文化科学社，1954[3]．
▶ 田中教育研究所編：TK式田研・田中ビネー知能検査法，田研出版，1970[4]．
▶ 田中教育研究所編：全訂版田中ビネー知能検査法，田研出版，1987[5]．

図　田中ビネー知能検査Ⅴの検査アイテム

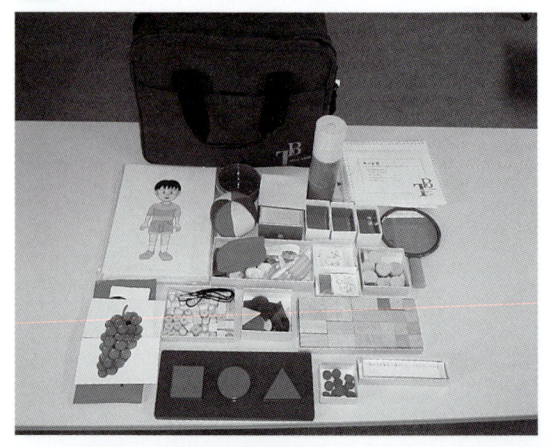

発達【知能】（田中ビネー知能検査）

表1-1 田中ビネー知能検査Vの記録用紙[6]

田中ビネー知能検査V　アセスメントシート
（生活年齢:2歳0か月〜13歳11か月）

テスター：

■氏名

■性別　男／女
■利き手　右／左
■居住地域（都道府県名）
■所属

検査月日　　　　年　　　月　　　日
生年月日　　　　年　　　月　　　日
生活年齢（CA）　　　歳　　か月（　　　か月）

検査開始　　時　　分 ▶ 終了　　時　　分
所要時間　　　時間　　分
検査場所のコンディション　室内温度（良・悪）／防音（良・悪）／第三者の出入り（有・無）／その他特記事項:

基底年齢（　　歳＋1 ＝）　　　歳
精神年齢（MA）　　歳　　か月（　　か月）
知能指数（IQ）　　　　
知能区分 (59以下) (60〜75) (76〜91) (92〜107) (108〜123) (124〜139) (140以上)

数唱の結果　※記憶スパンの目安とする
順唱（　）桁　逆唱（　）桁

問題への取り組み　※「3」を普通とし、数字が大きいほどその指標にすぐれていることを示す

（5段階評価グラフ：意欲（興味）、反応速度、集中力、粘り強さ、言語の明瞭さ、言語の表現力、手先の器用さ、作業速度）

行動観察の記録　※該当項目に○印をつけたり、適宜観察記録を書き加えたりする

検査の導入と経過

導入場面
・スムーズに入室　・逃げ出す　・泣く
・嫌がってなかなか入ろうとしない
・最初入室を拒むが、次第に慣れる
・歩きまわって席に着かない　・落ち着かない
・ソワソワしている　・場面の変化に無頓着

テスター
・ラポートが（とれる/とりにくい）
・最初から親しむ　・人見知り　・泣く
・恐れる　・口をきかない　・反抗的
・なれなれしい　・甘える　・依存的
・リラックス　・緊張　・物おじせず、自立的

経過
・終始楽しそう　・終始リラックス
・終始熱心　・終始嫌そう
・最初熱心、次第にあきる
・最初嫌々、次第に熱心
・淡々としている

問題に対して

質問に対する応答性
・話を（よく聞く/聞かない）
・質問の了解がスムーズ
・質問の了解に手間取る
・何度も質問を聞き返す
・よく考えて反応する
・よく考えないで反応する
・一生懸命に取り組む
・自信をもって反応する
・拒否的で応えない
・黙り込む
・自信がないと反応しない
・催促しないと反応しない
・真面目に応えない

難しい問題に対して
・あきらめずに取り組む
・一応は考えてみる
・考え込む
・気にする　・平気である
・すぐあきらめる
・全然手をつけない
・閉鎖的になる
・怒る　・泣く
・他のことをする

問題を解いた後
・うれしそう　・はしゃぐ
・不安そう　・無頓着
・正誤を気にする

言語について
・ハキハキと話す　・ゆっくり話す
・ためらいがちに話す　・早口
・声が小さい　・語尾が消える
・（幼児音/幼児語）がある
・吃る　・語彙が（豊富/少ない）

動作、作業について
・テキパキ行う　・要領よく行う
・慎重　・几帳面　・粗雑
・見通しを立てて行う
・試行錯誤しながら行う
・計画的に行う
・行き当たりばったり
・工夫しながら行う

I 機能障害評価

表 1-2 田中ビネー知能検査Ⅴの記録用紙[6]（つづき）

※合格問題の番号欄に○印をつける

年齢級	番号	問題名
1歳級	1	チップ差し★11
	2	犬さがし
	3	身体各部の指示（客体）
	4	語彙（物）★14
	5	積木つみ
	6	名称による物の指示★12
	7	簡単な指図に従う★19
	8	3種の型のはめこみ
	9	用途による物の指示★21
	10	語彙（絵）★24、25、37
	11	チップ差し★1
	12	名称による物の指示★6
2歳級	13	動物の見分け
	14	語彙（物）★4
	15	大きさの比較
	16	2語文の復唱
	17	色分け
	18	身体各部の指示（主体）
	19	簡単な指図に従う★7
	20	縦の線を引く
	21	用途による物の指示★9
	22	トンネル作り
	23	絵の組み合わせ
	24	語彙（絵）★10、25、37
3歳級	25	語彙（絵）★10、24、37
	26	小鳥の絵の完成
	27	短文の復唱（A）
	28	属性による物の指示
	29	位置の記憶
	30	数概念（2個）
	31	物の定義
	32	絵の異同弁別
	33	理解（基本的生活習慣）
	34	円を描く
	35	反対類推（A）
	36	数概念（3個）
4歳級	○38	順序の記憶
	○37	語彙（絵）★10、24、25
	○39	理解（身体機能）
	○40	数概念（1対1の対応）
	○41	長方形の組み合わせ
	○42	反対類推（B）
5歳級	○43	数概念（10個まで）
	○44	絵の不合理★49
	○45	三角形模写
	×46	絵の欠所発見
	○47	模倣によるひもとおし
	○48	左右の弁別

年齢級	番号	問題名
6歳級	○49	絵の不合理★44
	○50	曜日
	×51	ひし形模写
	×52	理解（問題場面への対応）
	○53	数の比較★58
	×54	打数数え
7歳級	○55	関係類推
	×56	記憶によるひもとおし
	×57	共通点（A）
	○58	数の比較★53
	×59	頭文字の同じ単語
	○60	話の不合理（A）
8歳級	○61	短文の復唱（B）
	○62	語順の並べ換え（A）
	○63	数的思考（A）
	×64	短文作り
	×65	垂直と水平の推理
	×66	共通点（B）
9歳級	×67	絵の解釈（A）
	×68	数的思考（B）
	×69	差異点と共通点
	×70	図形の記憶
	×71	話の不合理（B）
	×72	単語の列挙
10歳級	73	絵の解釈（B）
	74	話の記憶（A）
	75	ボールさがし
	76	数的思考（C）
	77	文の完成
	78	積木の数（A）
11歳級	79	語の意味★85
	80	形と位置の推理★90
	81	話の記憶（B）
	82	数的思考（D）
	83	木偏・人偏のつく漢字
	84	話の不合理（C）
12歳級	85	語の意味★79
	86	分類
	87	数的思考（E）
	88	図形の記憶（B）
	89	語順の並べ換え（B）
	90	形と位置の推理★80
13歳級	91	共通点（C）
	92	暗号
	93	方角
	94	積木の数（B）
	95	話の不合理（D）
	96	三段論法

番号	下位検査名	得点
A01	抽象語	
A06	概念の共通点	
A08	文の構成	
A10	ことわざの解釈	
A15	概念の区別	
A03	積木の立体構成	
A13	マトリックス	
A11	語の記憶	
A14	場面の記憶	
A16	数の順唱	
A17	数の逆唱	
A02 A04 A05 A07	関係推理（順番）（時間）（ネットワーク）（種目）	
A09 A12	数量の推理（工夫）（木の伸び）	
	合計得点	

※基底年齢を定めた年齢級より上の年齢級で合格した問題数に加算月数をかける

（　）問×1か月＝（　　　）か月
（　）問×2か月＝（　　　）か月
合計（　　　）か月

■13歳級以下と成人級の問題を連続実施した場合の精神年齢

①13歳級までの結果による精神年齢

＿＿＿＿歳＿＿＿＿か月

②成人級実施の合計得点による加算月数

＿＿＿＿か月

計（①+②）

＿＿＿＿歳＿＿＿＿か月

備考

表2 田中ビネー知能検査Ⅴの検査結果の算出法（4～13歳級までの算出法）[6]

生活年齢5歳6カ月で，表1の検査結果を得た場合の，精神年齢と知能指数の算出方法

1）精神年齢の算出
　①この例の場合，4歳級のすべての問題に合格し，9歳級の問題にはすべて不合格となっていることに注目する．
　②基底年齢を算出する．4歳級のすべての問題に合格しているので，<u>5歳（4歳＋1＝5歳）</u>となる．
　③基底年齢の5歳より上の年齢級で合格した問題数を算出する．
　　　　5歳級＝5問
　　　　6歳級＝3問
　　　　7歳級＝3問
　　　　8歳級＝3問
　　　　（9歳級＝0問）で，　　　計<u>14問</u>である．
　④4～13歳級の各問題に与えられる加算月数*は，それぞれ2カ月であり，これに問題数をかける
　　　<u>14問 × 2カ月 ＝ 28カ月</u>　が得られる．
　⑤基底年齢の5歳に，28カ月をプラスすると，5歳28カ月＝7歳4カ月となり，精神年齢7歳4カ月が算出される．
　＊加算月数は，1～3歳級の各問題には1問につき1カ月，4～13歳級の各問題には1問につき2カ月が与えられる．問題数や難易度によって重みづけられている．
2）知能指数の算出
　①生活年齢：5歳6カ月＝66カ月
　②精神年齢：7歳4カ月＝88カ月
　③知能指数：88/66 × 100 ＝ 133.3

▶ 田中教育研究所編：田中ビネー知能検査Ⅴ，田研出版，2003[6]．

❸ 特徴

　田中ビネー知能検査は，わが国における代表的な個別式知能検査で，2歳から成人までの一般的な知的水準や発達状態を知るために使われる検査で，特に，就学指導の際に参考にされることが多い．個別式知能検査は，ビネー式の知能検査とウェクスラー式の知能検査に大きく分けられるが，ビネー式の知能検査は被検児（者）の知的能力を総合的に測定する．

　田中ビネー知能検査Ⅴ[6]には，10の必要なアイテム（器具）が準備されている（図）．適応年齢は2歳から成人までで，検査は，年齢尺度という構成（1～13歳級）になっており，各問題は年齢の低い子どもが取り組みやすい問題から，年齢が高くなるに従って徐々にむずかしい問題になるように配列されている（表1-1, 2）．問題構成は，1～13歳級の96問と，成人級の17問からなり，各年齢級の問題は，同年齢の子どもの約55～75％が通過できるような問題構成になっている．検査の所要時間は，約1時間～1時間半である．

　結果の表示は，生活年齢2歳0カ月～13歳11カ月までは，精神年齢（Mental Age；MA）と知能指数（Intelligence Quotient；IQ）を求める．MAは，

基底年齢（年齢級＋1歳）＋基底年齢級以上の年齢級の合格問題数×加算月数

により求める．基底年齢（Basal Age）とは，すべての問題が合格できる年齢級に「1」を加算した年齢をいう．加算月数は，1～3歳級の各問題には1問につき1カ月，4～13歳級の各問題には1問につき2カ月が与えられ，問題数や難易度によって重みづけられている．IQは，生活年齢に対するパーセントで，

知能指数 IQ ＝精神年齢／生活年齢× 100

で求められ，小数点第1位で四捨五入する（表2）．生活年齢が10歳で精神年齢も10歳であれば，IQは100となる．IQ100は，生活年齢に応じた知能をもつことを意味し，100以下であれば，生活年齢に達していないこと，逆に100より大きければ，知能の発達が早いことを示す．14歳以上では，原則として精神年齢は算出せず，知能を4つの領域（結晶性，流動性，記憶，論理推理）に分け，領域別の偏差知能指数（Deviation Intelligence Quotient；DIQ）と総合DIQを算出する．DIQは平均

100，標準偏差1/16になるよう基準化され，

［個人の得点(MA) − 同じ年齢集団の平均］／［(16分の1)×同じ年齢集団の標準偏差］＋ 100の式で算出されるが，採点マニュアルの換算表を利用する．

このほか，検査者による行動観察結果の記載欄，検査時の被検児(者)の様子や，問題への取り組みの程度(5段階尺度)についても記載する．

❹ 信頼性・妥当性

大川らは，田中ビネー知能検査Ⅴについて，標準化の経過と検査問題の構造を分析し，各問題の発達状況，妥当性，信頼性などについて検討した[7]．その結果，本検査は，それぞれの問題が妥当な年齢級に配置されていること，問題の合格率の推移が年齢に対応して上昇をしていること，精神年齢は実際の生活年齢と比べるとかなり高い年齢として算出されていること(これは本検査が標準化の過程で当該年齢の6〜7割が通過(合格)できる問題を各年齢級に配置されていることによる)，妥当性(内容，基準関連，構成概念)を満たしていること，再検査法による信頼性も継続して検討中であること，を示している．

❺ 普及度

主に幼稚園から小学校の教育相談，進路相談，生徒指導，障害児教育，医療相談等さまざまな分野で幅広く活用されている．しかし，知能を言語性と動作性に分けて，その乖離を調べるにはウェクスラー式の知能検査(WISC-Ⅲなど)が用いられる．

❻ その他トピックス

田中教育研究所から田中ビネー知能検査Ⅴの検査器具，用紙，テキスト，検査方法のDVDが出版され，また研究所主催の田中ビネー知能検査講習会が行われている．詳しくは田研出版ウェブサイト(http://taken.co.jp/index.htm)を参照していただきたい．

おわりに

知能検査により知的障害や発達障害をもつ子どもの診断や早期発見ができ，教育的指導に活用できる．一方，知能検査が測定している能力は知能の一部であり，広汎性発達障害などでは知能指数が正常でも，対人関係の問題や社会生活上の困難をもつ場合がある．知能検査に加え，発達検査などほかの心理検査も考慮することも必要である．

文献

1) 中村淳子，大川一郎：田中ビネー知能検査開発の歴史．立命館人間科学研究 6：93-111，2003．
2) 田中寛一：田中びねー式智能検査法，世界社，1947．
3) 田中寛一：田中びねー式知能検査法，日本文化科学社，1954．
4) 田中教育研究所編：TK式田研・田中ビネー知能検査法，田研出版，1970．
5) 田中教育研究所編：全訂版田中ビネー知能検査法，田研出版，1987．
6) 田中教育研究所編：田中ビネー知能検査Ⅴ—実施マニュアル，採点マニュアル，田研出版，2003．
7) 大川一郎・他：田中ビネー知能検査Ⅴの開発1—1歳級〜13歳級の検査問題を中心として—．立命館人間科学研究 6：25-42，2003．

I 機能障害評価
疼痛

23 VAS / MPQ

長谷川　守（神奈川リハビリテーション病院麻酔科）
服部　卓（群馬大学大学院医学系研究科脳神経精神行動学教室）

key words　VAS，MPQ，痛みの強さ，痛みの質，客観化，疼痛評価尺度

はじめに

日常のリハビリテーション（以下，リハ）において，患者の個人的経験である感情面の強さや，痛みの強さなどの主観的要素の強い状態を，いかに客観化し数値化するかという問題は，大きな課題の1つである．痛みを測定するために，多くの検査やスケール，スコアが開発されている．しかし，痛みの強さというような単一次元の評価では，痛みの強さや疼痛経験の多くの特徴をとらえるには不十分である．多次元評価法は，痛みの強さのみでなく，感情面などの強さの情報も与えるため，複雑な痛みの訴えには特に有用である．単一次元の自己申告評価スケールのなかで，現在，世界中で最も頻用されている評価尺度として Visual Analogue Scale（VAS），また，多次元評価法のなかで特に使用頻度の高いスケールの代表として McGill Pain Questionnaire（MPQ）がある．本稿では，それら2つの疼痛評価尺度に関して紹介する．

1 VAS

❶ 開発者

Keele KD によって提案され，Huskisson EC によって確立された．

❷ 開発時期・初出文献

痛みの評価尺度として VAS が頻用されているが，その起源は古く1920年代にさかのぼる[1]．VAS は，もともと精神科系疾患の診断のために開発された手法で，その後，疼痛の強度の測定法として応用された．1948年 Keele KD によって提案され[2]，1974年に Huskisson EC によって確立された[3] VAS は，非常に有用な痛みの強さの評価尺度である．

1923年：Freyd M により，精神科系疾患の診断（うつ状態や睡眠状態の測定）のために開発された Graphic Rating Scale が VAS の起源とされる[1]．

1948年：Keele KD が VAS を，疼痛強度の測定法として応用し，横軸に時間軸，縦軸に疼痛強度を表す言葉（agony, severe, moderate, slight, nil）を配し，経時的な痛みの強さを折れ線で結び，グラフ化したものを pain chart と称した．これが一般に疼痛領域における VAS の起源とされる．その後，直線上に，疼痛強度を表す言語や数字を配した尺度は，Graphic Rating Scale（図1中・下段）と一般によばれるようになる[2]．

図1 Pain Assessment Scales

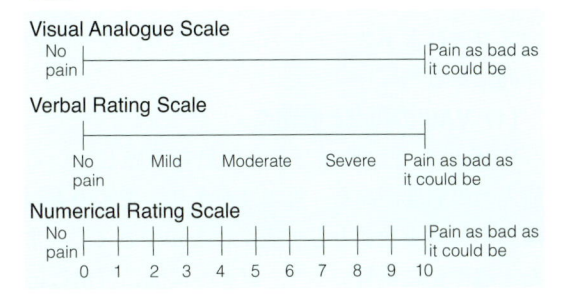

Visual Analogue Scale
No pain |———————————————————| Pain as bad as it could be

Verbal Rating Scale
No pain | Mild | Moderate | Severe | Pain as bad as it could be

Numerical Rating Scale
No pain |—|—|—|—|—|—|—|—|—|—| Pain as bad as it could be
　　　 0　1　2　3　4　5　6　7　8　9　10

1974年：Huskisson ECは，Graphic Rating Scale（図1中段）の痛みの表現を，両端に対極の評価を表す pain as bad as it could be と no pain を記すだけとし，Visual Analogue Scale（VAS）（図1上段）とした[3]．それを Graphic Rating Scale（図1中段）とともに疼痛患者に適用すると Graphic Rating Scale では，疼痛強度の分布が中間の3つの mild, moderate, severe の近くに集まってしまうのに対し，VAS では，一様な分布を示すことを確認した[3,4]．また，疼痛治療による疼痛緩和度を測定し，ほかの疼痛計測尺度に比べ VAS が最も感受性（sensitivity）の高いことを証明した[3,4]．ここにはじめて VAS の疼痛計測尺度としての有用性が確認された．

▶ Freyd M：The Graphic Rating Scale. *J of Educ Psychol* **14**：83-102，1923[1]．
▶ Keele KD：The pain chart. *Lancet* **2**：6-8，1948[2]．
▶ Huskisson EC：Measurement of pain. *Lancet* **2**：1127-1131，1974[3]．
▶ Scott J, Huskisson EC：Graphic representation of pain. *Pain* **2**：175-184，1976[4]．

❸ 特徴

VAS は，通常 10 cm の直線で表される（図1上段）．直線の両端は測定する感覚あるいは反応の両極端と定義される[5]．たとえば"痛みなし"という疼痛言語がこの直線の左端にあり，一方，右端には"感じうる最もひどい痛み"と記載されている．患者はその時点において自分の知覚している痛みの程度を示すと思う場所に，VAS を横切る1本の線を引くように教えられる．この線によって mm あるいは cm 単位で数量化ができ，分析に用いられる．スケールを垂直方向，水平方向いずれに置いても測定は可能であるが，垂直スケールのスコアは水平スケールのスコアより，やや高い傾向にある[6]．

（1）VAS の利点と問題点

VAS は非常に単純だがその患者が感じている痛みへの感度が高く，再現性があり，患者のもつ痛みの強さを数値として表すことができる[7]．また，速やかに施行でき[4]，個々の状況に容易に応用できる．さらに痛みの程度を測定するのに加え，ほかの主観的変数として，嘔気や痛みのおさまり（緩和の程度）や患者の治療に対する満足度などの測定にも使用できる[5]．

VAS の使用は容易であるが，患者が完全に理解していることが大切である．患者に意識錯乱があるときや，高齢者や小児の一部（8歳未満）[8]で，理解力に欠ける場合にはこの方法は使えない．高齢者では VAS の理解が困難であることが指摘されており，十分な説明をして理解させることが重要である[9]．また，あくまでも VAS は，患者個人が感じている痛みの強さの定量化であるため，ほかの患者とは違う感じかたをする可能性があるので，ほかの患者とのデータの比較検討ができないことが欠点である．さらに，疾患により生じる障害が，心理的なものか身体的なものかを反映しない点が，VAS の欠点としてあげられる．VAS は心理学的側面の評価には不十分であるとの指摘は多く[10,11]，松本ら[12]も痛みの心理的要因を把握する1方法としての Lorish らの Face Scale[13] の有用性を検討するなかで，不安，焦りのある場合や治療に対する不満があると，Face Scale と VAS とが必ずしも一致しないことを指摘している．Scott ら[4]は VAS と Graphic Rating Scale を区別しているが，それは単に形式の相違からではなく，Graphic Rating Scale のようにあらかじめ数字が配列されていると患者は，好きな数字を選んでしまうことがあるというように，痛みの評価結果そのものが修飾されることがあるという要因からであった．Ogon ら[6]は慢性腰痛の評価に水平と垂直の VAS を使用して，水平 VAS がより sensitivity が高かったと報告しているが，Aun ら[14]は中国人を対象とした研究で，水平 VAS よりも垂直 VAS のほうが誤りが有意に低かった，と報告した．その理由として，中国人は元来上から下へと文章を読む習慣があり，垂直 VAS のほうがなじみやすいのであろうと考えられた．すなわち VAS には，文化の違いも影響することが指摘されている．

（2）実施上の注意

VAS は，アナログ尺度であることから記入法でのみ用い，「現在，あなたの感じている痛みの強さを線上に記してください」というような標準化

された適切な言葉を，検査前に言って提示しなければならない．なぜならば提示の際のわずかな変化によって，VASの値が変わってしまうからである．VASの使用は容易であるが，患者が完全に回答法を理解していることが要求される．VASは，痛みの強さを連続変数として表しており，痛みの強さを0〜10までの11段階で示す数値評価尺度（Numerical Rating Scale；NRS，図1下段）などのグラフ化評価尺度（Graphic Rating Scale）とは区別する必要がある[4]．このような相違があるにもかかわらず，VASとGraphic Rating Scaleは，しばしば混乱して使用されているのが現状である．用いる尺度の性質により痛みの強さを問診で得てよいものか，あるいは記入法で得るべきかを知っておく必要がある．具体的には，VASはアナログ尺度であることから記入法でのみ用い，Graphic Rating Scaleは記入法に加えて口答法（問診）でも用いることが可能である．

❹ 信頼性・妥当性

一般に，検査の特性としてとらえれば，high reliabilityは誰が検査を行っても変動が少ないということであり，high validityはsensitivity（敏感度），specificity（特異度），predictive value（適中度）が高いということである．したがって，大まかに信頼性≒再現性（reliability≒repeatability），妥当性≒正確さ（validity≒accuracy）というようにとらえることができる．これをふまえて考えてみると，VASに関しては，非常に単純だが感度が高く，再現性があり，患者のもつ痛みの強さを数値として表すことができ，信頼性と妥当性が高いことが示されている[7]．また，VASは急性疼痛・癌性疼痛・慢性疼痛の痛みの変化に対する評価尺度として用いられた臨床研究の結果，痛みの変化に対する評価尺度として信頼性と妥当性が高いことも示されている[15-18]．さらに，VASは単純な程度を表す言葉によるスコアよりも，信頼性が高いことが示されている[11]．しかしながら，慢性腰痛の評価に水平と垂直のVASを使用した研究では，水平VASがよりsensitivityが高かったという報告がなされている[6]．したがって，臨床で使用する場合は，水平VASのほうがよりvalidityが高く

望ましい可能性が示唆される．

❺ 普及度

単一次元の自己申告疼痛計測尺度として，最も一般的な疼痛計測尺度である．国内外で頻用されており，Verbal (Graphic) Rating ScaleやNumerical (Graphic) Rating ScaleなどのGraphic Rating Scaleと併用されることが多い．日常診療で用いている痛みの強さの評価尺度は，VASはアナログ尺度であるため記入法でのみ用いるべきなので，多くの場合，問診（口答法）でも用いることが可能なNumerical rating scaleが多いかもしれない．

❻ その他トピックス

得られたデータを統計学的に処理する際は，数学的にはVASは連続変数として，Graphic Rating Scaleは不連続（離散型）変数として扱われることになる．しかし，VAS値を患者間で比較する場合には，同じVAS値が必ずしも同じ痛みの強さを意味するわけではないことから，VAS値に対してもGraphic Rating Scale値と同様に，ノンパラメトリックの手法を用いるほうが安全と考えられている[4]．また，日常診療で疼痛計測尺度を使用する場合に，誤った運用をみかけるケースが多いので，記入法でのみ用いる尺度（VAS）か，口答法（問診）でも使用してよい尺度（Graphic Rating Scale）なのかを，認識した評価尺度の正しい運用が望まれる．また，高齢者では加齢とともにVASに対する正確な回答率が下がるが，Graphic Rating Scaleではそのような傾向はないと指摘されている[9]．したがって，高齢者にVASを施行する際は，十分理解できるまで説明してから施行するか，Graphic Rating Scaleを併用することで，より正確なデータが得られるものと考えられる．臨床で使用する際はVASは一般に，紙に印刷してある10cmの線上にマークしてもらうが，2回目以降に評価してもらう際，前のマークが残っている用紙にマークしてもらうか，新しい用紙にあらためてマークしてもらうかで，VASの値が変わるかどうかを調べた報告[19]がある．VASの値はどちらの用紙にしても変わらなかったが，前のマーク

Ⅰ 機能障害評価

が残っているところにマークした患者は，鎮痛薬の追加を要求するものが多かったとの指摘があるので診療の際，参考にされたい．

2 MPQ

❶ 開発者

カナダの Melzack R らである．

❷ 開発時期・初出文献

1971 年，カナダの McGill 大学で心理学と精神科の Pain Rehabilitation 部門を担当していた Melzack ら[20]は，痛みは強さのみでなく感情面・情動面などの複雑な疼痛経験の複合体であることに着目し，その特徴を全体的にとらえるには，痛みの強さというような単一次元の評価尺度では不十分で，痛みの強さのみならず痛みの質的側面（感覚面・情動面など）も合わせてとらえることが重要であると考えた．そのような多次元疼痛計測尺度を開発することを目的に，まず痛みに関する臨床文献から得られた痛みの性質を表現する 102 の言葉（pain descriptor）を，いくつかの性質（質）の異なる疼痛経験を表すグループ群（sub-

表 1 McGill Pain Questionnaire (MPQ)[22]

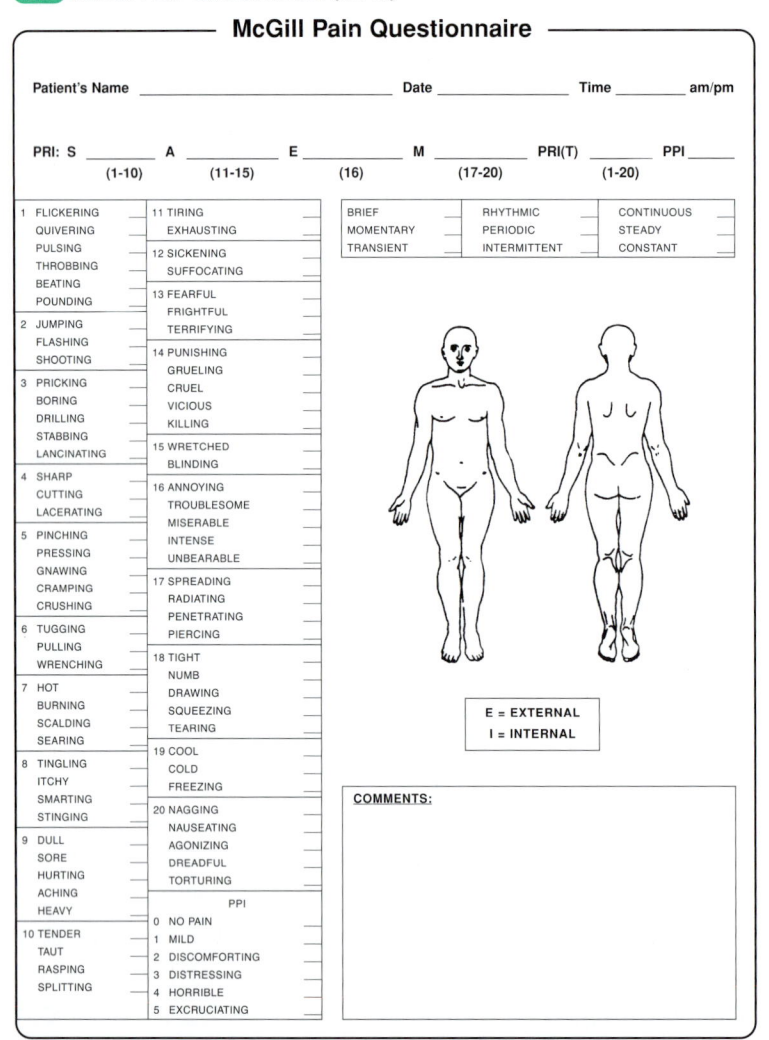

McGill Pain Questionnaire

Patient's Name _____ Date _____ Time _____ am/pm

PRI: S ____ A ____ E ____ M ____ PRI(T) ____ PPI ____
(1-10) (11-15) (16) (17-20) (1-20)

1 FLICKERING QUIVERING PULSING THROBBING BEATING POUNDING	11 TIRING EXHAUSTING	BRIEF　　　RHYTHMIC　　　CONTINUOUS MOMENTARY　PERIODIC　　　STEADY TRANSIENT　INTERMITTENT　CONSTANT
2 JUMPING FLASHING SHOOTING	12 SICKENING SUFFOCATING	
3 PRICKING BORING DRILLING STABBING LANCINATING	13 FEARFUL FRIGHTFUL TERRIFYING	
4 SHARP CUTTING LACERATING	14 PUNISHING GRUELING CRUEL VICIOUS KILLING	
5 PINCHING PRESSING GNAWING CRAMPING CRUSHING	15 WRETCHED BLINDING	
6 TUGGING PULLING WRENCHING	16 ANNOYING TROUBLESOME MISERABLE INTENSE UNBEARABLE	
7 HOT BURNING SCALDING SEARING	17 SPREADING RADIATING PENETRATING PIERCING	E = EXTERNAL I = INTERNAL
8 TINGLING ITCHY SMARTING STINGING	18 TIGHT NUMB DRAWING SQUEEZING TEARING	
9 DULL SORE HURTING ACHING HEAVY	19 COOL COLD FREEZING	COMMENTS:
10 TENDER TAUT RASPING SPLITTING	20 NAGGING NAUSEATING AGONIZING DREADFUL TORTURING	
	PPI 0 NO PAIN 1 MILD 2 DISCOMFORTING 3 DISTRESSING 4 HORRIBLE 5 EXCRUCIATING	

McGill Pain Questionnaire. The descriptors fall into four major groups: sensory, 1-10; affective, 11-15; evaluative, 16; and miscellaneous, 17-20. The rank value for each descriptor is based on its position in the word set. The sum of the rank values is the pain rating index (PRI). The present pain intensity (PPI) is based on a scale of 0 to 5.

scale）に分類することから，MPQ開発の発端が始まった．さらに，分類された各グループ（subscale）を細分化し，その各subclassに属する疼痛言語（痛みを表現する言葉；pain descriptor）を，痛みの強さの弱い順に上から下へ配列し，順次1，2，3，…と得点（ランク値）を与えた[20]．

1975年，Melzack R[21]により前述の予備研究に基づき最終的に疼痛言語は，疼痛患者が訴える頻度の高い78語に集約された．そして細分化されたsubclassは20組となり，各subclassは，2〜6語の疼痛言語を有する形となった．それら20のsubclassは，疼痛言語の疼痛経験の表現内容によりsensory（subclasses 1–10；PRI–S），affective（subclasses 11–15；PRI–A），evaluative（subclass 16；PRI–E），miscellaneous（subclasses 17–20；PRI–M）の4つの特有な痛みの質を評価するsubscaleに大別され，さらに5ランクよりなる現在の痛みの程度を表現する言葉よりなるPresent Pain Intensity（PPI）が加えられ，現在の形が完成された．各subscaleの得点（Pain Rating Index）は，各subclassのなかで患者により選ばれた現在の痛みを表現する言葉のランク値の合計点として求められる．また，各subscaleの得点を合計した総得点として，Total score of the Pain Rating Index；PRI–T）が求められる．現在の痛みの程度は，PPIの6つの言葉（痛みはない，軽い，不快な，悩まされる，ひどく不快な，激しく苦痛な）のなかより，1つを選択することにより求められる．上記のように，MPQは，痛みの強さと同時に質的側面にも着目した多次元評価法である（表1）[22]．MPQの検査には5〜10分を要す．

1987年になりMelzack[23]によりShort–Form McGill Pain Questionnaire（SF–MPQ）がつくられた（表2）[24]．それはsensory 11語，affective 4語

表2 The short form of the McGill Pain Questionnaire（SF–MPQ）[24]

SHORT FORM McGILL PAIN QUESTIONNAIRE
Ronald Melzack

PATIENTS NAME:................................   DATE:................................

	NONE	MILD	MODERATE	SEVERE
THROBBING	0) ___	1) ___	2) ___	3) ___
SHOOTING	0) ___	1) ___	2) ___	3) ___
STABBING	0) ___	1) ___	2) ___	3) ___
SHARP	0) ___	1) ___	2) ___	3) ___
ORAMPING	0) ___	1) ___	2) ___	3) ___
GNAWING	0) ___	1) ___	2) ___	3) ___
HOT-BURNING	0) ___	1) ___	2) ___	3) ___
ACHING	0) ___	1) ___	2) ___	3) ___
HEAVY	0) ___	1) ___	2) ___	3) ___
TENDER	0) ___	1) ___	2) ___	3) ___
SPLITTING	0) ___	1) ___	2) ___	3) ___
TIRING-EXHAUSTING	0) ___	1) ___	2) ___	3) ___
SICKENING	0) ___	1) ___	2) ___	3) ___
FEARFUL	0) ___	1) ___	2) ___	3) ___
PUNISHING-CRUEL	0) ___	1) ___	2) ___	3) ___

NO PAIN |—|—|—|—|—|—|—|—|—|—| WORST POSSIBLE PAIN
         0 1 2 3 4 5 6 7 8 9 10

PPI
0 NO PAIN ___
1 MILD ___
2 DISCOMFORTING ___
3 DISTRESSING ___
4 HORRIBLE ___
5 EXCRUCIATING ___

The short-form McGill Pain Questionnaire. Descriptors 1-11 represent the sensory dimension of pain experience and 12-15 represent the affective dimension. Each descriptor is ranked on an intensity scale of 0 = none, 1 = mild, 2 = moderate, 3 = severe. The Present Pain Intensity (PPI) of the standard long-form Mcgill Pain Questionnaire and the visual analogue numerical scale (VANS) are also included to provide overall pain intensity scores.

よりなり，各 pain descriptor は 4 つの pain intensity scale（0 = none，1 = mild，2 = moderate，3 = severe）に基づき強さのランクづけがされ，おのおのの合計点から Pain Rating Index を求めるとともに，PPI と Numerical（Graphic）Rating Scale（NRS）が追加された形体をとった．SF-MPQ の検査には 2〜5 分を要す．

初出文献は以下のとおりである[20,21,23]．

- Melzack R, Torgerson WS：On the language of pain. *Anesthesiology* **34**：55-59, 1971[20]．
- Melzack R：The McGill Pain Questionnaire：major properties and scoring methods. *Pain* **1**：277-299, 1975[21]．
- Melzack R：The short-form McGill Pain Questionnaire. *Pain* **30**：191-197, 1987[23]．

❸ 特徴

主観的な経験である痛みをどれだけ客観的に測定するかは，痛みに関する研究，評価法の 1 つの重要なテーマである．英語文化圏を中心に痛みの評価尺度が数多く検討されてきたが，そのなかでも MPQ は，尺度としての検討が繰り返され，現在，臨床場面においても世界で最も広く用いられている疼痛計測尺度の 1 つである[25-29]．しかし，わが国では，痛みの表現に関する言語上のニュアンスや文化の違いが障害となり，日本語版の決定版が確定されておらず，一部の施設でしか用いられていない状況にある．

MPQ は，78 の痛みを表現する言葉よりなる．それらは，20 の subclass に分けられ，さらに 5 ランクよりなる Present Pain Intensity（PPI）が加えられている．そして 78 の痛みを表現する言葉からなる MPQ では，おのおの独立した factor として sensory（感覚面），affective（感情面），evaluative（評価面）の 3 つの major class と，それらが混じった miscellaneous という異質な痛みの質的側面をとらえるための 4 つの subscale を想定している．そのような 4 つの subscale を置くことで，患者の痛みの強さだけではなく，患者の感じている痛みの質，感情的側面，さらに痛みの感じかたなども把握しようと設計されている．これは，Melzack ら[20]および Melzack[21]が痛みの強さを表す言葉を，MPQ を作成する初期段階でグループ分けしたことがもとになっているが，その後の研究[30,31]でも 4 つの subscale 構造に関しては構造学的妥当性が得られており，pain descriptor（疼痛表現）が大きく 4 グループに分類される evidence に基づく．

本来，MPQ の 4 つの subscale は，独立した異なる痛みの質を評価するためにつくられているもの

表3 McGill Pain Questionnaire（MPQ）の信頼性と妥当性

信頼性（内的整合性と再現性があるか否か？）
1975 年，Melzack は 10 人の癌性疼痛患者において 3 日間にわたり，自分の痛みを表す pain descriptor を選択させ，その一貫性を検討し平均 70.3%（50-100%）の一致率を報告している[34]．
1980 年，Graham は，Melzack がさまざまな癌性疼痛患者において MPQ を施行したときと同様の再現性の高い結果を 2 つの特定な癌性疼痛患者群において報告している．4 回の MPQ 施行で各 subclass で選択される pain descriptor の一貫性（一致率：66-80.4%）を証明している[35]．
1997 年，Gagliese らは成人の慢性関節リウマチ患者において SF-MPQ の記入間違いの割合と関節リウマチ痛で選択される言葉は年齢によって変わらないが，選択される pain descriptor の数は高齢患者でより少ない傾向があることを報告している[36]．
1998 年，Gagliese らは慢性疼痛患者においては痛みの診断と部位，罹患期間，性別が一致している場合，若年者と老人間で MPQ で選択される pain descriptor の一致率，内的整合性，subscale の相関は非常に高いことを証明している[37]．

妥当性（内容的，構造的，尺度的妥当性）
1985 年，Turk らは慢性疼痛患者を対象に MPQ の構造的妥当性を共分散構造分析を用いて検証し，因子分析では MPQ の 4 つの subscale 間には比較的高い相関を認めるものの 4 つの subscale は十分に異なる痛みの質を代表していることを立証している[30]．
1987 年，Melzack は MPQ の sensory, affective と total score は SF-MPQ と有意な相関を示すことを報告している[23]．
1991 年，Lowe らは急性疼痛患者を対象に 4 つの subscale からなる MPQ の構造的妥当性を Turk らと同様に共分散構造分析を用いて立証している[31]．
1995 年，Escalante らは pain map（人体の略図）は高齢者の疼痛部位と空間的広がり具合を把握する際，有用な情報を与えることを立証している[38]．

疼痛(VAS, MPQ)

であるが，英語版における Turk ら[30]の報告と同様に日本語版[32,33]でも，4 つの subscale 同士の間には比較的高い相関を認め日本語版においても，英語版と同様にそのまま subscale として痛みの異なる質を評価するには，むずかしい問題のあることが考えられる．この結果は，翻訳されたことによって生じたテスト構造の変化というのではなく，元来 MPQ が有している構造的特徴であると考えられる．MPQ は記入法，口答法どちらも可能である．

❹ 信頼性・妥当性

文献上の報告を表3にまとめた[23,30,31,34-38]．臨床研究において MPQ は，痛みの質的側面をとらえる尺度として信頼性の高い手法であり，疾患群の識別能力があり，痛みの鑑別診断に役立つことが示されている[39]．MPQ の sensory, affective, evaluative の 3 つの subscale 構造に関しては，支持する研究とそうでない研究があり，意見の分かれるところである[40-46]．因子分析を用いた研究では，3 つの subscale 間に有意な重複（共通部分）を認めるという結果が一般的である[30,32,33]．Pain Rating Index の total score は，急性疼痛・癌性疼痛・慢性疼痛患者の痛みの変化に sensitivity が高く，それらの痛みの評価尺度として信頼性と妥当性の高い尺度であることが証明されている[31,47,48]．筆者らのグループ[32,33,49,50]も Melzack らの方法論に準拠した日本語版 MPQ（疼痛表現は

表4 McGill Pain Questionnaire (MPQ) 日本語版[51]

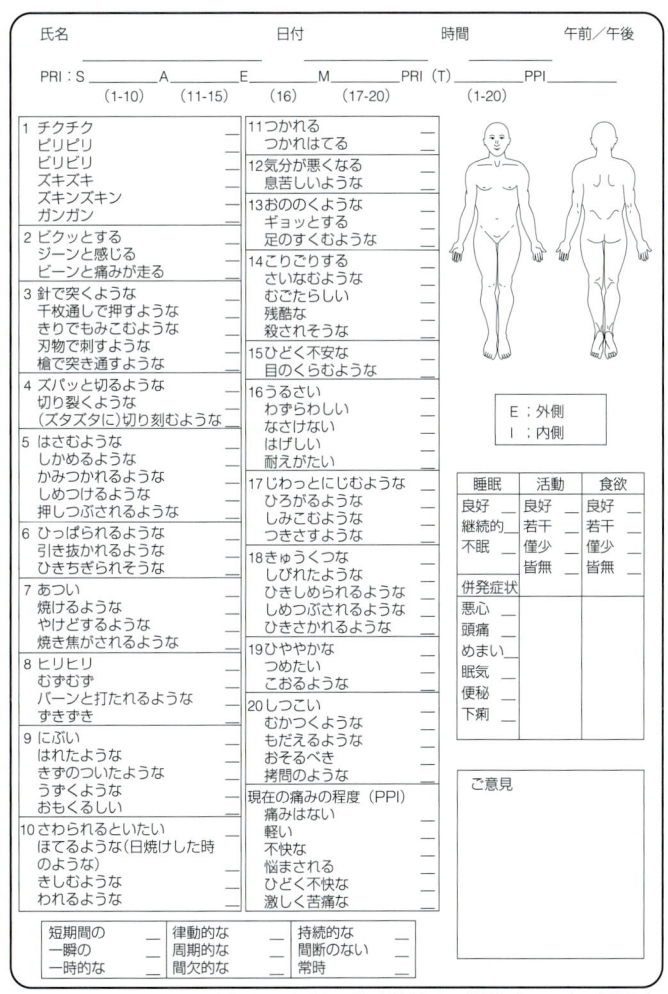

McGill Pain Questionnaire；これらは 4 つのグループに大別される：感覚的 (S, 1-10)，感情的 (A, 11-15)，評価的 (E, 16)，多様な (M, 17-20)．どの言葉のランク値もその言葉がおかれた位置による．言葉のランク値の合計が PRI (Pain Rating Index)．PPI は 0-5 のスケールからなる．

佐藤らによる,翻訳版,**表4**)[51]を発表し,その信頼性と妥当性,さらには英語版におけるTurkら[30]の検証と同様に,構造的妥当性を共分散構造分析にて証明し,臨床使用に十分耐えうることを示している.

❺ 普及度

MPQは,スペイン語,デンマーク語,アラビア語,中国語,フランス語,ドイツ語,イタリア語,日本語,ノルウエー語,ポーランド語,スロバキア語に翻訳され,世界中で最もよく用いられている痛みの多次元評価法である[25-29].しかしながら,わが国においては,筆者らのもの(**表4**)も含め,いくつかの日本語版が発表されてはいるが,いまだ,その標準化がなされておらず,痛みの表現に関する言語上のニュアンスや文化の違いが障害となり,一部の施設でしか用いられておらず,また,日本語版の決定版が確定されていない状況にある.

❻ その他トピックス

MPQ,SF-MPQは鎮痛薬,硬膜外ブロック,TENSの効果などを評価し立証できる尺度である[39].また,欧米においてMPQは,さまざまな研究の評価尺度として,たとえば末期癌患者やホスピス患者の疼痛評価尺度としても使われている[52].また,選択されるdescriptor patternにより,腰痛と顔面痛の鑑別が可能であるとの報告もある[39].慢性痛患者と急性痛患者のMPQ scoreを比較することで,急性痛患者はsensoryな言葉を使用する頻度が高いのに対して,慢性痛患者はaffectiveとevaluativeな言葉を使用する頻度が高いことが示されている[39].また,高齢者ではMPQの回答の際に若年者に比べて,選択されるpain descriptorの数が減少する(MPQ得点が減少する)傾向がある[9].しかし,MPQとほかの疼痛評価尺度を併用した研究では,若年者と比べてMPQ得点は低かったものの,ほかの疼痛評価尺度で計測した痛みの強さそのものに違いはなかったと報告されている[9].したがって,加齢により痛みの感じかたが変化する可能性は否めないが,

高齢者においてはMPQ(Pain Rating Index)では,実際に感じている痛みの強さよりも,低い得点が出やすいものと推測される.このようなevidenceをふまえて,日常診療にあたることは有用であろう.わが国においては,いまだ日本語版MPQの標準化がなされていないが,信頼性・妥当性さらには構造的妥当性も証明された日本語版は存在するため,疼痛患者データの国際比較のためのツール(多次元疼痛評価尺度)として使用可能な状況にはある.MPQのような国際的に通用している評価尺度を用いることは,痛みについて議論する際に,データを比較検討でき相互理解を深めることができるので,特に重要となってくる.したがって,わが国においても今後の標準化が待たれる.

おわりに

リハ場面における痛みの評価尺度として,VAS,MPQについて概観した.近年,高次脳機能障害の増加,救命救急の進化とともに,障害に対する医療,障害の回復におけるリハがますます重視されるようになってきている.リハは歴史的にみると,まず骨・関節系とポリオなどの末梢神経系による障害がその対象となり,次いで脳性麻痺,脊髄損傷,脳血管障害などの中枢性神経障害に対するリハが加わり,そしてさらに高次脳機能障害が対象として取り上げられるようになってきた[53].最近,活発なアプローチが行われつつある高次脳機能障害患者では,言語面の問題がある場合VASやMPQの理解はむずかしいことが予想される.そのようなケースでは,患者自身にも介護者にも理解が容易で,回答の手助けをしやすいフェイススケール(Wong-Baker Faces Pain Rating Scale:0,1,2,3,4,5の6段階の顔の表情で痛みの程度を分類した尺度)[54]などを代わりに用いることで,より正確な評価が可能になると考えられる.したがって,今後リハ対象患者の拡大に伴い,患者の理解度も考慮に入れた臨機応変な評価尺度の選択が,重要になってくるものと考えられる.

文 献

1) Freyd M：The Graphic Rating Scale. *J of Educ Psychol* **14**：83-102, 1923.
2) Keele KD：The pain chart. *Lancet* **2**：6-8, 1948.
3) Huskisson EC：Measurement of pain. *Lancet* **2**：1127-1131, 1974.
4) Scott J, Huskisson EC：Graphic representation of pain. *Pain* **2**：175-184, 1976.
5) Holm K et al：Effects of personal experience on pain assessment. *Image J Nurse Scholarship* **21**：72-75, 1989.
6) Ogon M et al：Chronic low back pain measurement with visual analogue scales in different settings. *Pain* **64**：425-428, 1996.
7) Bercker M, Hughes B：Using a tool for pain assessment. *Nurs Times* **86**：50-52, 1990.
8) Melzack R et al：Pain in children. In：Handbook of Pain Management：a clinical companion to Wall and Melzack's textbook of pain, Melzack R, Wall PD (ed), Churchill Livingstone, Philadelphia, 2003, pp 545-558.
9) Melzack R et al：Pain in elderly. In：Handbook of Pain Management：a clinical companion to Wall and Melzack's textbook of pain, Melzack R, Wall PD (ed), Churchill Livingstone, Philadelphia, 2003, pp 559-568.
10) 関山裕詩, 花岡一雄：疼痛の評価と痛覚閾値の測定. 医学のあゆみ **177**：143-145, 1996.
11) Chapman CR et al：Pain measurement：an overview. *Pain* **22**：1-31, 1985.
12) 松本真希・他：ペインクリニックにおける Face Scale の利用. ペインクリニック **10**：217-222, 1989.
13) Lorish CD, Maisiak R：The face scale：brief, nonverbal method for assessing patient mood. *Arthritis Rheum* **29**：906-909, 1986.
14) Aun C et al：Evaluation of use of Visual Analogue Scales in Chinese patients. *Pain* **16**：215-221, 1986.
15) Breivik EK et al：A comparison of present pain rating scales by sampling from clinical trial data. *Clinical J of Pain* **16**：22-28, 2000.
16) De Conno F et al：Pain measurement in cancer patients：a comparison of six methods. *Pain* **57**：161-166, 1994.
17) Jensen MP et al：Self-report scales and procedures for assessing pain in adults. In：Manual of Pain Assessment, Turk DC et al (ed), Guilford Press, New York, 1992, pp 135-151.
18) Jensen MP et al：Comparative reliability and validity of chronic pain intensity measures. *Pain* **83**：157-162, 1999.
19) Sordian CA et al：The visual analog scale for pain. *Anesthesiology* **95**：1356-1361, 2000.
20) Melzack R, Torgerson WS：On the language of pain. *Anesthesiology* **34**：55-59, 1971.
21) Melzack R：The McGill Pain Questionnaire：major properties and scoring methods. *Pain* **1**：277-299, 1975.
22) Melzack R et al：Pain assessment in adult patients. In：Wall and Melzack's Textbook of Pain, 5th ed, McMahon SB, Koltzenburg M (eds), Churchill Livingstone, Philadelphia, 2006, pp 295.
23) Melzack R：The short-form McGill Pain Questionnaire. *Pain* **30**：191-197, 1987.
24) Melzack R et al：Pain assessment in adult patients. In：Wall and Melzack's Textbook of Pain, 5th ed, McMahon SB, Koltzenburg M (eds), Churchill Livingstone, Philadelphia, 2006, pp 299.
25) Kiss I et al：The McGill Pain Questionnaire：German version. A study on cancer pain. *Pain* **29**：195-207, 1987.
26) De Benedittis G et al：The Italian pain questionnaire. *Pain* **33**：53-62, 1988.
27) Vanderiet K et al：The McGill Pain Questionnaire constructed for the Dutch language (MPQ-DV). Preliminary data concerning reliability and validity. *Pain* **30**：395-408, 1987.
28) Boureau F et al：Comparative study of the validity of four French McGill Pain Questionnaire (MPQ) versions. *Pain* **50**：59-65, 1992.
29) Ketovuori H et al：A pain vocabulary in Finnish—the Finnish pain questionnaire. *Pain* **11**：247-253, 1981.
30) Turk DC et al：The McGill Pain Questionnaire reconsidered：confirming the factor structure and examining appropriate uses. *Pain* **21**：385-397, 1985.
31) Lowe NK et al：Confirming the theoretical structure of the McGill Pain Questionnaire in acute clinical pain. *Pain* **46**：53-56, 1991.
32) 長谷川 守・他：日本語版 McGill Pain Questionnaire の信頼性と妥当性の検討. 日ペインクリニック会誌 **3**：85-90, 1996.
33) Hasegawa M, et al：The McGill Pain Questionnaire, Japanese version, reconsidered：conforming the reliability and validity. *Pain Research & Management* **1**：233-237, 1996.
34) Melzack R：The McGill Pain Questionnaire. In：Pain Measurement and Assessment, Melzack R (ed), Raven Press, New York, 1975, pp 41-47.
35) Graham C et al：Use of the McGill Pain Questionnaire in the assessment of cancer pain：replicability and consistency. *Pain* **8**：377-387, 1980.
36) Gagliese L et al：Age difference in the quality of chronic pain：a preliminary study. *Pain Res Manag* **2**：157-162, 1997.
37) Gagliese L et al：The psychometric properties of the McGill Pain Questionnaire in young and elderly chronic pain patients. *Pain Res Manag* **3**：58, 1998.
38) Escalante A et al：A method for scoring the pain map of the McGill Pain Questionnaire for use in epidemiologic studies. *Aging* (Milano) **7**：358-366, 1995.
39) Melzack R et al：Pain measurement in persons in pain. In：Textbook of Pain, 4th ed, Wall PD, Melzack R (eds), Churchill Livingston, Edinburgh, 1999, pp 409-426.
40) Kremer EF et al：Pain language：affect. *J Psychosom Res* **28**：125-132, 1984.
41) Byrne M et al：Cross-validation of the factor structure of the McGill Pain Questionnaire. *Pain* **13**：193-201, 1982.
42) Swami DR et al：Factorial validation of McGill Pain Questionnaire. *Ind J Clin Psychol* **18**：15-18, 1991.
43) Crockett DJ et al：Factors of the language of pain in patients and normal volunteer groups. *Pain* **4**：175-182, 1977.
44) Burckhardt C：The use of the McGill Pain Questionnaire in assessing arthritis pain. *Pain* **19**：305-314, 1984.
45) Oostdam EMM et al：Description of pain and the degree to which the complaints fit the organic diagnosis of low back pain. *Pain* **18**：171-182, 1984.
46) Leavitt F et al：Low back pain in patients with and without demonstrable organic disease. *Pain* **6**：191-200, 1979.
47) Davis GC：The clinical assessment of chronic pain in rheumatic disease：evaluating the use of two instruments. *J Adv Nurs* **14**：397-402, 1989.
48) Sist TC et al：The relationship between depression and pain language in cancer and chronic non-cancer pain patients. *J Pain Symptom Mana* **15**：350-358, 1998.
49) Hasegawa M et al：The McGill Pain Questionnaire, Japanese version, reconsidered：confirming the theoretical structure. *Pain Res Manag* **6**：173-180, 2001.
50) Hasegawa M et al：Confirming the theoretical structure of the Japanese version of the McGill Pain Questionnaire in chronic pain. *Pain Medicine* **2**：52-59, 2001.
51) 守本ともこ：高齢者の痛みへのアプローチ. QOL を高める専門看護, 介護を考える上巻 (守本とも子・他編), 中央法規出版, 2005, p 104.
52) Melzack R：The Brompton mixture：effects on pain in cancer patients. *Can Med Assoc J* **115**：125-129, 1976.
53) 平井俊策：リハビリテーションからみた神経疾患. 神経疾患のリハビリテーション (平井俊策, 江藤文夫 編), 第2版, 南山堂, 2000, pp 1-18.
54) Wong DL et al：Wong's Essentials of Pediatric Nursing, 6ed, Mosby, Inc., St. Louis, 2001, pp 1301.

I 機能障害評価
呼吸・循環

24 $\dot{V}o_2$ max Borg Scale

寺本信嗣（東京医科大学八王子医療センター呼吸器内科）

key words $\dot{V}o_2$ max（最大酸素摂取量），Borg Scale（ボルグスケール），運動負荷試験，呼吸困難，感覚生理学

はじめに

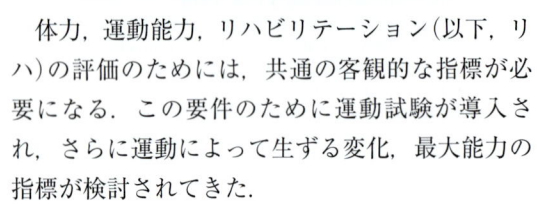

体力，運動能力，リハビリテーション（以下，リハ）の評価のためには，共通の客観的な指標が必要になる．この要件のために運動試験が導入され，さらに運動によって生ずる変化，最大能力の指標が検討されてきた．
$\dot{V}o_2$ max はその代表的指標である．

1 $\dot{V}o_2$ max

❶ 開発者

運動生理学の進歩とともに測定法が進歩しているため，ほかの評価法と違い，正確な開発者は不明である．

❷ 開発時期・初出文献

運動負荷試験は，1930 年代に Goldhammer と Scherf が虚血性心疾患の診断に運動負荷心電図を導入した頃に始まり，1970 年代に発達した検査法で，呼気ガス分析の進歩とともに心肺運動負荷試験（Cardiopulmonary Exercise Testing；CPX）として確立し，呼吸器病学，心臓リハ医学，スポーツ医学，循環器病学の分野にも取り入れられてきた．

運動負荷試験では，人為的に運動負荷をかけることによって，安静時の肺機能の指標からは十分に予測できない体動時のガス交換能の把握や，被検者の運動能力の定量的評価を行うことが可能となる[1]．特に最大酸素摂取量（Maximum oxygen uptake；$\dot{V}o_2$ max，**表 1**）は，嫌気性代謝閾値（Anaerobic Threshold；AT）とともに，呼吸・循環・代謝の総合的運動耐容能指標として，競技者の持久力測定やトレーニングに利用されるだけでなく，心不全における心機能分類の指標や治療効果判定，運動耐容能測定および運動療法や，リハの際の運動処方作成などに利用されている（**表 2**）．初出時期を推定する文献としては以下のとおりである[2-5]．

▶ Davies CT：Maximum oxygen uptake：prediction from cardiac frequency during submaximal exercise. *J Physiol* **189**(2)：77–78, 1967[2].
▶ Cotes JE et al：Factors relating to maximum oxygen uptake in young adult male and female subjects. *J Physiol* **189**(2)：79–80, 1967[3].

表 1 最大酸素摂取量（$\dot{V}o_2$ max）運動能力の指標

1 分間あたりに摂取される最大酸素量．漸増運動負荷試験では，負荷の増大に伴い $\dot{V}o_2$ は直線的に増加するが，ある時点から頭打ちになる．$\dot{V}o_2$ max は総合的な運動能力を表しており，心臓のポンプ機能，運動筋の酸素消費効率，換気の限界などいずれの障害によっても低下する．

$$\dot{V}o_2 \text{ max} = Q \text{ max} \times (Cao_2 - Cvo_2) = SV \text{ max} \times HR \text{ max} \times (Cao_2 - Cvo_2)$$

（Q max＝最大心拍出量 $Cao_2 - Cvo_2$ ＝動静脈血酸素含量差 SV max＝最大 1 回心拍出量，HR max＝最大心拍数）

呼吸・循環（$\dot{V}O_2$ max, Borg Scale）

表2 運動負荷試験における各種疾患の指標の特性

測定項目	心不全	COPD	ILD	肺血管疾患	肥満
$\dot{V}O_2$ max	低下	低下	低下	低下	低下
Anaerobic Threshold	低下	正常から低下	正常から低下	低下	正常
Peak HR	正常	正常から低下	低下	やや低下	やや低下
O_2 pulse	低下	正常，低下	正常，低下	低下	正常

▶ McArdle WD, Magel JR：Physical work capacity and maximum oxygen uptake in treadmill and bicycle exercise. *Med Sci Sports* **2**（3）：118-123, 1970[4]．

▶ Katch FI et al：The relationship of body weight on maximum oxygen uptake and heavy-work endurance capacity on the bicycle ergometer. *Med Sci Sports* **3**（3）：101-106, 1971[5]．

表3 運動負荷試験の絶対的禁忌と相対的禁忌[1]

絶対的禁忌	相対的禁忌
急性心筋梗塞（発症3～5日以内） 不安定狭心症 症状のある治療抵抗性不整脈 失神症状 活動性の心内膜炎 急性心筋炎，心外膜炎症 症状のある大動脈弁狭窄症 治療困難な心不全 急性肺血栓塞栓症 下肢静脈血栓 解離性大動脈瘤疑い患者 治療が奏効しない気管支喘息 肺水腫 安静時のSpO_2 85% 呼吸不全 心肺疾患以外で高度に運動障害をきたす疾患（例，感染症，腎不全，甲状腺機能亢進，など） 指示に従えない精神障害患者	左冠状動脈の主幹部の狭窄 中等度の狭窄性の弁膜疾患 安静時の高度の高血圧（未治療） （収縮期血圧＞200 mmHg，拡張期血圧＞120 mmHg） 頻脈性不整脈または徐脈性不整脈 高度の房室ブロック 肥大型心筋症 病的な意味のある肺高血圧 妊娠末期，合併症のある妊婦 電解質異常 運動負荷に支障のある整形外科疾患

❸ 特徴

$\dot{V}O_2$ max は運動耐容能の指標である．最大酸素摂取量とは，「単位時間あたり組織が酸素を取り込む最大の量」のことで，この値が大きいほど「全身持久力が優れている」と評価される．ヒトはエネルギー基質を燃焼させて，種々のエネルギー源としているので，体内に酸素を摂取できる量が，運動能力（持続力）の目安になる．一般的に1分間あたりに摂取する酸素量（ml/min）で表すが，身体の大きさに影響を受けるため，体格の異なる個人の比較をするときには，体重1 kg あたりの酸素摂取量（ml/kg/min）で表す．活動的な生活を送るための最低ラインは 30 ml/kg/min．一般の成人がトレーニングを積んだ場合，女性で 45 ml/kg/min，男性で 50 ml/kg/min までの増大が見込める．

通常はトレッドミルや自転車エルゴメータなどを用いて運動負荷試験を行い，そのときに，口に装着したマスクにより吸気に最大摂取された酸素量を測定する．エルゴメータをはじめとする一定の装置が必要であるため，設備がないと，どこの施設でも行えるわけではない．$\dot{V}O_2$ max は，厳密には患者が達成しうる最大限の酸素摂取量（つまり最大限の努力をした場合に$\dot{V}O_2$がそれ以上に増加せず，プラトーに達したときの酸素摂取量）のことだが，通常は，自他覚症状で運動を中止したときの$\dot{V}O_2$（symptom limited $\dot{V}O_2$）が用いられる．そこで通常は，多段階漸増負荷試験によって，$\dot{V}O_2$ max, AT, 運動のエンドポイントの測定，運動制限の規定因子の検索を行う[6]．10 watt, 20 watt ごとの仕事量の漸増法は呼吸数，1回換気量，酸素摂取量，呼吸困難度と仕事量との相関がとらえやすく，臨床的にも，研究的にも適している．

もう1つの運動負荷法は，Ramp 負荷法で Davis ら[7]により提唱された．運動強度を直線的に増加させる方法で，負荷量も連続量になるため，より科学的である．循環器疾患の負荷試験としてよく用いられる Bruce 法[8]は，潜在心疾患患者の虚血

I 機能障害評価

誘発を目的としたものであり，このため負荷量の漸増幅が大きく，第1ステージですでに$\dot{V}o_2$として約17～18 ml/min/kg（約5 METs）相当の負荷がかかる[8]．また歩行スピードが速く，足の短い日本人には必ずしも向いていない．換気指標も大まかに変化してしまい，$\dot{V}o_2$ max も誤差が生じやすい．

❹ 信頼性・妥当性

信頼性，妥当性とも最も高い測定項目の1つである．外国人の基準値と日本人の基準値が確立しており，わが国での標準化も十分に行われている．ただし，運動負荷を行うため，突然死を含む医療事故が生ずる可能性があり，禁忌を十分に理解していることが重要である（表3）[1]．

運動負荷試験は，なるべく有益な情報を得るために可能な限り最大限の運動を行うべきである．しかし，安全性の確保のため，たとえ被検者が運動を継続可能と主張しても，運動を中止すべき徴候をよく理解しておく必要がある（表4）[2]．運動強度を目安とする場合，Karvonen の公式に従い［｛(220 − 年齢) − 安静心拍数｝×目標とする強度％＋安静心拍数］で目標心拍数を設定するのもよい．高齢者では，50％ HRmax，特に疾患のない場合 70％ HRmax 以上を目指す．

❺ 普及度

運動負荷試験では，必須の測定項目であり，用語の普及度は高い．手術の合併症予測，手術に耐えられるかの判定にも使用される．

また，運動生理学，スポーツ医学，運動能力を主なアウトカムとするリハでは常識の項目である．

る．ただ，呼気ガス分析器など特殊な測定装置が必要なため，測定そのものは，どの施設でもできるわけではない．そこで，心拍数などで最大酸素摂取量の80％などを予測して，運動処方を行っていることが多い．

❻ その他トピックス

$\dot{V}o_2$ max は近年のメタボリックシンドロームの重要性の認識，肥満人口の増加から，健康フィットネス，健康科学の見地からの関心が高い．最大酸素摂取量が 25 ml/kg/min 以下に低下すると生活習慣病を患う確率が一段と高まってくることが知られている．日本呼吸管理学会，日本呼吸器学会，日本理学療法士協会による『呼吸リハビリテーションマニュアル—運動療法—』[9]でも，運動処方に取り上げられている．

2 Borg Scale

❶ 開発者

スウェーデンの生理学者 Borg GA である．

❷ 開発時期・初出文献

1973 年に Borg GA によって提唱された．1973～1982 年まで[10-13]の Borg 自身の解説を引用するのが一般的である．

❸ 特徴

運動している人の自覚的な感覚を数値化して，ある程度客観的に評価できるようにした度合いスケールである．自覚的運動強度（Rating of Perceived Exertion；RPE）を点数化したもの．オリジナルは，20 ポイントで，20 が最大，0 が最小とする度合いスケールであった．現在も，心臓の機能評価の場合は，運動レベルの評価として，この20 段階の Borg Scale が用いられている（図1）．

呼吸器では，運動能力の指標としてよりも，呼吸困難，息切れの重症度の目安として使われることが多い（図2）．息切れは，患者本人の自覚症状であるため，定量的に評価することはむずかしいが，Borg Scale を用いることで点数化できて便利

表4 運動を中止すべき徴候，要因[2]

心筋虚血を示唆する胸痛
虚血性の心電図変化，多源性心室性不整脈，高度房室ブロック
収縮期血圧 20 mmHg 以上の低下，収縮期血圧 250 mmHg 以上の高血圧
高度の低酸素血症 SpO_2 < 80％で低酸素血症にともなう症状が出現した場合
急速な顔面蒼白，意識障害の出現，めまい・ふらつきの出現
呼吸不全徴候の出現

呼吸・循環（$\dot{V}O_2$ max, Borg Scale）

図1 20ポイントBorg Scaleの日本語訳の例

6	
7	非常に楽である
8	
9	かなり楽である
10	
11	楽である
12	
13	ややきつい
14	
15	きつい
16	
17	かなりきつい
18	
19	非常にきつい
20	最高にきつい

図2 10ポイント修正Borg Scaleの日本語訳の例

0	Nothing at all	（まったく息切れはない）
0.5	Very, very slight (just noticeable)	（ほんのわずか息がきれる）
1	Very slight	（ごくわずか息がきれる）
2	Slight (light)	（わずかに息切れがある）
3	Moderate	（中くらいに息切れがある）
4	Somewhat severe	（少し息切れがつらい感じがする）
5	Severe (heavy)	（息切れがつらい感じがする）
6		
7	Very severe	（だいぶ息切れがつらい感じがする）
8		
9		
10	Very, very severe (maximal)	（息切れ（呼吸困難）が最大限につらい）

図3 運動負荷試験による酸素消費量（$\dot{V}O_2$）と息切れ（Borg Scale）との直線回帰分析を用いた定量的な呼吸困難評価法[15]

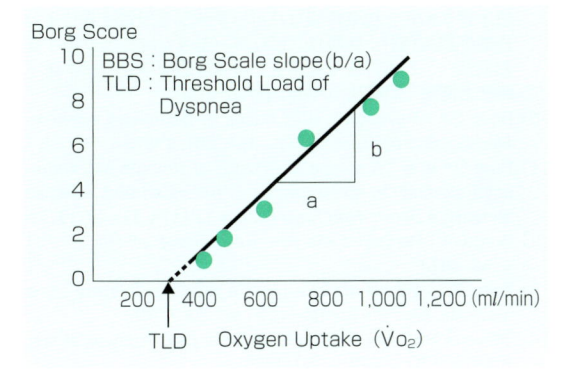

図4 運動負荷試験による酸素消費量（$\dot{V}O_2$）と息切れ（Borg Scale）との直線回帰分析を用いた定量的な呼吸困難評価法を指標とした薬剤やリハビリテーションの効果判定のパターン

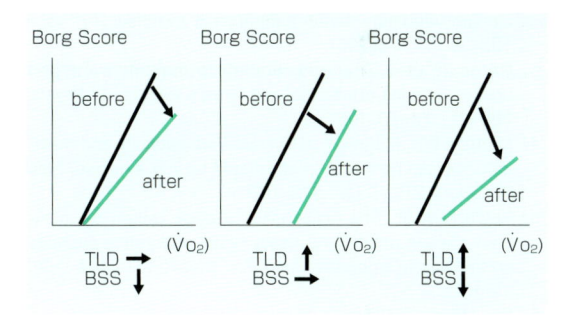

❹ 信頼性・妥当性

である．

近年，肺機能指標だけでなく，患者の自覚症状，生活の質を治療のアウトカム指標とすることが定着してきた．息切れ，呼吸困難感は，最も重要な患者の自覚症状であり，特に運動負荷試験では，評価すべき必須項目になってきている．感覚生理学の進歩により，呼吸困難を引き起こす生理的刺激〔physical stimulus（ϕ）〕とその結果生ずる呼吸困難感覚〔perceived magnitude of sensation（ψ）〕との間にはStevens' power law，$\psi = k \cdot \phi^n$（k は定数）の関係が成り立っている[14]．これがBorg Scaleの理論根拠である．特に，Stevens' power law成立のためには，刺激と感覚の間の相関関係が必要であり，一定の負荷量を段階的にかける運動負荷試験は最も理にかなった呼吸困難評価法である（図3）．つまり，運動負荷量に応じて患者に自覚症状としての呼吸困難を申告させて，その相関関係を検討することで，さまざまな解析が可能となる（図4）[15-16]．

したがって，日常臨床，リハの現場でも，息切れが起こっている状況を定量化しないと以前の状態と比較したり，リハの効果を判定することがむずかしい．たとえば，6分間歩行試験（6MWT）で，実際に被検者が歩けた距離でBorg Scaleを割り算した値を比較するなど客観性をもたせるとよい（つまり，息切れが改善すると歩ける距離が増え

るが，最大努力時の息切れはそれほど差がないことが多い．したがって，最大努力時の息切れで比較すると差がみられない場合が多い）．

❺ 普及度

循環器領域では20ポイントBorg Scaleが，呼吸器領域では10ポイントBorg Scaleが使用される．呼吸リハでは，比較的よく使用されているが，内科臨床での普及度は高くない．呼吸困難，息切れの評価としては，F, H-J分類が最も多く使われている．

❻ その他トピックス

息切れ，呼吸困難への関心は必ずしも高くなく，その定量的評価も十分には行われていない．しかし，わが国にも慢性閉塞性肺疾患（COPD）患者が530万人いると推定され，2020年には，世界規模で重要疾患の3～5位にまで増えると予測されているため，今後，呼吸困難の定量的評価の必要性が高まっていくことは間違いない．

おわりに

運動能力とリハの評価のなかで$\dot{V}O_2$ max, Borg Scaleは最も重要なものとして普及してきた．

今後も本指標の重要性は変わらないものと予測する．

文献

1) ATS/ACCP Statement on Cardiopulmonary Exercise Testing. *Am J Respir Crit Care Med* 167：211-277, 2003.
2) Davies CT：Maximum oxygen uptake：prediction from cardiac frequency during submaximal exercise. *J Physiol* 189(2)：77-78, 1967.
3) Cotes JE et al：Factors relating to maximum oxygen uptake in young adult male and female subjects. *J Physiol* 189(2)：79-80, 1967.
4) McArdle WD, Magel JR：Physical work capacity and maximum oxygen uptake in treadmill and bicycle exercise. *Med Sci Sports* 2(3)：118-123, 1970.
5) Katch FI et al：The relationship of body weight on maximum oxygen uptake and heavy-work endurance capacity on the bicycle ergometer. *Med Sci Sports* 3(3)：101-106, 1971.
6) Sue DY et al：Diffusing capacity for carbon monoxide as a predictor of gas exchange during exercise. *N Engl J Med* 316：1301-1306, 1987.
7) Davis JA at al：Effect of ramp slope on determination of aerobic parameters from the ramp exercise test. *Med Sci Sports Exerc* 14：339-343, 1982.
8) Bruce RA et al：Maximal oxygen intake and nomographic assessment of functional aerobic impairment in cardiovascular disease. *Am Heart J* 85：546-562, 1973.
9) 日本呼吸管理学会呼吸リハビリテーションガイドライン作成委員会，日本呼吸器学会ガイドライン施行管理委員会，日本理学療法士協会呼吸リハビリテーションガイドライン作成委員会（編）：呼吸リハビリテーションマニュアル―運動療法―．日本呼吸管理学会．日本呼吸器学会．日本理学療法士協会，照林社，2003, pp 32-33.
10) Borg GA：Psychophysical bases of perceived exertion. *Med Sci Sports Exerc* 14(5)：377-381, 1982.
11) Borg GA et al：A comparative study of strength and endurance capacity in some groups of American and Swedish athletes. *J Sports Med Phys Fitness* 17(1)：33-40, 1977.
12) Borg GA：Perceived exertion. *Exerc Sport Sci Rev* 2：131-153, 1974.
13) Borg GA：Perceived exertion：a note on "history" and methods. *Med Sci Sports* 5(2)：90-93, 1973.
14) Stevens SS：Neural events and the psychophysical law. *Science* 170：1043-1050, 1970.
15) Teramoto S et al：Quantitative assessment of dyspnea during exercise before and after bullectomy for giant bulla. *Chest* 102：1362-1366, 1992.
16) Teramoto S et al：Effects of inhaled anticholinergic drug on dyspnea and gas exchange during exercise in patients with chronic obstructive pulmonary disease. *Chest* 103：1774-1782, 1993.

I 機能障害評価
呼吸・循環

25 KPS Scale ECOG Performance Status

川島正裕（独立行政法人国立病院機構東京病院呼吸器センター）
寺本信嗣（東京医科大学八王子医療センター呼吸器内科）

key words　PS（Performance Status）Scale，KPS（Karnofsky Performance Status）Scale，ECOG Performance Status，予後因子，臨床腫瘍学

はじめに

Performance Status（以下，PS）Scale は，疾患に伴う症状の有無，患者の自己介護能力ならびに移動能力を含めた全身状態の指標である．PSの代表的な測定方法として，Karnofsky Performance Status（KPS）Scale，Eastern Cooperative Oncology Group（ECOG）Performance Status および Cancer and Leukemia Group B（CALGB）Performance Status などがあげられるが，本稿では使用される頻度の高い前者2つの方法について解説する．

1 KPS Scale

❶ 開発者

開発者は Karnofsky DA らである．

❷ 開発時期・初出文献

患者自身の日常行動の遂行能力，介助および介護への依存度によって測定される全身状態の指標として New York Memorial Hospital の Karnofsky DA らによって，1948年にはじめて PS が発表された[1]．後に彼の名を冠することとなる Karnofsky Performance Status（KPS）は，0〜100%の間の10%間隔でパーセンテージ表記される11ポイントの尺度であり，表1に示すように図表化されている．

▶ Karnofsky DA et al：The Use of the nitrogen mustards in the palliative treatment of carcinoma With particular reference to bronchogenic carcinoma. *Cancer* 1：634-656, 1948[1]．

❸ 特徴

PS の評価は，主に臨床腫瘍学の分野において，①PS が治療の有無とは無関係に，癌患者における主要な予後因子となっている，②PS が治療に際しての副作用出現の予測因子となりうる，③一般的に，PS 低下患者では，PS が高い患者と比較して治療効果が得られにくい傾向が認められる，などの点が注目され頻繁に用いられてきた[2]．

具体的には，臨床試験の場においては，登録可能な適格患者の選別ならびに患者の層別化に用いられており，実際の癌治療の現場では手術療法，化学療法および放射線治療の適応となるか否かの判断の指標の1つとして用いられている．

❹ 信頼性・妥当性

信頼性は，もっぱら測定者間の一致（inter-rater reliability）で評価されている．Schag ら[3]は，75例の癌患者を対象として KPS の測定者間の一致に関して，癌治療医と常時癌患者に対応している精神科医あるいは臨床心理士の2群の間で検討を行い，Peason's Product Moment 相関係数で r = 0.89，完全一致率59%と高い一致率を示したと報告している．Yates ら[4]も，推定予後が3カ

I 機能障害評価

表1 Performance Status に関する Karnofsky Scale [1]

状況	%	内容
A. 通常の活動および就業可能．特別な介護は必要としない．	100	正常．症状なし．病的根拠なし
	90	通常の活動の遂行が可能．疾患の軽度の徴候及び症状あり
	80	通常の活動に努力を要する．疾患のある程度の徴候および症状あり
B. 就業不能．自宅での生活は可能で，個人的に必要な行為の大部分は自己で遂行可能．介助の必要性は様々．	70	自己介助可能．通常の活動及び活発に仕事を遂行することは不可能
	60	時に介助が必要だが，個人的に必要な行為の大部分は自己で遂行可能
	50	多くの介助と頻回の医療的ケアが必要
C. 自己介助不能．施設或いは病院における介助と同等な介入が必要．疾患が急速に進行する可能性あり．	40	機能低下．特別なケア・介助が必要
	30	重篤な機能低下．死が差し迫った状態ではないが，入院の適応
	20	危篤状態．入院が不可欠で，高度支持療法が必要
	10	瀕死状態．致死的過程が急速に進行
	0	死亡

月～1年の52例の進行癌患者を対象としたKPSの測定者間の一致に関して，看護師とソーシャルワーカーの2群間での検討を行い，r = 0.69と中等度の一致率を示したと報告している．治療の導入に際して適格性や副作用出現のリスクの判断は癌治療医が行うのが通常であり，当然，癌治療医同士での測定者間の一致の検討を行うべきだが，今までにそのような報告は皆無に等しい．

Hutchinsonら[5]は，治療医間での一致率に関して，29例の救急室受診患者を対象にER専属医とシニアレジデントの2群間で，31例の慢性透析患者を対象に2名の腎臓内科医の2群間で検討を行い，おのおの35%と29%と一致率は低かったと報告しているが，癌患者の全身状態評価に用いられているKPSを，救急疾患や慢性疾患に使用したことが，適切な評価につながらなかった可能性がある．

妥当性に関する検討は，予測妥当性および構成概念妥当性についての報告がほとんどである．予測妥当性とは，ある尺度が有する将来の結果を予想する能力のことを示している．Morら[6]は，685名の癌患者についてホスピス入院時のKPSと，生存期間に相関性（r = 0.30, p < 0.001）がみられ，KPSの1段階の増加が約15日の生存期間の延長に相当すると報告している．構成概念妥当性とは，ある尺度の点数の変化が尺度に含まれるどの変数の変化により，説明可能であるのか評価することであり，KPSにおいては尺度の点数の変化は主に日常生活・就業等の機能的能力に焦点をあてて構成概念妥当性の評価が行われている．Morら[6]の検討では，KPSの点数と日常生活の個々の行為の可否（たとえば，ベッドあるいは椅子からの移動・歩行・着衣・入浴など）は有意に相関しており，特にKPS30%未満では，これらの行為が不可な割合が極端に多くなると報告している．

❺ 普及度

KPSは，癌患者のPS測定法として認知されているものでは最も古く，gold standardととらえられている一方，わが国ではその簡便性のためかECOGのPSの使用頻度が高い．

❻ その他トピックス

KPSは1948年にはじめて発表されたが，現在癌患者の終末期において，必ずしも入院は必要とせず在宅緩和ケアなどを利用できる状況となっているため，そのような現状を想定した修正版のKPSが提示されるようになっている．Thorne-modified Karnofsky や Australia-Modified Karnofsky [7]が，その代表とされる．

2 ECOG Performance Status

❶ 開発者

開発者は Zubrod CG らである．

呼吸・循環（KPS Scale, ECOG Performance Status）

表2 Eastern Cooperative Oncology Groop（ECOG) scale of performance status [8]

評価	説明
0	通常の行動が可能
1	症状はあるが，ほぼ通常どおりの歩行が可能
2	日中臥床していることもあるが，臥床が必要な時間は50％未満
3	日中の臥床時間が50％を超える
4	1日中臥床した状態

❷ 開発時期・初出文献

1955年，米国国立癌研究所の癌化学療法ナショナルサービスセンターの統括責任者のもとEastern Cooperative Cancer Chemotherapy Group（ECOGの前身）がつくられ，癌化学療法の治験の方法論が厳密に検討された．患者データの照合方法の検討において，個々の患者の化学療法にかかわる情報は，フローシートとして作成されることとなったが，フローシート上の患者の反応・状態を判断する一項目として"Performance"が掲げられた．この"Performance"は表2に示す現在のECOGのPSと同一のものである．

初出文献は以下のとおりである[8]．

▶ Zubrod CG et al : Appraisal of methods for the study of chemotherapy in man : comparative therapeutic trial of nitrogen mustard and triethylene thiophosphoramide. *J Chron Dis* 11 : 7-33, 1960[8]．

❸ 特徴

ECOGのPSは5ポイントの尺度で，単純明快に規則的に区割りされているのが特徴だが，その分KPSと比較し具体的説明に乏しい．ECOGのPSが適用されるのは，KPSと同様で主に臨床腫瘍学であり，手術・化学療法・放射線治療などの癌治療導入時における適応評価，臨床治験登録における適格性評価および患者の層別化などに用いられる．

❹ 信頼性・妥当性

Conillら[9]は，主に乳癌および頭頸部癌を原発巣とし，放射線治療クリニックに通院している100名の癌患者でのECOGのPSでの測定者間の一致に関して，Kendallの順位相関係数による検討で，医師間では$\tau = 0.75$および患者と医師の間では$\tau = 0.59$と正の相関が認められ，医師が測定した場合のECOGのPSは信頼性が高く，患者自身が判断した場合でも，一定以上の信頼性をもった評価が可能であると報告している．

一方，Schnadingら[10]は，進行肺癌および大腸癌患者1,636名を対象に，PSに関して患者と医師における測定者間の一致について検討し，KPSのPSおよびECOGのPSともに，患者と医師の間での一致率は各32.9％と43.4％と低く，$\kappa = 0.35$および0.30と軽度の一致であり，不一致の場合には医師の採点が患者自身の採点と比較し，よりよいPSに判定する傾向がみられた．

またKPSのPS測定においては，患者と医師の間の測定者間の不一致が，死亡リスクの増加と関連していた（ハザード比1.16；95％ CI, 1.04-1.30 [$p = .008$]）．Sørensenら[11]は，100名の癌患者を3名の癌専門医でECOGのPSで評価を行い，κ値は0.44と中等度の一致であり，PS良好（0〜2）と評価された場合がPS不良（3〜4）と評価された場合と比較し，一致率が高かったと報告している．

Buccheriら[12]による536例の肺癌患者を対象とした生存にかかわる単変量および多変量解析の結果では，KPSおよびECOGのPSともに予測妥当性が証明されたが，KPSと比べECOGのPSの予後予測能が高いと報告している．Blangenら[13]の98名の肺癌患者を対象とした癌治療医および患者によるECOGのPS測定の測定者間の一致とPSと生存期間に関する検討では，前者に関してはκ値0.45と中等度の一致を認め，後者に関しては病期および初診時に測定したPSが，生存期間を反映していたと報告している．

❺ 普及度

癌患者における全身状態の評価の尺度としては，わが国では主にECOGのPSが使用されている．知名度も高く，癌患者以外でも頻用されている．

I 機能障害評価

❻ その他トピックス

　癌患者における治療効果のエンドポイントは，死亡率や生存期間が主なものだが，癌罹患患者の高齢化や治療方法の低侵襲化が望まれる現状をふまえ，QOLの維持・改善が治療の目標の1つと考えられるようになり，日常生活にかかわる機能低下や，うつ状態などの精神状態なども治療前後の評価項目にあげられる場合が増えている．癌患者において機能評価の尺度として古くから汎用されてきたECOGのPSやうつ状態の指標であるBDIが，QOLの評価法であるEORTC-QOL-C30のなかの複数の項目と相関があると報告[14]されているように，今後癌患者のQOL評価は，機能的側面の評価はECOGのPSをgold standerdとしながら，精神的側面および社会的側面も加味した新たな評価法による多面的評価の重要性が増していくと考えられる．

おわりに

　Performance Statusの評価は主に臨床腫瘍学で頻用され，癌治療に対する認容性を主体とした治療への適格性や予後を推し量る重要な指標であることが前述のごとく示されてきた．指標の内容を十分理解し測定の信頼性を高める努力を怠らず，そのうえで患者に指標を適用していくことで，患者にはじめて適切な医療が提供できることを銘記すべきである．

文献

1) Karnofsky DA et al：The use of the nitrogen mustards in the palliative treatment of carcinoma with particular reference to bronchogenic carcinoma. *Cancer* 1：634-656, 1948.
2) Orr ST, Aisner J：Performance Status assessment among oncology patients : a review. cancer. *Treatment Reports* 70：1423-1429, 1986.
3) Schag CC et al：Karnofsky Performance Status revisited : reliability, validity, and guidelines. *J Clin Oncol* 2：187-193, 1984.
4) Yates JW et al：evaluation of patients with advanced cancer using the Karnofsky Performance Status. *Cancer* 45：2220-2224, 1980.
5) Hutchinson TA et al：scientific problems in clinical scales, as demonstrated in the Karnofsky Index of Performance Status. *J Chron Dis* 32：661-666, 1979.
6) Mor V et al：The Karnofsky Performance Status Scale　An examination of its reliability and validity in a research setting. *Cancer* 53：2002-2007, 1984.
7) Abernethy AP et al：The Australia-modified Karnofsky Performance Status (AKPS) scale : a revised scale for contemporary palliative care clinical practice [ISRCTN 81117481]. *BMC Palliative Care* 4：7, 2005.
8) Zubrod CG et al：Appraisal of methods for the study of chemotherapy of cancer in man : comparative therapeutic trial of nitrogen mustard and triethylene thiophosphoramide. *J Chron Dis* 11：7-33, 1960.
9) Conill C et al：Performance Status Assessment in cancer patients. *Cancer* 65：1864-1866, 1990.
10) Schnadig ID et al：Patient-physician disagreement regarding Performance Status is associated with worse survivorship in patients with advanced cancer. *Cancer* 113：2205-2214, 2008.
11) Sorensen JB et al：Performance Status assessment in cancer patients : an inter-observer variability study. *Br J Cancer* 67：773-775, 1993.
12) Buccheri G et al：Karnofsky and ECOG Performance Status scoring in lung cancer : a prospective, longitudinal study of 536 patients from a single institution. *Eur J Cancer* 32A：1135-1141, 1996.
13) Blagden SP et al：Performance status score : do patients and their oncologists agree? *Br J Cancer* 89：1022-1027, 2003.
14) Wedding U et al：Depression and functional impairment independently contribute to decreased quality of life in cancer patients prior to chemotherapy. *Acta Oncologica* 47：56-62, 2008.

I 機能障害評価
呼吸・循環【睡眠】

26 エプワース眠気尺度（ESS）

寺本信嗣（東京医科大学八王子医療センター呼吸器内科）

key words エプワース眠気尺度（ESS），眠気，睡眠障害，睡眠時無呼吸症候群

はじめに

睡眠障害は極めて頻度が高く，米国では4,000万人，わが国でも人口の20%は睡眠について悩みをもつといわれる．そのなかでも特に多いのが睡眠時無呼吸症候群（Sleep Apnea Syndrome；SAS）である．習慣性のいびき，会議中の居眠り，日中の過眠，集中力の低下，早朝の喉の渇き，夜間頻尿，早朝の頭痛，認知能力の低下などの多様な臨床徴候を示し，その眠気から交通事故の危険性が高く，新幹線運転士の居眠りなどが報道され，社会的にも認知されてきた．

このような睡眠障害を把握する場合，日中の眠気の有無は重要な問診であり，眠気の重症度は，重要な診断根拠になる．近年この眠気の評価は，精神科，呼吸器科などで広く普及してきている．

本稿では，最も広く使われているエプワース眠気尺度（Epworth Sleepiness Scale；ESS）について解説する．

1 ESS

❶ 開発者

開発者はJohns MWである．

❷ 開発時期・初出文献

ESSは，1991年，Johns MWによって開発・発表された[1]．

初出文献は以下のとおりである[1]．

▶ Johns MW：A new method for measuring daytime sleepiness：The Epworth Sleepiness Scale. *Sleep* **14**：540-545, 1991[1]．

❸ 特徴

ESSは，患者本人が主観的に日中の眠気の重症度を測定する尺度である[1]．

ESSは，日常生活のなかで経験する眠気について，読書やテレビをみるといった具体的な状況設定での眠気を評価し，8つの質問項目の得点（0〜3点）を合算して，総得点の値の大小で眠気の強さを評価する（図）．得点が大きいほど日中の眠気が強いと判定する[1]．

合計が11点以上の場合に「日中の眠気あり」，16点以上の場合に，「病的な日中の眠気あり」と判定される．ESSは睡眠障害患者だけではなく，睡眠障害のない人の眠気を半定量的に評価することが可能である[2,3]．

十分な睡眠時間を確保しているのにもかかわらず，高得点の状態が持続するようであれば，過眠症の可能性も考えられる．

睡眠時無呼吸症候群のスクリーニングに汎用されている[3,4]．また，パーキンソン病患者の眠気評価としても有用とされる[5,6]．

簡便で有用性が高いが，疾患特異性はなく，点数が低くても過眠症の可能性は否定できない．あくまで自己評価であり，状況に応じて，その評価に工夫が必要である．たとえば，軍隊への入隊検査などでは，出願者が意図的に過小評価して提出

I 機能障害評価

図 ESS の測定法の翻訳例

あなたの生活の中で，次のような状況になると，眠くてうとうとしたり，眠ってしまうことがありますか？　下の数字でお答えください．（○で囲む）

```
0＝眠ってしまうことはない．
1＝時に眠ってしまう．
2＝しばしば眠ってしまう．
3＝だいたいいつも眠ってしまう．
```

1．座（すわ）って読書中	0　1　2　3
2．テレビを見ているとき	0　1　2　3
3．人の大勢いる場所（会議や劇場など）で座っているとき	0　1　2　3
4．他の人の運転する車に，休憩なしで1時間以上乗っているとき	0　1　2　3
5．午後に，横になって休息をとっているとき	0　1　2　3
6．座って人と話しているとき	0　1　2　3
7．飲酒をせずに昼食後，静かに座っているとき	0　1　2　3
8．自分で車を運転中に，渋滞や信号で数分間，止まっているとき	0　1　2　3

合計点：　　　点（□0〜10　□11〜15　□16〜24）

している場合もあり，ESS スコアだけでなく，十分な問診や客観的な検査を加える必要がある．

また，ESS で評価された眠気は，あくまで日常生活のなかで経験する眠気のある側面を把握するためのものであり，睡眠時無呼吸のような疾患のスクリーニングには大変有用であるが，この評価法で正常であるからといって，多彩な疾患によって惹起される睡眠障害がないということにはならない．眠気のすべてではなく，ある側面をみていると考えるべきである．

(1) 方法（図）

いつもどおりに睡眠をとった後，質問に先入観なしに答えてもらう．

合計が，10 点以上であれば，なんらかの睡眠障害がある可能性が考えられる．

❹ 信頼性・妥当性

ESS については，先行研究によって，高い信頼性と再現性が報告されている．健常学生で5カ月前後の ESS スコアを評価すると，5カ月後の再評価スコアと高い相関（r＝0.82）が認められている[7]．質問項目の内的整合性も高い〔Cronbach の α 信頼性係数（0.88）〕．ESS スコアのカットオフポイントを 10〜11 点にすると，病的眠気の診断として敏感度，特異度が最適であった．

客観的評価手段として，入眠潜時を調べる反復睡眠潜時検査（multiple latency sleepiness test；MLST）があるが，この MLST で評価した眠気と ESS のスコアとの相関性は，必ずしも高くない[8]．

これは，評価方法の違いだけではなく，眠気の多様性，多面性の影響が考えられており，ESS と MLST では眠気の別の側面を評価している可能性があると考えられている．つまり，2 つの方法で眠気を評価するほうが，より詳しく眠気を分析できると考えられている．MLST を用いた場合は，7.5 分未満を眠気ありとするのが一般的である．

❺ 普及度

日本呼吸器疾患学会では，眠気の評価に ESS を使用することが推奨されている．世界的にみても，眠気評価尺度として最も汎用されている．ドイツ語版[9]，中国語版[10]，トルコ語版[11]，ノルウェー語版[12]などが確立されている．

❻ その他トピックス

現在は，公共交通機関の運転手には，無呼吸症

のスクリーニングが義務づけられている．

ESSは簡便で，信頼できる指標として広く使われている．

おわりに

昼間の眠気は仕事中の居眠り，集中力の低下の原因となるばかりでなく，運転事故や労災事故にもつながる可能性がある．睡眠時無呼吸症候群だけでなく，終夜労働者の健康管理，睡眠障害の早期検出のためにも，今後もっと重要視されると考えられる．ESSは，簡便で，回答時間も短くてすむため，汎用性が高い．眠気のスクリーニング試験としての重要性は，増すことはあっても低下することはないと推測される．

文献

1) Johns MW：A new method for measuring daytime sleepiness：The Epworth Sleepiness Scale. Sleep 14：540-545, 1991.
2) Gibson ES et al："Sleepiness" is serious in adolescence：two surveys of 3235 Canadian students. BMC Public Health 6：116, 2006.
3) Chung KF：Use of the Epworth Sleepiness Scale in Chinese patients with obstructive sleep apnea and normal hospital employees. J Psychosom Res 49(5)：367-372, 2000.
4) Flemons WW, Reimer MA：Measurement properties of the calgary sleep apnea quality of life index. Am J Respir Crit Care Med 165：159-164, 2002.
5) Marinus J, Visser M：Assessment of sleep and sleepiness in Parkinson disease. Sleep 26：1049-1054, 2003.
6) Hagell P, Broman JE：Measurement properties and hierarchical item structure of the Epworth Sleepiness Scale in Parkinson's disease. J Sleep Res 16：102-109, 2007.
7) Johns MW：Reliability and factor analysis of the Epworth Sleepiness Scale. Sleep 15：376-381, 1992.
8) Johns MW：Sleepiness in different situations measured by the Epworth Sleepiness Scale. Sleep 17(8)：703-710, 1994.
9) Bloch KE et al：German version of the Epworth Sleepiness Scale. Respiration 66：440-447, 1999.
10) Chung KF：Use of the Epworth Sleepiness Scale in Chinese patients with obstructive sleep apnea and normal hospital employees. J Psychosom Res 49(5)：367-372, 2000.
11) Izci B et al：Reliability and validity studies of the Turkish version of the Epworth Sleepiness Scale. Sleep Breath 12：161-168, 2008.
12) Beiske KK et al：Reliability and validity of a Norwegian version of the Epworth Sleepiness Scale. Sleep Breath 13：65-72, 2009.

I 機能障害評価
呼吸・循環

27 BODE index

髙坂直樹（東京慈恵会医科大学呼吸器内科）

key words BODE index，慢性閉塞性肺疾患，1秒量，呼吸リハビリテーション，BMI

はじめに

St. Elizabeth's Medical Center の Celli BR が中心となって発表した慢性閉塞性肺疾患（Chronic Obstructive Pulmonary Disease；COPD）の多元的評価法である．BODE とは，Body-Mass Index（BMI）の「B」，Air Obstrucion（気流閉塞）の「O」，Dyspnea（呼吸困難）の「D」，Exercise Capacity（6分間歩行テストで評価する運動能力）の「E」をとってつくられている．

1 BODE index

❶ 開発者

開発者は Celli BR らである．

❷ 開発時期・初出文献

Celli BR らが 1995 年から 1997 年における COPD 患者 207 名の評価を行い，ロジスティック回帰解析を用いて1年後の死亡率に最も強く関与した4つの因子を採り入れて，BODE index を開発した．
初出文献を以下に示す[1]．
▶ Celli BR et al：The body-mass index, airflow obstruction, dyspnea, and exercise capacity index in chronic obstructive pulmonary disease. *N Engl J Med* **350**：1005-1012, 2004[1]．

❸ 特徴

従来 COPD の重症度評価・予後因子としては1秒量が基準となっていた．しかし，COPD の研究が進むにつれ，COPD を単なる気流閉塞を呈する疾患として考えるだけでなく，栄養・筋力・心血管系にまで影響を及ぼす全身性疾患として理解す

表1 BODE index スコアの評価表[1]

因子	BODE index スコア			
	0	1	2	3
1秒量（予測値に対する割合）	≧65	50〜64	36〜49	≦35
6分間歩行距離(m)	≧350	250〜340	150〜249	≦149
MMRC 呼吸困難スケール	0〜1	2	3	4
BMI	>21	≦21		

表2 MMRC 呼吸困難スケール[2]

MMRC 呼吸困難スケール	
Grade	解説
0	激しい運動以外では呼吸困難を伴わない．
1	坂道を登ったり，平地を急いで歩くときに息切れがする．
2	息切れのために平地を同年代の人と比べ同じように歩けない．または，平地を自分のペースで歩いても息切れのため休まなければならない．
3	平地を 100 ヤード（91.4 m）または数分歩くと息切れのため休まなければならない．
4	息切れのため外出ができない，または衣服の着替えのときに息切れがする．

呼吸・循環（BODE index）

表3 呼吸リハビリテーションの有無とBODE indexスコアの変化[6]

	BODE index スコア			
	実施前	3カ月後	1年後	2年後
呼吸リハビリテーション非施行群（130名）	6.9 ± 2.0	6.9 ± 1.9	6.6 ± 2.1	7.2 ± 2
呼吸リハビリテーション施行群（116名）	5.1 ± 1.5	4.2 ± 1.7	5.0 ± 2.1	5.1 ± 2.3

ることが強調されるようになっている．BODE indexはこのようなCOPDの病態理解の変化のなかで，発表された身性疾患を考慮した多元要素からなるリスク評価法である．

実際の評価表を表1, 2に示す．指標ごとの重症度分類をし，4項目のスコアの合計がBODE indexスコアとなる．最低点は0点で最高点が10点となる．スコアが高いほどCOPDの重症度が高くなることを意味する．1秒量に加えて，BMI，呼吸困難の評価としてModified Medical Research Council（MMRC）呼吸困難スケール，運動能力の評価として6分間歩行試験（6MWT）という臨床現場で比較的簡便に行える指標を組み合わせることで，1秒量単独より患者の予後を示すことが可能である．

❹ 信頼性・妥当性

前記のとおり1秒量はCOPDの診断に不可欠であり，その重症度評価の基準であるとともに，従来より最も強い予後因子とされていた[3]．

BODE indexの1秒量以外の因子について考えてみると，BMIはCOPDの予後と関連する因子となっていることが知られている．BMIの低下はCOPDの全身的な影響の1つとして考えられ，体重減少と呼吸筋疲労の関連が明らかになり，COPD患者の栄養状態改善の必要性は広く知られている．また実際BMIは1秒量とは独立した予後因子としてもその重要性が報告されている[4]．

呼吸困難については，COPD患者の健康関連QOLに最も強く影響する因子である．西村らは日本人においてFletcherの呼吸困難分類のほうが，ATSの1秒量に基づく分類より5年生存率に強く関連していたと報告している[5]．

運動能力については，Gerardiらは外来での呼吸リハビリテーション（以下，リハ）に参加した患

表4 2年間の呼吸リハビリテーションの有無で分けたBODE indexと死亡率の関係[6]

BODE index	死亡率	
	呼吸リハビリテーション非施行群	呼吸リハビリテーション施行群
3-4	24%	0%
5-6	30%	15%
7-10	71%	26%

者からさまざまな指標を評価したところ，死亡に最も強く関与したのは，リハ施行後の12分間歩行距離であったと報告している[6]．

原著ではBODE indexスコアが高い患者では死亡リスクが高く，BODE indexスコアが1点上昇するごとに全死亡のハザード比は1.34（95%信頼区間1.26〜1.42, $p<0.001$），呼吸器系の原因による死亡に対するハザード比は1.62（95%信頼区間1.48〜1.77, $p<0.001$）であった．BODE indexスコアが死亡リスクを予測する力に対するC統計量は1秒量よりも高かった（0.74 対 0.65）．

このようにBODE indexはCOPDの予後と強く関連していると考えられる項目による多元的評価法であり，単独の評価項目より優れていることは明らかである．

❺ 普及度

普及度については，わが国ではなかなか進んでいないのが現状といえる．日本では呼吸困難のスケールとしては，F, H-J分類は広く普及しているが，MMRCがほとんど普及しておらず，純粋なBODE indexの普及には時間を要すると考えられる．

❻ その他トピックス

呼吸リハの効果をBODE indexを用いて検討し

た研究もある．Coteらは呼吸リハ施行群と非施行群に分けて，観察研究を行った[7]．呼吸リハ施行群では，リハ後BODE indexスコアは有意に改善するが，2年後には開始時のレベルに戻っていた（表3）．また呼吸リハ非施行群のBODE index scoreはより高い傾向にあった．施行群・非施行群ともにBODE index scoreが高いほど予後が悪いことが示されている（表4）．

おわりに

BODE indexはCOPDを単なる気流閉塞を呈する呼吸器疾患としてとらえるのではなく，全身性疾患とする疾患概念の普及にも変化のなかで生まれたリスク評価法である．今後COPD治療をBODE indexで評価する報告が増えていくと思われるため，わが国におけるCOPD日常診療でのBODE indexの早期普及が待たれる．

文献

1) Celli BR et al：The body-mass index, airflow obstruction, dyspnea, and exercise capacity index in chronic obstructive pulmonary disease. *N Engl J Med* **350**：1005-1012, 2004.
2) Celli BR et al：Standards for the diagnosis and treatment of patients with COPD：a summary of the ATS/ERS position paper. *Eur Respir J* **23**：932-946, 2004.
3) Anthonisen NR et al：Prognosis in chronic obstructive pulmonary disease. *Am Rev Respir Dis* **133**：14-20, 1986.
4) Schols AM et al：Weight loss is a reversible factor in the prognosis of chronic obstructive pulmonary disease. *Am J Respir Crit Care Med* **157**：1791-1797, 1998.
5) Nishimura K et al：Dyspnea is a better predictor of 5-year survival than airway obstruction in patients with COPD. *Chest* **121**：1434-1440, 2002.
6) Gerardi DA et al：Variables related to increased mortality following out-patient pulmonary rehabilitation. *Eur Respir J* **9**：431-435, 1996.
7) Cote CG et al：Pulmonary rehabilitation and the BODE index in COPD. *Eur Respir J* **26**：630-636, 2005.

I 機能障害評価
神経筋・運動

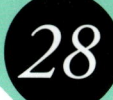

28 徒手筋力検査(MMT) 関節可動域(ROM)測定

立野勝彦（金沢大学名誉教授）
山崎俊明（金沢大学医薬保健研究域保健学系リハビリテーション科学領域）

key words 徒手筋力検査(MMT)，関節可動域(ROM)測定

はじめに

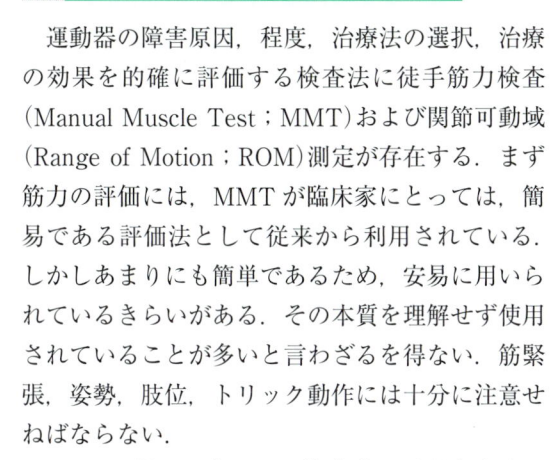

運動器の障害原因，程度，治療法の選択，治療の効果を的確に評価する検査法に徒手筋力検査（Manual Muscle Test；MMT）および関節可動域（Range of Motion；ROM）測定が存在する．まず筋力の評価には，MMTが臨床家にとっては，簡易である評価法として従来から利用されている．しかしあまりにも簡単であるため，安易に用いられているきらいがある．その本質を理解せず使用されていることが多いと言わざるを得ない．筋緊張，姿勢，肢位，トリック動作には十分に注意せねばならない．

ROMに関しても，その検査法の原理を十分に理解し，施行する必要がある．ROM測定は通常，他動運動における可動域を測定し，関節角度計を使用し，各関節の基本肢位を0度として可動域を表示するものである．人種，性別，年齢，疼痛などには十分に注意せねばならない．

1 徒手筋力検査(MMT)

MMTは，運動器のうち筋力を評価するものであり，広く一般に普及している簡便な検査法である．本検査はリハビリテーション（以下，リハ）医学の分野はもちろん，整形外科，神経内科，脳神経外科の領域で用いられ，医師のみならず，理学療法士，作業療法士，看護師，義肢装具士などのコメディカルの人々にも使用されている．また障害の評価として末梢神経障害（下位運動ニューロン疾患）から筋自体の障害（筋疾患）に関して，幅広く利用されているのが現状である．

ところが中枢神経障害（上位運動ニューロン疾患）の場合は，筋緊張の異常などの合併により影響があることから，本検査を利用するときは注意を要するものであり，実用性に欠けていることを考慮すべきである．解剖学，運動学，神経学を熟知し，さらに臨床にあたってはなぜこの検査法を使用するのかを，よく理解したうえで習熟する必要がある．

❶ 開発者

開発者は米国 Boston Normal School of Gymnastics の Wright WG である．

❷ 開発時期・初出文献

最初のMMTは，1912年にWright WGが，Infantile Paralysis の訓練と筋力の段階づけ（normal, good, fair, poor, bad）に関する方法を重力をもとに述べ，臨床の場で小児麻痺による筋力減弱をいかに評価し治療体操を行うべきかを論じた[1]．その後彼女の上司であるハーバード大学のLovett RW は 1915年に小児麻痺の患者で治療と徒手による筋力テストの方法について論文を記述し[2]，1916年にはLovett RW と Martin EGが，どうして筋力テストは必要なのかを，小児麻痺患者の筋力低下から病態像の分類（Severe と Moderate）し，さらに治療で過用による筋疲労についても述べている[3]．1917年のLovett RW の論文

では normal, good, fair, poor, trace として，重力を基準に分類した[4]．

MMT に関する初出文献は以下のとおりである．

▶ Wright WG：Muscle training in the treatment of infantile paralysis. *Boston Med Surg J* **167**：567-574, 1912[1]．

❸ 特徴

特別な機器を必要とせず，徒手的に簡単に行える点に特徴があるがゆえに，骨格筋機能の評価と段階づけの方法には，筋の局所解剖と機能の詳細を知り，熟練する必要がある．段階づけには，Wright の発表[1]以来，多くの研究者などにより，修正や改良が加えられ，数的スコアは 5～0，質的スコアは normal（N），good（G），fair（F），poor（P），trace（T），zero（Z）とするのが一般的である．さらに上述の方法は常に重力を基準に考慮すべきであるところに特徴がある[5,6]．徒手による抵抗は，Daniels らによれば四肢やその他の身体部分が運動を行いうる限り行って，その運動域の終わりに，あるいは検者が運動最終域までもっていったうえで加える．抵抗とは収縮する筋に対して抑止するように働かせることである．検者が抵抗を加える四肢の箇所や部分は，筋の付着する肢節の末梢端に近いところにおいて行う．また筋の起始部は，停止部において最大の収縮が起こるように固定を確実に行うべきであるとしている[7,8]．ところで上位運動ニューロンの障害の場合，異常感覚，筋緊張の異常，運動調節の障害により影響を受け，実用性のないものとなるが，運動の全体的な様相を分析する方法も記載されているが，今後さらに検討されるべきである．

❹ 信頼性・妥当性

Lilienfeld らは，検者間（経験のある検者と初心者）の信頼性が強いことを記述し[9]，Florence らは，筋ジストロフィーの患者からの調査で，MMTの grade の信頼性が特に近位筋で高いと述べている[10]．また Pollard らは Deltoideus と Psoas 筋を用い，経験者と初心者間での比較で，非常に信頼性があるとしている[11]．Perry らはテストの方法論について，仰臥位と腹臥位で股伸展筋を調査し，MMT は信頼性と妥当性に優れているとしている[12]．また Aitkens らによれば，MMT と Quantative Isometric Strength Measurement との比較で，すべての運動において有意な相関があったとしている[13]．MMT とほかの計測法の比較について，Bohannon は Hand-Held Dynamometer を用い，強い相関があると述べているが，強い筋力と弱い筋力との相違はあるが，細かい差の妥当性については難があり，Hand-Held Dynamometer のほうがよいとしている[14-17]．

❺ 普及度

臨床の場面において非常に多く用いられており，古くより重要視されている．Kendall や Daniels の MMT の教科書は，初版より何回となく改訂されてきている[18-21]．ところが 1998～2000 年の 3 年間のリハ関連雑誌の原著論文においては，7 件とさほど多く利用されているわけではないが[22]，臨床の場ではこれほど多く使用されている評価法はないといっても過言ではない．

❻ その他トピックス

MMT の記録においては，筋名で行うことが一般的であり，運動名では記載しない．MMT の段階（grade）づけについては表 1 のとおりである．「3」の grade は，検者の主観を排除することができる点で有効である．Daniels によれば MMT に＋や－を付記することは，避けるべきであるとしている．＋と－は 3^+（fair ＋）と 2^-（poor －）のみで，重力に抗して運動範囲全体にわたり完全に動かせ

表1 徒手筋力検査の段階づけ[21]

数的スコア	質的スコア	
5	normal（N）	強い抵抗を加えても完全に動かせる
4	good（G）	かなりの抵抗を加えても，なお完全に動かせる
3	fair（F）	抵抗を加えなければ，重力にうちかって完全に動かせる
2	poor（P）	重力を除けば完全に動かせる
1	trace（T）	関節は動かない．筋の収縮のみが認められる
0	zero（Z）	筋の収縮が全くみられない

神経筋・運動（MMT, ROM 測定）

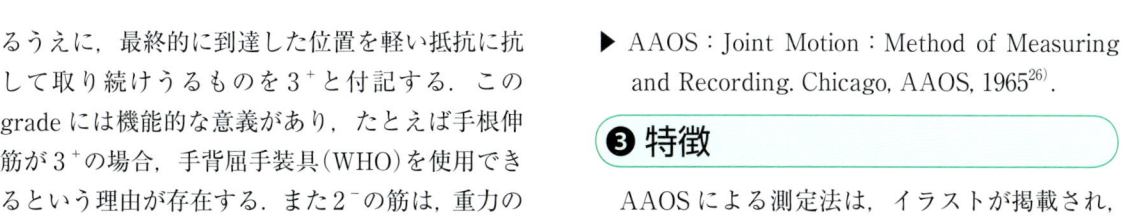

るうえに，最終的に到達した位置を軽い抵抗に抗して取り続けうるものを 3$^+$ と付記する．この grade には機能的な意義があり，たとえば手根伸筋が 3$^+$ の場合，手背屈手装具（WHO）を使用できるという理由が存在する．また 2$^-$ の筋は，重力の影響を最小にした水平面内での運動であれば運動範囲の一部を動かせるものを意味し，わずかでも機能に回復（Landry-Guillain-Barré syndrome の例）が認められることを判定するうえで重要な機能上の差異を表しているという理由からである[21]．施行時の留意点は，抵抗，固定，ポジショニング，さらに代償動作に注意すべきで，原則に従って行うべきである．

2 関節可動域（ROM）測定

運動器にとって ROM の制限は，日常生活上大きな支障をきたす．ROM 測定の臨床的意義は，関節運動に影響する阻害因子の検討，障害程度の評価，治療法の選択，治療効果の評価として有意義なテストであるといえる．また測定法は原則として他動運動である点で，抵抗運動を含んでいる MMT とはいくぶん趣を異にしている．

❶ 開発者

開発者は米国整形外科学会（American Academy of Orthopaedic Surgeons；AAOS）である．

❷ 開発時期・初出文献

ROM 測定に関する最初の報告は，目測によるものである．1920 年，Clark[23] は角度計を用いた ROM 測定と記録の標準を作成し，開始肢位を記述した[24]．現行の方法は，「Neutral Zero Starting Position」の原則を採用した Cave と Roberts の研究（1936）[25] に基づいて開発された，AAOS による「Joint Motion：Method of Measuring and Recording」（1965）[26] が初出文献とされる[24,27]．

▶ Clark WA：A system of joint measurements. *J Orthop Surg* **2**：687-700, 1920[23]．
▶ Cave EF, Roberts SM：A method for measuring and recording joint function. *J Bone Joint Surg* **18**：455-465, 1936[25]．
▶ AAOS：Joint Motion：Method of Measuring and Recording. Chicago, AAOS, 1965[26]．

❸ 特徴

AAOS による測定法は，イラストが掲載され，0°開始位に直線が引かれており計測に有用であるが，角度計を当てる部位のランドマークに関する記述はない．「標準値」の記載はあるが，データの収集方法や母集団に関する記述はない[24]．関節可動域角度の数量的測定法には，基本的に 3 系統（0-180°，180-0°，360°）あったが[28]，回外する前腕を除き解剖学的肢位を関節の 0°開始位と定義する「the 0-180 system」を採用している[24]．

わが国では，日本整形外科学会と日本リハビリテーション医学会が AAOS 法を参考に「関節可動域表示ならびに測定法」として公示（1974）し，さらに改訂（1995）され現在に至っている[24,29]．基本肢位は Neutral Zero Starting Position に準ずるが，肩関節水平屈曲・伸展（肩関節外転 90°），肩関節外旋・内旋（肩関節外転 0°で肘関節屈曲 90°），前腕回内・回外（手掌面が矢状面）および股関節外旋・内旋（股関節屈曲 90°で膝関節屈曲 90°）は例外肢位（それぞれ括弧内に記載）を規定している．関節の運動方向は，基本肢位の基本軸を中心とした回旋運動を除き，直交する 3 平面（前額面，矢状面，水平面）を基本面として表現する．また，複合運動として足部の内がえし（回外，内転，底屈）・外がえし（回内，外転，背屈），母指の対立（外転，屈曲，回旋）を規定している．

測定方法は，他動運動を原則とし，自動運動の場合はその旨を明記し，通常 5°きざみで測定する．初版で記載されていた軸心は改訂版では削除され，関節運動に応じて移動軸を平行移動可能とし，基本軸と移動軸のなす角度を可動域とする．測定値の記録は，基本肢位を 0°として表示する．また，角度計を用いない方法として，母指（対立），指（外転・内転），胸腰部（屈曲）および顎関節で，定規や巻尺を使用し距離を測定する方法も提示されている．多関節筋が関与する場合は，原則としてその影響を除いた肢位で測定するが，筋や腱の短縮を評価する場合は，緊張させた肢位で測定し，結果は＜＞で囲んで表示する．初版では「正

I 機能障害評価

表2 関節可動域参考値一覧表[29]

部位名および運動方向	注1	注2	注3	注4	注5
肩					
屈曲	130	150	170	180	173
伸展	80	40	30	60	72
外転	180	150	170	180	184
内転	45	30		75	0
内旋	90	40	60	80	
肩外転90°				70	81
外旋	40	90	80	60	
肩外転90°				90	103
肘					
屈曲	150	150	135	150	146
伸展	0	0	0	0	4
前腕					
回内	50	80	75	80	87
回外	90	80	85	80	93
手					
伸展	90	60	65	70	80
屈曲		70	70	80	86
尺屈	30	30		30	
橈屈	15	20	20	20	
股					
屈曲	120	100	110	120	132
伸展	20	30	30	30	15
外転	55	40	50	45	46
内転	45	20	30	30	23
内旋				45	38
外旋				45	46
膝					
屈曲	145	120	135	135	154
伸展	10			10	0
足					
伸展（背屈）	15	20	15	20	26
屈曲（底屈）	50	40	50	50	57
頸部					
屈曲		30		45	
伸展		30		45	
側屈		40		45	
回旋		30		60	
胸腰部					
屈曲		90		80	
伸展		30		20–30	
側屈		20		35	
回旋		30		45	

注：1. Clark WA：A System of Joint Measurements, Mayo Clinic, 1920.
2. The Committee on Medical Rating of Physical Impairment：*JAMA*, 1958.
3. The Committee of the California Medical Association and Industrial Accident Commission of the State of California, 1960.
4. The Committee on Joint Motion, American Academy of Orthopaedic Surgeons, 1965.
5. 渡辺英夫・他：健康日本人における四肢関節可動域について．年齢による変化．日整会誌 53：275-291, 1979.
なお，5の渡辺らによる日本人の可動域は，10歳以上80歳未満の平均値をとったものである．

常可動域」として記載されていたが，関節可動域は人種，年齢，性別，肢位および個体（文化や職業など）による変動が大きい（**表2**）ことから，改訂版では参考可動域に変更された[29]．

❹ 信頼性・妥当性

　ROM測定は，リハの全過程（評価，効果判定，動機づけなど）において必要な手段である．一般的には，関節角度を測定する比例尺度であるが[27]，部位によっては距離で表示する場合もある．信頼性に関しては，測定計器（角度計など）と検者の問題がある．通常の角度計は金属製およびプラスチック製の単純な構造であり，分度器目盛の誤差はほとんど考えられないが，軸部の緩みや硬さが測定に影響する場合がある．電気角度計は，より精度が高いとはいえ，使用時の煩雑さもあり臨床場面で使われることは少なく，主に研究場面で用いられている．また，関節の大きさに合わせた角度計の選択，特に角度計のアームの長さには留意する必要がある．検者内信頼性は比較的高いと報告されているが[27]，臨床的には複数回の測定を実施することで，単純なミスを防ぐことが可能と考えられる．検者間信頼性は，検者内信頼性と比較し低い傾向が報告されている[27]．その原因としては，検者の測定習熟度の違いが大きい．経験年数にもよるが，角度計の当て方，固定方法，代償運動の見極め，痛みおよび終末感（end-feel）の判断が誤差の要因と考えられる[24]．

　角度計を用いた測定の妥当性には，信頼性と同様に関節の大きさに合った角度計の使用が影響する．たとえば，手指関節には，一般的な角度計は大きく，できれば専用の角度計を用いたほうが適切である．また，角度計以外の測定計器（X線撮影，写真撮影，ビデオ記録など）の選択も重要な点である．

❺ 普及度

　わが国では，AAOS法を参考にした，前述の「関節可動域表示ならびに測定法」が広く普及している．改訂版の目的として述べられているように，専門職ばかりでなく，福祉や行政その他の関連職も含めて共通の基盤で理解するためのもので

あり，実用的でわかりやすい内容となっている[29]．しかし，改訂版が公示されてから10年が経過しているにもかかわらず，改訂前の測定法を実施している場面や記録をみかけることも少なくない．MMTに関する日本語訳の成書は何冊か発刊されているが，ROM測定の詳細を記述した成書が少ない現状も影響していると考えられる．一般的には，現行の改訂版で測定可能であるが，福祉や保険関係の書類では，所定の書式がある[30]．また，特殊な場面（スポーツ障害など）や，より詳細な評価が必要な場合は，適宜目的に応じたROM測定法が開発・報告されており利用すべきである．

❻ その他トピックス

End-feelに関しては，最終可動域における抵抗感の質を知ることが重要であり，骨性（例：肘関節伸展），関節包性（股関節内旋），筋性（股関節屈曲位での膝関節伸展）および軟部組織性（膝関節屈曲）end-feelを判別する必要がある[24]．

角度計，巻尺および定規以外にも，特殊な計器が開発されている．わが国では汎用性が狭いこともあり，あまり普及していないが，頸椎および背部可動域測定用に使われる傾斜計や顎関節用のTherabite（商品名）など特化した計器もあり[24]，適宜選択することも場合によっては必要である．

おわりに

MMT，ROM測定について，その原理をよく理解するため開発時期，その特徴，信頼性および妥当性などについて述べた．解剖学，運動学，神経学に通じ，臨床にあたっては，運動器の障害の原因，程度の評価，利用法の選択，治療効果を評価するうえで簡便であるがゆえに，安易に使用する危険性があることを十分に理解する必要がある．

文献

1) Wright WG：Muscle training in the treatment of infantile paralysis. *Boston Med Surg J* **167**：567-574, 1912.
2) Lovett RW：The treatment of infantile paralysis. *JAMA* **26**：2118-2123, 1915.
3) Lovett RW, Martin EG：Certain aspects of infantile paralysis and a description of method of muscle testing. *JAMA* **66**：729-733, 1916.
4) Lovett RW：The treatment of infantile paralysis, Blakiston's Son & Co, Philadelphia, 1917.
5) Lowman CL：A method of recording muscle test. *Am J Surg* **3**：588-591, 1927.
6) Kendall HO, Kendall FP：Care during the recovery period of paralytic poliomyelitis, U.S. Government Printing Office, Washington DC, 1939.
7) Kendall HO, Kendall FP：Muscles：testing and function, Williams & Wilkins, Baltimore, 1949.
8) Daniels L, Worthingham C：Muscle testing：techniques of manual examination, WB Saunders, Philadelphia, 1972.
9) Lilienfeld AM et al：A study of the reproducibility of muscle testing and certain other aspects of muscle scoring. *Phys Ther Rev* **34**：279-289, 1954.
10) Florence JM et al：Intrarater reliability of manual muscle test（medical research council scale）grades in Duchenne's muscular dystrophy. *Phys Ther* **72**：115-126, 1992.
11) Pollard H et al：Interexaminer reliability of deltoid and psoas muscle test. *J Manipulative Physiol Ther* **28**：52-56, 2005.
12) Perry J et al：The supine hip extensor manual muscle test：a reliability and validity study. *Arch Phys Med Rehabil* **85**：1345-1350, 2004.
13) Aitkens S et al：Relationship of manual muscle testing to objective strength measurements. *Muscle Nerve* **12**：173-177, 1989.
14) Bohannon RW：Discriminant construct validity of hand-held dynamometry and manual muscle testing in a home care setting. *J Phys Ther Sci* **9**：57-61, 1997.
15) Bohannon RW：Manual muscle test scores and dynamometer test scores of knee extension strength. *Arch Phys Med Rehabil* **67**：390-392, 1986.
16) Bohannon RW：Make tests and break tests of elbow flexor muscle strength. *Phys Ther* **68**：193-194, 1988.
17) Bohannon RW：Measuring knee extensor muscle strength. *Am J Phys Med Rehabil* **80**：13-18, 2001.
18) Kendall FP et al：Muscles：testing and function, 4th ed, Lippincott Williams & Wilkins, Baltimore, 1999.
19) Kendall FP et al：Muscles, testing and function with posture and pain, 5th ed, Lippincott Williams & Wilkins, 2005.
20) Hislop HJ et al：Daniels and Worthingham's muscle testing, 7th ed, WB Saunders, Philadelphia, 2002.
21) Hislop HJ et al：新・徒手筋力検査法（津山直一訳），原著第7版，協同医書出版社，2003.
22) 日本リハビリテーション医学会評価・用語委員会：リハビリテーション関連雑誌における評価法使用動向調査-3-．リハ医学 **38**：796-798, 2001.
23) Clark WA：A system of joint measurements. *J Orthop Surg* **2**：687-700, 1920.
24) Reese NB, Bandy WD：Joint range of motion and muscle length testing, WB Saunders, Philadelphia, 2002, pp 3-41.
25) Cave EF, Roberts SM：A method for measuring and recording joint function. *J Bone Joint Surg* **18**：455-465, 1936.
26) American Academy of Orthopaedic Surgeons：Joint Motion：Method of Measuring and Recording. Chicago, American Academy of Orthopaedic Surgeons, 1965.
27) 武富由雄：Range of motion（ROM）：関節可動域．臨床評

価指標入門，適用と解釈のポイント（内山 靖・他編），協同医書出版社，2003, pp 31-45.
28) 和才嘉昭，嶋田智明：測定と評価，医歯薬出版，1999, pp 136-150.
29) 日本リハビリテーション医学会：関節可動域表示ならびに測定法．リハ医学 32(4)：207-217, 1995.
30) 洲川明久，石神重信：関節可動域測定，徒手筋力検査．臨床リハ別冊／リハビリテーションにおける評価（米本恭三・他編），医歯薬出版，1996, pp 77-88.

I 機能障害評価
神経筋・運動【痙縮】

29 Ashworth Scale / MAS / Pendulum Test

尾花正義（東京都保健医療公社荏原病院リハビリテーション科）

key words Ashworth Scale, MAS, Pendulum Test, 痙縮, 評価

はじめに

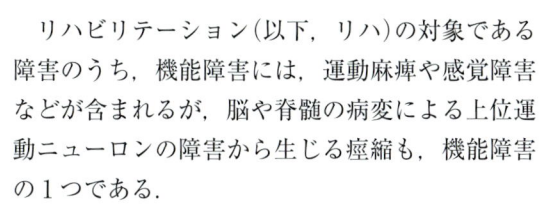

リハビリテーション（以下，リハ）の対象である障害のうち，機能障害には，運動麻痺や感覚障害などが含まれるが，脳や脊髄の病変による上位運動ニューロンの障害から生じる痙縮も，機能障害の1つである．

つまり，脳血管障害や脊髄損傷などの後遺症として，筋緊張が亢進した状態である痙縮をきたすことが多く，この痙縮は，随意運動や日常生活動作の遂行を阻害する場合が多い．そこで，リハを行ううえでは，この痙縮を評価することは重要になる．

現在，この痙縮を評価する方法として，欧米を中心に最も日常的に使われている Ashworth Scale と Modified Ashworth Scale (MAS) および Pendulum Test を紹介する．

1 Ashworth scale

❶ 開発者

開発者は Ashworth B である．

❷ 開発時期・初出文献

開発時期は，初出文献より1960年代である．初出文献は以下のとおりである．

▶ Ashworth B：Preliminary trial of carisoprodol in multiple sclerosis. *Practitioner* 192：540–542, 1964[1].

表1 Ashworth Scale[1]

0 = no increase in tone（筋緊張の増加なし）
1 = slight increase in tone giving a 'catch' when the limb was moved in flexion or extension
2 = more marked increase in tone but limb easily flexed
3 = considerable increase in tone – passive movement difficult
4 = limb rigid in flexion or extension（四肢は屈曲または伸展位で動かない）

❸ 特徴

Ashworth は，痙性麻痺を示す多発性硬化症の患者24例に対する抗痙縮薬である Carisoprodol の効果を評価するために，簡便な臨床的評価方法（表1）を開発した．この評価方法が，以降 Ashworth Scale といわれるようになっている．

この Ashworth Scale は，痙縮を示す四肢を検者が他動的に動かした際の抵抗量（感）を0（筋緊張の増加なし）から4（四肢は屈曲または伸展位で動かない）の5段階で評価する方法である．

しかし，残念ながら，実際の評価における評価部位や評価回数などの細かい内容については，Ashworth の初出文献にはほとんど記載されていない．

唯一評価時の姿勢として，「患者を診察ベッド（couch）のうえに安楽な姿勢で寝かせて検査した」という記載がある．

❹ 信頼性・妥当性

評価者間信頼性の報告として，1989年にLeeらは，12例の多発性硬化症か脊髄損傷の患者に対して，2名の医師・1名の理学療法士・1名の作業療法士の合計4名の検者が，肘関節の屈曲・伸展筋などの四肢の5つの筋のAshworth Scaleを別々に2回測定し，その合計の値がKendallの係数で0.92，Spearmanの係数で0.89と評価者間信頼性が良好であったことを報告している[2]．また，1994年にNuyensらは，30例の多発性硬化症の患者に対して，2名の理学療法士が，膝関節の屈曲筋などの下肢の7つの筋のAshworth Scaleを別々に測定したところ，ヒラメ筋などの下肢の遠位筋で，Kendallの係数で0.7以上と評価者間信頼性が良好であったことを報告している[3]．

妥当性の報告としては，1992年にLeslieらは，多発性硬化症に対する抗痙縮薬の効果を評価する研究で，Ashworth Scaleの妥当性をWartenbergのPendulum Test（後述）によるRelaxation Indexと比較しているが，被検者によって結果が違ってしまい，十分な妥当性を報告できていない[4]．また，1996年にPriebeらは，脊髄損傷患者で，痙縮の臨床的検査とAshworth Scaleの相関関係が不十分であると報告している[5]．

❺ 普及度

欧米では，痙縮に対する評価や治療に関する教科書[6]では，このAshworth Scaleが必ず取り上げられていることからも，痙縮に対する最も日常的な評価方法として広く普及している．しかし，次に紹介するMASが開発されてからは，欧米でも使われなくなっている．

❻ その他トピックス

わが国では，このAshworth Scaleが，医師も含めて理学療法士や作業療法士にも，痙縮に対する評価方法として，日常の臨床場面でほとんど使われていない状況である．

2 MAS

❶ 開発者

開発者はBohannon RWとSmith MBである．

❷ 開発時期・初出文献

開発時期は，初出文献より1980年代である．初出文献は以下のとおりである．

▶ Bohannon RW, Smith MB：Interrater reliability of a Modified Ashworth Scale of muscle spasticity. *Phys Ther* **67**：206-207, 1987[7]．

❸ 特徴

BohannonとSmithは，Ashworth Scaleの軽度の筋緊張を示す1を表2に示すような1と1^+の2つに分けたMASを開発した．

このMASは，Ashworth Scaleと同様に，痙縮を示す四肢を検者が他動的に動かした際の抵抗量（感）を0（筋緊張の増加なし）から4（四肢は屈曲または伸展位で動かない）の6段階で評価する方法である．

また，このMASを使って，多発性硬化症1例，頭部外傷5例，脳血管障害24例の合計30例の患者に対して，2名の理学療法士が，肘関節屈曲筋のMASを測定し，評価者間信頼性が良好であっ

表2 Modified Ashworth Scale（MAS）[7]

Grade	Description
0	no increase in muscle tone
1	slight increase in muscle tone, manifested by a catch and release or by minimal resistance at the end of the range of motion when the affected part (s) is moved in flexion or extension
1^+	slight increase in muscle tone, manifested by a catch, followed by minimal resistance throughout the remainder (less than half) of the ROM
2	more marked increase in muscle tone through most of the ROM, but affected part (s) easily moved
3	considerable increase in muscle tone, passive movement difficult
4	affected part (s) rigid in flexion or extension

神経筋・運動【痙縮】(Ashworth Scale, MAS, Pendulum Test)

たことも報告している．

なお，BohannonとSmithは，実際の評価における評価部位を肘関節の屈曲筋に限り，測定時の運動方向や肢位，測定回数などの細かい内容についても記載している[7]．

❹ 信頼性・妥当性

評価者間信頼性の報告としては，1987年に開発者であるBohannonとSmithが，肘関節の屈曲筋で，Cohenのκ係数で0.826と評価者間信頼性が良好であったことを報告している[7]．また，1991年にBodinらは，18例の脳血管障害の患者に対して，2名の理学療法士が，手関節の屈曲筋のMASを3つの違った条件で測定したところ，Cohenのκ係数で0.745と評価者間信頼性が良好であったことを報告している[8]．さらに，1992年にSloanらは，34例の片麻痺患者に対して，2名の理学療法士と2名の医師の合計4名の検者が，肘関節の屈曲・伸展筋と膝関節屈曲筋のMASを2つの違った条件で測定したところ，肘関節の屈曲・伸展筋では評価者間信頼性が良好であったが，膝関節屈曲筋ではそうでなかったことを報告している[9]．1996年にHassらは，30例の脊髄損傷患者に対して，1名の理学療法士と1名の医師が，足関節の底屈筋などの下肢の4つの筋のAshworth ScaleとMASを別々に測定したが，残念ながら，Ashworth Scale, MASともに，良好な評価者間信頼性が得られなかったことを報告している[10]．

妥当性の報告としては，1998年にSköldらは，四肢麻痺患者で，MASとMASを測定した対象筋の同時的表面筋電図のパラメータの間には良好な相関関係があることを示している[11]．また，1992年にKatzらは，WartenbergのPendulum Testの結果とMASに相関関係があることを報告している[12]．

❺ 普及度

欧米では，痙縮に対する評価や治療に関する教科書[6]では，Ashworth Scaleと同様に，MASも必ず取り上げられており，痙縮に対する最も日常的な評価方法として広く普及している．

❻ その他トピックス

わが国では，このMASも，医師を含めて理学療法士や作業療法士には，痙縮に対する評価方法として，日常の臨床場面であまり使われていない状況である．

なお，辻らは，2002年に脳血管障害による片麻

表3 Modified Ashworth Scale (MAS)（日本語訳）[13]

0：	筋緊張の亢進がない
1：	軽度の筋緊張亢進があり，catch and release あるいは，可動域の終末でわずかな抵抗がある
1+：	軽度の筋緊張亢進があり，catchと引き続く抵抗が残りの可動域（1/2以内）にある
2：	さらに亢進した筋緊張が可動域（ほぼ）全域にあるが，他動運動はよく保たれる（easily moved）
3：	著明な筋緊張亢進があり，他動運動は困難である
4：	他動では動かない（rigid）

表4 Modified Ashworth Scale (MAS)の評価マニュアル（MAS測定時の注意点）[13]

1. 評価部位・運動方向と肢位の説明（被検者の麻痺側が右で，検者が右利きと想定した場合）
   1) 被検者肢位は，原則として腰掛け座位で行い，下肢では背臥位で行うも可とする
   2) 検者の動作手（上肢）は右手とし，支持・固定するのは左手とする
   3) 痛みや拘縮などのある場合は，検査肢位に近い安楽な肢位で行うことができる
   4) 多関節筋の作用は，できるだけ除く肢位で行う
2. 測定回数・測定スピード
   1) いずれの部位も3回の測定を行い，最も低い値を採用する
   2) 他動運動による筋抵抗の測定のため，他動運動の速度がキーとなる
      およそ80°/秒といわれるが，客観的な方法はないため，slow speedが望ましい
      （目安は1秒で完了する）

具体的には，肘関節屈筋を評価する場合は，下表のように行う

評価関節（評価筋）	測定運動	検者	被検者
肘関節（肘関節屈筋）	伸展	右手：被検者の手首を掌側からつかむ 左手：被検者の上腕遠位部を支持する	肩関節は内外旋中間位とする 前腕は回内・回外中間位とする

I 機能障害評価

痺患者24例に対して，2名の医師が，肘関節屈筋などの四肢の4つの筋のMAS（日本語訳，**表3**）を測定したところ，重みつき κ 係数で0.66〜0.76と評価者間信頼性が良好であったことを報告している[13]．また，この研究では，MASの評価があいまいになりやすい点に関して，「Modified Ashworth Scale（MAS）の評価マニュアル」（**表4**）を作成し，実際の評価を行う際の参考にしている．

筆者らも，この「Modified Ashworth Scale（MAS）の評価マニュアル」によるMAS（日本語訳）を使用して，脳血管障害による片麻痺患者20例に対して，2名の理学療法士が，肘関節屈筋などの四肢の4つの筋の痙縮をMASで測定したが，重みつき κ 係数は0.09〜0.43と評価者間信頼性は残念ながら良好でなかった[14]．

また，盧らは，脳血管障害による片麻痺患者17例に対して，足関節底屈筋群のMASや足関節他動運動装置による角速度1および40°/秒での足関節底屈筋群のトルク変化から求めた増加率などを測定したところ，関節の他動運動によって生じる伸張反射由来の抵抗の影響が考えられる40°/秒でのトルク値や増加率で，MAS 3の患者とMAS 1や2の患者の間で有意差を認めることを報告し，痙縮における関節の他動運動によって生じる伸張反射由来の抵抗と関節を構成する組織の粘弾性によって生じる抵抗を分けることができると報告している[15]．

3 Pendulum Test

❶ 開発者

開発者はWartenberg RとBajd TとVodovnik Lである．

❷ 開発時期・初出文献

開発時期は，初出文献より1950年代であり，その後，1980年代に生体力学的評価方法に発展した．

初出文献は以下のとおりである．

▶ Wartenberg R：Pendulousness of the legs as a diagnostic test. *Neurology* **1**：18-24, 1951[16]．

図1 Pendulum Testの検査方法[18]

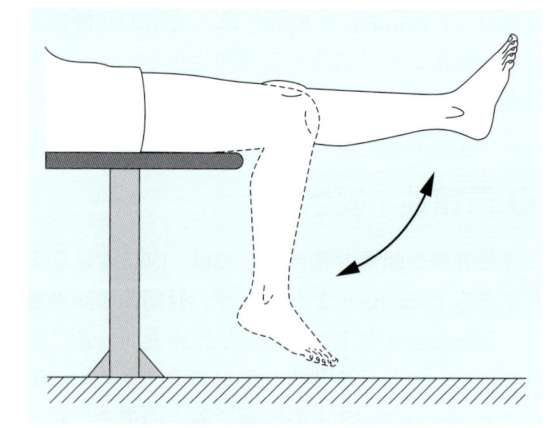

ただし，Wartenbergは両下肢を同時に検査し，BajdとVodovnikは片側下肢を検査している．

▶ Bajd T, Vodovnik L：Pendulum Testing of spasticity. *J Biomed Eng* **6**：9-16, 1984[17]．

❸ 特徴

Wartenbergは，両下肢の振り子現象（Pendulousness）を利用して，日常の患者診察時に筋緊張の程度を評価する簡便な方法（**図1**）を開発した[16]．

しかも，Wartenbergは，両下肢を同時に評価することで，片側のみに生じる筋緊張の異常も検出できるとしている．また，この方法は，痙縮だけでなく，パーキンソン病にみられる固縮や筋緊張低下なども評価できると紹介されている．具体的には，筋緊張が亢進する痙縮や固縮では，下肢の振り子現象が阻害されるが，固縮では振り子現象の頻度が減少し，痙縮では振り子現象の質が変化するとされている．なお，筋緊張低下では振り子現象の全体の時間が延長するとされている[16]．

さらに，BajdとVodovnikが，このWartenbergの評価方法に電気角度計や速度記録計を導入することで，生体力学的評価方法に発展させた．

BajdとVodovnikは，下肢の振り子現象を片側下肢でのみ評価し，評価した下肢の振り子現象の間の膝関節角度の変化を時間経過で示している（**図2**）．**図2**には，正常例（細線）と痙縮例（太線）を示しているが，正常例に比較して，痙縮例では下肢が落下している振り子現象の途中でいったん

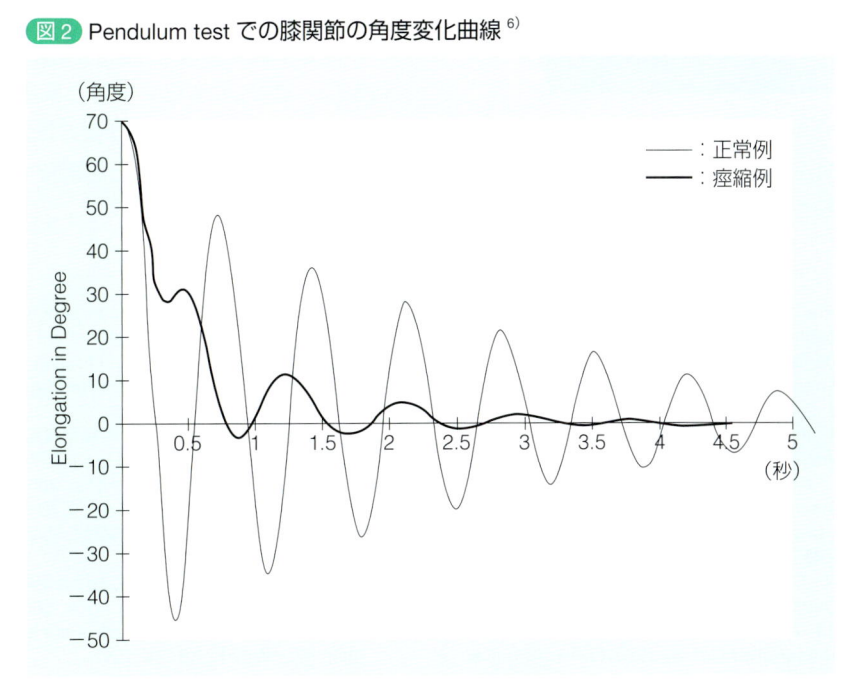

図2 Pendulum testでの膝関節の角度変化曲線[6]

（文献6のFig2を改変）

停止するような動きを示し，振り子現象の頻度も減少している．

そして，BajdとVodovnikは，脊髄損傷10例，脳血管障害5例の患者で，このPendulum Testを行い，図2に示したような時間経過による膝関節角度変化などからRelaxation Indexなどの指標を測定し，一部の指標に高い相関を認めたと報告している[17]．

❹ 信頼性・妥当性

前述したように，Katzらは，Pendulum TestはMASと相関関係があることを報告している[12]．

また，Le Cavorzinらは，痙縮例15例，正常例10例で，このPendulum Testを行い，これまで報告されているRelaxation Indexより，角度変化曲線下の領域（面積）のほうが評価指標として妥当性が高いと報告している[19]．

❺ 普及度

欧米では，痙縮に対する評価や治療に関する教科書[6]では，このPendulum Testも必ず取り上げられていることから，痙縮に対する生体力学的評価方法として広く普及している．

Hsiehらは，脊髄損傷者の痙縮評価に関する文献解析で，Pendulum TestはRCT研究で使われているが，妥当性は小さいとしている[20]．

なお，このPendulum Testによる測定可能な部位が，当初は膝関節に限られていたが，2003年にLinらは，特別な装置を開発し，肘関節でも測定できることを報告している[21]．

❻ その他トピックス

わが国では，このPendulum Testも，医師を含めて理学療法士や作業療法士には，痙縮に対する評価方法として，日常の臨床場面であまり使われていない状況である．

なお，Brownらは，BajdとVodovnikの発展させたPendulum Testを脳血管障害30例，パーキンソン病20例の患者で測定し，Relaxation Indexなどの指標で，Wartenbergが当初から指摘していた筋緊張が亢進する痙縮と固縮の違いが鑑別できることを報告している[22]．

おわりに

今回紹介した痙縮の評価方法としてのAshworth Scale, MAS, Pendulum Testは，わが国では利用されることがまだまだ少ない状況である．

しかし，最近では，痙縮筋に対する治療効果の判定に，MASの変化を示した臨床研究が報告されており[23]，今後痙縮の評価方法として，このMASなどの利用が進むことを期待する．

文献

1) Ashworth B：Preliminary trial of carisoprodol in multiple sclerosis. *Practitioner* **192**：540-542, 1964.
2) Lee K et al：The Ashworth Scale：a reliable and reproducible method of measuring spasticity. *J Neurol Rehabil* **3**：205-209, 1989.
3) Nuyens G et al：Interrater reliability of the Ashworth Scale in multiple sclerosis. *Clin Rehabil* **8**：286-292, 1994.
4) Leslie GC et al：A comparison of the assessment of spasticity by the Wartenberg Pendulum Test and the Ashworth grading scale in patients with multiple sclerosis. *Clin Rehabil* **6**：41-48, 1992.
5) Priebe MM et al：Clinical assessment of spasticity in spinal cord injury：a multidimensional problem. *Arch Phys Med Rehabil* **77**：713-716, 1996.
6) Good DC：Measurement of Spasticity. In：Clinical Evaluation and Management of Spasticity, Gelber DA, Jeffery DR(eds), Humana Press, New Jersey, 2002, pp 27-44.
7) Bohannon RW, Smith MB：Interrater reliability of a modified Ashworth scale of muscle spasticity. *Phys Ther* **67**：206-207, 1987.
8) Bodin PG et al：Inter rater reliability of the Modified Ashworth Scale for wrist flexors spasticity following stroke. In：World Federation of Physiotherapy, 11thCongress, 1991, pp 505-507.
9) Sloan RL et al：Inter-rater reliability of the modified Ashworth Scale for spasticity in hemiplegic patients. *Int J Rehabil Res* **15**：158-161, 1992.
10) Hass BM et al：The inter rater reliability of the original and of the modified Ashworth scale for the assessment of spasticity in patients with spinal cord injury. *Spinal Cord* **34**：560-564, 1996.
11) Sköld C et al：Simultaneous Ashworth measurements and electromyographic recordings in tetraplegic patients. *Arch Phys Med Rehabil* **79**：959-965, 1998.
12) Katz RT et al：Objective quantification of spastic hypertonia：correlation with clinical findings. *Arch Phys Med Rehabil* **73**：339-347, 1992.
13) 辻 哲也・他：脳血管障害片麻痺患者における痙縮評価─Modified Ashworth Scale (MAS)の評価者間信頼性の検討─. リハ医学 **39**(7)：409-415, 2002.
14) 尾花正義・他：痙縮評価法としてのAshworth ScaleとModified Ashworth Scaleの再検討. リハ医学 **39**(suppl)：S201, 2002.
15) 盧 隆徳・他：痙性麻痺患者における足関節のいわゆる"硬さ"の検討. 総合リハ **33**(6)：562-566, 2005.
16) Wartenberg R：Pendulousness of the legs as a diagnostic test. *Neurology* **1**：18-24, 1951.
17) Bajd T, Vodovnik L：Pendulum testing of spasticity. *J Biomed Eng* **6**：9-16, 1984.
18) 高岡 徹：特集／痙縮治療実践マニュアル痙縮の評価. *MB Med Reha* **43**：8-12, 2004.
19) Le Cavorzin P et al：Evaluation of pendulum testing of spasticity. *Ann Readapt Med Phys* **45**：510-516, 2002.
20) Hsieh JT et al：Spasticity outcome measures in spinal cord injury：psychometric properties and clinical utility. *Spinal Cord* **46**：86-95, 2008.
21) Lin CC et al：The pendulum test for evaluating spasticity of the elbow joint. *Arch Phys Med Rehabil* **84**：69-74, 2003.
22) Brown RA et al：Does the Wartenberg pendulum test differentiate quantitatively between spasticity and rigidity? A study in elderly stroke and Parkinsonian patients. *J Neurol Neurosurg Psychiatry* **51**：1178-1186, 1988.
23) 野間知一・他：脳卒中片麻痺上肢の痙縮筋への振動刺激痙縮抑制療法と促通反復療法との併用による麻痺と痙縮の改善効果. 総合リハ **37**(2)：137-143, 2009.

I 機能障害評価
神経筋・運動【姿勢・バランス】

30 開眼片脚起立時間

北 潔, 糟谷明彦（北整形外科）
浅井 剛（神戸学院大学総合リハビリテーション学部）

key words 開眼片脚起立時間, one-leg balance, 運動器不安定症

はじめに

最近の介護認定の報告をみると軽度要介護者の増加が際立っている．これに伴い転倒予防の概念が普及しバランス機能の評価と運動が広く行われるようになった．本題の開眼片脚起立時間(One-leg balance)は静的バランスの代表的指標である．正常の運動発達で片足立ちができるようになるのは3歳で，処女歩行から遅れること2年である．

1 開眼片脚起立時間

❶ 開発者

片脚起立を臨床的に観察した報告はかなり古くからあり，開発者を特定することは今回できなかった．

❷ 開発時期・初出文献

整形外科の分野で広く知られているのはTrendelenburg徴候（図1）[1]でUber den Gang bei angeborener Huftgelenksluxationと題し*Deutsch Med Wschr* 1：21-24, 1895に発表されている[2]．外科医であるTrendelenburgは先天性股関節脱臼の患者を観察し，従来の説を覆し動揺性歩行の原因は中小殿筋の機能不全とした．一方，神経学の分野では理学所見として30秒できるかが評価されていた[3]．測定方法を図示した記載は3つある（図2〜4）[4-6]．

わが国における測定法は図2のごとくであるが，詳細を図5に記す[4,7]．図4は再現性のテストに用いられたものである．

開眼片脚起立時間(One-leg balance)に関して，はじめて地域在住高齢者を対象に大規模調査を行ったものはBohannonらが記した以下のものである（図3）．

▶ Bohannon RW et al：Decrease in timed bal-

図1 Trendelenburg徴候[1]

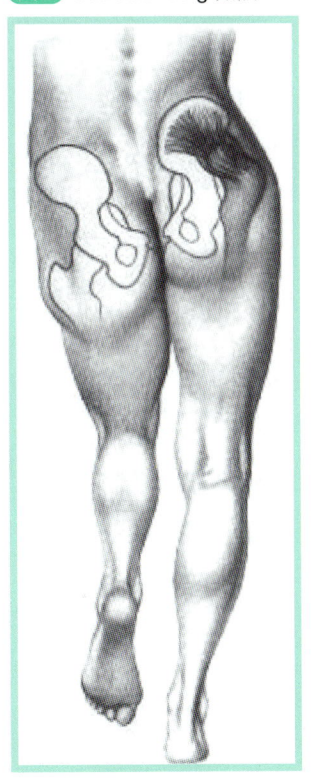

I 機能障害評価

図2 (著者作成) 新体力テスト

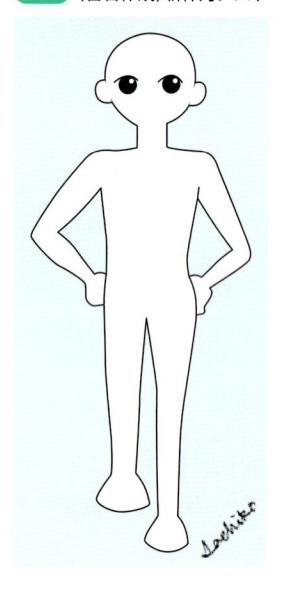

図3 Bohannon ら [5]

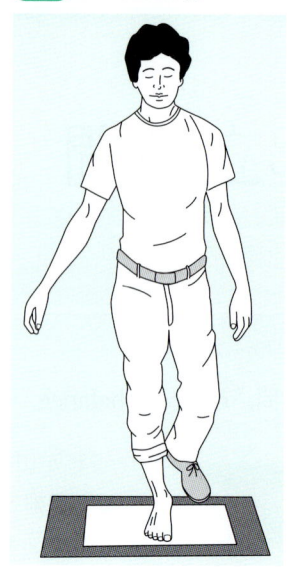

図4 Giorgettei ら [6]

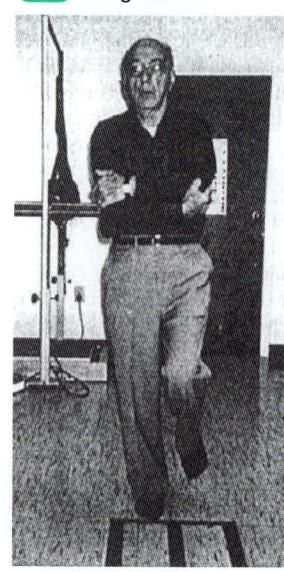

図5 開眼片脚起立時間の測定法 [4, 7]

1, 2度, 手技を実践してもらい, その後, 測定する.

1. 準備　ストップウォッチ
2. 方法
   1) 可能なら素足, 診療所では安全を考え, 靴を履いても可.
   2) 両手を腰に当てて, 片足立ちの姿勢を確かめる.
3. 記録
   1) 片足立ちの時間を計測する. ただし, 最長は120秒とする.
   2) 左右とも2回実施し, 小数第1位まで記録し, それぞれを記録する.
   3) 1回目の記録が120秒を超えた場合, 2回目は行わない.
4. 実施上の注意
   1) 滑らない床の上で実施する.
   2) 被測定者の周りには物を置かない, 段差や傾斜がある場所も避ける.
   3) 実施前に, 被測定者に以下の事項を伝える.
      ①片足立ちでできるだけ長く立つテストである.
      ②片足立ちの姿勢は, 支持脚を伸ばし, もう一方の足を前方に少し挙げ, 挙げた足は支持脚に触れない姿勢であること.
      ③テスト終了の条件は, a) 挙げた足が支持脚や床に触れた場合, b) 支持脚の位置がずれた場合, c) 腰に当てた両手, もしくは片手が腰から離れた場合であること.
5. 「はじめ」という合図をすると, 合図だけでバランスを崩す人がいるので, 片足を挙げての合図をし, 片足立ちになった時から計測するほうがよい.
6. 終了の条件を徹底しておき, また, 被測定者に練習させておくとよい.

5cm上げる

(文部科学省の新体力テストを一部改変)

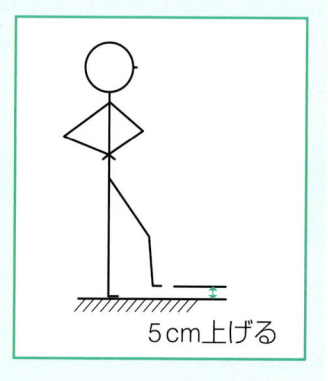

図6 地域在住高齢者の開眼片脚起立時間の変化（埼玉県）[9]

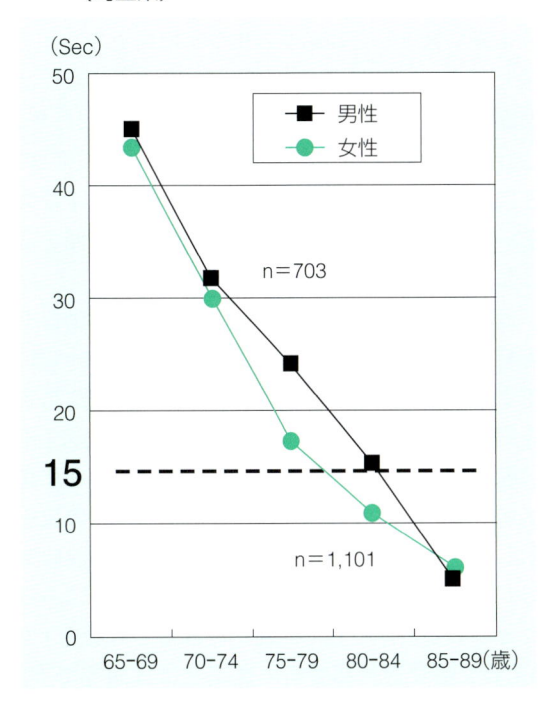

表 運動器不安定症の定義[4]

運動器不安定症の定義
高齢化により，バランス能力および移動歩行能力の低下が生じ，閉じこもり，転倒リスクが高まった状態
診断方法
下記の疾患の既往があるかまたは罹患している者で，日常生活自立度あるいは運動機能が以下に示す評価基準1または2に該当する者
運動機能低下をきたす疾患
脊椎圧迫骨折および各種脊柱変形（亀背，高度腰椎後弯・側弯など）
下肢骨折（大腿骨頸部骨折など）
骨粗鬆症
変形性関節症（股関節，膝関節など）
腰部脊柱管狭窄症
脊髄障害（頸部脊髄症，脊髄損傷など）
神経・筋疾患
関節リウマチおよび各種関節炎
下肢切断
長期臥床後の運動器廃用
高頻度転倒者
評価基準
1 日常生活自立度判定基準ランクJまたはA（要支援＋要介護1，2）
2 運動機能評価1)または2)
1)バランス能力：開眼片脚起立時間　15秒未満
2)移動歩行能力：3m Timed up and go test　11秒以上

ance test scores with aging. *Phys Ther* **64**：1067–1070, 1984[5]．

彼らの報告は開眼片脚起立時間の上限値を60秒としているが，加齢に伴う著明な低下を明らかにしている．

❸ 特徴

開眼片脚起立時間は40歳を過ぎると著明に低下する[8,9]．図6に埼玉県で行われた地域在住高齢者の開眼片脚起立時間の変化を示す．80歳を過ぎると15秒できる人の割合は50％を切り，生活機能低下がさらに進行し施設利用者レベルとなると3秒未満となってくる．Tinettiは，5秒未満の高齢者をhigh riskとし特別な戦略を立て，転倒予防を行っている[10]．近年，新たにBongueらは転倒予測因子として非支持脚の開眼片脚起立時間を上げ，cut off値を7.6秒とした興味ある報告をしている[11]．本検査法の臨床上の最大の特徴は，場所をとらず診察室でも在宅でも簡単に評価できることである．しかし，高齢者が片脚起立をこわがって躊躇したときは，随時測定不能と判断し危険を回避することが重要である．測定中の事故が実際に報告されている．

❹ 信頼性・妥当性

（1）内部一貫性

今回，内部一貫性に関する文献を見出すことはできなかった．

（2）検者間信頼性

Giorgettiらは地域社会で生活する非障害者と，地域社会で生活する障害者を対象に，検者間信頼性を調査している．検者間級内相関係数（ICC）は非障害者サンプルでは0.75で，障害者サンプルでは0.85と測定の信頼性が確認された[6]．

（3）再テスト信頼性

Linらは地域在住者1,200名に対し，4種類のバランステストの信頼性テストを行った．そのうち60名に検者内信頼性と検者間信頼性を調査し，いずれも級内相関係数$(r)^{22}$は0.93～0.99と極めて高い値を示している[12]．

（4）内容妥当性

前述したLinらの調査では，弁別妥当性は高

く，高齢者群，転倒歴群，歩行補助具使用群およびADLの低下が大きい群において，開眼片脚起立時間は短い値を示した．一方，収束妥当性は低く，各検査に対して中程度未満であった[12]．

(5) 予測妥当性

同様にLinらの調査では，片脚起立時間が短くなりADLが悪化するとした［オッズ比0.98（95％CI 0.97-0.99）AUC値0.610］．しかし，転倒の発生やADLの改善は予測できなかった[12]．

❺ 普及度

リハビリテーション医学，整形外科学，神経学，老年医学，耳鼻咽喉科学など幅広い分野で用いられており，Vellasらは開眼片脚起立時間が最も臨床的に有用であるとしている[13]．わが国では新体力テストのなかに含まれ，高齢者の体力指標の1つとされ[4]，新しく生まれた疾患概念の運動器不安定症の機能評価基準に用いられている（表）．

❻ その他トピックス

バランスは，静的バランスと動的バランスに分けて評価されるが，開眼片脚起立時間は静的バランスに分類される．評価の再現性，妥当性や予測性では動的バランス（主としてTUG）が優る．立場を変え，姿勢制御観点からみると動的バランスより静的バランスの獲得のほうがより困難とされる[14]．移乗，階段昇降，振り返りや障害物の乗り越えには片脚起立が基軸となるため，加齢変化が顕著である静的バランス障害を，克服することは臨床上大きな課題であるといえる．

近年の報告ではYoudasらは，Trendelenburg徴候が股関節外転筋の機能評価に有効なことを示し，同徴候が現在なお身近な理学所見であること

がわかる[15]．Baeznerらは大脳白質の萎縮との関係を調べ，大脳白質の萎縮度の進行とともに，15秒未満に低下した高齢者の比率が増加することを示している．Mildな萎縮では42.3％，中程度では51.8％で，かなりの萎縮では63.6％であった[16]．Estradaらはestrogen 2年間投与例（骨粗鬆症）のDTXの分析を行い，体重当たりの全身の筋量あるいは下肢筋量が，開眼片脚起立時間に相関するとしている[17]．

最後に新しい疾患として認められた，運動器不安定症（表）の筆者らの調査結果について述べる．筆者らは開眼片脚起立時間15秒以下の通院患者を調査対象としたが，対象症例の転倒率（過去1年に転倒を経験した人の割合）は，36％と地域在住高齢者と施設利用者にみられる転倒率の中間の値を示していた．すなわち，通院患者の生活機能低下のレベルは，健常者から要介護者へ移行期にあることがわかる．そして，性差をみると男女比1：3.6で大腿骨近位部骨折の性差とほぼ同等で[18]，Euro QOL値も0.636と低く，運動器不安定症の克服が介護予防の最重要課題であることがわかるといえる．

おわりに

片脚起立は身近な理学所見であるが，片足で立つこと自体が高齢者にはむずかしく，測定にばらつきが生じやすく統計学的分析に向かない．反面，片足立ちで立てるということは優れた姿勢制御が維持されていることを意味し，静的バランスを高める運動指導は高齢者の自立に欠かせない視点である．

文献

1) 山田致知・他訳：ランツ下肢臨床解剖学，第1版，医学書院，1979, p 181.
2) Trendelenburg F et al：Uber den Gang bei angeborener Huftgelenksluxation. *Deutsch Med Wschr* **21**：21-24, 1895.
3) Tourtellotte WW et al：Quantitative clinical neurological testing. I. a study of a battery of tests designed to evaluate in part the neurological function of patients with multiple sclerosis and its use in a therapeutic trial. *Ann NY Acad Sci* **122**：480-505, 1965.
4) 文部科学省：新体力テスト（再版），ぎょうせい，2002, p 125.
5) Bohannon RW et al：Decrease in timed balance test scores with aging. *Phys Ther* **64**：1067-1070, 1984.
6) Giorgetti MM et al：Reliability of clinical balance outcome measures in the elderly. *Physiother Res Int* **3**：274-283, 1998.
7) 北 潔・他：開眼片脚起立時間からみた運動器不安定症．臨整外 **41**：757-763, 2006.
8) 坂田悍教：高齢者の寝たきりの原因の解明及び予防に関する研究．厚生労働省長寿科学総合研究事業．平成14年度報告書，2003.

9) 北 潔・他：運動器虚弱高齢者に対する転倒介護予防. 整形・災害外科 48：697-704, 2005.
10) Tinetti ME：Performance-oriented assessment of mobility problems in the elderly patients. *J Am Geriatr Soc* **34**：119-126, 1986.
11) Bongue B et al：Ascrewning tool with five risk factors was developed for fall-risk prediction in community-dwelling elderly. *J Clin Epidemiol* **64**：1152-1160, 2011.
12) Lin MR et al：Psychometric comparisons of the timed up and go, one-leg stand, functional reach, and Tinetti balance measures in community-dwelling older people. *J Am Geriatr Soc* **52**：1343-1348, 2004.
13) Vellas BJ et al：One-leg balance is an important predictor of injurious falls in older persons. *J Am Geriatr Soc* **45**：735-738, 1997.
14) 野村泰伸：ヒトの二足歩行運動の神経制御. http://www3.bpe.es.osaka-u.ac.jp/~taishin/locomotion_s.html
15) Youdas JW et al：Determining meaningful changes in pelvic-on-femoral position during the Trendelenburg test. *J Sport Rehabil* **16**：326-335, 2007.
16) Baezner H et al：Association of gait and balance disorders with age-related white matter changes：the LADIS study. *Neurology* **70**：935-942, 2008.
17) Estrada M et al：Functional impact of relative versus absolute sarcopenia in healthy older women. *J Am Geriatr Soc* **55**：1712-1719, 2007.
18) Kita K et al：A simple protocol for preventing falls and fractures in elderly individuals with musculoskeletal disease. *Osteoporos Int* **18**：611-619, 2007.

I 機能障害評価
神経筋・運動【姿勢・バランス】

31 TUG Test / BBS

對馬　均（弘前大学名誉教授）
松嶋美正（つくば国際大学医療保健学部理学療法学科）

key words　TUG Test, BBS, 動的バランス, 帰結評価, 評価指標

はじめに

　立位の安定性やバランスは，歩行をはじめとする移動能力の基本的な要件であり，ADLの自立度やスキルに大きく関与する．そのため，立位バランス能力は移動や移乗動作の能力を映し出す指標として重要視され，各種の立位バランステストが開発されてきている．

　一般に立位バランスは"静的バランス"と"動的バランス"に分けて考えられる場合が多い．基本的に前者は身体の動きの伴わない姿勢の保持や維持を意味し，後者は安定した状態から姿勢が変化する過程での姿勢調整を意味する．静的バランスの評価としては，静止立位での重心動揺や片足立ち時間の測定などが代表的なものとしてあげられる．一方，動的バランスの指標としては，ファンクショナルリーチやステップテストなどのほか，Timed Up and Go（TUG）TestやBerg Balance Scale（BBS）が一般的に行われている．本稿では，動的バランステストのなかでも，複合的な動作課題のパフォーマンスを測定するテストとして代表的なTUGとBBSについて取り上げる．

1 TUG Test

❶ 開発者

　原型はMathias Sによる．定量的に評価を行えるようにしたのはカナダの理学療法士Podsiadlo Dと医師Richardson Sである．

❷ 開発時期・初出文献

　TUGは1991年に，モントリオールGeriatric Day Hospitalの理学療法士Podsiadloと医師Richardsonの考案による，バランス障害をもつ高齢者の移動能力を評価することを目的とした，パフォーマンステスト[1]である．このTUGの原型として，1986年にMathiasらが報告した"Get-Up and Go"Test[2]がある．これは，椅子から立ち上がり，歩きながら向きを変え，戻って再び元の椅子に座るまでの一連の動作を観察し，5点スケールで高齢者の転倒の危険性を評価するという，定性的な性格の強いテストであった．この弱点をカバーすべく，所要時間の測定という時間的側面からの改良を加え，定量的な評価が行えるようにしたものがTUGである．

　初出文献は以下のとおりである．

▶ Podsiadlo D, Richardson S：The Timed "Up & Go"：a test of basic functional mobility for frail elderly persons. *J Am Geriatr Soc* **39**：142-148, 1991[1].

▶ Mathias S et al：Balance in elderly patients：the "Get-Up and Go" Test. *Arch Phys Med Rehabil* **67**：387-389, 1986[2].

❸ 特徴

　TUGは，歩行という動作に加え，立ち上がる，方向を変える，腰掛けるといった一連の動作能力を観察・測定することが可能である．つまり，実

際の日常生活場面に近い条件のなかで，動的なバランス能力を評価できることが特徴といえる．加えて，下肢・体幹の筋力やその協調的な筋活動，スムーズな方向転換に必要な立ち直り反応や，下肢支持力の状態を評価することも可能なテストである．

TUG の最大の特徴・利点は，複雑な機器を必要とせず，簡便で臨床的実用性が高いという点にある．測定に必要なものとしては，肘掛け椅子とストップウォッチで，測定の実際は以下のとおりである．

①被検者は，肘掛け椅子の背もたれに背をつけて座る．

②被検者は，検者の合図（原典では"GO"，わが国では"よーいドン"など）で立ち上がり，"楽な"ペースで前進し，3m先の目印ラインのところで方向転換し，元の椅子に戻って腰掛ける．

③被検者にこの課題動作を説明し，一度練習させ，やりかたが十分理解されたことを確認してから実施に移る．

④検者は，これらの一連の動作に要する時間を計測する．

なお，注意事項としては，テスト中は介助を与えず自力で行わせることや，補装具や歩行補助具（杖，歩行器など）を使用している場合は，普段使用しているものを用いることとし，歩行補助具はあらかじめもった状態で開始することがあげられている．また Podsiadlo らの原典[1]では，「椅子のシートの高さは 46cm で肘掛け付きの椅子」と規定され，手は肘掛けの上に置いた状態からスタートすることとされているが，Eekhof ら[3]は3種類の椅子を用いた研究で，TUG の結果が椅子の形状，肘掛の有無，シートの高さなどの条件に左右されないことを明らかにしている．

❹ 信頼性・妥当性

Podsiadlo ら[1]による，デイホスピタル患者60名（平均年齢79.5歳）を対象とした研究では，TUG の信頼性は検者内（ICC ＝ 0.99），検者間（ICC ＝ 0.99）いずれも高く，妥当性についても，BBS（r ＝ － 0.81），歩行速度（r ＝ － 0.61），バーセル指数（BI）（r ＝ － 0.78）との相関が高いことが明らかにされている．

Bennie ら[4]は，対象者20名（平均68.0 ± 14.5歳）に対し，TUG の信頼性・妥当性について検証し，検者間信頼性は ICC ＝ 0.99，検者内信頼性は ICC ＝ 0.98 といずれも高い再現性を示し，妥当性に関しても BBS との間に中等度の相関（r ＝ － 0.47）が認められたと報告している．

橋立ら[5]は，虚弱高齢者81名（平均80.1 ± 8.5歳）を対象とした研究において，TUG の検者内信頼性は全例で ICC ＝ 0.99，対象者を改訂長谷川式簡易知能評価スケール（HDS-R）10点以下の14名に絞った場合でも ICC ＝ 0.95 と再現性の高さを報告している．

須藤ら[6]は入院中の歩行可能な回復期の脳卒中片麻痺者26名（50.7 ± 14.8歳）を対象として TUG の日内再現性（午前と午後の比較）と日間再現性（初回と1週間後の比較）について検討を行った結果，いずれも ICC ＝ 0.93 ～ 0.99 と高い再現性が認められたことを報告している．

妥当性に関しては，TUG と BBS との相関は r ＝ － 0.74，TUG と BI との相関は r ＝ － 0.47 と，Podsiadlo らの報告に比べて低い結果であったと述べている．

❺ 普及度

TUG やそのもととなった"Get-Up and Go" Test[2]は，ともに高齢者のバランス機能測定を目的として開発されたものであるが，歩行速度，ADL 遂行能力，転倒リスク，QOL などとの関連性が高いことから，高齢者の転倒リスクのスクリーニングのほか，脳卒中の移動能力や自立度の予測や，パーキンソン病の薬剤効果，変形性関節症患者の訓練効果の判定などに幅広く用いられている．

わが国での普及度についてみると，医学中央雑誌で検索しえた TUG 関連文献は52件で，初報告は2000年であるが，介護予防の諸事業が展開されるようになった2004年以降は発表論文数も増えてきている．2006年から介護保険の改定に伴い，介護予防のための「運動器の機能向上事業」が各自治体で実施されることとなった．この事業のなかの評価項目にこの TUG が加えられ，運動器の

機能向上効果を確認するための指標の1つとして活用されていることから，このTUGはバランス評価ツールの"定番"としてさらに普及するものと思われる．

❻ その他トピックス

前述のように，移動能力やADLレベルを予測する指標としてTUGを用いようとする試みは早期からなされており，Podsiadloら[1]は高齢者でも運動機能に異常がない場合は10秒以内で遂行可能としたうえで，20秒以内であれば屋外外出可能レベル，30秒以上かかる場合は要介助レベルという目安を提示している．

一方，Shumway-Cookら[7]は，地域在住高齢者の転倒未経験者15名（平均78.0 ± 6.0歳）と転倒経験者15名（平均86.2 ± 6.0歳）を対象として研究を行い，TUGを転倒リスクの予測に用いることの妥当性について言及している．その結論としては，カットオフ値をTUG 13.5秒に設定した場合，転倒予測の感度は80％，特異度は100％で，総合的予測率は90％となることが報告されている．またBischoffら[8]は，地域在住高齢者413名（平均73.2 ± 3.2歳）と入院患者78名（平均79.4 ± 3.7歳）を対象として横断的な研究を行い，障害のない地域在住高齢者のTUGの計測値は10秒未満であること，入院高齢患者の屋外歩行自立の目安となるTUGカットオフ値は，歩行補助具の使用にかかわらず12秒であると報告している．

須藤ら[6]が入院中の歩行可能な回復期の脳卒中片麻痺患者26名（50.7 ± 14.8歳）を対象として行った研究では，脳卒中片麻痺患者の院内実用歩行達成の目安として，TUGカットオフ値は20秒，屋外実用歩行については17秒という値が提示されている．この値は，片麻痺の実用歩行能力の予測という点では，Podsiadloらによって示された"TUGT値が20秒以内であれば屋外外出可能"という予測移動能力の目安よりも，より現実的な値であると思われる．

2 BBS

❶ 開発者

開発者はBerg Kらである．

❷ 開発時期・初出文献

BBSは，1989年，高齢者のバランス能力の低下を，日常生活活動を反映した形で的確に把握できる指標がみあたらないという当時の背景から，Bergら[9]により，高齢者のバランス機能をより適切に評価するための指標として開発された．その最大のねらいは，バランス機能の長期的モニタリングや転倒リスク者のスクリーニング，さらに介入効果の判定などに活用可能な，臨床的に重要な変化を把握するためのツールをつくり出すことにあった．そのためBBSの開発段階においては，バランス能力をより的確に反映する臨床的な課題動作を抽出するために，さまざまなバランスレベルにある高齢者を対象として，多くの調査が行われた．この調査結果を段階的に精選し，最終的に14項目の課題動作からなるBBSが完成した．

初出文献は以下のとおりである．

▶ Berg K et al：Measuring balance in the elderly：preliminary development of an instrument. *Physiother Can* **41**：304-311, 1989[9]．

❸ 特徴

BBSの各項目は，0～4点の5段階に得点化されており，56点満点で評価される．この得点が高いほど，定められた条件下で各課題を自立して遂行できることを意味している．BBSの評価項目はすべて日常生活関連動作から構成されており，特別な機器，器具を必要としない．測定に要する道具としては，肘掛け付きの椅子，定規，あるいはメジャー，台，ストップウォッチである．これらの評価項目には，動的バランスのみならず静的バランスの評価も含まれていることから，包括的なバランス能力の評価が可能であるといえる．

BBSの内容と採点基準の概要については，表に示したとおりであるが，詳細については表中に記

神経筋・運動【姿勢・バランス】(TUG Test, BBS)

表 Berg Balance Scale

テスト項目と説明内容	配点(0-4)と基準	
1. 座位からの立ち上がり 「できるだけ手を使わないで立って下さい」	4：手を使わないで自力で立ち上がり、立位保持可能 3：手を使えば自力で立ち上がれる 2：2～3回練習すれば、手を使って自力で立ち上がれる 1：立ち上がりや立位保持の際に、ちょっとした介助(最小限の)が必要 0：立ち上がるのに、かなりの介助(中等～最大の)が必要	
2. 支えなしで静止立位保持 「何もつかまらないで2分間立ったままでいて下さい」 もしこの項目で、"支えなしで2分間立っていられる"と判定された場合には、つぎの項目#3"背もたれなしで座位を保持"は満点としてパスし、項目#4へ進む。	4：安全に2分間立っていられる 3：2分間立っていられるが看視が必要(目が離せない) 2：支えなしで30秒間立っていられる 1：2～3回練習時に、支えなしで30秒間立っていられる 0：支えなしで30秒間立つことは不能	
3. 背もたれなしで座位を保持、ただし足は床か踏み台の上において支える 「腕を組んで、2分間座ったままでいて下さい」	4：安全にしっかりと2分間座っていられる 3：2分間座っていられるが看視が必要(目が離せない) 2：30秒間は座っていられる(看視でもよしとする) 1：10秒間は座っていられる(看視でもよしとする) 0：支えがないと10秒間も座っていられない	
4. 立位から座位まで腰を降ろす 「どうぞ、お座り下さい」	4：ちょっと(最小限)手で支えて安全に腰掛けられる 3：腰を降ろすのに両手を使ってうまく調節する 2：腰を降ろすとき、(手の支えに加え)ふくらはぎを椅子に押し当てて調節する 1：一人で腰掛けられるが、調節できずドスンと座る 0：椅子に腰を降ろすのには介助が必要	
5. 移乗 ピボット・トランスファーが行えるように、椅子を配置する。対象者に、まずアームレスト付のシートに向かって移乗し、つぎに戻る時にはアームレストなしのシートに向かってするよう指示する。*	4：ほんのわずかだけ手で支えれば安全に移乗できる 3：安全に移乗できるが、かなりの手の支えを必要とする 2：声がけや看視があれば移乗できる 1：移乗には一人の介助が必要 0：移乗には二人の介助か安全のために看視が必要	*用意する椅子としては、2つとも椅子(ひとつは肘掛け付き、もうひとつは肘掛けなし)、あるいはベッドと椅子を用いることができる
6. 閉眼で支持なしの立位保持 「目を閉じて、10秒間じっと立っていて下さい」	4：安全に10秒間立っていられる 3：看視があれば、10秒間立っていられる 2：3秒間は立っていられる 1：3秒間、目を閉じてはいられないが、ふらつきはない 0：転ばないように介助が必要	
7. 両足をそろえた立位の保持 「両足をそろえて何にもつかまらずに立って下さい」	4：一人でつま先を揃えることができ、1分間安全に立っていられる 3：一人でつま先を揃えることができ、看視があれば1分間安全に立っていられる 2：一人でつま先を揃えることはできるが、30秒間立っていられない 1：つま先を揃えるのには介助が必要だが、15秒間立っていられる 0：つま先を揃えるのにも介助が必要だし、15秒間立っていることもできない	
8. 立位で手を伸ばして前方リーチ 「片手を水平に上げて、前の方にできるだけ遠くまで指を伸ばして下さい」開始時に検者は指先に定規を当てておく。「片手を水平に上げて、手を開いて前にできるだけ遠くまで手を伸ばして下さい」手を前に伸ばしている間、指は定規に触れないようにしておく。*	4：確実に前方リーチする距離が25cmを越える 3：安全に前方リーチする距離が12cmを越える 2：安全に前方リーチする距離が5cmを越える 1：前方へのリーチは可能であるが、看視が必要 0：リーチしようとするとバランスを失い、外部の支えが必要	*対象者が最も体を前に傾けた肢位で、指が届いた最先端までの距離を測定値として記録する。もし可能なら、体幹の回旋を防ぐため、両手でリーチするよう指示する
9. 床から物を拾い上げる 「足元からスリッパを拾って下さい」	4：安全かつ容易にスリッパを拾い上げられる 3：スリッパを拾い上げることはできるが、看視が必要 2：拾い上げはできないが、スリッパの近く(2～5cm)までは手が届き、一人でバランスもとれる 1：行うときには看視が必要、しかも拾い上げることはできない 0：バランスをくずしたり転倒したりしないように介助が必要で、試しに行うこともできない	
10. 左右の肩越しに後ろを振り向く 「左肩越しに後ろを振り向いて下さい」 「次に右側からもお願いします」	4：両方とも振り向き可能で、体重をうまく移すことができる 3：体重を移してうまく振り向けるのは片方だけで、他側へはうまく体重をかけられない 2：体を回旋できるのは横向きまでだが、バランスは維持できる 1：振り向くときには看視が必要 0：バランスをくずしたり転倒したりしないように介助が必要	
11. 一回転 「完全に"回れ右"をして下さい」いったん止まってから、「つぎは反対回りでお願いします」	4：両方とも4秒未満で安全に一回転できる 3：一方向だけなら4秒未満で安全に一回転できる 2：ゆっくりであれば安全に一回転できる 1：回転する際に近接看視や声がけが必要 0：回転するには介助が必要	
12. 踏み台に足を載せる 「両足を交互に4回ずつ、合計8回、台に載せて下さい」	4：一人で安全に立位がとれ、しかも20秒間に8回の足載せを完了できる 3：一人で立位がとれ、足載せも可能だが、8回行うには20秒を超える 2：看視があれば介助なしで4回の足載せを完了できる 1：足載せはできるが続けて2回はできない。わずかの介助を必要とする 0：転倒しないように介助が必要で、試しに行うこともできない	
13. 片足を前方に置いて支持なしで起立 「一方のつま先に他方の踵がつくようにして立って下さい」「もし、できない場合は、前の足の踵と後側の爪先の距離を十分にとって立って下さい」(やって見せる)	4：一人で「継ぎ足位」をとることができ、30秒間、立位保持が可能 3：「継ぎ足位」はとれないが、一人で片足を他方より前に出した状態で、30秒間、立位保持可能 2：一人で小さく踏み出した状態で、30秒間、立位保持が可能(両足の間の距離は上の場合より長い) 1：踏み出す位置に介助が必要であるが、15秒間、立位保持可能 0：踏み出す時や、立位をとっている間にバランスを失う。	
14. 片足立ち 「物につかまらないで、できるだけ長く片足で立って下さい」	4：一人で足を持ち上げて、10秒を越えて片足立ちが可能 3：一人で足を持ち上げて、5～10秒間、片足立ちを保持できる 2：一人で足を持ち上げて、3秒以上、片足立ちを保持できる 1：一人で立位を保持できるが、足を持ち上げようとしても、3秒間は片足立ちできない 0：足を持ち上げられないか、転ばないように介助が必要	

開発者のWebsite　URL：http://www.physicaltherapy.utoronto.ca/PageFactory.aspx?PageID = 63
〔概要説明〕
各項目の課題は実演して示すこととし、口頭だけでなく書面の説明書を示して指示を与える。採点は、個々の項目で示されている最も低い評点で記録する。ほとんどの項目で、対象者は、指示された肢位を定められた時間の間、維持するよう求められる。
以下のような場合には段階的にポイントが減点される。
○時間や距離が基準に満たない場合。○対象者のパフォーマンスに看視を要する場合。○対象者が物につかまったり、検者からの介助を受けたりした場合。
対象者は、課題への取り組み中、バランスを維持するためにならないことを理解しておく必要がある。
どちらの足で立つのか、あるいはどれくらいリーチできそうかという判断は、対象に委ねられるものとする。不十分な判断はパフォーマンスや採点にマイナス影響を及ぼす。
テストに必要な器具は、ストップウォッチか秒針つきの時計、2・5・10インチ(5・12・25cm)の定規、あるいはその他のメジャーである。
テストに用いる椅子は、手頃な高さのものとする。項目#12では段差や踏み台(平均的なステップ高の)が使われる。

載してある開発者のウェブサイトを参照されたい．

検査項目中の課題条件は，日常的に使用する距離や高さを想定しており，それほど厳密に規定されていないため，臨床に則している反面，検者の判断に左右されがちであるという点は否めない．しかし，各項目の内的整合性は高く（Cronbachのα係数＝0.96），臨床場面においても有用であることが明らかにされている．

このように簡便なバランス評価スケールとしての有用性の高いBBSではあるが，全項目を要領よく行ったとしても15〜20分の時間を要することは，臨床場面での活用という点からみると難点であるように思われる．また，地域在住高齢者のBBSの平均得点が50〜55点であったというSteffenらの報告[10]からもわかるように，運動能力がある程度維持できている高齢者の場合には，多くの項目で天井効果が生ずることも予測され，BBSで微細なバランス能力の低下まで抽出するには限界があることも事実である．

❹ 信頼性・妥当性

Bergらの原典[9]においてBBSの検者間信頼性はICC＝0.98，検者内信頼性はICC＝0.99とともに高いことが報告されているが，彼らが，その後，地域在住高齢者と脳卒中患者を対象として行った研究[11]においても，原典同様に，高い検者間（ICC＝0.92〜0.98），検者内信頼性（ICC＝0.91〜0.99）が示されている．

一方，妥当性について検討を行った彼らの一連の研究[12]では，まず予測的妥当性として，12ヵ月間の転倒に関する追跡調査から，初期評価におけるBBS得点が45点未満の者は，その後12ヵ月以内に転倒する相対リスクが2.7倍になることが報告されている．そしてロジスティック解析の結果，"初期のBBS得点"は，"視覚障害"や"過去3ヵ月の転倒歴"と同様に有意な転倒予測因子であることが明らかにされている．次に構成概念妥当性として，歩行器使用者33.1点，屋内杖歩行者45.3点，屋外杖使用者48.3点，補助具必要なし49.6点と，歩行レベルによってBBS得点に有意差が認められたことから，BBS得点から歩行補助具の必要性を判別できる可能性が示されている．さらに，急性期病院の脳卒中患者60名について，発症から12週間にわたって追跡調査した結果から，BBS得点とBI（r＝0.80〜0.94），FM（r＝0.62〜0.94）との間に高い相関があることが報告されている．

❺ 普及度

BBSの普及度を概観するためインターネットを活用し，"Berg Balance"をキーワードとして検索したところ（2009年現在），米国理学療法協会の学術誌"Physical Therapy"では156件，EBPTに関する国際的データベースである"PEDro"においては80件の論文が抽出された．内容については，転倒との関連性，BBSの簡略化の検討，運動療法の効果検証などが主なものであった．わが国における普及の度合いについては，民間会社の医学文献検索サービスである"メディカルオンライン"から検索した結果では，学会の抄録も含め75件という検索結果で，バランス評価ツールとしてのBBSの有用性，ほかのバランス評価ツール，歩行能力との関連性などが主な内容であった．このように，BBSに関する論文内容からみると，わが国ではバランスを評価するツールとしてのBBSの有用性を検証するものが多いのに対して，海外の論文では転倒との関連性や運動介入の効果検証に使用されているものが多いといえる．このことから，諸外国ではBBSがすでにバランス評価ツールとして確立し，広く認知されているものと考えられる．

❻ その他トピックス

Bergら[12]は地域在住高齢者で安全に歩行できる人と，歩行補助具や監視の必要性がある人との識別の目安となるBBSの得点は，臨床経験的には45点ぐらいであろうと述べている．こうしたBBSのカットオフ値に関する研究はその後多く行われているが，Haradaらの研究[13]では，屋外歩行困難や理学療法の介入が妥当であるカットオフ値として48点が提唱されている．これに対してBogleThorbahnら[14]は，カットオフ値を45点に設定した場合，感度が低く（53％）なることから，

その改善の必要性について言及している．一方，Shumway-Cookら[15]によると，BBSの得点と転倒リスクの関係は直線的ではなく，36点未満で転倒の危険性が非常に高くなるとされている．このように諸家の報告によって，カットオフの値は微妙に異なるものの，Bergら[12]が臨床経験に基づく値として示した45点付近という値におおむね収束するように思われる．

おわりに

以上，動的バランステストのなかでも，複合的な動作課題のパフォーマンスを測定するテストの代表例として，TUGとBBSについて概説した．いずれも利点と弱点を併せもつことから，それぞれの特徴を十分把握したうえで，目的や対象にマッチしたテストを選択し，的確な判断を行うことが望まれる．

文献

1) Podsiadlo D, Richardson S：The timed "Up & Go"：a test of basic functional mobility for frail elderly persons. *J Am Geriatr Soc* 39：142-148, 1991.
2) Mathias S et al：Balance in elderly patients：the "get-up and go" test. *Arch Phys Med Rehabil* 67：387-389, 1986.
3) Eekhof JA et al：Short report：functional mobility assessment at home. Timed up and go test using three different chairs. *Can Fam Phys* 47：1205-1207, 2001.
4) Bennie S et al：Measurements of balance：comparison of the Timed "UP and Go" Test and Functional Reach Test with the Berg Balance Scale. *Phys Ther Sci* 15：93-97, 2003.
5) 橋立博幸，内山 靖：虚弱高齢者におけるTimed "Up and Go" Testの臨床的意義．理学療法学 32：59-65, 2005.
6) 須藤真史・他：理学療法効果判定の指標としてのFRT，TUGTの可能性．理療ジャーナル 35：879-884, 2001.
7) Shumway-Cook A et al：Predicting the probability for falls in community-dwelling older adults using the Timed Up & Go Test. *Phys Ther* 80：896-903, 2000.
8) Bischoff HA et al：Identifying a cut-off point for normal mobility：a comparison of the timed 'up and go' test in community-dwelling and institutionalised elderly women. *Age Ageing* 32：315-320, 2003.
9) Berg K et al：Measuring balance in the elderly：preliminary development of an instrument. *Physiother Can* 41：304-311, 1989.
10) Steffen TM et al：Age- and gender-related test performance in community-dwelling elderly people：Six-Minute Walk Test, Berg Balance Scale, Timed Up & Go Test, and gait speeds. *Phys Ther* 82：128-137, 2002.
11) Berg K et al：The Balance Scale：reliability assessment with elderly residents and patients with an acute stroke. *Scand J Rehabil Med* 27：27-36, 1995.
12) Berg K et al：Measuring balance in the elderly：validation of an instrument. *Can J Pub Health* 83(Suppl 2)：S7-S11, 1992.
13) Harada N et al：Screening for balance and mobility impairment in elderly individuals living in residential care facilities. *Phys Ther* 75：462-469, 1995.
14) Bogle Thorbahn LD, Newton RA：Use of the Berg Balance Test to predict falls in elderly persons. *Phys Ther* 76：576-585, 1996.
15) Shumway-Cook A et al：Predicting the probability for falls in community-dwelling older adults. *Phys Ther* 77：812-819, 1997.

I 機能障害評価
神経筋・運動【歩行機能】

32 生理的コスト指数(PCI) 6分間歩行試験(6MWT)

草野修輔（国際医療福祉大学三田病院リハビリテーション科）

key words 生理的コスト指数(PCI)，6分間歩行試験(6MWT)，エネルギー効率，フィールドテスト，運動耐容能，COPD

はじめに

歩行時のエネルギー効率や運動耐用能について，実際の歩行下で機器を用いた客観的評価は困難である．簡易に評価する方法として，従来から生理的コスト指数(Physiological Cost Index；PCI)の算出および6分間歩行試験(6-Minute Walk Test；6MWT)が用いられ，さまざまな疾患での有用性が報告されている．開発経緯と実際の測定方法などについて以下に述べる．

1 生理的コスト指数(PCI)

❶ 開発者

開発者は MacGregor J である．

❷ 開発時期・初出文献

身体活動時のエネルギー消費量は正確には酸素消費量測定器を用いて測定することにより求められるが，歩行などの運動時に簡易に測定することは困難である．MacGregor[1]は，身体活動中の心拍数と酸素摂取量との間には直線的な関係があることを利用して，歩行中のエネルギー効率を心拍数，歩行速度から間接的に算出する方法として，PCI を提唱した．

初出文献は以下のとおりである[1]．

▶ MacGregor J：The objective measurement of physical performance with long term ambulatory physiological surveillance equipment (LAPSE). Proceedings of the Third International Symposium on Ambulatory Monitoring, London Academic Press, 1979, pp 29-39[1]．

❸ 特徴

測定方法は，1周が20～30 mの歩行路（通常8の字か楕円形）を，200 m歩く際の時間と歩数を測定する．距離ではなく3～5分間歩行させて測定する方法をとる場合もある．

安静時と歩行終了後の心拍数と歩行距離を測定し，次式にて PCI を計算する．

$$PCI(拍/m) = \frac{歩行時心拍数(拍/分) - 安静時心拍数(拍/分)}{歩行速度(m/分)}$$

PCI は歩行速度に依存し，好みの速度（自然歩行）での PCI が最も低値となるため，通常は好みの歩行速度で測定することが多い．PCI 測定では特に決まった歩行速度があるわけではなく，被検者の病態や測定目的に合わせてさまざまな歩行速度での測定が可能であり，歩行障害が強い被検者でも利用できる利点がある．PCI 値が低いことは単位距離当たりの心拍数の増加分が少なく，エネルギー消費量が少ない歩行であることを示す．

❹ 信頼性・妥当性

脳卒中患者において3日連続して PCI を測定した報告[2]では，良好な再現性を示していた．$\dot{V}O_2$

max，酸素コストとの間の高い相関も報告されている[3]．

❺ 普及度

歩行が可能であれば小児から高齢者までを対象とすることができる．また脳卒中[4]，脳性麻痺[5]，変形性関節症[6]などさまざまな疾患でも治療介入（装具，運動療法，手術）などの効果判定の指標として用いられている．

❻ その他トピックス

PCI の測定値として，健常成人男性で平均 0.27[4]，健常青年男性で平均 0.231[7]と報告されている．脳卒中片麻痺患者では，平均 0.77〜0.97[4,8]と報告されている．

2 6分間歩行試験（6MWT）

❶ 開発者

開発者は Butland RJA である．

❷ 開発時期・初出文献

簡易に運動耐容能を評価する方法として，従来からフィールドテストが用いられ，その有用性について検討されてきた．1963 年に Balke[9]が一定時間内の歩行距離を測定することにより運動耐容能を評価する方法を発表し，1968 年には Cooper[10]が健常者において 12 分間走により運動耐容能を評価する方法を発表した．その後，呼吸器疾患を有する患者では 12 分間のテストは困難であり，Butland ら[11]は 6 分間歩行でも 12 分間歩行と同様に有用であることを報告した．

初出文献は以下のとおりである．

▶ Butland RJA et al：Two-, six-, and 12-minute walking tests in respiratory disease. *BMJ* 284：1607-1608, 1982[11]．

❸ 特徴

6 MWT は，トレッドミルやエルゴメータなどの機器を用いた運動負荷試験と比較し定量性は落ちるが，12 分間歩行試験と同様に機器を用いた評価結果との比較的高い相関も認められており[12]，設備や人手を要せず，ある程度の直線距離が確保できれば，短時間で安全に実施できることがその利点である．しかし初出文献から，歩行条件については明確なマニュアル化はなされておらず，歩行時の励ましの有無や往復させる歩行距離など負荷条件により結果にばらつきがあり，ほかの研究との比較検討に客観性が乏しい欠点があった．

2002 年に米国胸部医学会（American Thoracic Society；ATS）が「ATS statement：Guideline for the Six-minute Walk Test」を発表した[13]．これにより各施設間での実施方法が統一された．ガイドラインに示された適応疾患，実施方法，6 MWT に影響する因子について**表 1〜3** に示した．6 MWT にあたっての絶対的禁忌は，1 カ月以内の不安定狭心症と心筋梗塞，相対的禁忌は安静時心拍数 120/分以上，安静時血圧 180/100 mmHg 以上である．6 MWT 評価項目の 1 つである Borg Scale[14]については**表 4** に示す．

❹ 信頼性・妥当性

Solway ら[15]は，MEDLINE および CINAHL を用いて検索し，慢性閉塞性肺疾患（COPD），心不全，その他の疾患に分け 6 MWT の信頼性・妥当性について分析している．呼吸器疾患患者においては，歩行距離とエルゴメータ負荷結果，肺機能

表 1 6 分間歩行試験の適応[13]

治療前後の比較
肺移植
肺切除
肺容積減量術
呼吸器リハビリテーション
COPD
肺高血圧
心不全
機能状態の評価
COPD
心不全
末梢血管障害
線維筋痛症
高齢者
移動能力および生命予後予測
心不全
COPD
原発性肺高血圧症

I 機能障害評価

表2 検査の手順[13]

1. 歩行コースは，30 m の長さが必要である．3 m ごとにマークをつけ，コースの端にはコーンを置いて目印とする
2. 患者は検査の間は必要なら杖や歩行器等の歩行補助具を使用してもかまわない
3. 患者が使用している薬物は継続する
4. 検査前のウォームアップは施行しない
5. 患者は検査前に少なくとも 10 分間，スタートライン付近の椅子に座り安静にする．この際に安静時の脈拍数と血圧を測定する．また必要に応じてパルスオキシメーターを用いて SpO_2 を測定する
6. 患者を起立させ，修正 Borg スケール(表4)を用いて検査前の呼吸困難感・疲労感を評価する
7. 患者に次のように説明する
　「この検査の目的は6分間できるだけ長い距離を歩くことです．このコースを往復して歩行します．6分間の歩行は長いですが頑張ってください．途中で息切れがしたり，疲労するかもしれません．必要なら歩行ペースを落としたり，止まって休んでもかまいません．壁にもたれて休んでもかまいませんが，できる限り早く歩き始めてください．コーンで方向転換し往復し歩き続けます．コーンを素早く回り，とどまらずに歩き続けてください．これから私が実際にやってみます．私のやりかたを見ていてください」
　検査者自身が1往復し，歩き方・コーンの素早い回り方を示す
　「準備はいいですか？ あなたが行った往復回数を計算するために，このカウンターを使用します．あなたがこのスタートラインで方向転換するごとにカウンターを押します．この検査の目的が6分間にできるだけ長く歩くことだということをもう一度思い出してください．走ったりはしないでください」
　「これから検査を始めますので，いつでもできるようにしてください」
8. 検査中は検査者はスタートライン付近に立っていて，患者とは一緒に歩行しない
9. 歩行の間は誰とも話さないようにする．励ましのために以下の決まった語句を使用する際には，一定の声の調子で話す
　　　最初の1分　　　　「うまく歩けています．残り5分です」
　　　残り4分目　　　　「その調子を維持してください．残り4分です」
　　　残り3分目　　　　「うまく歩けています．半分が終了しました」
　　　残り2分目　　　　「その調子を維持してください．残り時間はあと2分です」
　　　残り1分目　　　　「うまく歩けています．残り時間はあと1分です」
　　　検査終了15秒前　「もうすぐ止まってくださいと言います．私がそう言ったら，その場所ですぐに止まってください．私があなたのところに行きます」
　　　終了時　　　　　　「止まってください」
10. 検査中に患者が歩行を中断したり，休息が必要になったら次のように言う
　「もし必要なら壁にもたれかかってもかまいません．大丈夫と感じたらいつでも歩行を続けてください」
　この間はタイマーは停止しない．もし患者が6分経過しない前に歩行を中止するか，歩行継続を拒否(あるいは検査者が歩行を継続すべきではないと判断)した場合には，座るための椅子を用意し，歩行を中止させ，歩行距離，中止時間，中止理由を記録用紙に記録する
11. 検査終了後に，修正 Borg スケールを用いて呼吸困難と疲労レベルを記録する
12. パルスオキシメーターを使用していれば，SpO_2 と脈拍数を記録する
13. カウンターから往復回数を記録し，総歩行距離を算出する

表3 6分間歩行試験に影響する因子[13]

6分間歩行距離を減少させる因子
低身長
高齢
肥満
女性
認知機能低下
短い直線距離
肺疾患(COPD，気管支喘息，嚢胞性線維症，間質性肺炎)
心血管疾患(狭心症，心筋梗塞，慢性心不全，脳卒中，TIA，末梢血管障害，AAI)
筋骨格系疾患(関節炎，足関節・膝関節・股関節損傷，筋疲労，ほか)
6分間歩行距離を増加させる因子
高身長(より長い脚)
男性
高いモチベーション
以前に6分間歩行試験を経験している患者
試験直前に疾病に対する投薬を受けている患者
運動誘発性低酸素血症を有する患者における酸素投与

表4 修正 Borg スケール[14]

スケール	症状の強さ	
0	感じない	nothing at all
0.5	非常に弱い（わずかに感じる程度）	very, very slight (just noticeable)
1		
2	かなり弱い	very slight
3	弱い（軽い）	sligh(t light)
4	適度	
5	やや強い	some what severe
6	強い（重い）	severe (heavy)
7		
8	かなり強い	very severe
9		
10	非常に強い（最大）	very, very severe (maximal)

検査，呼吸困難状態などとの関係から妥当性が検討され，中等度以上の有意な相関が示されている[16]．また高い信頼性も得られている[17]．心不全患者における 6 MWT においても高い妥当性，信頼性が示されている[18]．

❺ 普及度

呼吸器疾患においては，治療介入効果判定の標準的な評価法として広く普及している．心臓疾患や整形外科的疾患などでも，簡易の運動能力評価法として使用されている．

❻ その他トピックス

6 MWT 結果の解釈として，Redelmeier ら[19] は安定した重度の COPD 患者の検討から，平均 54 m 以上を臨床的に意味のある差とし，ある治療介入の結果として，70 m 以上の増加を有意な改善とすべきであると提言している．

Enright ら[20]は，40〜80歳の健常男女290名の 6 MWT 結果より，男性の平均歩行距離は 576 m，女性の平均歩行距離は 494 m と報告している．また以下の予測式を算出している．

男性：$6\,MWT = (7.57 \times 身長\,cm) - (5.02 \times 年齢) - (1.76 \times 体重\,kg) - 309\,m$

女性：$6\,MWT = (2.11 \times 身長\,cm) - (2.29 \times 年齢) - (5.78 \times 体重\,kg) + 667\,m$

安藤[21]は，安定期にある COPD 患者について，ADL-IADL と 6MWT との間の関係を，ロジスティック単回帰分析にて検討し，歩行距離が 200 m のラインではほとんど外出不能の状態にあり，歩行距離 400 m のラインでは ADL としてはほぼ自立した状態で，少なくとも外出不能な状態ではないと判断されるとしている．

おわりに

PCI の算出および 6MWT については，いずれも日常的に行っている歩行を評価に用いているため被検者に強い負担がかからず，また歩行するための場所が確保されていれば，簡易に短時間で評価可能であり，リハビリテーション効果判定にも有用であり，臨床場面で活用していただきたい．

文献

1) MacGregor J：The objective measurement of physical performance with long term ambulatory physiological surveillance equipment (LAPSE). Proceedings of the Third International Symposium on Ambulatory Monitoring, London Academic Press, 1979, pp 29-39.
2) 島田裕之・他：脳卒中患者における PCI の再現性について．理療科 11(4)：179-184，1996．
3) Rose J et al：Energy expenditure index of walking for normal children and for children with cerebral palsy. Dev Med Child Neurol 32：333-340, 1990.
4) 今田 元・他：Physiological Cost Index による脳卒中片麻痺患者の歩行機能評価．リハ医学 28(6)：491-494, 1991．
5) Mossberg KA et al：Ankle-foot orthoses：effect on energy expenditure of gait in spasitic diplegic children. Arch Phys Med Rehabil 71：490-494, 1990.
6) 和田郁雄・他：変形性股関節症患者の歩行時エネルギー消費および仕事量の検討．総合リハ 21：395-399, 1993．
7) 小関 務・他：PCI の再現性について．東北理療 3：26-29, 1991．
8) 須藤恵理子・他：脳卒中患者の Physiological Cost Index (PCI)の分析．秋田大学医短紀要 4：117-120, 1996．
9) Balke B：A simple field test for the assessment of physical fitness. Rep 63-6. Rep Civ Aeromed Res Iust US 1-8, 1963.
10) Cooper KH：A means of assessing maximal oxygen intake. Correlation between field and treadmill testing. JAMA 203：201-204, 1968.
11) Butland RJA et al：Two-, six-, and 12-minute walking tests in respiratory disease. Br Med J (Clin Res Ed) 284：1607-1608, 1982.
12) Bernstein ML et al：Reanalysis of the 12-minute walk in patients with chronic obstructive pulmonary disease. Chest 105：163-167, 1994.
13) ATS Committee on Proficiency Staudards for Clinical Pulmonary Function Laboratories：ATS statement：guidelines for the six-minute walk test. Am J Respir Crit Care Med 166：111-117, 2002.

14) Borg GA：Psychophysical bases of perceived exertion. *Med Sci Sports Exer* 14：377-381, 1982.
15) Solway S et al：A qualitative systematic overview of the measurement properties of functional walk tests used in the cardiorespiratory domain. *Chest* 119：256-270, 2001.
16) Wijkstra PJ et al：Relation of lung function, maximal inspiratory pressure, dyspnoea, and quality of life with exercise capacity in patients with chronic obstructive pulmonary disease. *Thorax* 49：468-472, 1994.
17) 吉田和代・他：下肢整形外科疾患を有する高齢者における6分間歩行テストの有効性. 理療の臨研 14：17-21, 2005.
18) Cahalin LP et al：The six-minute walk test predicts peak oxygen uptake and survival in patients with advanced heart failure. *Chest* 110：325-332, 1996.
19) Redelmeier DA et al：Interpreting small differences in functional status：the Six Minute Walk test in chronic lung disease patients. *Am J Respir Crit Care Med* 155：1278-1282, 1997.
20) Enright PL, Sherrill DL：Reference equations for the six-minute walk in healty adults. *Am J Respir Crit Care Med* 158：1384-1387, 1998.
21) 安藤守秀：COPDにおける6分間歩行距離とADLの関係. *Pharma Medica* 23(11)：89-90, 2005.

I 機能障害評価
神経筋・運動【上肢機能】

33 DASH

沖永修二（東京逓信病院整形外科）

key words DASH, disability, arm, shoulder, hand

はじめに

従来の評価法が上肢の部位，または疾患に特異的であったのに対して，上肢全体を単一の機能単位とみなして包括的に評価することを目的に開発された．部位，疾患を問わないことから汎用性が高く，上肢の多様な状況における障害の比較を可能としている．

1 DASH

❶ 開発者

米国整形外科学会の the Council of Musculoskeletal Specialty Societies と，the Institute for Work and Health (Toronto, Ontario) の共同開発による．日本語版（図1）は，開発者の許可を得て日本手の外科学会の機能評価委員会によって作成された（以下，日手会版）．ともに各学会のウェブサイト（本書 p183）から無償ダウンロード可能であるが，著作権は両学会にあり改変は許されていない．

❷ 開発時期

初出文献は以下のとおりである．
▶ Hudak PL et al：Development of an upper extremity outcome measure：DASH（disabilities of the arm, shoulder, and hand）［corrected］．*Am J Ind Med* **29**：602-608, 1996[1]．
▶ Imaeda T et al：Validation of the Japanese society for surgery of the hand version of the disability of the arm, shoulder, and hand questionnaire. *J Orthop Sci* **10**：353-359, 2005[2]．

これ以前にもほかの日本語版 DASH を使用した論文はあるが，開発者の承認が得られたのは 2004 年 5 月の日手会版がはじめてで，日手会機能評価委員会による論文としては上記が初出である．

❸ 特徴

基本部分（DASH-disability/symptom，以下，DASH-DS）は，機能障害・自覚症状に関する 30 項目の質問からなり，内訳は痛み 5 項目，動作の困難度 21 項目，社会活動，労働，睡眠への影響 3 項目，心理的影響 1 項目である．各質問の答えに 1〜5 点が割り当てられ，100 点満点で点数が高いほど大きい障害を示す．DASH-DS を補足するものとして，より高度な要求を想定したスポーツ・音楽活動と労働活動での障害を評価する 2 つの選択部分（各 DASH-SM，DASH-W と略す）が用意され，おのおの 4 項目の質問からなり，同様に 100 点満点で表示される．被検者への説明，採点方法，解答がない項目の取り扱いについては，付属の使用説明（図2）を参照されたい．

❹ 信頼性・妥当性

（1）内部一貫性
①原版：Marx ら[3]によると DASH-DS の Cron-

I 機能障害評価

図1 上肢障害評価表（DASH）日本語版

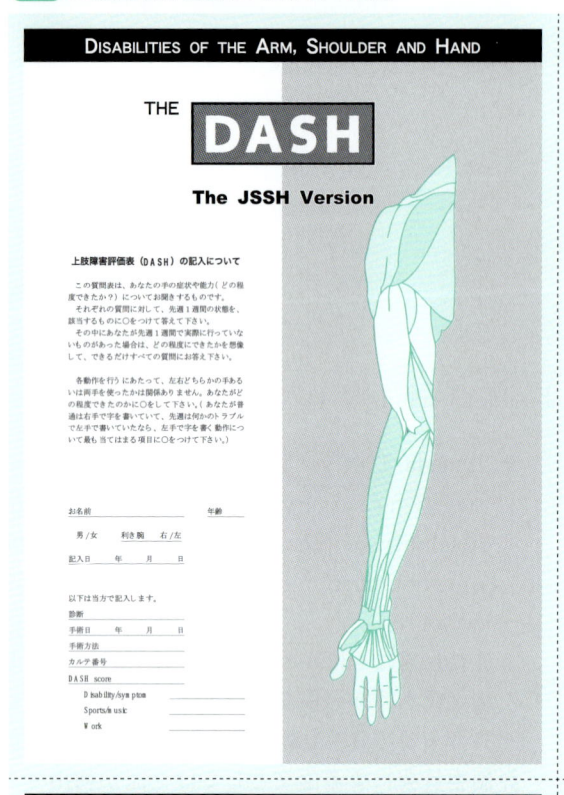

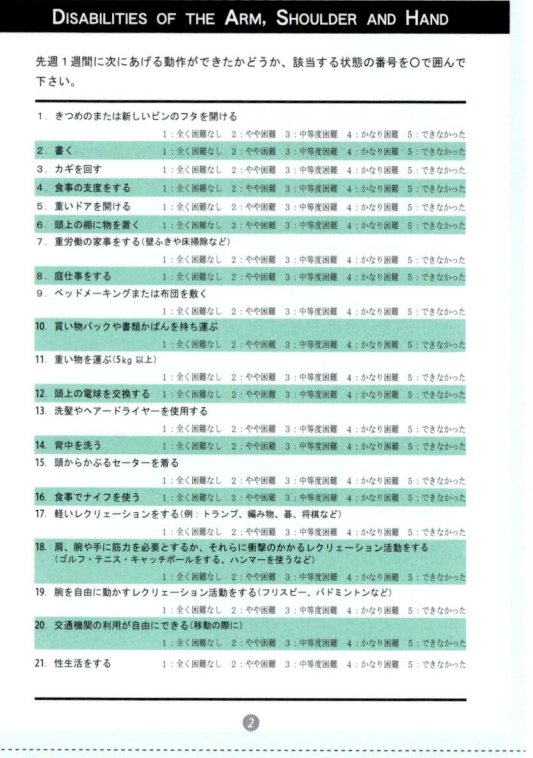

（DASH website：http://www.dash.iwh.on.ca/ ほかより）

図2 DASHの使用説明

DISABILITIES OF THE ARM, SHOULDER AND HAND

DASH

DASHの採点法

DASHは二構成になっています。機能障害/症状に関する質問 30項目の質問がありそれぞれ1-5点が当てられています)とスポーツ/芸術活動、仕事に関するものです(それぞれ4項目の質問があり各々に1-5点が当てられています)。

● **Disability/symptom score(機能障害/症状 スコア)**

計算するためには、30項目中少なくとも27項目に答えが得られる必要があります。全ての項目に答えが得られていれば、単純に合計し平均して、5点満点中の点数を出します。その値から1を引き25を掛けて、100点満点に換算します。点数が高ければ高いほどより障害が大きいことを示しています。

Disability/symptom scale(30項目):

$$\text{DASH Disability/ symptom score (DASH 機能障害/症状 スコア)} = \left(\frac{\text{加算点数}}{n} - 1 \right) \times 25$$

n は解答があった項目数

● **選択項目(スポーツ/芸術活動、仕事)**

それぞれ4項目からなりますが、質問の性質上、個人によってその選択は異なることがあります。この選択グループの目的は、プロの演奏家、プロスポーツ選手、仕事をする人達が、日常生活上では影響がなく、先のDASHの30項目ではあらわれないが、専門的な活動においてはどの程度の障害があるかを明確にすることです。

Sports/music or work optional module(4項目):

$$\text{DASH optional component score (DASH 選択項目スコア)} = \left(\frac{\text{加算点数}}{4} - 1 \right) \times 25$$

● **回答がない項目の取り扱い**

もし「機能障害/症状」に関する質問の4項目以上に答えがない場合、DASH機能障害/症状スコアは計算できません。

選択グループの「スポーツ/芸術活動、仕事」に関しても、それぞれ4項目しかありませんから、1項目でも答えがなければ使用できません。

DISABILITIES OF THE ARM, SHOULDER AND HAND

医師・作業療法士の方々へ:

1. この日本語版DASHは、米国での下記学会で公式に認められた『theDASH』を、日本手の外科学会機能評価委員会が日本の生活様式を反映させて改変し作製したものです。

2. この日本語版DASHは、AAOS(アメリカ整形外科学会)の認可を受けておりますので、学会発表および論文発表の際には、そのままThe JSSH Versionとして記載して使用できます。オリジナルの著作権はAAOSにあり、また日本語版DASHの著作権は日本手の外科学会にありますので、改変して使用することは許されません。

3. この日本語版DASHは、いわゆる能力低下(disability: 日常生活における障害や環境との関わりによってとらえられる能力低下)を評価するものであり、機能障害(impairment 生物学的なレベルでの障害)や社会的不利(handicap)の評価とは異なります。

4. 上肢全体としての能力低下(disability)を評価しますので、左右や、障害部位に関係なく、その動作が可能であったかどうかを患者さんに記載してもらって下さい。

5. 先週1週間にその動作ができたかどうかが問われていますが、その動作を行わなかった場合は、もしその動作を行ったらどの程度できたかを想像して答えてもらって下さい。
6. この用紙は、http://www.dash.iwh.on.ca/ よりダウンロードできます。

日本手の外科学会機能評価委員会作製

『DASH』Original

The American Academy of Orthopaedic Surgeons
Institute for Work & Health, Toronto
American Association for Hand Surgery
American Society for Surgery of the Hand
American Orthopaedic Society for Sports Medicine
American Shoulder & Elbow Surgeons
Arthroscopic Association of North America
American Society of Plastic and Reconstructive Surgeons

(日本手の外科学会ウェブサイト:http://www.jssh.gr.jp/ より)

bachのα係数は0.97と十分な一貫性が保たれていた.

②**日手改版**:Imaedaら[2]によると,上肢疾患72患者でのCronbachのα係数はDASH-DSで0.962,DASH-Wで0.967と原版と同程度であった.

(2) 再テスト信頼性

①**原版**:Beatonら[4]による56患者での検討では,ICCは0.96と極めて優れていた.

②**日手改版**:Imaedaら[2]による38患者での検討では,ICCはDASH-DS 0.82,DASH-W 0.85と十分な信頼性があった.

(3) 構成概念妥当性

①**原版**:Beatonら[4]による肩疾患と手・手関節疾患172患者の検討の結果,

[弁別的妥当性] 就労の有無,すべての活動が可能の有無についていずれも $p < .0001$ と十分な弁別能が示された.

[収束的妥当性] Brigham質問票(手根管症候群)とShoulder Pain and Disability Index(肩疾患)との関連では,全体で0.70以上と強い相関が示され,なかでも機能項目での相関が強かったとしている.

[反応性] 自己評価項目では全体でも各疾患別でも,上記の二評価尺度と比較して,同様またはより優れた反応性を示したとしており,ほかの報告でも良好な反応性が報告されている[5].

②**日手改版**:Imaedaら[2]による上肢疾患72患者の検討の結果,DASH-DS,DASH-Wともに,主成分分析でunidimensionalityが確認された.

[収束的妥当性] DASH-DSとSF-36®のsubscaleとの関連では,身体機能,日常役割機能,身体の痛みに強い相関がみられ,そのほかDASH-DSとDASH-SM,DASH-Wとの間,DASH-WとSF-36® subscaleとの間にも強い相関を認めた.

[反応性] 手根管症候群患者での検討でDASH-DS,DASH-Wともに中等度であったが,原版と

I 機能障害評価

図3 上肢障害評価表（Quick DASH）日本語版

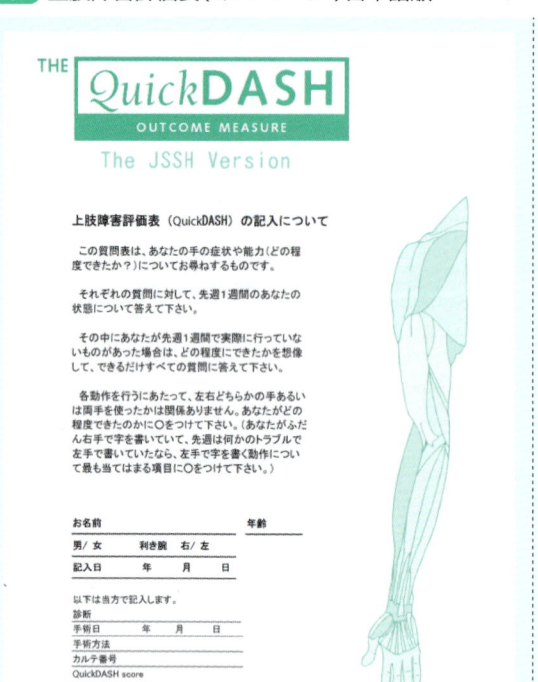

（DASH website：http://www.dash.iwh.on.ca/ ほかより）

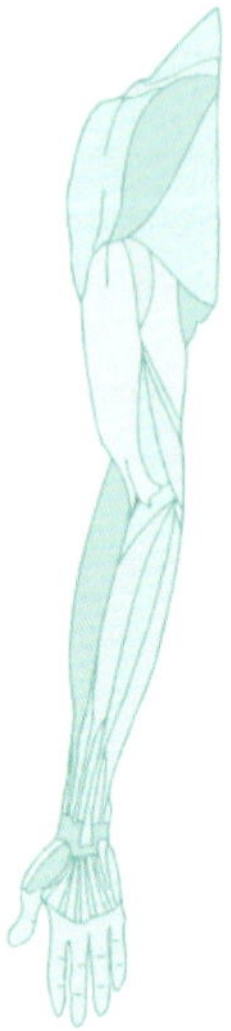

の相違の原因として sample size の小ささの可能性をあげている．

❺ 普及度

原版以外に日本語を含め，27カ国語の外国語版が作成されている．

❻ その他トピックス

簡略版としてQuickDASH[6]，QuickDASH日手会版[7]（図3）が作成され，両者ともに信頼性，妥当性などについても検証ずみで，ウェブサイトより無償ダウンロード可能である．QuickDASHのDASHとの違いはDASH-DSの30項目を11項目に減らしたことで，特に性生活，心理的影響など患者によっては解答しにくい可能性のある項目を除外している．記入時間の短縮が得られ，疫学的な調査や高齢者の評価に適するとされる．

おわりに

DASHの特徴は，疾患部位を問わないその凡用性にあるが，一方では反応性など従来の疾患部位特異的な評価方法に劣る場合もあり，研究目的に応じた使い分けが必要である．

ダウンロード可能なウェブサイト

米国整形外科学会（AAOS） http://www.aaos.org/
The Institute for Work and Health（IWH）
　　　　　　　　　　　http://www.dash.iwh.on.ca/
日本手の外科学会　　　http://www.jssh.gr.jp/

文献

1) Hudak PL et al：Development of an upper extremity outcome measure：the DASH（disabilities of the arm, shoulder, and hand）[corrected]. *Am J Ind Med* **29**：602-608, 1996.
2) Imaeda T et al：Validation of the Japanese Society for Surgery of the Hand version of the Disability of the Arm, Shoulder, and Hand questionnaire. *J Orthop Sci* **10**：353-359, 2005.
3) Marx RG et al：Clinimetric and psychometric strategies for development of a health measurement scale. *J Clin Epidemiol* **52**：105-111, 1999.
4) Beaton DE et al：Measuring the whole or the parts？ Validity, reliability, and responsiveness of the Disabilities of the Arm, Shoulder and Hand outcome measure in different regions of the upper extremity. *J Hand Ther* **14**：128-146, 2001.
5) Gay RE et al：Comparative responsiveness of the disabilities of the arm, shoulder, and hand, the carpal tunnel questionnaire, and the SF-36 to clinical change after carpal tunnel release. *J Hand Surg [Am]* **28**：250-254, 2003.
6) Beaton DE et al；Upper Extremity Collaborative Group：Development of the QuickDASH：comparison of three item-reduction approaches. *J Bone Joint Surg [Am]* **87**：1038-1046, 2005.
7) Imaeda T et al：Validation of the Japanese Society for Surgery of the Hand Version of the Quick Disability of the Arm, Shoulder, and Hand（QuickDASH-JSSH）questionnaire. *J Orthop Sci* **11**：248-253, 2006.

I 機能障害評価
神経筋・運動【上肢機能】

34 簡易上肢機能検査（STEF）
脳卒中上肢機能検査（MFT）

金成建太郎（坂総合病院リハビリテーション科）
近藤健男，道又　顕（東北大学大学院医学系研究科肢体不自由学分野）
出江紳一（東北大学大学院医工学研究科リハビリテーション医工学分野）

key words　簡易上肢機能検査（STEF），脳卒中上肢機能検査（MFT），上肢機能，評価，検査，運動機能

はじめに

簡易上肢機能検査（Simple Test for Evaluating Hand Function；STEF）は，一般的な上肢機能検査として，特に作業速度に焦点をあてた評価法である．健常者との比較や同一被検者間の変化を短時間で評価できるという長所がある．ただし，重度の麻痺では検査不可能である．

脳卒中上肢機能検査（Manual Function Test；MFT）は，片麻痺を固有の対象とする検査として，特に片麻痺の回復過程における運動パターン分析に焦点をあてた評価法である．短期間の機能レベルの変化から将来の機能レベルを予測できるという長所がある．

1 簡易上肢機能検査（STEF）

❶ 開発者

STEFは，上肢の動作能力，特に動きの速さを，客観的に，簡単に，短時間に把握する目的で，1969年に東京都心身障害者センターにおいて金子により開発された．

❷ 開発時期・初出文献

最初に，検査用具を試作し，50名の健常者のデータを指標に検査表を作成したうえで，種々の疾病による上肢機能障害を対象として実施し，1974年『理学療法と作業療法』に発表された[1]．その後，健常者のデータを集積するとともに，各種の上肢機能障害に使用し，器具，検査表，検査方法などに改良が加えられた[2-5]．

初出文献は以下のとおりである．

▶ 金子　翼・他：簡易上肢機能検査の試作．理療と作療 8：197-204，1974[1]．

❸ 特徴

STEFは，机上での物品移動に要する時間を測定することで，上肢動作を客観的に評価する検査法である．10種類のサブテストから構成されており，検査台上で大きさ・形・重さ・素材の異なる10種類の物品を把持し，移動させ，離すという一

図1　STEFの測定器具（SOT-3000：酒井医療）

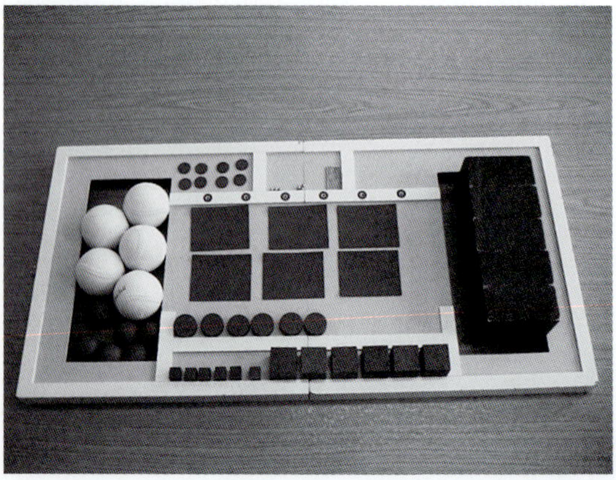

表1 STEF 記録用紙[5]

連の動作を行わせる(図1, 表1). 各サブテストに要した時間を, 10段階の得点プロフィールに従い, 1〜10点を与え, 左右別に合計点を算出する. 最高点は100点である.

幼児から高齢者まで, 年齢階級別に健常者における正常域が提示されており, 被検者の上肢の動きの速さにどの程度の制限があるか, また, 健常者と比較してどのような位置にあるかを判定できる. 患者や家族, 他職種への説明にも利用しやすい.

各サブテストには, 30〜70秒の時間制限があり, 通常は全テスト20分以内で実施可能である. 検査の準備・検査データの処理・検査結果の検討も短時間で可能である.

❹ 信頼性・妥当性

(1) 標準化

得点プロフィール欄の作成にあたっては, 18〜24歳の男女各50名, 計100名にSTEFを実施し, 10点は平均+3SD秒値, 9点は平均+6SD秒値と, 3SD秒値ずつを加えた秒値に対して, 10段階に点数化されている. サブテストの9〜2点は間隔尺度であるが, 10点以上はいくら早くても10点であり, 1点以下はいくら遅くても1点である.

年齢階級別得点は, 3〜90歳の健常者計1,205名の検査結果を処理し, 3〜80歳以上の17の年齢階級別に平均+2SDを「最高」, 平均−2SDを「最低」として表示している[2].

また, 検査・再検査を行い, その間に差があるか否かをチェックするため, 各サブテストには差の指標が提示されている. たとえば, あるサブテストにおいて9.6秒で7点となり, 後日同じサブテストにおいて9.1秒で8点となったときに, 差の指標が0.5秒よりも大きい場合は,「差があった」つまり「早くなった」とはいえない. 逆に, 点数に変化がなくとも, 差の指標以上の変化があれば,「差があった」といえる.

(2) 検者内信頼性

金子[3]は, 20名の被検者に対して, 1週間の間隔をおいて検査を2回実施し, 各回ごと, 被験者ごとの所要時間を算出した順位づけを行い, Spearmanの順位相関係数を検討した結果, 0.910

と信頼性が確認されたことを報告している．

(3) 妥当性

首藤ら[6]は，片麻痺患者のべ132名を対象に，上田式12段階上肢グレード・手指グレードとSTEF総得点の関係を検討し，高い相関があったと報告している．ただし，STEFで点数化できたのは上肢グレード8以上，手指グレード5以上であり，重度の片麻痺では検査困難であった．

❺ 普及度

標準化と実用化の報告以降，多数の施設でこの検査方法が利用され続けている．医学中央雑誌WEB（1986～2005年）で，STEFを検索すると48件の関連する発表が検出される．

❻ その他トピックス

手術およびリハビリテーションの効果判定や高い機能を獲得した片麻痺患者の上肢動作能力評価に対しての有用性が報告されている．また，脳血管障害，頸髄症，関節リウマチなど各種疾患において，STEFの結果と疾患の重症度，バーセル指数（BI），FIMなどとの間に関係が認められたことが多数報告されている[6-9]．

なお，金子[4]は，頸部や体幹を頸椎カラーや体幹装具で固定したり，絆創膏で触覚を減弱させたり，アイマスクを装着させたりすると，STEFの点数が低下することを報告している．検査の経過のなかで，上肢の各関節の動き，つまみの型，体幹・下肢の動き，座位バランスなどを観察するとともに，認知機能や感覚障害など，上肢の動作に影響を及ぼすさまざまな要因を考慮して，結果を解釈する必要がある．

2 脳卒中上肢機能検査（MFT）

❶ 開発者

MFTは，脳卒中片麻痺患者の神経学的回復時期における上肢運動機能の経時的変化を測定・記録することを目的として，東北大学医学部附属リハビリテーション医学研究施設・鳴子分院において中村隆一らにより開発された[10]．

その後，MFTは，一部改良されMFT-2となっている[11]．

❷ 開発時期・初出文献

初出文献は以下のとおりである．
▶ 中村隆一編：上肢機能の検査．脳卒中のリハビリテーション，永井書店，1986，pp 157-165[10]．

❸ 特徴

MFTは8つの項目からなる上肢機能検査であり，「上肢の前方挙上」「上肢の側方挙上」「手掌を後頭部へ」「手掌を背部へ」「握る」「つまむ」の遂行可否，「立方体運び」「ペグボード」の規定時間内の達成数から得点化する（図2，表2）．32のサブテストがあり，テストごとに不可0点，可1点が与えられ，サブテストの合計は32点満点である．これを3.125倍して100点満点にしたものをManual Function Score（MFS）とよぶ．

実施時の注意点として，「握る」「つまむ」は，手指の機能を評価しているので，健側上肢で患側上肢の手首を支えてもよい．一方，「立方体運び」「ペグボード」は，上肢と手指の複合機能を評価しているので，健側上肢で支えてはならない．

また，「両側上肢とも検査する」「テストの指示は言葉による説明と実演を併用する」「患者が指示を十分理解するように，各テストは原則として健側から行う」などの注意点も記されている[11]．

MFSと脳卒中発症からの期間には，双曲線関数によって表される関係があり，上肢機能レベル

図2 MFTの測定器具（SOT-5000：酒井医療）

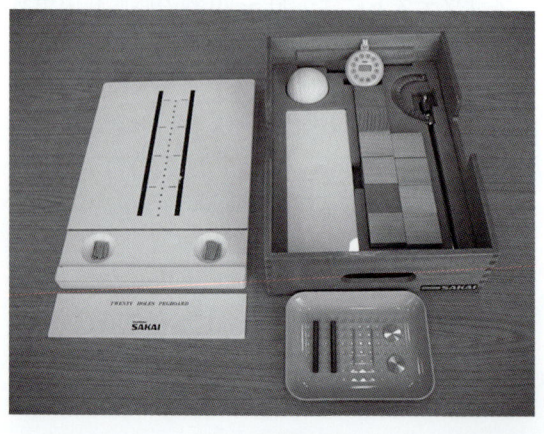

神経筋・運動【上肢機能】(STEF, MFT)

表2 MFT記録用紙[11]

脳卒中上肢機能検査（MFT）記録用紙

No.　　　氏名　　　　　　　　　　　　　発症　　年　　月　　日（検査者　　　　　）

		検査月日								
			右	左	右	左	右	左	右	左
上肢の前方挙上 (FE)	1. 45°未満									
	2. 45°〜90°未満									
	3. 90°〜135°未満									
	4. 135°以上									
上肢の側方挙上 (LE)	1. 45°未満									
	2. 45°〜90°未満									
	3. 90°〜135°未満									
	4. 135°以上									
手掌を後頭部へ (PO)	1. 少し動く									
	2. 手が胸部より高く上る									
	3. 手が頭部に届く									
	4. 手掌がぴったりつく									
手掌を背部へ (PD)	1. 少し動く									
	2. 同側殿部に届く									
	3. 指、手背が脊柱に届く									
	4. 手掌がぴったりつく									
つかみ (GR)	1. ボールを握っている									
	2. ボールをはなす									
	3. ボールをつかみあげる									
つまみ (PI)	1. 鉛筆をつまみあげる									
	2. コインをつまみあげる									
	3. 針をつまみあげる									
立方体運び (CC)	1. 5秒以内に1〜2個									
	2. 5秒以内に3〜4個									
	3. 5秒以内に5〜6個									
	4. 5秒以内に7〜8個									
ペグボード (PP)	1. 30秒以内に1〜3本									
	2. 30秒以内に4〜6本									
	3. 30秒以内に7〜9本									
	4. 30秒以内に10〜12本									
	5. 30秒以内に13〜15本									
	6. 30秒以内に16本以上									
総　計　(32点満点)	M　F　S									

の予後予測にも利用が可能とされる．

森山ら[12]は，発症6カ月未満の脳卒中141例の麻痺側上肢機能を，MFTを用いて12週以上にわたり4週ごとに評価したところ，MFSの経時的変化は84例（60％）で双曲線回帰に近似可能であり，回帰成立の決定因は，初回MFS（26〜75点），発症からの期間（発症後8週以内に一部随意運動が認められた症例）であったと報告している．

❹ 信頼性・妥当性

(1) 信頼性

中村ら[11]は，MFTは検者内信頼性が高く，サブテストの一部も信頼性が高かったと報告している．Miyamotoら[13]は脳卒中片麻痺患者90例（発症からの平均期間6.7週）を対象に，さらにすべての項目について詳細な検証を行った．MFSの再テスト法による信頼性（再現性）（$r = 0.994$）や内的整合性信頼性（$\alpha = 0.954$）は十分に高かったこと，項目ごとの検者内信頼性（$\kappa = 0.643 \sim 0.958$）や検者間信頼性（$\kappa = 0.639 \sim 0.949$）も，全8項目において十分な値であったことを示した．

(2) 妥当性

森山ら[14]は，脳卒中患者164名を対象として，Brunnstrom Stage（BRS），上肢の運動発達の標準月齢を代表する5つの課題遂行レベルとMFSとの関係を検討し，いずれも高い相関があったこと

を報告している．Miyamotoら[13]は，MFTの妥当性についてもさらに詳細な検討を行った．BRS上肢(MFSとのSpearmanの順位相関係数$\rho = 0.836$)，BRS手指($\rho = 0.816$)，SIAS上肢($\rho = 0.834$)，SIAS手指($\rho = 0.824$)とMFTとの関連を検討し，いずれも高い相関がみられたこと，MFTの項目のうち手指の運動を伴う項目はBRS手指やSIAS手指との相関が相対的に高かったことなどから，MFTの基準関連妥当性を示した．また，因子分析結果からMFTの一次元性が高いことを示し(8項目の第一因子への因子負荷量はすべて0.8以上，因子寄与率0.782)，MFTの構成概念妥当性を示した．さらに，ADL指標であるBIの項目のうち，「更衣」がMFTと最も関連することを示した．

(3) 標準化

Michimataら[15]は20～90歳の健常成人333名を対象に，年代，性，利き手ごとのMFTの標準値を報告している．MFTスコアは，20代の健常成人では利き手で平均32点(満点)，非利き手で31.93点で，年代が進むにつれ低くなり，利き手では50代以降(50代：31.81点，60代：31.58点，70代：31.04点，80代以降：30.62点)で，非利き手では40代以降(40代：31.75点，50代：31.55点，60代：31.16点，70代：30.69点，80代以降：30.29点)で，20代成人よりも有意に低い得点を示した．MFTスコアには性差はみられなかった．これらの標準値は，測定値の解釈に有用な情報を提供するであろう．

❺ 普及度

医学中央雑誌WEB(1986～2005)で，MFTを検索すると9件の関連する発表が検出される．

❻ その他トピックス

上村[16]は，MFSとMFTサブテストのパターンの関連性について，片麻痺患者81名の回復過程に収集した250件のデータを分析し，報告している．MFSとMFTサブテストのパターンには連関があったが，少数例においてMFSが同点でも障害像が異なる(たとえば，上肢の運動機能が良好で手指の操作能力が低い症例と上肢の運動機能が不良で手指の操作能力が高い症例が同点になる)場合があり，横断的研究でMFTを用いる場合には考慮が必要であると述べている．

おわりに

上肢機能の検査は，国内外でさまざまな方法が提案され使用されている．

検査を使用する際には，各検査の特徴を理解して，検査の目的や対象とする疾患・障害に対して適切な検査を使用する必要がある．

また，結果を解釈する際には，運動機能以外にも上肢機能に影響を及ぼすさまざまな要因(認知機能，情動，視覚，感覚など)を考慮する必要がある．

文献

1) 金子 翼・他：簡易上肢機能検査の試作．理療と作療 8：197-204, 1974.
2) 金子 翼・他：簡易上肢機能検査にみられる動作速度の加齢による変化—年齢階級別得点の追加と改訂．作業療法 5：114-115, 1986.
3) 金子 翼：簡易上肢機能検査の標準化．リハ医学 23：266, 1986.
4) 金子 翼：片麻痺の上肢機能検査法．総合リハ 22：1025-1032, 1994.
5) 金子 翼：簡易上肢機能検査(STEF)―検査者の手引き，酒井医療，1986.
6) 首藤和弘・他：片麻痺患者へのSTEF, MFTの使用経験よりの考察．作業療法 11(Suppl)：129, 1992.
7) 寺田千秀：EBOT時代の評価法 簡易上肢機能検査(STEF). OTジャーナル 38：681-686, 2004.
8) 松本佳純・他：簡易上肢機能検査とADL評価の関連性．作業療法 20(Suppl)：248, 2001.
9) 橋本光宏・他：簡易上肢機能検査(STEF)を用いた頸髄症術前後の上肢運動機能評価．リハ医学 38：912-919, 2001.
10) 中村隆一編：上肢機能の検査．脳卒中のリハビリテーション，永井書店，1986, pp157-165.
11) 中村隆一・他編：機能評価のためのテストバッテリー．脳卒中の機能評価と予後予測(第2版)，医歯薬出版，1997, pp41-58.
12) 森山早苗・他：脳卒中片麻痺上肢機能回復の経時的変化．作業療法 9：11-18, 1990.
13) Miyamoto S et al：Reliability and Validity of the Manual Function Test in Patients with Stroke. *Am J Phys Med Rehabil* 88：247-255, 2009.
14) Moriyama S：Occupational therapy in stroke rehabilitation with reference to early stage program. Proceeding of the joint Japan-China Stroke Conference. Reimeikyo Rehabil Hosp, 1987, pp114-124.
15) Michimata A et al：The manual function test：norms for 20- to 90- year olds and effects of age, gender, and hand dominance on dexterity. *Tohoku J Exp Med* 214(3), 257-267, 2008.
16) 上村智子：脳卒中上肢機能検査を用いた麻痺側上肢の障害像の評価．広島保福短大紀 3：65-70, 1997.

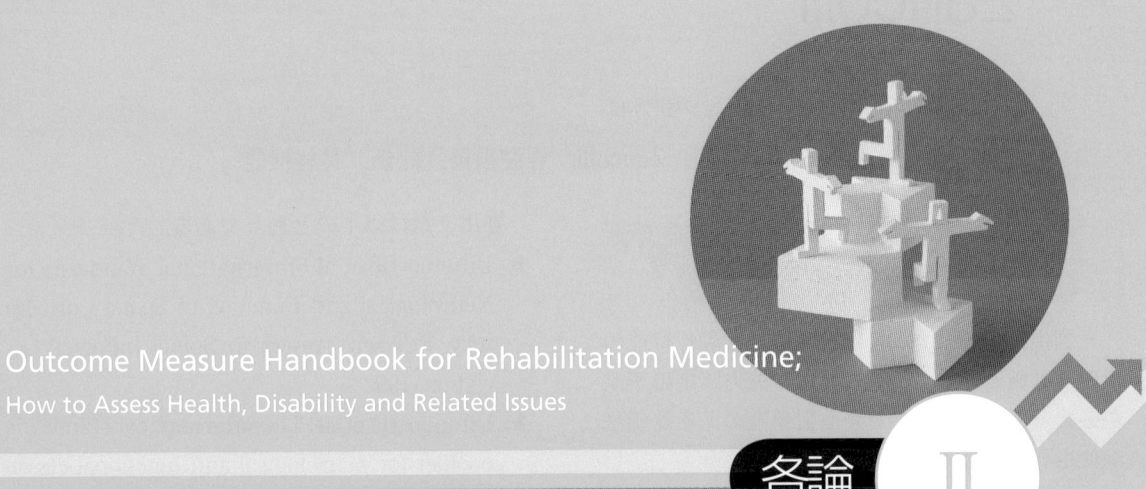

Outcome Measure Handbook for Rehabilitation Medicine;
How to Assess Health, Disability and Related Issues

各論 II

疾患別機能障害・重症度

II 疾患別機能障害・重症度
脊髄損傷

1 ASIA Frankel Zancolli

陶山哲夫（日本リハビリテーション専門学校）

key words ASIA, Frankel, Zancolli, 脊髄損傷, 評価, 神経機能

はじめに

脊髄損傷を評価するには神経機能と動作機能の正確な評価と，生活活動における能力障害の予測が必要であり，簡便でしかも信頼度のある評価法が使用しやすい．

1 ASIA

❶ 開発者

開発者は Ditunno JF をはじめとする米国脊髄損傷協会（American Spinal Injury Association）である．

❷ 開発時期・初出文献

開発時期は以下のとおりである．
1982年 米国脊髄損傷協会 ASIA（American Spinal Injury Association）が Standards for Neurological Classification of Spinal Cord Injured Patients として発表．
1989年 知覚高位を特定した改変版を作成．
1992年 国際パラプレジア医学会で国際基準として認められる．
1996年 ASIA・IMSOP 国際基準改定版（International Standards for Neurological and Functional Classification of Spinal Cord Injury；ISCSCI）が発表され，国際基準として認められている．

初出文献は以下のとおりである．
▶ Ditunno JF et al：International Standards for Neurological and Function of Spinal Cord Injury, Revised, American Spinal Injury Association, 1992[1]．
▶ Ditunno JF et al：The international standards booklet for neurological and functional classification of spinal cord injury. *Paraplegia* 32：70-80, 1994[2]．

❸ 特徴

脊髄損傷の麻痺高位は，最下位の正常機能髄節で表すことになっているが，1996年の ISCSCI では運動機能と知覚機能を左右それぞれ記載することにしている（**表1**）．運動高位は MMT［5］であれば，その直下の MMT の［3］の髄節をもって運動機能の最下位高位とする．知覚高位は正常を示す最下位高位を指している．必要に応じて深部知覚，位置覚もテストする．

(1) 運動スコア

上肢（C5〜T1）・下肢（L2〜S1）の各5筋を主要髄節の代表筋（key muscle）とし，左右を0〜5（徒手筋力検査〈MMT〉）で評価し，総合得点を運動スコアとする．正常は100点．なおテスト不能を NT とした．

(2) 知覚スコア

C2 から S4/5 までの28皮膚髄節に分け，触覚と痛覚を左右に分け評価する（light touch 触覚，pin prick 痛覚）．

グレード：0＝脱失，1＝鈍麻，2＝正常の3段

脊髄損傷 (ASIA, Frankel, Zancolli)

表1 ASIA 脊髄損傷の神経学的分類

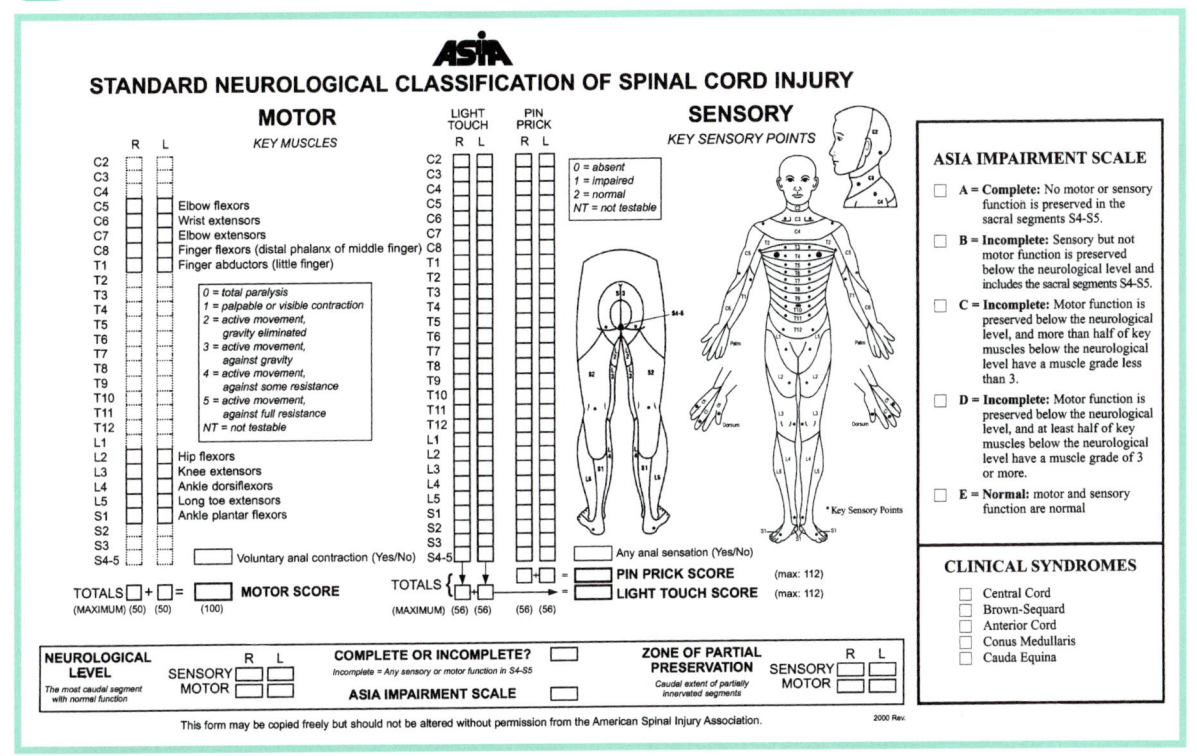

[ASIA Standard Neurological Classification of Spinal Cord Injury チャート]

ASIA 機能障害スケール
- A = 完全：S4～S5 の知覚・運動ともに完全麻痺
- B = 不全：S4～S5 を含む神経学的レベルより下位に知覚機能のみ残存
- C = 不全：神経学的レベルより下位に運動機能は残存しているが，主要筋群の半分以上が筋力［3］未満
- D = 不全：神経学的レベルより下位に運動機能は残存しており，主要筋群の少なくとも半分以上が筋力［3］以上
- E = 正常：運動・知覚ともに正常

臨床症状分類
- *中心脊髄症候群：脊髄の中心部が損傷され，脊髄の索路障害として上肢の麻痺のほうが下肢の麻痺に比し重度である．多くは歩行ができても手部の麻痺が強く障害される．
- *Brown-Sequard（ブラウン・セカール）症候群：脊髄の片側障害により，障害側の運動麻痺と対側の温痛覚麻痺を生じる
- *前脊髄症候群：損傷髄節以下の四肢運動麻痺，および痛覚，温覚，触覚などの表在知覚麻痺がある
- *脊髄円錐症候群：膀胱直腸障害を伴うサドル型感覚障害のあるもの
- *馬尾症候群：L1 以下の脊髄神経根の障害により，下肢の運動・知覚障害がある

使用されている用語
① Tetraplegia（四肢麻痺），Paraplegia（対麻痺）
② Neurological level（神経学的高位），sensory level（感覚高位），motor level（運動高位）
③ sensory scores（感覚スコア），motor scores（運動スコア）
④ imcomplete scores（不完全麻痺），complete scores（完全麻痺）
⑤ zone of partial preservation（ZPP）＝完全麻痺における部分的な運動・感覚の残存

階評価を行い，正常では合計 112 点となる．なお試験不能＝NT とする．

(3) ASIA の利点と問題点

点数化により機能の程度が理解しやすくなったことが利点であるが，検者間による差異，特に痙性筋の評価の際には検者間で差が生じやすく，検査に時間がかかる．また，C7 は自立するが中心性頸髄損傷よりも合計点が低いことも問題点としてあげられる．

(4) 実施上の注意

頸髄損傷 C4，C5 で横隔膜，三角筋，仙髄の麻痺の場合は外側ハムストリングの筋力を調べるこ

表2 ASIAの信頼性・妥当性[3-7]

- 1989年，LazarらはCase例の四肢麻痺と26例の対麻痺において，motor scoreとBarthel Indexとの関連性について検討し，急性期および退院時はp＝0.001で高い相関があるがBarthel indexのサブグループとは相関が低いと報告している[3]．
- 1991年，PriebeとWaringが信頼性について報告し，信頼性があるとした．Kappa係数は0.67[4]．
- 1993年，Bednarczykは車椅子バスケットボール選手30例の同一検者によるスポーツテストにおいて，ASIA scaleとの関連はSpearmanの相関係数が0.88と高い相関を示すが，NASCIS scaleでは相関ないとしている[5]．
- 1994年，Watersらは36例の脊髄損傷者においてASIAと歩行との相関を検討し，強い相関があると報告した[6]．
- 1996年，ASIA/IMSOPはASIAのmotor index scoreとsensory scale，FIMとの関連について検討し，脊髄損傷の神経学的評価と機能分類として代表的な方法としている．
- 2000年，Jonssonは1992年版のASIAは不全麻痺のscoreには評価者間の信頼性は弱いと報告している[7]．

表3 脊髄機能評価法（柴崎による私案）[7]

	麻痺型	分類基準（損傷部以下）
A	complete	運動／知覚機能喪失
B	sensory only	運動機能喪失，知覚残存域あり
	B1	触覚のみ残存，痛覚なし
	B2	痛覚残存
C	motor useless	運動機能残存するも，実用性なし（筋力3以下）
D	moter useful	運動機能残存し，実用的
	D1	車椅子併用（立位は可能，歩行の実用性なし．移動時車椅子使用）
	D2	杖歩行可能（杖あるいは補装具使用にて屋外歩行も可能
	D3	独歩可能（歩行は安定し，日常生活に介助不要）
E	recovery	神経脱落症状なし，時に深部腱反射亢進遺残

とが望ましい．

知覚検査は被験者の主観が入るため判定に差が生じやすく，スコアの信頼性に疑問の出ることがある．

❹ 信頼性・妥当性

文献上の報告を表2にまとめた[3-7]．神経学的評価および機能上の評価に関しては信頼性が高いといえる．しかし不全麻痺の評価には疑問が残るといえよう．

❺ 普及度

2003年の住田の報告によると，四肢麻痺と対麻痺の評価にはASIAが最も多く使用されている[8]．しかし，実際の臨床場面でASIAを使用するにはsensory scoreは検者と被検者の相互に主観が入り，また検査を行うのに時間がかかるため不便であり，臨床的にはmotor scoreのみを採用することが多いのが現状である．なおASIAの機能障害スケールは簡便であり，motor scoreと同時に併記使用されることが多い．

❻ その他トピックス

脊髄損傷の評価は客観的であり，治療経過の観察あるいは治療法検討などにも採用されやすいことが要求される．その点ではASIAのscoreは臨床症状の変化の推移を理解しやすく，また機能障害スケールも利用されやすい．しかしASIAの機能障害スケールCとDの判定基準は残存筋力を［3］未満と［3］以上で判別しているが，筋力［3］をD；motor usefulとするには臨床上からは異論が残る．2002年，柴崎（表3）は脊髄損傷面評価法の私案を報告している[9]が，わが国において今後の検討課題といえる．

2 Frankel

❶ 開発者

開発者はFrankel HLである．

❷ 開発時期・初出文献

1969年，英国ストーク・マンデビルに開設されたNational Spinal Injuries Centerで使用された患者の経過用紙を詳細に分類した脊髄損傷の評価法である．

初出文献は以下のとおりである．

▶ Frankel HL et al：The value of postural reduction in the initial management of closed injury of spine with paraplegia and tetraplegia. *Paraplegia* 7：179-192, 1969[10]．

脊髄損傷（ASIA, Frankel, Zancolli）

表4 Frankel の分類[11]

A（complete）	損傷レベルより下位の運動・知覚の完全麻痺
B（sensory only）	損傷レベルより下位の運動の完全麻痺，知覚はいくらか残存
C（moter useless）	損傷レベルより下位の運動機能はわずかに残存しているが，実用性なし
D（motor useful）	損傷レベルより下位の実用的な運動機能が残存している
E（recovery）	運動・知覚麻痺，膀胱直腸障害などの神経学的症状を認めないもの．深部反射は亢進していてよい

表6 Maynard による分類[11]

C	完全麻痺	完全に正常な知覚と運動機能が残存している最も下位の高位で定義される損傷高位より3髄節を越えた下位の知覚と運動の完全麻痺
S	知覚不全麻痺	損傷高位より3髄節を越えた下位の運動は完全麻痺であるが，知覚は残存
M	運動不全麻痺	損傷高位より3髄節またはそれ以上越えた下位の随意運動が残存
R	回　復	神経学的症状がない．反射の異常はある場合がある
新しい機能分類項目		
W	歩　行	下肢の筋力が実用的歩行に十分．短下肢装具と杖を使用してもよいが，長下肢装具は使ってはいけない

1951〜1968年，ストーク・マンデビル病院の脊髄損傷者682例を神経機能上より分析し，A〜E群に分類した．

❸ 特徴

麻痺の型をA〜Eの5段階に分類した（**表4**）[11]．

❹ 信頼性・妥当性

表5のような問題点があり，A群とB群以外のC群，D群においては信頼性と妥当性に問題がある．また Davis らは Frankel 分類と Sunnybrook scale は Pearson の相関係数が0.71〜0.91と信頼性が高く，評価者内一致率が94〜100％である一方，歩行能力と膀胱機能は運動・知覚と相関しないと報告している[12]．

表5 Frankel 分類の問題[20]

1. 部分的機能残存域 zone of partial preservation（ZPP）の許容範囲が定義されていない
2. motor useless と motor useful の境界が不明瞭である
3. motor useful のなかで機能障害に差がある
4. 仙髄のみの損傷や上肢が強く障害される中心性頸髄損傷の分類が不明
5. 下肢の機能に重点がおかれ，上肢に麻痺のある頸髄損傷の判定に問題がある

❺ 普及度

脊髄損傷の評価法として最も一般的な方法であり，脊髄損傷の概要を知るうえで極めて有用であり，国外国内で頻用されている．しかし種々の問題点があるため，1979年，Maynard は Frankel 分類に歩行の項目を加えた改良版（**表6**）[11]を報告し，また以後多くの改良版も検討されている[13-19]．

❻ その他トピックス

わが国においては脊髄損傷の機能評価には Frankel 分類が一般的に使用されているが，問題点も指摘されている．

1999年，総合せき損センターでは Frankel 分類のB, C, Dを細分化し，より実用的な評価法を考案し麻痺の推移をわかりやすくした（**表7**）[20]．Bは仙髄と下肢の触覚について，C1は下肢筋力＝1, 2, C2は下肢筋力＝3程度．Dは0〜3に分類し，特に中心性損傷をD2として対応している．また2002年，柴崎は私案（**表3**）を作成したが，BをB1, B2に，DをD1, D2, D3に分類し，総合せき損センターの私案（**表7**）よりも簡略化されている．なおこれらの評価法は症例を重ねて検討する必要がある．

3 Zancolli

❶ 開発者

1975年，Zancolli は1949〜1974年の間にブエノスアイレスに発生した97例の四肢麻痺者の上肢機能について分析したところ，最も多いのは手関節の伸展可能が74％あり，この群は手術を行わ

II 疾患別機能障害・重症度

表7 総合せき損センターの頸髄損傷評価法[20]

A motor, sensory complete 完全麻痺
　仙髄の知覚(肛門周辺)脱失と運動(肛門括約筋)完全麻痺
B motor complete, sensory only 運動完全(下肢自動運動なし),感覚不全
　B1 触覚残存(仙髄領域のみ)
　B2 触覚残存(仙髄だけでなく下肢にも残存)
　B3 痛覚残存(仙髄あるいは下肢)
C motor useless 運動不全で有用でない(歩行できない)
　C1 下肢筋力 1,2 仰臥位で膝立てできない
　C2 下肢筋力 3程度 仰臥位で膝立てできるが有用歩行できない
D motor useful 運動不全で有用である(歩行できる)
　D0 急性期歩行テスト不能例
　　下肢筋力4,5あり歩行できそうだが,急性期のため正確判定困難
　D1 車椅子併用例
　　屋内の平地であれば10m以上歩ける(歩行器,装具,杖を利用してよい)が,屋外,階段は困難で日常的には車椅子を併用する.＊10m以下の歩行であればC2と判定
　D2 杖独歩例あるいは中心性損傷例
　　杖独歩例:杖,下肢装具など必要であるが屋外歩行も安定し車椅子不要
　　中心性損傷例:杖,下肢装具など不要で歩行は安定しているが,上肢機能が悪いため,入浴や衣服着脱などに部分介助を必要とする
　D3 独歩自立例
　　筋力低下,感覚低下はあるも独歩で上肢機能も含めて日常生活に介助不要
E normal 正常
　神経学的脱落所見なし(自覚的しびれ感,反射亢進はあってよい)
備考
膀胱機能は包含せず(通常D以上では自排尿である)
左右差のある場合には,左右各々を評価する
判定に迷うときには悪いほうに入れる
D0群は実際はD1,D2,D3のいずれかであるので,予想できればD0(D1)やD0(D2)と記載する

ずとも側方ピンチが可能であり,さらに円回内筋が効くと機能がよくなり,さらに橈側手根屈筋,上腕三頭筋などが重要となると報告している.

❷ 初出文献

初出文献は以下のとおりである.
▶ Zancolli E：Surgery for the quadriplegic hand with active, strong wrist extension preserved. A study of 97 cases. *Clinical Orthopaedics* 112：101-113, 1975 [21].
▶ Zancolli E：Structural and Dynamic Bases of Hand Surgery, JB Lippincott, 1979, pp 229-262 [22].

❸ 特徴

C6頸髄損傷を中心にした上肢残存機能の立場からの分類法であり,その他,肘の屈曲と伸展,母指および他指の屈曲,伸展の機能を分類したものである(**表8**).

グループとして,①肘の屈曲,②手関節の背屈,③指の伸展,④指の屈曲に分類する.

サブグループとして,①肘の屈曲(C5)を腕橈骨筋が機能しないものと(1-A群),機能するもの(1-B群)に分類する.

②手関節の背屈(C6)は手関節背屈筋の弱い2-A群と,強い2-B群に分け,さらに2-B群を円回内筋と橈側手根屈筋が機能しないもの(2B：Ⅰ群),円回内筋が機能するもの(2B：Ⅱ群),円回内筋と橈側手根屈筋,上腕三頭筋が機能して肘が伸展できる場合を(2B：Ⅲ群)とする.Ⅰ-A群から2-B：Ⅱ群までの肘伸展は前腕の重力を利用して行うため,肘の安定性が不十分であり動作の確実性に欠ける.

③指の伸展(C7)は指の伸展が可能であるが母

脊髄損傷（ASIA, Frankel, Zancolli）

表8 Zancolli の四肢麻痺上肢機能分類（完全損傷）[22]

グループ		機能髄節レベル	残存運動機能	サブグループ		分類
1	肘屈曲可能群	C$_{5〜6}$	上腕二頭筋	A.	腕橈骨筋機能なし	C5A
			上腕筋	B.	腕橈骨筋機能あり	C5B
2	手関節伸展可能群	C$_{6〜7}$	長・短橈側手根伸筋	A.	手関節背屈力弱い	C6A
				B.	手関節背屈力強い	C6B
				Ⅰ	円回内筋／橈側手根屈筋／上腕三頭筋　機能なし	C6BⅠ
				Ⅱ	円回内筋機能あり	C6BⅡ
				Ⅲ	円回内筋／橈側手根屈筋／上腕三頭筋　機能あり	C6BⅢ
3	手指伸展可能群	C$_{7〜8}$	総指伸筋	A.	尺側指完全伸展可能	C7A
			小指伸筋	B.	全指伸展可能だが母指の伸展弱い	C7B
			尺側手根伸筋			
4	手指屈曲可能	C$_8$〜Th$_1$	固有示指伸筋	A.	尺側指完全屈曲可能	C8A
			長母指伸筋	B.	全指完全屈曲可能	
			深指屈筋	Ⅰ	浅指屈筋機能なし	C8BⅠ
			尺側手根屈筋	Ⅱ	浅指屈筋機能あり	C8BⅡ

表9 四肢麻痺の手の手術のための国際分類[23]

グループ	特徴	機能
0	肘以下に適当な移行筋がない	肘の屈曲と回外
1	腕橈骨筋	
2	長橈側手根伸筋	手関節の背屈（弱いまたは強い）
3	短橈側手根伸筋	手関節の背屈
4	円回内筋	手関節の背屈と回内
5	橈側手根屈筋	手関節の掌屈
6	指伸筋群	前腕筋による指の伸展（一部または完全）
7	母指伸筋	前腕筋による母指の伸展
8	指屈筋群の一部	前腕筋による指の屈曲（弱い）
9	手内筋のみの麻痺	前腕筋による指の屈曲
X	その他	

各グループは知覚により O（occulo＝視覚のみ）と Cu（cutaneous＝母指の二点識別覚が 10 mm 以下）の2つに分けられる．

指伸展の可により，3-A, 3-B に分ける．

④指の屈曲（C8）は 4-A 群は橈側指と母指の屈曲が不可能，4-B 群は全指の屈曲が可能であり，母指の屈曲は弱いが可能な場合としている．

❹ 信頼性・妥当性

Zancolli の筋力の基準がないが，国際分類（表9）[23]では MMT［4］と基準設定されており，Zancolli 分類の評価判定が一定しないことがあり，信頼性に欠ける欠点がある．Zancolli 分類を国際分類の筋力判定基準 MMT［4］により Hoppenfeld の髄節高位と比較すると，Zancolli 分類 1-A〜2-A は C5, 2-B-Ⅰ〜2-B-Ⅱが C6, 2-B-Ⅲ〜3-B が C7, 4-A〜4-B が C8 に該当する．したがって Zancolli 分類 2-B は C5 から C7 まで含まれるため，臨床上あるいは手術，装具療法上に有用性があるが，機能評価では信頼性が少ないといえよう．

❺ 普及度

母指と側方つまみを中心とした手の機能再建術を施行するには便利な分類であり，Zancolliの分類あるいはその改良法を採用することが多い．

頸髄損傷C6, C7の指の機能度を示す際に用いられることが多い．一方，肩周囲筋の機能が含まれていないこと，指の機能が詳細すぎて上肢機能の実情を反映しない欠点がある．

❻ その他トピックス

吉村らが頸髄損傷者のなかでC1～C4までの分類を追加している[24]．また古澤らは職業上からC6, 2-B-Ⅱで全例キーボードの把持が可能と報告している[25]．

おわりに

脊髄損傷の重症度分類として，従来より細分化した分類法が種々考案され報告されたものがあるが，他方実用性に乏しく，今度は簡便化された分類法の開発が望まれている．

文献

1) Ditunno JF et al：International Standards for Neurological and Function of Spinal Cord Injury, Revised, American Spinal Injury Association, 1992.
2) Ditunno JF et al：The international standards booklet for neurological and functional classification of spinal cord injury. *Paraplegia* 32：70-80, 1994.
3) Lazar RB et al：Prediction of functional outcome by motor capability after spinal cord injury. *Arch Phys Med Rehabil* 70(12)：819-822, 1989.
4) Priebe MM, Waring WP：The interobserver reliability of the revised American Spinal Injury Association standards for neurological classification of spinal injury patients. *Am J Phys Med Rehabil* 70(5)：268-270, 1991.
5) Bednarczyk JH, Sanderson DJ：Comparison of function and medical assessment in the classification of persons with spinal cord injury. *J Rehabil Res Dev* 30(4)：405-411, 1993.
6) Waters RL et al：Prediction of ambulatory performance based on motor scores derived from standards of the American Spinal Care Injury Association. *Arch Phys Med Rehabil* 75(7)：756-760, 1994.
7) Jonsson M et al：Inter-rater reliability of the 1992 international standards for neurological and functional classification of incomplete spinal cord injury. *Spinal Cord* 38(11)：675-679, 2000.
8) 住田幹男：脊髄損傷のリハビリテーション．リハビリテーション医学白書，医学書院，2003, pp 154-165.
9) 柴崎啓一：脊髄損傷の症状と診断　2 診断（評価）．*MB Med Reha* 22：22-27, 2002.
10) Frankel HL et al：The value of postural reduction in the initial management of closed injuries of the spine with paraplegia and tetraplegia. *Paraplegia* 7：179-192, 1969.
11) Maynard FM：Neurological prognosis after traumatic quadriplegia. Three-year experience of Calfornia Regional Spinal Cord Injury Care System. *J Neurosurg* 50：611-616, 1979.
12) Davis LA et al：Incomplete neural deficits in thoracolumbar and lumbar spine fractures. Reliability of Frankel and Sunnybrook scales. *Spine* 18(2)：257-263, 1993.
13) Botsford DJ, Esses SI：A new scale for the clinical assessment of spinal cord function. *Orthopedics* 15(11)：1309-1313, 1992.
14) Ditunno JF Jr：New spinal cord injury standards, 1992. *Paraplegia* 30：90-91, 1992.
15) Stauffer ES：Diagnosis and prognosis of acute cervical spinal cord injury. *Clin Orthop Relat Res* 112：9-15, 1975.
16) Tator CH et al：Sunnybrook Cord Injury Scales for Assessing neurological injury and neurological recovery. In：Early Management of Acute Spinal Cord Injury, Tator CH(ed), Lippincott Williams & Wilkins, New York, 1982, pp 17-24.
17) Toe E et al：Functional evaluation using motor scores after cervical spinal cord injuries. *Spinal Cord* 36：491-496, 1998.
18) Waters RL et al：Definition of complete spinal cord injury. *Paraplegia* 29：573-581, 1991.
19) Wells JD, Nicosia S：Scoreing acute spinal cord injury：a study of the utility and limitations of five different grading systems. *J Spinal Cord Med* 18(1)：33-41, 1995.
20) 植田尊善・他：脊椎脊髄外傷治療の最近の進歩．脊椎脊髄ジャーナル 12：102-112, 1999.
21) Zancolli E：Surgery for the quadriplegic hand with active, strong wrist extension preserved. A study of 97 cases. *Clinical Orthop Relat Res* 112：101-113, 1975.
22) Zancolli E：Structural and Dynamic Bases of Hand Surgery, JB Lippincott, 1979, pp 229-262.
23) McDowell CL et al：The second international conference on surgical rehabilitation of the upper limb in tetraplegia (quadriplegia). *J Hand Surg* 11A：604-608, 1986.
24) 吉村 理・他：改良Zancolli分類による頸髄損傷者のADL自立の可能性．広島大学保健学ジャーナル 1(1)：73-77, 2001.
25) 古澤一成，徳弘昭博：頸髄損傷者におけるコンピュータの基本的操作能力．日職災医会誌 52：40-47, 2004.

II 疾患別機能障害・重症度 変形性関節症

2 HHS

羽生忠正 〔長岡赤十字病院リウマチ科（整形外科）〕

key words HHS，股関節，機能評価法

はじめに

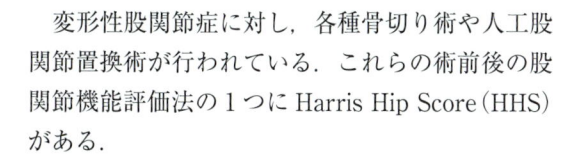

変形性股関節症に対し，各種骨切り術や人工股関節置換術が行われている．これらの術前後の股関節機能評価法の1つにHarris Hip Score（HHS）がある．

1 HHS

❶ 開発者

開発者はHarris MHである．

❷ 開発時期・初出文献

1969年Harris MHにより外傷後の股関節機能評価法として発表されている[1]．現在は変性疾患の手術前後の機能評価として最も国際的に普及している．

▶ Harris WH：Traumatic arthritis of the hip after dislocation and acetabular fractures：treatment by mold arthroplasty. An end-result study using new method of result evaluation. J Bone Joint Surg 51：737-755, 1969[1].

❸ 特徴

HHSは疼痛，機能，変形，可動域から構成されている．疼痛は44点で6段階に分かれ，アスピリンが必要だと30点となる．機能は歩行能力33点と日常生活動作14点からなり，前者は距離(11)，跛行(11)，補助具(11)によって細分化され，後者は階段昇降(4)，靴と靴下(4)，腰掛け(5)，乗り物(1)で評価する．さらに変形の欠如4点と可動域5点からなっている．可動域の計算は複雑で，股関節の屈曲，外転，外旋，内旋，内転の角度ごとに指数を乗じて算出する．これらの総和は最高100.5点となる．この値に0.05を乗じたものが可動域点数となる．疼痛は歩行時痛ではなく鎮痛薬の使用状況を含む活動時の痛みを評価するので，薬を使わず活動的でない症例のほうが高い値となる傾向が問題点として指摘されている．

HHS 70点以下は"不可"，70点以上80点未満は"可"，80点以上90点未満は"良"，90点以上は"優"と総合判定される．

❹ 信頼性・妥当性

HHSは論文中でLarsonやShepherd[2]の評価表と比較してあるだけで，現在のような統計処理は行われていない．妥当性の検討も1993年のBryantら[3]やLaupacisら[4]の報告が散見されるのみであった．2001年Södermanら[5]の報告ではHHSとSF-36®とは相関係数0.69，WOMACとは0.79であった．また再テスト法では医師が評価した場合0.94，セラピストの場合0.95であることを明らかにした．HHSは医療者側からみた術後評価として優れていることが立証された．

❺ 普及度

2008年秋の時点でPubMedで検索すると，"HHS"と"validation"では10編，"SF-36®"

は37編，"WOMAC"は49編というように，医療者側からみた評価と患者立脚型アウトカムとの両方から結果を示し，考察するよう求められていることがわかる．

❻ その他トピックス

わが国においては，日本整形外科学会の股関節機能判定基準（疼痛40点，可動域40点，歩行能力20点，日常生活動作20点）を用いるのが一般的である．この調査票には外旋・内旋の記載欄がない．

欧米の雑誌に投稿し，査読者から医療者側の評価としてHHSを要求された場合，換算できないことになるので，注意を要する．

おわりに

股関節機能評価には，医療者側の評価だけでなく，患者立脚型アウトカムも要求されることが一般的となってきている．したがって，WOMACやSF-36® などの評価も忘れないようにしたい．

文 献

1) Harris WH：Traumatic arthritis of the hip after dislocation and acetabular fractures：treatment by mold arthroplasty. An end-result study using new method of result evaluation. *J Bone Joint Surg* 51：737-755, 1969.
2) Shepherd MM：Assessment of function after arthroplasty of the hip joint. *J Bone Joint Surg* 36B：354-363,1954.
3) Bryant MJ et al：A statistical analysis of hip scores. *J Bone Joint Surg* 75B：705-709, 1993.
4) Laupacis A et al：The effect of elective total hip replacement on health-related quality of life. *J Bone Joint Surg* 75A：1619-1626, 1993.
5) Söderman P, Malchau H：Is the Harris hip score system useful to study the outcome of total hip replacement？ *Clin Orthop* 384：189-197, 2001.

II 疾患別機能障害・重症度
脳卒中

3 SIAS FM

村岡香織, 辻 哲也 (慶應義塾大学医学部リハビリテーション医学教室)

key words SIAS, FM, 脳卒中, 機能評価

はじめに

リハビリテーション(以下, リハ)を施行するうえで, その患者のもつ障害像を把握することは重要である. 特に脳卒中患者では, 疾患特有の機能障害が多数存在して複雑な障害像を呈しており, それらを的確に評価する機能障害評価法が求められる. 今回は, 日本で1994年に開発されたStroke Impairment Assessment Set (SIAS) と, 1975年に発表され世界で広く用いられているFugl-Meyer Assessment Set (FM) について概説する.

1 SIAS

❶ 開発者

Chino N を中心とする慶應義塾大学医学部リハビリテーション医学教室より開発された.

❷ 開発時期・初出文献

1979年に全米を中心として脳卒中予後調査が実施され, リハの有効性が多施設間調査で検討された際, 機能評価としてPULSES profile[1]が用いられたが, 脳卒中患者の特有かつ複雑な障害像を適切に評価することができる, より共通性のある機能障害評価法を制定する必要性があることが指摘された[2]. このような現状のなか, 1989年に神経内科医とリハ医が参加したBuffaloシンポジウムにおいて, 脳卒中患者の機能障害評価法として

表1 脳血管障害患者で評価すべき機能障害(Buffalo symposium, 1989 による勧告)[3]

心理学的側面	意識 認知機能(Mini Mental State など) 言語能力 感情
身体学的側面	視知覚能(空間無視など) 脳幹症状(顔面神経, 嚥下障害など) 四肢の運動(関節可動域, 筋緊張, 筋力, 運動のスピード, 協調性, 耐久性, 随意運動, 病的反射) 感覚 体幹機能 立位能力 括約筋コントロール(排尿, 排便) 性機能

求められる要件(表1)が示された[3]. これを受けて, 会議に参加した慶應義塾大学医学部リハビリテーション医学教室は, 臨床で簡便に用いることができ, 国際的にも通用する妥当性・普遍性をもった総合的機能評価尺度の開発を進め, 1994年にSIAS[4]を発表した. 1996年には, 信頼性・妥当性などの検証も包括した書籍[5]を上梓した.

▶ Chino N et al : Stroke Impairment Assessment Set (SIAS)-a new evaluation instrument for stroke patients. リハ医学 **31** : 119-124, 1994[4].

❸ 特徴

評価表を表2に示す. SIASは, 脳卒中の多面的な障害像が把握できるよう, 麻痺側運動機能や感覚機能だけではなく, 高次脳機能, 非麻痺側機能といった大項目が9項目, 評価項目は22項目あ

II 疾患別機能障害・重症度

表2 SIAS (Stroke Impairment Assessment Set)[8, 9]

〈運動機能〉

1) 上肢近位（knee-mouth test）．
   座位において患肢の手部を対側膝（大腿）上より挙上し，手部を口まで運ぶ．この際，肩は90度まで外転させる．そして膝上まで戻す．これを3回繰り返す．肩，肘関節に拘縮が存在する場合は可動域内での運動をもって課題可能と判断する．
   0：全く動かない．
   1：肩のわずかな動きがあるが手部が乳頭に届かない．
   2：肩肘の共同運動があるが手部が口に届かない．
   3：課題可能．中等度のあるいは著明なぎこちなさあり．
   4：課題可能．軽度のぎこちなさあり．
   5：健側と変わらず，正常．

2) 上肢遠位（finger-function test）．
   手指の分離運動を，母指〜小指の順に屈曲，小指〜母指の順に伸展することによって行う．
   0：全く動かない．
   1：1A：わずかな動きがある．または集団屈曲可能．
      1B：集団伸展が可能．
      1C：分離運動が一部可能．
   2：全指の分離運動可能なるも屈曲伸展が不十分である．
   3：課題可能（全指の分離運動が十分な屈曲伸展を伴って可能）．中等度のあるいは著明なぎこちなさあり．
   4：課題可能．軽度のぎこちなさあり．
   5：健側と変わらず，正常．

3) 下肢近位（股）（hip-flexion test）．
   座位にて股関節を90度より最大屈曲させる．3回行う．必要ならば座位保持のための介助をしてかまわない．
   0：全く動かない．
   1：大腿にわずかな動きがあるが足部は床から離れない．
   2：股関節の屈曲運動あり，足部は床から離れるが十分ではない．
   3〜5：knee-mouth testの定義と同一．

4) 下肢近位（膝）（knee-extension test）．
   座位にて膝関節を90度屈曲位から十分伸展（−10度程度まで）させる．3回行う．必要ならば座位保持のための介助をしてかまわない．
   0：全く動かない．
   1：下腿にわずかな動きがあるが足部は床から離れない．
   2：膝関節の伸展運動あり，足部は床から離れるが十分ではない．
   3〜5：knee-mouth testの定義と同一．

5) 下肢遠位（foot-pat test）．
   座位または臥位，足位は介助しても可．踵部を床につけたまま，足部の背屈運動を協調しながら背屈・底屈を3回繰り返し，その後なるべく早く背屈を繰り返す．
   0：全く動かない．
   1：わずかな背屈運動があるが前足部は床から離れない．
   2：背屈運動あり，足部は床より離れるが十分ではない．
   3〜5：knee-mouth testの定義と同一．

〈筋緊張〉

6) 上肢筋緊張（U/E muscle tone）．
   肘関節を他動的に伸展屈曲させ，筋緊張の状態を評価する．
   0：上肢の筋緊張が著明に亢進している．
   1：1A：上肢の筋緊張が中等度（はっきりと）亢進している．
      1B：他動的筋緊張の低下．
   2：上肢の筋緊張が軽度（わずかに）亢進している．
   3：正常．健側と対称的．

7) 下肢筋緊張（L/E muscle tone）．
   膝関節の他動的伸展屈曲により評価する．6の「上肢」を「下肢」に読み替える．

8) 上肢腱反射（U/E DTR, biceps or triceps）．
   0：biceps あるいは triceps 反射が著明に亢進している．あるいは容易に clonus（肘，手関節）が誘発される．
   1：1A：biceps あるいは triceps 反射が中等度（はっきりと）に亢進している．
      1B：biceps あるいは triceps 反射がほぼ消失している．
   2：biceps あるいは triceps 反射が軽度（わずかに）亢進している．
   3：biceps あるいは triceps 反射とも正常．健側と対称的．

9) 下肢腱反射（L/E DTR, PTR or ATR）．
   0,1B,2,3：biceps, tricepsをPTR,ATRと読み替える．
   1：1A：PTR あるいは ATR 反射が中等度（はっきりと）に亢進している．unsustained clonusを認める．

〈感覚〉

10) 上肢触覚（手掌）（U/E light touch）．
    0：強い皮膚刺激もわからない．
    1：重度あるいは中等度低下．
    2：軽度低下，あるいは主観的低下，または異常感覚．
    3：正常．

11) 下肢触覚（足部）（L/E light touch）．
    0〜3：上肢の定義と同一．

12) 上肢位置覚（母指 or 示指）（U/E position）．
    指を他動的に運動させる．
    0：全可動域の動きもわからない．
    1：全可動域の運動なら方向がわかる．
    2：ROMの1割以上の動きなら方向がわかる．
    3：ROMの1割未満の動きでも方向がわかる．

13) 下肢位置覚（母趾）（L/E position）．
    趾を他動的に運動させる．
    0：全可動域の動きもわからない．
    1：全可動域の運動なら方向がわかる．
    2：ROMの5割以上の動きなら方向がわかる．
    3：ROMの5割未満の動きでも方向がわかる．

〈関節可動域，疼痛〉

14) 上肢関節可動域（U/E ROM）．
    他動的肩関節外転を行う．
    0：60度以下．
    1：90度以下．
    2：150度以下．
    3：150度より大きい．

15) 下肢関節可動域（L/E ROM）．
    膝伸展位にて他動的足関節背屈を行う．
    0：−10度以下．
    1：0度以下．
    2：10度以下．
    3：10度より大きい．

16) 疼痛（pain）．
    脳卒中に由来する疼痛の評価を行う．既往としての整形外科的（腰痛など），内科的（胆石など）疼痛は含めない．また過度でない拘縮伸長時の痛みも含めない．
    0：睡眠を妨げるほどの著しい疼痛．
    1：中等度の疼痛．
    2：加療を要しない程度の軽度の疼痛．
    3：疼痛の問題がない．

〈体幹機能〉

17) 垂直性（verticality test）．
    0：座位がとれない．
    1：静的座位にて側方性の姿勢異常があり，指摘，指示にても修正されず，介助を要する．
    2：静的座位にて側方性の姿勢異常（傾きで15度以上）があるが，指示にてほぼ垂直位に修正・維持可能である．
    3：静的座位は正常．

18) 腹筋（abdominal MMT）．
    車椅子または椅子に座り，殿部を前にずらし，体幹を45度後方に傾け，背もたれによりかかる．大腿部が水平になるように検者が押さえ，体幹を垂直位まで起き上がらせる．検者が抵抗を加える場合には，胸骨上部を押さえること．
    0：垂直位まで起き上がれない．
    1：抵抗を加えなければ起き上がれる．
    2：軽度の抵抗に抗して起き上がれる．
    3：強い抵抗に抗して起き上がれる．

〈高次脳機能〉

19) 視空間認知（visuo-spatial deficit）．
    50cmのテープを眼前約50cmに提示し，中央を健側指で示させる．2回行い，中央よりずれの大きい値を採用する．
    0：15cm以上．
    1：5cm以上．
    2：3cm以上．
    3：3cm未満．

20) 言語（speech）．
    失語症に関して評価する．構音障害はこの項目には含めない．
    0：全失語症．全くコミュニケーションがとれない．
    1：1A：重度感覚性失語症（重度混合性失語症も含む）．
      1B：重度運動性失語症．
    2：軽度失語症．
    3：失語症なし．

〈健側機能〉

21) 握力（grip strength）．
    座位で握力計の握り幅を約5cmにして計測する．健側の具体的kg数を記載すること．参考として，．
    0：握力0kg．
    1：握力10kg以下．
    2：握力10〜25kg．
    3：握力25kgより大きい．

22) 健側大腿四頭筋力（quadriceps MMT）．
    座位における健側膝伸展筋力を評価する．
    0：重力に抗しない．
    1：中等度に筋力低下．
    2：わずかな筋力低下．
    3：正常．

表3 予測妥当性

報告	対象	方法	結果
園田ら，1995 [9]	脳卒中片麻痺患者203名，平均年齢62歳，発症から142日	ステップワイズ重回帰分析で退院時のFIM運動項目合計を予測	退院時のFIM運動項目を予測する独立変数として，SIAS下肢近位(膝)テスト・下肢遠位テスト・言語・上肢関節可動域・健側大腿四頭筋筋力・下肢触覚・腹筋，が選択され，寄与率 R^2 = 0.60 であった．
園田ら，1997 [16]	脳卒中片麻痺患者192名，平均年齢62歳，発症から53日で入院，平均在院95日	Piece-wise 回帰分析で退院時のFIM合計点を予測	退院時FIM合計点を予測する独立変数として，年齢・入院までの日数・入院時FIMを選択すると寄与率 R^2 は0.72だが，さらにSIASサブスコア・合併症・見当識を加えると寄与率 R^2 は0.86へ上昇する．
辻ら，2000 [7]	脳卒中片麻痺患者190名，平均年齢61歳，発症から47日で入院，平均在院90日	ステップワイズ重回帰分析で退院時のFIM合計点を予測	退院時FIM合計点を予測する独立変数として，年齢・入院時FIMを選択すると寄与率 R^2 は0.61だが，さらに入院時SIASの合計点を加えると，寄与率 R^2 は0.64へ上昇する．
里宇ら，1997 [17]	脳卒中片麻痺患者106名，平均年齢57歳，発症から83日で入院，平均在院105.5日	ステップワイズ重回帰分析で退院時のFIM合計点を予測	退院時FIM合計点を予測する独立変数として，入院までの日数・入院時FIM・SIASの視空間認知が選択され，寄与率 R^2 は0.73であった．さらに併存疾患尺度を加えると寄与率 R^2 は0.80へ上昇する．
道免ら，1995 [18]	脳卒中片麻痺患者204名(モデル作成群130，交差妥当性対象群74)，平均年齢62歳	多重ロジスティックモデルにより退院時歩行能力の予測式を作成	入院までの日数，SIAS下肢近位(股)テスト，下肢遠位テスト，視空間認知，下肢筋緊張，健側握力などの因子により退院時の歩行能力(FIMの歩行項目の得点)を予測する式が得られ，交差妥当性も示された．

り，おのおのの項目は1つのテストによって評価できる「Single Task Assessment」である．評定尺度は6段階(麻痺側運動機能)もしくは4段階(麻痺側運動機能以外)で総得点は75点であり，障害の回復過程を反映するように工夫されている．1人の検者が臨床の場で短時間に評価できるよう，座位で評価することが原則となっている．また，特別な道具を必要とせず，従来臨床で用いられてきた一般的な診察手技から考案されたものであるので，リハにかかわるどの職種でも使用することができる[5]．

❹ 信頼性・妥当性

SIASは，多施設で普遍的に用いられることを目指し，開発時からその計量心理学的特性が慎重に検討されてきた[6]．

(1) 内部一貫性

190名の片麻痺患者でSIASを評価し，Raschモデル(一次元モデル)への適合を検討した報告では，上肢関節可動域，疼痛，視空間認知，言語を除く18項目が良好な適合を示した[7]．

(2) 検者間信頼性

専門医2名が片麻痺患者20～46名でSIASを評価，weighted κで一致率を検証したところ，麻痺側運動機能0.85以上(完全一致率65～90％)，感覚0.51～0.76(完全一致率52～62％)，筋緊張・腱反射0.54～0.77(完全一致率60～84％)，関節可動域0.54～0.84(完全一致率52～67％)，疼痛0.30(完全一致率54％)，体幹機能0.31～0.50(完全一致率60～74％)，健側機能0.50～0.77(完全一致率70～84％)，視空間認知0.49(完全一致率69％)，言語0.87(完全一致率85％)であった．疼痛および体幹機能では得点に偏りがあり，一致率がやや低かったものの，多くの項目で高い一致率が得られた[5,8,9]．

(3) 内容妥当性

SIAS上肢近位テストおよび下肢近位(膝)テストの点数と，そのテスト動作の非麻痺側と麻痺側の所要時間比の間には，Spearmanの順位相関係数でそれぞれ0.83(n = 55)，0.82(n = 69)と高い相関が示された[10]．一方，感覚では，下肢位置覚の点数が高いほど，検者が提示した麻痺側の膝角度を非麻痺側で再現した際の角度のずれが，χ二

II 疾患別機能障害・重症度

乗検定で有意に小さいことが示された[10]．ADLとの関係では，SIAS上肢遠位テストと，4つの上肢ADL項目からなる上肢実用度テストとの間にSpearmanの順位相関係数で0.91（n＝99）と高い相関が示された．また，SIAS下肢近位（股・膝）テストおよび下肢遠位テストと，歩行能力との間にもSpearmanの順位相関係数で0.59〜0.63（n＝65）と良好な相関があることが報告されている[11]．

（4）併存的妥当性

脳血管障害患者において，SIASの麻痺側運動機能とMotricity Index[12]およびBrunnstrom Stage[13]を比較したところ，Spearmanの順位相関係数はそれぞれ0.73〜1.00（n＝77），0.71〜1.00（n＝77）と高い相関を示した[11]．また，SIASの筋緊張とmodified Ashworth Scale（MAS）[14]，SIASの腱反射と神経学的検査との比較では，Spearmanの順位相関係数はそれぞれ0.95（n＝20），0.85〜0.88（n＝20）[8]，SIASの体幹と徒手筋力検査法[15]による体幹筋力との間の順位相関係数は0.67（n＝39）[9]といずれも高い相関を示し，優れた併存的妥当性をもつことが報告されている．一方，視空間認知機能に関しては，SIASでは巻尺など50 cmのテープのみで検査可能なテープ二等分を用いているが，右脳障害患者を対象に，既存の代表的な検査である線分二等分検査と比較したところ，Spearmanの順位相関係数は0.45（n＝39）と有意な相関が示された．また，クロス集計では，線分二等分検査で検出された半側空間無視はテープ二等分でも同様に検出されたことから，SIAS視空間認知項目であるテープ二等分は，半側空間無視などの視空間認知機能を評価するうえで，簡便かつ有用な測定法であることが示された[9]．

（5）予測妥当性

表3に示すように，入院時のSIASが，退院時のADL（FIM）や歩行可能性の予後予測に有用であることがいくつかの報告で示されている[7,9,16-18]．

❺ 普及度

日本リハ医学会評価用語委員会により2001年に報告された．わが国のリハ関連雑誌における評価法使用状況調査によると，脳卒中片麻痺での機能評価としてSIAS（12件）はBrunnstrom Stage（29件）に次いで用いられていた[19]．Medline上では，National Institutes of Health stroke scale（NIHSS）[20]やFM[21]の出現頻度が高いが，近年ではSIASを用いた報告も増加してきた．

❻ その他トピックス

SIASの多くの項目がRaschモデルに適合良好であることは前述のとおり[7]であり，各項目はその難易度と個人の遂行能力により一次元スケール上に配置される．それにより，SIASの項目のなかで難易度が高いのは上肢遠位テスト，上肢近位テスト，下肢遠位テストであり，難易度の低い項目は体幹垂直性と健側四頭筋筋力であることが示された．一方，触覚と位置覚はほぼ同じ難易度に位置し，一項目にまとめることができると考えられた．さらに，内部一貫性を高めるためには，モデルへの適合性が低かった項目（上肢関節可動域や疼痛など）を検討し，項目を分割もしくは統合していくことも必要と考えられている．

また，SIAS作成のベースとなっているBuffaloシンポジウムの勧告では，脳卒中患者で評価すべき機能障害として嚥下障害や構音障害といった脳幹症状もあげられている．現行のSIASにはこれらの項目は含まれていないが，能力低下やQOLにかかわる項目であると考えられ，これらの評価項目を追加することの検討も今後の課題である[22]．

2 FM

❶ 開発者

開発者はFugl-Meyer ARらである．

❷ 開発時期・初出文献

Brunnstromは1970年に，麻痺の回復過程でみられる特有の運動パターンに基づいた評価法であるBrunnstrom Stageを報告した[13]．さらに，Fugl-Meyer ARらは1975年に，Brunnstrom Stageを基盤にした運動機能評価と，体幹バラン

ス，感覚機能，関節可動域，疼痛の評価を含む包括的な評価セットであるFM[21]を発表した．

▶ Fugl-Meyer AR et al：The post-stroke hemiplegic patients. *Scand J Rehab Med* 7：13-31, 1975[21]．

❸ 特徴

FMの評価項目は大きく運動機能，バランス，感覚，関節可動域および疼痛に分けられる．運動機能はさらに上肢・手指・下肢に分かれ，それぞれテストのための標準的な動作が決まっており，その観察により随意運動，協調性，スピードの側面および反射が評価されることが特徴である．バランスでは静・動的座位，立位や片足立ちが評価される．感覚は上下肢各部の触・位置覚が，関節可動域および疼痛では各関節の可動域とその際の関節痛が評価される．評定尺度は3段階で総得点は226点（運動機能合計は100点）となる．

❹ 信頼性・妥当性

（1）検者間信頼性

12名の脳卒中患者を3名の検者がFMで評価し，全得点の検者間信頼性はInterclass Correlation Coefficient（ICC）で0.96，個別にみると上肢運動機能0.97，下肢運動機能0.92，バランス0.93，感覚0.85，関節可動域0.85，疼痛0.61といずれも高い信頼性をもっていることが示された[23]．そのほかの報告でも検者間信頼性は良好である[24,25]．

（2）再テスト信頼性

49名の脳卒中患者を，1名の検者が3週間の間隔をおいて評価したところ，ICCで下肢運動機能0.86，バランス0.34であった[26]．後者では，患者の動作が評価ごとにばらついて，一定しないことが原因と考察されている．

（3）内容妥当性

急性期（6〜7週）の脳血管障害患者15名を1年間フォローし運動回復パターンを観察したところ，FMで想定していた運動回復パターンと矛盾しなかった[21]．ADLとの関係では，FM総得点とバーセル指数（BI）合計点との間のSpearmanの順位相関係数は0.83（n = 40）であったが，天井効果がありFMが中等度以上であるとBIはほぼ満点

となった[27]．FIM合計点との間のSpearmanの順位相関係数も0.64（n = 109）[28]と高く，有意な相関を認めた．また，FMの下肢運動機能と10メートル歩行の歩行率や歩行速度との間のPearsonの相関係数はそれぞれ0.66, 0.59（n = 15）[29]であり，いずれも有意な相関を示した．

（4）併存的妥当性

運動機能に関しては，53名の脳卒中患者でFM上肢運動機能と既存の上肢機能検査であるAction Research Arm test[30]を経時的に比較したところ，Spearmanの順位相関係数は0.91（発症後2週間）〜0.94（8週間）（n = 53）[31]であった．一方，40名の脳卒中患者におけるFM上肢および下肢運動機能とBrunnstrom Stageとの比較では，Spearmanの順位相関係数はそれぞれ0.98, 0.94（n = 40）であり[27]，いずれも非常に高い相関を示した．FMのバランスは，既存のほかのバランスの評価法であるSensory Organization Balance Test[32]ならびにBerg Balance Test[33]と，Spearmanの順位相関係数でそれぞれ0.69（n = 10）[25], 0.77（n = 16）[28]と良好な相関を示した．

（5）予測妥当性

48名の脳卒中患者において，入院時FMの下肢運動機能は，退院時FIMの移動もしくは歩行の点数と相関し，Spearmanの順位相関係数はそれぞれ0.63, 0.74であった[34]．また，入院時FMの運動総得点は，退院時FIMの運動総得点，上肢・下肢の得点と高い相関を示すほか，退院時FIMの移動およびセルフケア項目ともそれぞれSpearmanの順位相関係数で0.67, 0.58（n = 171）と有意な相関を示すことが報告されている[35]．

❺ 普及度

わが国ではほとんど用いられていないが，Medline上では1990年まではFMが最も多く出現し，1990年以降もNIH scaleとほぼ同数の，脳卒中に関する報告で用いられている．またFMはMotor Assessment Scale[36], Bobath Assessment upper limb section[37]の妥当性を検証する基準的評価法としても用いられている．

❻ その他トピックス

FMは世界で広く用いられている評価セットで，その信頼性や妥当性も確立しているが，わが国では標準化された日本語訳がないことや，評価すべき項目数が多く効率よく評価するためには習熟を要することなどから，あまり用いられていないのが現状である．FMは小さな回復に対しても感度が高いという利点がある[36]．一方，簡易版も開発・妥当性の検討がなされており，症例によっては簡易版の利用で評価時間を短縮することもできる[38]．FMは，多くの英文論文で脳卒中機能評価法として用いられていることから，わが国でもリハの効果判定のための評価法の1つとして周知されるべきであると考える．また，新しい機能評価法の妥当性検討の際には，既存の評価尺度として用いられることも多いので，FMの評価方法や結果の解釈について理解していく必要がある．

おわりに

脳卒中の機能評価法である，SIASとFMについて概説した．それぞれの特徴を把握し，評価目的に合わせて適用していくことが必要である．また，両者はいずれも信頼性・妥当性が検証されており，診療場面のみならず臨床研究などでの利用にも有用であると考えられ，より広い周知が期待される．

文献

1) Greham GE, Labi MLC：Functional assessment instruments currently available for documenting outcomes in rehabilitation medicine. In：Functional Assessment in Rehabilitation Medicine, Granger CV, Greham GE (eds), William & Wilkins, Baltimore, 1985, pp 65-85.
2) 里宇明元・他：脳卒中患者のリハビリテーション．脳卒中患者の機能評価—SIASとFIMの実際（千野直一編著），シュプリンガー・フェアラーク，1997, pp 3-13.
3) Symposium recommendations for methodology in stroke outcome research. Task Force on Stroke Impairment, Task Force on Stroke Disability, Task Force on Stroke Handicap. Stroke 21 (Suppl 2)：68-73, 1990.
4) Chino N et al：Stroke Impairment Assessment Set (SIAS)-a new evaluation instrument for stroke patients. リハ医学 31：119-124, 1994.
5) Chino N et al：Stroke impairment assessment set (SIAS). In：Functional Evaluation of Stroke Patients, Chino N, Melvin JL (eds), Springer-Verlag, Tokyo, 1996, pp 19-31.
6) Liu M et al：Psychometric properties of the Stroke Impairment Assessment Set (SIAS). Neurorehabil Neural Repair 16：339-351, 2002.
7) Tsuji T et al：The Stroke Impairment Assessment Set：its internal consistency and predictive validity. Arch Phys Med Rehabil 81：863-868, 2000.
8) 道免和久：脳卒中片麻痺患者の機能評価法 Stroke Impairment Assessment Set (SIAS) の信頼性および妥当性の検討(1)—麻痺側運動機能，筋緊張，腱反射，健側機能—．リハ医学 32 (2)：113-122, 1995.
9) 園田 茂：脳卒中片麻痺患者の機能評価法 Stroke Impairment Assessment Set (SIAS) の信頼性および妥当性の検討(2)—体幹，高次脳機能，感覚項目，帰結予測—．リハ医学 32 (2)：123-132, 1995.
10) 堀田富士子：Stroke Impairment Assessment Set (SIAS) における運動項目と感覚項目の妥当性の検討．リハ医学 35 (11)：744-747, 1998.
11) Domen K et al：Evaluation of motor function in stroke patients using Stroke Impairment Assessment Set (SIAS). In：Functional Evaluation of Stroke Patients, Chino N, Melvin JL (eds), Springer-Verlag, Tokyo, 1996, pp 33-44.
12) Demeurisse G et al：Motor evaluation in vascular hemiplegia. Eur Neurol 19：382-389, 1980.
13) Brunnstrom S：Movement Therapy in Hemiplegia, Harper and Row, New York, 1970.
14) Bohannon RW, Smith MB：Interrater reliability of modified Ashworth scale of muscle spasticity. Phys Ther 67：206-207, 1987.
15) Daniels L, Worthingham C：Muscle Testing Techniques of Manual Examination, WB Saunders, Philadelphia, 1986.
16) Sonoda S et al：Prognostication of stroke patients using Stroke Impairment Assessment Set and Functional Independence Measure. In：Functional Evaluation of Stroke Patients, Chino N, Melvin JL (eds), Springer-Verlag, Tokyo, 1996, pp 103-114.
17) Liu M et al：Comorbidity measures for stroke outcome research：a preliminary study. Arch Phys Med Rehabil 78：166-172, 1997.
18) 道免和久・他：Stroke Impairment Assessment Set (SIAS) を用いた脳卒中片麻痺の歩行予後予測．脳卒中 17：630, 1995.
19) 日本リハビリテーション医学会評価用語委員会：リハビリテーション関連雑誌における評価法使用状況調査 3．リハ医学 38：796-798, 2001.
20) Brott T et al：Measurement of acute cerebral infarction：a clinical examination scale. Stroke 20：864-870, 1989.
21) Fugl-Meyer AR et al：The post-stroke hemiplegic patient. 1. A method for evaluation of physical performance. Scand J Rehab Med 7：13-31, 1975.
22) Nishiwaki K et al：Identification of a simple screening tool for dysphagia in patients with stroke using factor analysis of multiple dysphagia variables. J Rehabil Med 37：247-251, 2005.
23) Sanford J et al：Reliability of the Fugl-Meyer Assessment for testing motor performance in patients following stroke. Phys Ther 73：447-454, 1993.
24) Dancan PW et al：Reliability of the Fugl-Meyer Assessment of sensorimotor recovery following cerebrovascular accident. Phys Ther 63：1606-1610, 1983.
25) Di Fabio RP, Badke MB：Relationship of sensory organization to balance function in patients with hemiplegia. Phys Ther 70：542-548, 1990.
26) Beckerman H et al：A criterion for stability of the motor function of the lower extremity in stroke patients using the

26) Fugl-Meyer Assessment Scale. *Scand J Rehabil Med* **28**: 3-7, 1996.
27) 赤星和人・他：Fugl-Meyer 評価法による"脳血管障害の統合的身体機能評価"に関する検討. リハ医学 **29**(2): 131-136, 1992.
28) Nilsson L et al：Assessment of walking, balance and sensorimotor performance of hemiplegic patients in the acute stage after stroke. *Physiother Theory Pract* **14**: 149-157, 1998.
29) Dettman MA et al：Relationships among walking performance, postural stability, and functional assessment of the hemiplegic patients. *Am J Phys Med* **66**: 77-90, 1987.
30) Carroll D：A quantitative test of upper extremity function. *J Chronic Diseases* **18**: 479-491, 1965.
31) de Weerdt WJG, Harrison MA：Measuring recovery of arm-hand function in stroke patients：a comparison of the Brunnstrom-Fugl-Meyer test and Action Research Arm test. *Physiotherapy Canada* **37**: 65-70, 1986.
32) Wyman JF et al：Test-retest reliability of the sensory organization test in noninstitutionalized older adults. *Arch Phys Med Rehab* **76**: 77-81, 1995.
33) Berg K et al：The balance scale-reliability assessment with elderly residents and patients with an acute stroke. *Scand J Rehabil Med* **27**: 27-36, 1995.
34) Chae J et al：Admission motor impairment as a predictor of physical disability after stroke rehabilitation. *Am J Phys Med Rehabil* **74**(3): 218-223, 1995.
35) Sheltn FD et al：Motor impairment as a prediction of functional recovery and guide to rehabilitation treatment after stroke. *Neurorehabil Neural Repair* **15**(3): 229-237, 2001.
36) Malouin F et al：Evaluating motor recovery early after stroke：comparison of the Fugl-Meyer and the Motor Assessment Scale. *Arch Phys Med Rehabil* **75**: 1206-1212, 1994.
37) Arsenault AB et al：An evaluation of the hemiplegic subject based on the Bobath approach. *Scand J Rehabil Med* **20**: 13-16, 1988.
38) Crow JL et al：Hierachical properties of the moter function sections of the Fugl-Meyer assessment scale for people after stroke：a retrospective study. *Phys Ther* **88**: 1554-1567, 2008.

II 疾患別機能障害・重症度 脳卒中

4 脳卒中スケール（mRS, NIHSS, JSS）

山田 深（杏林大学医学部リハビリテーション医学教室）

key words Rankin Scale, mRS, NIHSS, JSS

はじめに

mRS, NIHSS, JSS は脳卒中に特化され開発された評価尺度である．近年は急性期管理における脳卒中ユニットケアの有効性が実証されつつあるが，疾患そのものの治療はもとより多職種連携に基づくリハビリテーション（以下，リハ）の展開を考えるうえでも，これらの評価法を理解して使いこなすことはもはや不可欠であるといえる．

1 modified Rankin Scale/mRS

❶ 開発者

Rankin Scale の開発者は Rankin J である．修正版である modified Rankin Scale（mRS）を報告したのは van Swieten JC らである．

❷ 開発時期・初出文献

Rankin Scale は 1957 年に Rankin J[1] が発表した脳血管障害患者における能力低下の全体像を評価するための尺度である．1988 年には van Swieten ら[2]が修正版（mRS）を報告している．

▶ Rankin J：Cerebral vascular accidents in patients over the age of 60. *Scott Med J* **2**：200–215, 1957[1]．

▶ van Swieten JC et al：Interobserver agreement for the assessment of handicap in stroke patients. *Stroke* **19**：604–607, 1988[2]．

❸ 特徴

障害の程度を「症状はあるが特に問題となる障害はない（Grade 1）」から「高度の障害（Grade 5）」までに 5 段階に区分する評価法である．セルフケア，移動，排泄コントロールなどの日常生活動作において，なんらかの機能障害のために介助を必要とする状態にあるかどうかが包括的に評価される．mRS では基本的な変更点として「全く症状なし（Grade 0）」と「死亡（Grade 6）」の 2 段階が追加されている（表1）[2,3]．順序尺度であるが，比較試験のエンドポイントにおいて「自立している（Grade 0〜2）か否か」といった帰結についての相対リスクの算出によく用いられる．

❹ 信頼性・妥当性

検者間信頼性に関しての評価一致率は重みづけ κ 係数で 0.71〜0.91，再現性については同 0.94 以上との報告[4]があり，信頼性は高い．妥当性に関しては病巣の位置や体積，病型によって mRS の重症度が異なることが示されていること（構成概念妥当性）[5]や，バーセル指数（BI）との高い相関（基準関連妥当性）が示されている[6]．変化に対する感受性については機能的自立度評価法（FIM）や BI などと比べ精度が劣るが，軽症例の検出に関しては BI よりも感度は高い[5]．

❺ 普及度

簡便であるがゆえの優れた特性を有する評価尺度として，初出から半世紀を経過してなお，mRS

表1 modify Rankin Scale [2, 3)]

Grade 0：全く症状なし	No symptoms at all
Grade 1：症状はあるが特に問題となる障害なし（通常の日常生活および活動は可能）	No significant disability：despite symptoms, able to carry out all usual duties and activities
Grade 2：軽度の障害（以前の活動はできないが，介助なしに自分のことができる）	Slight disability：unable to perform all previous activities but able to look after own affairs without assistance
Grade 3：中等度の障害（何らかの介助を必要とするが，介助なしに歩行可能）	Moderate disability：requiring some help but able to walk without assistance
Grade 4：比較的高度の障害（介助なしに歩行や日常生活を行うことが困難）	Moderately severe disability：unable to walk without assistance and unable to attend to own bodily needs without assistance
Grade 5：高度の障害（寝たきり，失禁，常に看護や注意が必要）	Severe disability：bedridden, incontinent and requiring constant nursing care and attention
Grade 6：死亡	Death

は無作為化比較試験をはじめとした多くの臨床研究における代表的な帰結尺度として世界で広く用いられている．

❻ その他トピックス

近年のリハ医療領域における話題としては，脳卒中地域連携パスにおける急性期病院でのADL評価尺度として取り上げられることが多い．

2 NIHSS

❶ 開発者

National Institutes of Health stroke scale（NIHSS）は，急性期虚血性脳血管障害に対するアルテプラーゼ〔組み換え組織プラスミノーゲン活性化因子（recombinant tissue plasminogen activator；rt-PA）〕による血栓溶解療法の有効性に関する臨床試験で利用するべく，臨床症状としての神経学的欠損を評価するための手法として米国国立衛生研究所（National Institute of Health；NIH）によって作成された．

❷ 開発時期・初出文献

初出文献は以下のとおりである．
▶ Goldstein LB et al：Interrater reliability of the NIH stroke scale. *Arch Neurol* **46**：660-662, 1989 [7)].

❸ 特徴

NIHSSは意識水準，注視，視野，顔面麻痺，腕，脚，運動失調，感覚，言語，構音障害，消去／無視の11種類の観察事項，全15項目のスコアによって構成されている．各項目は3〜5段階で評価され（42点満点），項目ごとの細かな採点基準，および全体を通しての評価上の注意点が定められている（表2）[8)]．また，評価資格認定のためのオンラインプログラム（http://learn.heart.org/）やトレーニングのためのDVDも用意されている[9)]．NIHSSは急性期の脳血管障害を短時間で評価する目的でつくられており，障害の程度の深い評価や質的な評価は含まれていない．また，NIHSSには左半球（優位側）損傷を過大に，右半球（劣位側）損傷を過小に評価する特性があるほか，脳神経に関する評価項目が少なく，脳幹部病変の場合は障害が軽く評価される傾向にある点で注意を要する[10)]．

❹ 信頼性・妥当性

NIHSSの検者間信頼性については，認定を受けた検者間における全体としての級内相関係数は0.95以上と高い信頼性が報告されている[11)]．一方，各評価項目によってはばらつきがみられ，Meyerら[12)]は各項目の重みづけκ係数は構音障害で0.4未満，意識レベル，注視，失調，顔面麻痺で0.4〜0.75未満，その他の項目は0.75以上で

II 疾患別機能障害・重症度

表2 NIHSS[8]

[意識水準]
気管内挿管，言語的障壁あるいは口腔の外傷などによって評価が妨げられたとしても，患者の反応をどれか一つに評価選択すること．痛み刺激を加えられた際に患者が反射的姿勢以外には全く運動を呈さない場合のみ3点とする．
0：完全に覚醒，的確に反応する
1：覚醒していないが簡単な刺激で覚醒し，命令に答えたり，反応したりできる
2：注意を向けさせるには繰り返す刺激が必要か，あるいは意識が混濁していて（常同的ではない）運動を生じさせるには強い刺激や痛み刺激が必要である
3：反射的運動や自立的反応しかみられないか，完全に無反応，弛緩状態，無反射状態である

[質 問]
検査日の月名および年齢を尋ねる．返答は正確でなければならず，近似した答えは無効．失語症，混迷の患者は2点．気管内挿管，口腔外傷，強度の構音障害，言語的障壁あるいは失語症によらない何らかの問題のために患者が話すことができなければ，1点とする．最初の応答のみを評価し，検者は言語的あるいは非言語的でがかりを与えてはならない．
0：両方の質問に正解　　1：一方の質問に正解　　2：両方とも不正解

[命 令]
開閉眼を命じ，続いて手の開閉を命じる．もし手が使えないときは他の1段階命令に置換可．実行しようとする明らかな企図は見られるが，筋力低下のために完遂できないときは点を与える．患者が命令に反応しないときはパントマイムで示す．外傷，切断または他の身体的障害のある患者には適当な1段階命令に置き換える．最初の企図のみを評価する．
0：両方とも可能　　1：一方だけ可能　　2：両方とも不可能

[注 視]
水平運動のみ評価．随意的あるいは反射的（oculocephalic）眼球運動を評価．カロリックテストは行わない．共同偏視を有しているが，随意的あるいは反射的これを克服可能なら1点，単一のⅢ, Ⅳ, Ⅵの麻痺を有するときは1点とする．すべての失語症患者で評価可能である．眼外傷，眼帯，病前からの盲，あるいは他の視野視力障害を有する患者は反射的運動あるいは適切な方法で評価する．視線を合わせ，患者の周りを横に動くことで注視麻痺の存在を検知できることがある．
0：正常
1：注視が一側あるいは両側の眼球で異常であるが，固定した偏視や完全注視麻痺ではない
2：「人形の目」手技で克服できない固定した偏視や完全注視麻痺

[視 野]
対座法で評価する．視野（上下1/4）で動かしている指あるいは threat で検査する．患者を励ましてもよいが，動いている指の方を適切に向くのなら0点，一側眼の盲や単眼の場合は健常側の視野を評価する．1/4盲を含む明らかな左右差が認められた時のみ1点．もし全盲であればどのような理由であっても3点とする．
0：視野欠損なし　　1：部分的半盲　　2：完全半盲　　3：両側性半盲（皮質盲を含む）

[麻痺-顔]
歯を見せるか笑ってみせる，あるいは目を閉じるように命じるかパントマイムで示す．反応の悪い患者や理解力のない患者では痛み刺激に対する渋面の左右差でみる．顔面外傷，気管内挿管，包帯，あるいは他の身体的障壁のため顔面が隠れているときは，できるだけこれらを取り去って評価する．
0：正常な対称的な動き　　1：鼻唇溝の平坦化，笑顔の不対称　　2：顔面下半分の完全あるいはほぼ完全な麻痺　　3：顔面半分の動きがまったくない．

[麻痺-上肢]
上肢を90°（座位）または45°（仰臥位）に置く．失語症患者には声やパントマイムで示すが，痛み刺激は用いない．最初は非麻痺側から評価する．切断肢や肩の癒合があるときは9点とする．検者は9点とつけた理由を明記しておく．
0：90°(45°)に10秒間保持可能　　1：90°(45°)に保持可能も，10秒以内に下垂．ベッドを打つようには下垂しない　　2：重力に抗せるが，90°(45°)まで挙上できない　　3：重力に抗せない．ベッド上に落ちる　　4：全く動きが見られない　　9：切断，関節癒合

[麻痺-下肢]
下肢を30°（必ず仰臥位）に置く．失語症患者には声やパントマイムで示すが，痛み刺激は用いない．最初は非麻痺側から評価する．切断肢や股関節の癒合があるときは9点とする．検者は9点とつけた理由を明記しておく．
0：30°を5秒間保持可能　　1：30°を保持可能も，5秒以内に下垂．Bedを打つようには下垂しない　　2：重力に抗せるが，落下する　　3：重力に抗せない．即座にBed上に落ちる
4：全く動きが見られない　　9：切断，関節癒合

[運動失調]
指-鼻-指試験，踵-膝試験は両側で施行．開眼で評価し，視野障害がある場合は，健側の視野で評価する．筋力低下の存在を割り引いても存在するときのみ陽性とする．理解力のない患者，片麻痺の患者は0点，切断肢や関節癒合が存在する場合，9とする．検者は9点とした理由を明記する．全盲の場合は伸展位から鼻に触れることで評価する．
0：なし　　1：1肢に存在　　2：2肢に存在　　9：切断，関節癒合

[感 覚]
知覚または検査時の痛みに対する渋面，あるいは意識障害や失語症患者での痛み刺激からの逃避反応により評価する．半側感覚障害を正確に調べるのに必要な多くの身体部位（前腕，下肢，体幹，顔面）で評価すること．重篤あるいは完全な感覚障害が明白に示された時のみ2点を与える．従って，混迷あるいは失語症患者は1点または0点となる．脳幹部脳血管障害で両側の感覚障害がある場合，2点とする．無反応，四肢麻痺の患者2点とする．昏睡患者は2点とする．
0：正常　　1：痛みを鈍く感じるか，あるいは痛みは障害されているが触られていることはわかる　　2：触られていることもわからない．

[言 語]
これより前の項目の評価を行っている間に言語に関する多くの情報が得られている．絵カードの中で起こっていることを尋ね，呼称カードの中の物品名を言わせ，文章カードを読ませる．言語理解はここでの反応およびこれ以前の評価時の命令に対する反応から判断する．もし，視覚障害によってこの検査ができないときは，手の中に置かれた物品の同定，復唱，発話を命ずる．挿管されている患者は書字するようにする．混迷や非協力的患者でも評価をし，昏睡患者，患者が完全に無言か1段階命令にまったく応じない場合は3点とする．
0：正常
1：明らかな流暢性・理解力の障害はあるが，表出された思考，表出の形に重大な制限を受けていない．しかし，発語や理解の障害のために与えられた材料に関する会話が困難か不能である．患者の反応から答えを同定することが可能．
2：コミュニケーションは全て断片的な表出からなり，検者に多くの決めつけ，聞き直し，推測が必要．交換される情報の範囲は限定的で，コミュニケーションに困難を感じる．患者の反応から答えを同定することが不可能．
3：有効な発語や聴覚理解は全く認められない．

（次頁につづく）

表2 NIHSS（つづき）[8]

[構音障害]
もし患者が失語症でなかったら，前出のカード音読や単語の復唱をさせることから適切な発話の例を得なければならない．もし患者が失語症なら，自発語の構音の明瞭さを評価する．挿管，発話を妨げる他の身体的障壁があるときは9点とする．検者は9点とつけた理由を明記しておく．患者にこの項目の評価の理由を告げてはならない．
0：正常 1：少なくともいくつかの単語で構音が異常で，悪くとも何らかの困難は伴うものの理解し得る 2：構音異常が強く，検者が理解不能である 9：挿管，身体的障壁

[消去現象と無視]
これより前の項目を評価している間に無視を評価するための充分な情報を得られている．もし2点同時刺激を行うことを妨げる様な重篤な視覚異常がある場合，体性感覚による2点同時刺激で正常なら評価は正常とする．失語があっても両側に注意を向けているようにみえるとき，評価は正常とする．視空間無視や病態失認の存在は無視の証拠としてよい．無視は存在したときのみありと評価されるので，評価不能はありえない．
0：正常
1：視覚，触覚，聴覚，視空間，あるいは自己身体に対する不注意．1つの感覚様式で2点同時刺激に対する消去現象
2：重度の半側不注意あるいは2つ以上の感覚様式にたいする消去現象．一方の手を認識しない，または空間の一側にしか注意を向けない

National Institutes of Health stroke scale 評価時の注意点

A．一般的注意事項
1．リストの順に施行すること．
2．逆に行ったり評点を変更してはならない．（間違った答えを修正しても最初に言った答えについて評点する）
3．評点は患者がなしたことを反映するのであって，患者ができるだろうと医師が推測したことではない．
4．検査を施行している間に記録すること（記入シートなどを利用）．
5．特に指示されている部分以外では，患者を誘導してはならない（すなわち，何度も命令を繰り返すと患者は特別に努力をしてしまう）．

B．各項目での注意事項
1．意識障害：失語症の患者に対して，1b．意識障害（質問）では，2点を与えることになっている．1c．意識障害（命令）では，パントマイムで示しても良いことになっている．それでも出来なければ，2点を与える．
2．視野：部分的半盲は1点とする．1/4盲，または同時刺激して片方を無視することがあれば1点を入れるという解説がされている．
3．顔面麻痺：普通脳卒中の場合には顔面の半分だけであるが，この場合，末梢性の顔面麻痺が3と一番高くなっている．顔面麻痺が検者間で最も一致率が悪いと報告されている．
4．上下肢の運動：失語症の患者でも評点する．9点は合計点には加えない．
5．感覚：全く正常であれば0点で，全く解らないのは2点であり，その中間は全て1点となる．
6．最良の言語：失語がなければ0点，軽度から中等度の失語は1点，重度の失語は2点，全くの失語や昏迷は3点となる．
7．構音障害：挿管をしている場合は9点となるが合計点には加えない．
8．無視：失語があっても，両側に注意を向けているようにみえれば0点を与える．視野刺激で問題があった時には1点を与える．

添付カードは省略

あったと報告している．また妥当性についても Lyden ら[13]の報告をはじめとして数々の報告がなされている．日本語訳は脳卒中治療ガイドライン2004[14]などに示されているが，必ずしも日本語版として標準化されているものではない．

❺ 普及度

NINDS Study[15]のほか，わが国のJ-ACT[16]をはじめ世界各国で行われた数々のrt-PA静注療法の大規模臨床試験において重症度の評価法として採用されている．日本脳卒中学会が示したrt-PA静注療法適正治療指針[8]において必須の評価として盛り込まれており（NIHSSスコアが23以上は慎重投与），2005年から保険適用となったrt-PA静注療法の普及に伴ってNIHSSは急性期脳卒中の臨床においてもはや不可欠な評価法であるといえる．

❻ その他トピックス

2001年にはNIHSSの項目のなかでも検者間評価一致率が低い意識障害，顔面麻痺，失調，構音障害を除外し，信頼性を高めた11項目からなるmodified NIHSS[12,17]も報告されており，今後の普及に関して動向が注目される．

3 JSS

❶ 開発者

脳卒中急性期の重症度を定量的に評価する真の比例尺度を作成することを目的として，脳卒中を専門とする全国主要施設の代表者を集めて組織された日本脳卒中学会 Stroke Scale 委員会によってJapan Stroke Scale（JSS）が作成された．機能予後に対する寄与度の高い評価項目をもとに構成され，交差妥当性，信頼性の検定を経て公開された．

❷ 開発時期・初出文献

1994年に開発が着手され，評価スケール自体は1997年に発表された[18]．2001年には開発の詳細

II 疾患別機能障害・重症度

が英文で報告されている[19]．

- 日本脳卒中学会 Stroke Scale 委員会：日本脳卒中学会・脳卒中重症度スケール（急性期）Japan Stroke Scale（JSS）．脳卒中 **19**：1-5, 1997[18]．
- Gotoh F et al：Development of a Novel, Weighted, Quantifiable Stroke Scale：Japan Stroke Scale. *Stroke* **32**：1800-1807, 2001[19]．

❸ 特徴

意識，言語，無視，視野欠損または半盲，眼球運動障害，瞳孔異常，顔面麻痺，足底反射，感覚系，運動系（手，腕，下肢）について，それぞれが A，B，C の 3 段階（視野欠損もしくは半盲のみは

表3 JSS[18]

(日本脳卒中学会Stroke Scale委員会)

患者名：　　年齢：　　歳　男・女　　発症日時：　／　／　　時頃　検査日：　／　／
診断名：　　麻痺側（右、左、両）　利き手（右、左、両）　　　　　　　検者：

1. Level of Consciousness（意識）
 a) Glasgow Coma Scale

　開眼（Eyes Open）
　　4 自発的に開眼する
　　3 呼びかけにより開眼する
　　2 痛み刺激により開眼する
　　1 全く開眼しない

　言語（Best Verbal Response）
　　5 見当識良好
　　4 混乱した会話
　　3 不適切な言葉
　　2 理解不能の応答
　　1 反応なし

　運動（Best Motor Response）
　　6 命令に従う
　　5 疼痛に適切に反応
　　4 屈曲逃避
　　3 異常屈曲反応
　　2 伸展反応（除脳姿勢）
　　1 反応なし

　□A= 7.74
　□B=15.47
　□C=23.21

　E+V+M=Total
　（ ）+（ ）+（ ）=□

　A：15　　B：14〜7　　C：6〜3

 b) Japan Coma Scale：
　Ⅰ 刺激しなくても覚醒している状態
　　9 全く正常
　　8 大体意識清明だが、今一つはっきりしない（Ⅰ-1）
　　7 時・人・場所がわからない（見当識障害）（Ⅰ-2）
　　6 自分の名前、生年月日が言えない（Ⅰ-3）
　Ⅱ 刺激すると覚醒する状態
　　5 普通の呼びかけで容易に開眼する（Ⅱ-10）
　　4 大きな声または体を揺ぶることにより開眼する（Ⅱ-20）
　　3 痛み・刺激を加えつつ呼びかけを繰り返すとかろうじて開眼する（Ⅱ-30）
　Ⅲ 刺激しても覚醒しない状態
　　2 痛み刺激に対しはらいのける様な動作をする（Ⅲ-100）
　　1 痛み刺激で少し手足を動かしたり顔をしかめる（Ⅲ-200）
　　0 痛み刺激に全く反応しない（Ⅲ-300）

　A：9　　B：8〜3　　C：2〜0

2. Language（言語）
　1. 口頭命令で拳をつくる（両側麻痺の場合は口頭命令で開眼する）
　2. 時計を見せて"時計"と言える
　3. "サクラ"を繰り返して言える
　4. 住所、家族の名前が上手に言える

　□A= 1.47
　□B= 2.95
　□C= 4.42

　A：All　　B：3/4 or 2/4　　C：1/4 or 0/4（None）

3. Neglect（無視）：（可能な限り裏面の線分を使用のこと）
　A．線分二等分試験正常
　B．線分二等分試験で半側空間無視
　C．麻痺に気がつかない。あるいは一側の空間を無視した行動をする

　□A= 0.42
　□B= 0.85
　□C= 1.27

＊註：実際のカードには裏面に長さ25cmの太線が印刷してあるが、紙面の都合上省略。

（次頁につづく）

表3 JSS（つづき）[18]

4. Visual Loss or Hemianopia（視野欠損または半盲）
   A. 同名性の視野欠損または半盲なし　　□A= 0.45
   B. 同名性の視野欠損または半盲あり　　□B= 0.91

5. Gaze Palsy（眼球運動障害）
   A. なし　　　　　　　　　　　　　　　□A= 0.84
   B. 側方視が自由にできない（不十分）　□B= 1.68
   C. 眼球は偏位したままで反対側へ側方視できない（完全共同偏視または正中固定）　□C= 2.53

6. Pupillary Abnormality（瞳孔異常）
   A. 瞳孔異常（対光反射and/or瞳孔の大きさの異常）なし　□A= 1.03
   B. 片側の瞳孔異常あり　　□B= 2.06
   C. 両側の瞳孔異常あり　　□C= 3.09

7. Facial Palsy（顔面麻痺）
   A. なし　　　　　　　　　　　　　　　□A= 0.31
   B. 片側の鼻唇溝が浅い　　　　　　　　□B= 0.62
   C. 安静時に口角が下垂している　　　　□C= 0.93

8. Plantar Reflex（足底反射）
   A. 正常　　　　　　　　　　　　　　　□A= 0.08
   B. いずれとも言えない　　　　　　　　□B= 0.15
   C. 病的反射（BabinskiまたはChaddock）陽性（1回でも認めたら陽性）　□C= 0.23

9. Sensory System（感覚系）
   A. 正常（感覚障害がない）　　　　　　□A= −0.15
   B. 何らかの軽い感覚障害がある　　　　□B= −0.29
   C. はっきりした感覚障害がある　　　　□C= −0.44

10. Motor System（運動系）（臥位で検査する）
    Hand（手）　　　　　　　A：1　B：2or3　C：4or5
      1. 正常
      2. 親指と小指で輪を作る　　　　　　□A= 0.33
      3. そばに置いたコップが持てる　　　□B= 0.66
      4. 指は動くが物はつかめない　　　　□C= 0.99
      5. 全く動かない

    Arm（腕）　　　　　　　A：1　B：2or3　C：4or5
      1. 正常
      2. 肘を伸ばしたまま腕を挙上できる　□A= 0.66
      3. 肘を屈曲すれば挙上できる　　　　□B= 1.31
      4. 腕はある程度動くが持ち上げられない　□C= 1.97
      5. 全く動かない

    Leg（下肢）　　　　　　A：1　B：2or3　C：4or5
      1. 正常
      2. 膝を伸ばしたまま下肢を挙上できる　□A= 1.15
      3. 自力で膝立てが可能　　　　　　　　□B= 2.31
      4. 下肢は動くが膝立てはできない　　　□C= 3.46
      5. 全く動かない

TOTAL＝
CONSTANT　−14.71
SCORE＝

（日本脳卒中学会・脳卒中重症度スケール（急性期）の発表にあたって．脳卒中 1997；19：1-5）

2段階）で評価され，重みづけされた数値が割り振られている．最終的には定数項である14.71を減じて合計点を算出する（表3）[18]．算出されたスコアは数値として扱うことが可能である．

❹ 信頼性・妥当性

開発段階から計量心理学的な特性に配慮されてデザインされており，各項目の重みづけκ係数は

0.83，Cronbachのα係数は0.998と報告されている[19]．わが国における臨床データをもとに作成された尺度であり，日本語以外での信頼性・妥当性についてはこれまでに報告されていない．急性期の使用を目的としており，意識障害の占める割合が高いという特性がある[19]．

❺ 普及度

これまでのところ，国際的に用いられているNIHSSやmRSと比べると帰結研究をはじめとした報告における利用には限りがある．わが国における脳卒中急性期治療などの標準化に必要なEBMを確立するための手段として構築された脳卒中急性期患者データベース[20]にも収録されており，今後の活用が期待される．

❻ その他トピックス

日本脳卒中学会Stroke Scale委員会はJSSのほかに運動機能障害や高次脳機能障害，感情障害などの重症度を評価するための脳卒中運動機能障害重症度スケール（JSS-M）[21]，脳卒中高次脳機能スケール（JSS-H）[22]，脳卒中情動障害スケール（JSS-E），脳卒中うつスケール（JSS-D），脳卒中感情障害（うつ・情動障害）スケール同時評価表（JSS-DE）[23]などを発表している．

おわりに

mRS，NIHSS，JSSは一般的にリハ医学領域で汎用されている機能障害やADLに関する詳細な評価法とはフォーカスが異なり，双方を関連づけた利用法を検討することで相乗的な効果を発揮するものと考えられる．

文献

1) Rankin J：Cerebral vascular accidents in patients over the age of 60. Scott Med J 2：200-215, 1957.
2) van Swieten JC et al：Interobserver agreement for the assessment of handicap in stroke patients. Stroke 19：604-607, 1988.
3) 脳卒中合同ガイドライン委員会：付録　表9 modified Rankin Scale（mRS），脳卒中治療ガイドライン2004. http://www.ists.gr.jp/guideline/226-227.pdf
4) Wilson JT et al：Reliability of the modified Rankin Scale across multiple raters：benefits of a structured interview. Stroke 36：777-781, 2005.
5) Banks JL, Marotta AC：Outcomes validity and reliability of the modified Rankin Scale：implications for stroke clinical trials. Stroke 38：1091-1096, 2007.
6) Lai SM, Duncan PW：Evaluation of the American Heart Association Stroke Outcome Classification. Stroke 30：1840-1843, 1999.
7) Goldstein LB et al：Interrater reliability of the NIH stroke scale. Arch Neurol 46：660-662, 1989.
8) 日本脳卒中学会医療向上・社会保険委員会rt-PA（アルテプラーゼ）静注療法指針部会：rt-PA（アルテプラーゼ）静注療法適正治療指針．脳卒中 27：327-354, 2005.
9) Lyden P et al：NIHSS training and certification using a new digital video disk is reliable. Stroke 36：2446-2449, 2005.
10) 森　悦朗：NIHSSによる重症度の評価と問題点．最新医学 63：1446-1453, 2008.
11) Goldstein LB, Samsa GP：Reliability of the National Institutes of Health Stroke Scale. Extension to non-neurologists in the context of a clinical trial. Stroke 28：307-310, 1997.
12) Meyer BC et al：Modified National Institutes of Health Stroke Scale for use in stroke clinical trials：prospective reliability and validity. Stroke 33：1261-1266, 2002.
13) Lyden P et al：Underlying structure of the National Institutes of Health Stroke Scale：results of a factor analysis. Stroke 30：2347-2354, 1999.
14) 脳卒中合同ガイドライン委員会：付録　表3-2　旧版 NIH Stroke scale（NIHSS）（1994）．脳卒中治療ガイドライン2004. http://www.ists.gr.jp/guideline/219-219.pdf
15) The National Institute of Neurological Disorders and Stroke rt-PA Stroke Study Group：Tissue plasminogen activator for acute ischemic stroke. N Engl J Med 333：1581-1587, 1995.
16) Yamaguchi T et al：Alteplase at 0.6 mg/kg for acute ischemic stroke within 3 hours of onset：Japan Alteplase Clinical Trial（J-ACT）．Stroke 37：1810-1815, 2006.
17) Lyden PD et al：A modified National Institutes of Health Stroke Scale for use in stroke clinical trials：preliminary reliability and validity. Stroke 32：1310-1317, 2001.
18) 日本脳卒中学会Stroke Scale委員会：日本脳卒中学会・脳卒中重症度スケール（急性期）Japan Stroke Scale（JSS）．脳卒中 19：1-5, 1997.
19) Gotoh F et al：Development of a novel, weighted, quantifiable stroke scale：Japan Stroke Scale. Stroke 32：1800-1807, 2001.
20) 小林祥泰編：脳卒中データバンク，中山書店，2005.
21) 日本脳卒中学会Stroke Scale委員会：日本脳卒中学会・脳卒中運動機能障害重症度スケール．脳卒中 21：352-356, 1999.
22) 日本脳卒中学会Stroke Scale委員会：日本脳卒中学会・脳卒中高次脳機能スケール．脳卒中 23：284-291, 2001.
23) 日本脳卒中学会Stroke Scale委員会：日本脳卒中学会・脳卒中感情障害（うつ・情動障害）スケール．脳卒中 25：205-214, 2003.

II 疾患別機能障害・重症度
脳性麻痺

5 SMTCP GMFCS

近藤和泉（国立長寿医療研究センターリハビリテーション科）
小野木啓子（藤田保健衛生大学医学部リハビリテーション医学I講座）
藪中良彦（大阪保健医療大学保健医療学部リハビリテーション学科理学療法学専攻）

key words SMTCP, GMFCS, 脳性麻痺, 粗大運動機能

はじめに

Simple Motor Test for Cerebral Pasly (SMTCP) および Gross Motor Function Classification System (GMFCS) はいずれも脳性麻痺児の粗大運動能力の機能評価を目的に考案されたものであるが，その性質・使われる目的・開発経緯は大きく異なっている．SMTCP はその考案の元となった GMFM と同じく評価的な尺度であり，治療効果の判定や経時的な変化をとらえることが主要な用途となる．それに対して GMFCS は脳性麻痺児の座位および移動能力における障害の程度を分類するためにつくられた判別的な尺度である．

1 SMTCP

❶ 開発者

近藤和泉，中村純人，細川賀乃子，朝貝芳美，岩崎光茂らの，脳性麻痺児・者および発達障害児に対する厚生労働省障害保健福祉総合研究事業のメンバーである．

❷ 開発時期・初出文献

2001 年に開発された．
初出文献は次のとおりである．
▶ 岩崎光茂・他：脳性麻痺簡易運動テスト (Simple Motor Test for Cerebral Pasly) SMTCP の信頼性・妥当性の検討．平成 12 年度脳性麻痺など脳性運動障害児・者に対する治療およびリハビリテーションの治療的効果とその評価に関する総合的研究・報告書，2001，pp.146–150[1]．

❸ 特徴

GMFM（本書 p118）を主な項目の採取源としてつくられた，粗大運動能力を評価する評価的な尺度である．GMFM と異なる点は，マニュアルの徹底的な読み合わせとそれをもとにした修正を行い，わが国の療育現場でも使いやすくした点，母児入園という母親の介助または介護スキルの向上をねらった日本独特のシステムに合わせて，介護者の補助によって課題が遂行可能かをみる段階を含む点である．GMFM より項目数が少ないので，短時間で実施できるという利点もある．

SMTCP はわが国で行われた脳性麻痺児・者および発達障害児に対する厚生労働省障害保健福祉総合研究事業のなかで考案され，その計量心理学的な特性が検討されてきた．同研究事業において，「摂食・嚥下障害のスクリーニングテスト」，「基本的 ADL の評価尺度」，「変形・拘縮の評価尺度」などがつくられており，SMTCP と併せて日本広範囲小児リハビリテーション評価セット（Japanese assessment set for pediatric extensive rehabilitation；JASPER）としてまとめられている[2]．

❹ 信頼性・妥当性

SMTCP ver.1.1 を使った信頼性・妥当性の検討

が行われている[3]．検者間信頼性では級内相関係数〔Intraclass correlation coefficient；ICC (1, 1)〕= 0.929．また内容妥当性：包含容認率が75％以下であったのは2項目，さらにGMFCSを基準尺度とした併存的妥当性の検討では$\rho = -0.732$（$p < 0.01$）といずれも，妥当なレベルであった．しかし構成概念妥当性では2つの仮説のうち，反応性に関する仮説が不成立であった．2005年度に行われたGMFMを基準尺度とした併存的妥当性の検討では，GMFMおよびSMTCPのスコア間の相関係数は0.991（$p < 0.0001$）となっている[4]．

❺ 普及度・その他トピックス

2003年度に行われた岡川らの，主に重症障害児を対象に使われている評価尺度の調査では，回答42施設中24施設でGMFMまたはSMTCPが使用されていることがわかっている[5]．

前述のGMFMとの併存的妥当性を検討したデータから，GMFMのスコア＝ SMTCP総合点× 0.893 + 3.212，また各領域のスコアを使った場合は，GMFMのスコア＝ SMTCPのA領域のスコア× 0.154 + B領域のスコア× 0.167 + C領域のスコア× 0.263 + D領域のスコア× 0.133 + E領域のスコア× 0.154 + 3.386，さらに各項目スコアからもGMFMの推定値を算出でき，国際的に使用されているGMFMとのデータ・リンケージが可能となっている．

2 GMFCS

❶ 開発者

Palisano Rを中心としたMcMaster大学のNeurodevelopmental Clinical Research Unit（現CanChild）のメンバー（Rosenbaum Pを含む）．

❷ 開発時期・初出文献

1997年に開発された．
初出文献は次のとおりである．
▶ Palisano R et al：Development and reliability of a system to classify gross motor function in children with cerebral palsy. *Dev Med Child Neurol* **39**：214-223, 1997[6]．

❸ 特徴

GMFCSは判別的な目的で使われる尺度である．子どもの座位をとる能力および移動能力を中心とした粗大運動能力をもとにして，6歳以降の年齢で最終的に到達するレベルⅠ：制限なしに歩く，Ⅱ：歩行補助具なしに歩く，Ⅲ：歩行補助具を使って歩く，レベルⅣ：自力移動が制限，レベルⅤ：電動車椅子や環境制御装置を使っても自動移動が非常に制限されているという5段階の機能レベルに分け，各レベルに最終的に到達する脳性麻痺児がどのように発達してくるかを，それ以前の年齢ごとに想定して，重症度を分類している．運動能力が年齢によって変わっていくことを考慮に入れて，それぞれのレベルに対して，2歳まで，2～4歳，4～6歳および6～12歳の年齢に分けて説明を行っている．内容をこのように構成することによって，基本的には年代が上がって粗大運動の発達が起こっても，あてはまるレベルが大きくは変化しない性質をもたせている．

❹ 信頼性・妥当性

GMFCSの計量心理学的特性は，北米で1997年にPalisanoら[6]，2000年にWoodとRosenbaum[7]によって検討されている．考案当初よりPalisanoらはもしこのシステムに予測的な妥当性があれば，早い時期に分類を行うことによって，最終的な子どもの運動能力を予測することが可能となるだろうと推測していたが，横断的なデータによる予測的妥当性はPalisanoら[8]によって2000年に，縦断的なデータによるものはRosenbaumら[9]によって2002年に検証されている．また，従来の片麻痺，両麻痺などの麻痺の分布による分類に比べて，運動障害に対する予後予測性が高いことがGorterら[10]によって示されている．さらにほかの言語に翻訳されたバージョンの信頼性のデータもいくつか報告されており[11,12]，日本語版のものは2003年にKondoら[12]によって検討され，一致度の指標となるκ係数が0.64と報告されている．

図 PubMedにおける主要尺度の使用文献数（2008年3月調べ）

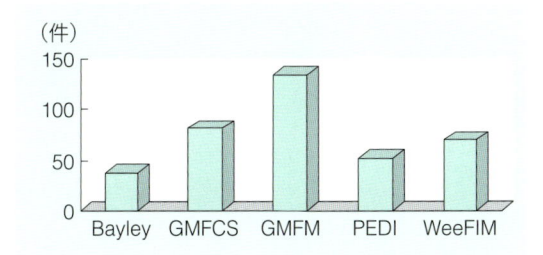

❺ 普及度

　GMFCSはカナダで考案され，現在は北米のみならず，国際的にも広く普及している[13]．図に2008年3月の時点でのPubMedにおけるGMFCSの引用数を示す．わが国へは2000年に紹介され[14]，国内の施設でも広く使われている．GMFCSの出現により，これまで恣意的に決められてきた軽症，中等症および重症などの運動障害の特徴が統一され，また専門職間での重症度への認識の差もなくなったといえる．

❻ その他トピックス

　国際障害分類（International Classification of Impairments, Disabilities and Handicaps；ICIDH）の障害コードとも有意な相関関係があることが示されている[15]．2007年に新たに12～18歳までの年齢帯が付け加えられ，さらにICFの参加に関わる概念を取り入れて部分的に改変されたGMFCS Extended & Revisedが考案されている[16]．

おわりに

　SMTCPおよびGMFCSの用途・開発経緯・位置づけなどに関して概説した．両者ともに対象および目的を十分に考慮して，用途に合った使われかたがなされることを望みたい．なお，GMFCS Expanded & Revisedに関しては，逆翻訳の過程を経て原著者の正式の承認を得ている日本語版が，以下のウェブサイトよりダウンロードできる．
http://motorgrowth.canchild.ca/en/GMFCS/expandedandrevised.asp

文献

1) 岩崎光茂・他：脳性麻痺簡易運動テスト（Simple Motor Test for Cerebral Pasly）SMTCPの信頼性・妥当性の検討．平成12年度脳性麻痺など脳性運動障害児・者に対する治療およびリハビリテーションの治療的効果とその評価に関する総合的研究・報告書，2001, pp. 146-150.
2) 近藤和泉・他：脳性麻痺簡易運動テスト Simple Motor Test for Cerebral Palsy：SMTCP, 障害児の包括的評価法マニュアル―JASPERの実践的活用法，メジカルビュー社，2006, pp 27-46.
3) 細川賀乃子・他：脳性麻痺簡易運動テスト（Simple Motor Test fro Cerebral Palsy）の考案（2），試作版SMTCP Ver.1.1の信頼性・妥当性の検討およびSMTCP Ver. 2.01の作成，リハ医学39：483-491, 2002.
4) 近藤和泉・他：脳性麻痺簡易運動テストの改訂・同時妥当性の検討および上肢機能評価尺度の考案．平成16年度発達障害児のリハビリテーション（医療・療育）の標準化と地域における肢体不自由児施設の機能に関する研究・報告書，2005, pp. 33-35.
5) 岡川敏郎，朝貝芳美：運動機能訓練効果の見えにくい重度の脳性まひ児に対する評価方法の実態調査，平成14年度発達障害児のリハビリテーション（医療・療育）の標準化と地域における肢体不自由施設の機能に関する研究・報告集 2003, pp 119-127.
6) Palisano R et al：Development and reliability of a system to classify gross motor function in children with cerebral palsy. *Dev Med Child Neurol* 39：214-223, 1997.
7) Wood E, Rosenbaum P：The gross motor function classification system for cerebral palsy：a study of reliability and stability over time. *Dev Med Child Neurol* 42：292-296, 2000.
8) Palisano R et al：Validation of a model of gross motor function for children with cerebral palsy. *Phys Ther* 80：974-985, 2000.
9) Rosenbaum P et al：Prognosis for gross motor function in cerebral palsy, creation of motor development curves. *JAMA* 288：1357-1363, 2002.
10) Gorter JW et al：Limb distribution, motor impairment, and functional classification of cerebral palsy. *Dev Med Child Neurol* 46：461-467, 2004.
11) Lundkvist A et al：Interrater reliability of the Gross Motor Function Classification System in a Swedish version. *Dev Med Child Neurol* 41 (Suppl. 81)：18 (Abstracts), 1999.
12) Kondo I et al：Gross Motor Function Classification System；preliminary study for Japanese children. *Am j Phys Med Rehabil* 82：116-121, 2003.
13) Morris C, Bartlett D：Gross Motor Function Classification System：impact and utility. *Dev Med Child Neurol* 46：60-65, 2004.
14) 近藤和泉：脳性麻痺児のリハビリテーションに対する近年の考え方と評価尺度，リハ医学 37：230-241, 2000.
15) Beckung E：Correlation between ICIDH handicap code and Gross Motor Function Classification System in children with cerebral palsy. *Dev Med Child Neurol* 42：669-673, 2000.
16) Palisano R et al：Content validity of the expanded and revised Gross Motor Function Classification System. *Dev Med Child Neurol* 50：744-50, 2008.

II 疾患別機能障害・重症度
慢性閉塞性疾患

6 F, H-J 分類

川島正裕（独立行政法人国立病院機構東京病院呼吸器センター）
寺本信嗣（東京医科大学八王子医療センター呼吸器内科）

key words F, H-J 分類, MRC 息切れスケール, 呼吸困難

はじめに

慢性閉塞性肺疾患（Chronic Obstructive Pulmonary Disease；COPD）をはじめとした呼吸器疾患に伴う呼吸困難の定量的な評価方法として，問診などにより医療スタッフが間接的に評価する方法（間接的評価法）と直接患者自身が呼吸困難の程度を評価する方法（直接的評価方法）がある．間接的方法には，Fletcher, Hugh-Jones 分類（F, H-J 分類），Medical Research Council（MRC）息切れスケール，Oxygen Cost Diagram（OCD）などがあり，直接的方法には，修正 Borg Scale，VAS などが代表的なものとしてあげられる[1]．

1 F, H-J 分類

❶ 開発者

Fletcher CM[2]の所属するじん肺研究室（the Medical Research Council Pneumoconiosis Unit, Llandough Hospital, Cardiff）において，呼吸困難が患者の行動に与える影響を肺疾患のない同世代の人と比較しながら評価し呼吸困難の程度を決める方法として5点評価スケール（**表1**）が作成され使用されていた．これが F, H-J 分類の起源とされている．

❷ 開発時期・初出文献

Fletcher と同じ研究室に属する Hugh-Jones P と Lambert AV[3]は1952年，運動負荷検査を用いた労作時呼吸困難の評価に関する論文のなかで，上記スケールを一部変更して用いて報告したが（**表2**，呼吸困難Ⅳ度の100ヤードを50ヤードに変更），それがわが国において F, H-J 分類となり現在に至っている．その歴史的経緯，命名上の問題点に関しては，宮本の論文[4]に詳細な記述がある．

▶ Fletcher CM：The clinical diagnosis of pulmonary emphysema：an experimental study. *Proc R Soc Med* **45**：577-584, 1952[2]．
▶ Hugh-Jones P, Lambert AV：A simple standard exercise test and its use for measuring exertion dyspnoea. *Br Med J* **1**：65-71, 1952[3]．
▶ 宮本顕二：MRC 息切れスケールをめぐる混乱―いったいどの MRC 息切れスケールを使えばよいのか？―．日呼吸会誌 **46**：593-600, 2008[4]．

❸ 特徴

わが国では慢性呼吸器疾患の息切れの評価方法として F, H-J 分類が頻用されてきたが，欧米諸国では MRC 息切れスケールが使用されており，これが現在の世界基準となっている．元来 MRC 息切れスケールも，1960年に英国 MRC の分科会が慢性気管支炎患者の呼吸器症状に関する問診票作成の際に，1952年にじん肺研究室が作成した**表1**の5段階の息切れスケールを改変し呼吸困難の評価方法として導入したものであり，その起源は同一である．MRC 息切れスケールの初版は，①4

慢性閉塞性疾患（F, H-J 分類）

表1 Five-Point rating dyspnea scale in the Medical Research Council Pneumoconiosis Unit at Llandough Hospital (1952)[2]

Grade 1	Is the patient's breath as good as that of other men of his own age and build at work, on walking, and on climbing hills or stairs?
Grade 2	Is the patient able to walk with normal men of own age and build on the level but unable to keep up on hills or stairs?
Grade 3	Is the patient unable to keep up with normal men on the level, but able to walk about a mile or more at his own speed?
Grade 4	Is the patient unable to walk more than about 100 yards on the level without a rest?
Grade 5	Is the patient breathless on talking or undressing, or unable to leave his house because of breathlessness?

表2 Fletcher, Hugh-Jones 分類[3]

Ⅰ度	同年齢の健常者とほとんど同様の労作ができ，歩行，階段昇降も健常者並にできる
Ⅱ度	同年齢の健常者とほとんど同様の労作ができるが，坂，階段の昇降は健常者並にはできない
Ⅲ度	平地でさえ健常者並には歩けないが，自分のペースなら1マイル（1.6 km）以上歩ける
Ⅳ度	休みながらでなければ50ヤード（約46 m）も歩けない
Ⅴ度	会話，着物の着脱にも息切れを自覚する．息切れのため外出できない

表3 MRC dyspnoea scale (NICE guideline)[5]

Grade	Degree of breathlessness related to activities
1	Not troubled by breathlessness except on strenuous exercise
2	Short of breath when hurrying or walking up a slight hill
3	Walks slower than contemporaries on level ground because of breathlessness, or has to stop for breath when walking at own pace
4	Stop for breath after walking about 100m or after a few mimutes on level ground
5	Too breathless to leave the house, or breathless when dressing or undressing

表4 MRC dyspnoea (ATS/ERS guideline)[6]

Grade	Degree of breathlessness related to activities
0	Not troubled with breathlessness except with strenuous exercise
1	Troubled by shortness of breath when hurrying or walking up a slight hill
2	Walks slower than people of the same age due to breathlessness or has to stop for breath when walking at own pace on the level
3	Stops for breath after walking about 100m or after a few minutes on the level
4	Too breathless to leave the house or breathless when dressing or undressing

段階のスケールである，②質問票形式である，といった点がF, H-J分類と大きく異なる．現在MRC息切れスケールは，主にCOPD，間質性肺炎，気管支拡張症などの呼吸器疾患における呼吸困難評価の尺度として用いられている．特に最新のCOPDのガイドラインでは息切れの重症度判定スケールとして記載され，COPDの重症度および予後因子の1つとして評価すべきとされている．COPDに関する英国のNICEガイドライン[5]および米国/ヨーロッパのATS/ERS TASK FORCEによるガイドライン[6]に掲載されている最新の修正版MRC息切れスケールを表3, 4に示す．

❹ 信頼性・妥当性

F, H-J分類は欧米では使用されておらず，残念ながらわが国において信頼性および妥当性の適切な評価は行われていないのが現状である．F, H-J分類と起源が同一であるMRC息切れスケールに関しては，信頼性および妥当性評価の報告が散見される．異なる評価者間の一致について，25例の呼吸困難患者に対する修正MRC息切れスケール（ATS news, 1982）による肺機能測定技師と呼吸器内科医の間の一致に関しては，重みづけκ値0.92であり，ほぼ完璧な一致を示した[7]．予後に関する予測妥当性については，大規模試験ではないが間質性肺炎や気管支拡張症患者についてMRC息切れスケールが予後因子の1つとして報告されている．Bestallら[8]は，MRC息切れスケールGrade 3以上（NICE guideline）のCOPD患者100名を対象として，運動能力評価の指標としてシャトル・ウォーキングテストおよび呼吸困難感の指標としてBorg Scaleを用い，MRC息切れスケールとの関連を検討した．Grade 3～5の各患者群の間で歩行距離（$p < 0.001$）および運動負荷後のBorg Scale（$p < 0.03$）に有意差を認め，COPD患者におけるMRC息切れスケールの運動能力低下および呼吸困難感の指標としての有用性（構成概念妥当性）が確認されている．息切れスケールと運動能力や肺機能検査との関連を分析した研究はほかにも散見され，重症COPD 62例（FEV_1% pred 39 ± 13%）を対象としてMRC, the Baseline Dyspnoea Index（BDI）および the Oxygn Cost Diagramを使用し，トレッドミルでの6分間歩行試験（6MWT）による運動能力評価およびスパイロメーターならびにプレチスモグラフィーによる呼吸機能評価を行ったWegnerら[9]の研究では，MRCを含めたすべての息切れスケールは運動能力と有意に相関がある（MRC息切れスケールでは$r = 0.63$, $p < 0.001$）が，肺機能検査のパラメータとは弱い相関しか認めなかったと報告している．一方，COPD患者161名にMRCを含む息切れスケール，呼吸機能検査ならびに最大酸素摂取量による運動能力評価を行ったHajiroら[10]の研究では，息切れスケールはFEV_1（MRC息切れスケールではRs = 0.39）および最大酸素摂取量（MRC息切れスケールではRs = 0.60）の両者に有意な相関（$p < 0.01$）があったと報告している．

❺ 普及度

わが国では，F, H-J分類が広く使用されている．多くの成書に記載されているため，今後も汎用されると考えられる．欧米ではMRC息切れスケールが基準となっており，国際的に共通の認識で息切れの評価法を議論する考えかたに立脚すれば，MRC息切れスケールを使用する方向に向かう可能性もある．

❻ その他トピックス

上述したVAS, OCD, BDIなどの息切れスケールや息切れの評価を含んだQOL評価スケールであるSt George's Respiratory Questionnaire（SGRQ）やThe Chronic Respiratory Disease Questionnaire（CRQ）などのさまざまな尺度が，COPDを中心とした慢性呼吸器疾患，呼吸不全の臨床研究ならびに一部のものは実際の臨床で使用されている[11]．おのおののスケールは，評価可能な息切れが安静時のものか運動時のものか，どのような疾患の息切れの評価に適しているか，治療の効果判定あるいは予後の評価指標となりうるものか，臨床試験に汎用されているか，などの特徴に違いがあり，内容を理解したうえで適切なスケールを使用することが肝要である．

おわりに

　起源を同一にするF, H-J分類とMRC息切れスケールは，半世紀以上使用されてきた事実ならびに上記信頼性および妥当性の検討結果からもその有用性は明らかである．わが国ではF, H-J分類が長年使用されてきた現状がある一方で，臨床研究においては息切れ・呼吸困難の評価法を欧米圏のそれと合致させて議論する必要性からMRC息切れスケールが今後頻用される可能性が高く，この2つの評価法の相違点を十分認識したうえで適用することが重要である．

文献

1) 日本呼吸管理学会呼吸リハビリテーションガイドライン作成委員会・他編：呼吸リハビリテーションマニュアル―運動療法―，照林社，2003．
2) Fletcher CM：The clinical diagnosis of pulmonary emphysema：an experimental study. Proc R Soc Med 45：577-584, 1952.
3) Hugh-Jones P, Lambert AV：A simple standard exercise test and its use for measuring exertion dyspnoea. Br Med J 1：65-71, 1952.
4) 宮本顕二：MRC息切れスケールをめぐる混乱―いったいどのMRC息切れスケールを使えばよいのか？―．日呼吸会誌 46：593-600, 2008．
5) National Collaborating Center for Chronic Conditions：Chronic obstructive pulmonary disease. National clinical guideline on management of chronic obstructive pulmonary disease in adults in primary and secondary care. Thorax 59 (Suppl 1)：1-232, 2004.
6) Celli BR et al：Standards for the diagnosis and treatment of patients with COPD：a summary of the ATS/ERS position paper. Eur Respir J 23：932-946, 2004.
7) Mahler DA, Wells CK：Evaluation of clinical methods for rating dyspnea. Chest 93：580-586, 1988.
8) Bestall JC et al：Usefulness of the Medical Research Council (MRC) dyspnoea scale as a measure of disability in patients with chronic obstructive pulmonary disease. Thorax 54：581-586, 1999.
9) Wegner RE et al：Factor analysis of exercise capacity, dyspnoea ratings and lung function in patients with severe COPD. Eur Respir J 7：725-729, 1994.
10) Hajiro T et al：Analysis of clinical methods used to evaluate dyspnea in patients with chronic obstructive pulmonary disease. Am J Respir Crit Care Med 158：1185-1189, 1998.
11) Cullen DL, Rodak B：Clinical utility of measures of breathlessness. Respir Care 47：986-993, 2002.

II 疾患別機能障害・重症度
心臓

7 NYHA心機能分類 SAS

大宮一人（聖マリアンナ医科大学客員教授）

key words NYHA心機能分類，SAS，慢性心不全，運動耐容能，心臓リハビリテーション，QOL

はじめに

心臓リハビリテーション（以下，リハ）の効果の判定のために，いかなる方法が最も適しているかについては議論されるべき問題である．これは，心疾患患者のアウトカム評価をどのように考えるべきかによっても多少異なってくる．心臓リハの目標は，広義には残存心機能を維持しつつ身体機能を高め，患者のQOLを改善し，究極的には生命予後の改善を達成することである．それを考えると，生命予後とQOLを同時に評価できるような指標が最も適していると考えられる．

心不全はあらゆる心疾患の病態の最終形であり，「心臓の機能障害が原因で生じるうっ血と運動制限を主体とする症候群であり，原因疾患は何であれすべての心疾患の終末像の1つである」と定義される．この定義のなかにも運動能力の低下が含まれており，慢性心不全（chronic heart failure；CHF）患者の身体活動能力を評価することは病態生理学的にも重要である．

CHF患者は入退院を繰り返し，さらに日常生活の制限などでQOLが低下し，最終的には生命予後も不良となる．わが国において高齢者・超高齢者の割合が増えてきていることからも，心機能低下を有する潜在性の心不全患者が増加していることが想像される．これは米国などの欧米諸国ではすでに問題となっており，わが国の医療財政に対しても大きな問題となってくることが予想される．

心不全の場合，最近ではアンジオテンシン変換酵素阻害薬や受容体拮抗薬，β遮断薬などのエビデンスのある薬物の使用や，心室再同期療法や植え込み型除細動器などの非薬物療法が系統づけられ，以前よりも生命予後が改善していることが考えられる．これは，逆にいえば慢性的に外来で経過観察可能な，経過中に症状増悪による入退院を繰り返す症例が多いことを意味する．つまり，CHF患者の重症度を的確に評価することは治療方針の決定や予後の予測のためにも重要である．

CHF患者の生命予後を推定する指標として，最高酸素摂取量（peak $\dot{V}O_2$）[1]や二酸化炭素排出量に対する換気当量の比（$\dot{V}E/\dot{V}CO_2$ slope）[2]が有用である．しかし，これらの指標に関しては呼気ガス分析の施行が必須であり，どの施設においても簡単に測定可能というわけにはいかない．今回のテーマである2つの指標はいずれも心疾患，特にCHF患者においてその身体機能的な側面のアウトカム指標として用いられているものである．いずれも呼気ガス分析のような機器も必要なく，測定に熟練も要さない簡便な指標であるが，特徴を理解して用いる必要があるため，以下にその概略を述べる．

1 NYHA心機能分類

❶ 開発者

開発者は，ニューヨーク心臓協会（New York

心臓（NYHA心機能分類, SAS）

Heart Association）である．

❷ 開発時期・初出文献

New York Heart Association（NYHA）心機能分類の原典は1928年に発表され，その後数回の改訂がなされている．1994年の改訂[3]によってそれまでの自覚症状による分類のほかに他覚的所見，すなわち心電図，運動負荷試験，単純X線，超音波検査，核医学検査などの所見からの項目が追加された（表1）[3]．

❸ 特徴

NYHA心機能分類は，最も軽症のClass Iより重症度別にClass IVまでに分かれており，それぞれの患者の自覚症状をもとに検者が決定することでClass分類を行う．新たに追加された他覚的所見はA〜Dまでに分かれ，心機能障害なしのAから高度障害のDまでに分けられる．たとえば身体機能がClass IIで他覚所見がDのように記載する．

❹ 信頼性・妥当性

NYHA心機能分類はCHF患者の日常生活における身体活動度の指標として日常臨床，臨床研究などで広く用いられ，論文や書籍などにも頻回に登場する．その簡便さが特徴であるが，この指標は患者自身の自覚症状により決定されるため，やや客観性に欠ける傾向がある．つまり，後述のように評価する者の主観が入ることと質問のしかたによっては程度を誤ることがある．また，Class IIの範囲が広すぎるとの批判があり，Class IIを軽症（II_S）と中症（II_M）に細分する場合もある．

NYHA心機能分類はそのときの病状を反映し，心不全の増悪により容易にClass IからIVまで変動しうる．当然であるが，通常無症状の患者でNYHA Class Iと判定されていてもCHFの急性増悪により入院した場合，起座呼吸を呈しているような状態ではClass IVとなる．治療によってほとんどの場合は改善し，退院時にはIからIIIまでの間になることがほとんどである．すなわち，CHF患者に対してどのタイミングで問診し，Class分けするかが重要である．やはり急性期に決定するべきではなく，慢性期や症状が改善してある程度の期間を経過し，安定した時点で決定されるべきである．また，質問のしかたであるが，ただ症状の有無について尋ねるだけでは不正確になる場合がある．つまり，CHF患者の場合は息切れが出ないような運動の程度を患者自身が経験上知っており，その範囲内で生活をしている場合が多いからである．さらに，階段や平地の歩行も自分なりのスピードで行う場合もある．こういう場合は「日常生活で息切れがありますか？」と単純に質問しただけでは「息切れはありません」という返事になってしまい，NYHA Class Iと判断されかねない．正確な判定のためには，「階段を2階まで健康な人と一緒のスピードで上がれるか？」，「人と話をしながら平地を何メートルくらい歩けるか？」などの具体的な質問が必要となる．

❺ 普及度

心不全患者の身体活動能力の指標として日常臨床の場で汎用されている．簡単に決定でき臨床的な有用性も高いが，分類が大まかであり細かい症状の変化が反映されにくく，客観性に乏しい傾向がある．しかし何より簡便であり，Itohら[4]の報告のように，最高酸素摂取量予測値（% predicted

表1 NYHA心機能分類[3]

身体活動能力

Class I	心疾患はあるが身体活動に制限のないもの．日常生活動作では著しい疲労，動悸，呼吸困難や狭心痛を生じない．
Class II	心疾患により軽度の身体活動の制限があるもの．安静時には無症状であるが，日常的な動作で疲労，動悸，呼吸困難や狭心痛を生じる．
Class III	心疾患により高度な身体活動の制限があるもの．安静時には無症状であるが，日常的より軽い動作で疲労，動悸，呼吸困難や狭心痛を生じる．
Class IV	心疾患によりいかなる動作においても症状が出現し，労作が制限される．心不全症状や狭心痛は安静時にも出現し，わずかな労作においてもそれが増悪する．

注：Class IIを軽症（II_S）と中等症（II_M）に分類する場合がある

他覚的評価に基づく分類

A	心機能障害の他覚的所見なし
B	軽度の心機能障害あり
C	中等度の心機能障害あり
D	高度の心機能障害あり

Ⅱ 疾患別機能障害・重症度

図1 心不全重症度と peak V̇O₂ の関係[4]

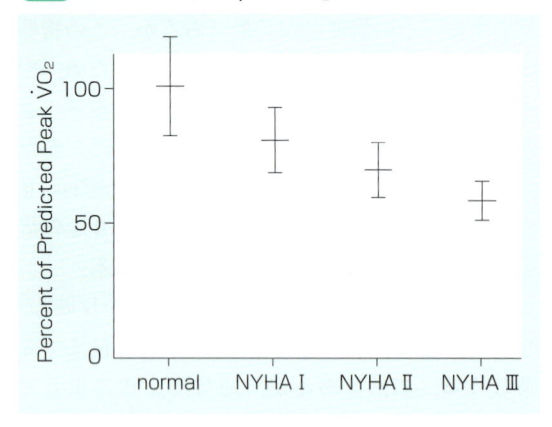

図2 NYHA 心機能分類と血漿 ANP, BNP 濃度[6]

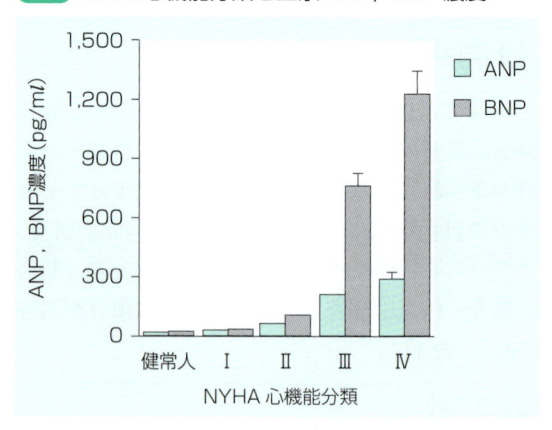

peak V̇O₂)を良好に反映することが知られている（図1）[4]．

NYHA 心機能分類と予後の関連をみると，当然ではあるが Class が重症なほど予後が不良となる．米国の健康政策局による指針では，左室収縮機能低下患者の場合，NYHA Class Ⅱ の1年間の死亡率は 5～10％，Class Ⅲ は 10～20％，Class Ⅳ は 20～50％と推定される．これをわが国の CHF 患者にそのまま当てはめてよいかについては問題もあるが，いずれにしても NYHA Class Ⅳ の予後は極めて不良であることがわかる．2005年に改訂された米国心臓病学会および米国心臓協会による CHF の管理のガイドライン[5]は，CHF をステージ A から D までの4ステージに分けて考えている．ステージ A はリスクは高いが器質的心疾患や自覚症状のないもの，B は器質的異常があるが自覚症状がなく，A・B はいずれも NYHA の Class Ⅰ に相当する．ステージ C は器質的異常があり，かつ自覚症状があるもので NYHA Class Ⅱ および Ⅲ，ステージ D は特別な介入治療を要する難治性の心不全であり，Class Ⅳ に相当する．ステージによって治療方針が異なり，ステージ A は一次予防のための高血圧，高脂血症，肥満などの改善，禁煙が，B はアンジオテンシン変換酵素阻害薬や受容体拮抗薬，β遮断薬の投与が推奨される．C はさらに踏み込んだ治療として利尿薬や抗アルドステロン薬，両心室ペーシング治療が加わる．ステージ D は，治療によっても安静時の症状を有するためカテコラミンの投与や機械的補助循環の使用，心臓移植の適応があればエントリーをするなどの積極的な治療が必要である．このガイドラインにおいても，NYHA 心機能分類を強く反映した内容になっている．

❻ その他トピックス

(1) NYHA 心機能分類と BNP

CHF 患者においては，種々の神経体液性因子といわれるストレスホルモンの分泌が亢進する．レニン・アンジオテンシン・アルドステロン系，アドレナリンやノルアドレナリンなどのカテコラミン，エンドセリン-1 などがよく知られている．これ以外にも，心房性ナトリウム利尿ペプチド（atrial natriuretic peptide；ANP）とともに脳性ナトリウム利尿ペプチド（brain natriuretic peptide；BNP）も分泌が亢進することが知られている．BNP は CHF 患者の左心機能や左室拡張末期圧，生命予後などと強く関連しており，臨床の現場においても CHF 患者の病態および重症度の評価，治療効果の判定に汎用されている．これらのストレスホルモンのなかでも，BNP が最も鋭敏に NYHA 分類による CHF 患者の重症度を反映する．蔦本ら[6]は，BNP の濃度と NYHA 分類との関連を検討し報告した．その結果，ANP, BNP ともに NYHA 分類が重症なほど高値となるが，特に BNP において Class Ⅲ 以降急激に分泌が亢進し，ANP の値をはるかに超えて増加することが知られている（図2）[6]．日常臨床において，BNP が正常の数十倍から数百倍にも上昇することをよく

心臓（NYHA 心機能分類，SAS）

図3 健康関連 QOL スコアと NYHA 心機能分類[7]

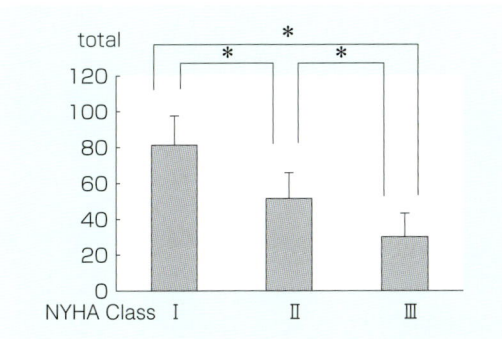

* p < 0.0001

経験するが，NYHA の Class II と Class III 以上では重症度に大きな差があるものと推測される．

（2）NYHA 心機能分類と QOL

NYHA 心機能分類が CHF 患者の QOL を反映するかについて，筆者らが独自に作成した，CHF 患者の疾患特異性 QOL スコアである Marianna Heart Failure Questionnaire（MHQ）[7]を用いた検討を紹介する．このスコアは，息切れ，疲労，睡眠という3つの項目にそれぞれ4つの質問があり，計12項目で判定するようになっている．本スコアの妥当性，再現性についてはすでに検討されており[7]，実用に耐えうるものと判断した．結果，NYHA の Class I から III までの CHF 患者において，それぞれの項目および総得点（図3）[7]ともに NYHA 心機能の増悪につれて MHQ スコアも低下した．すなわち，NYHA 心機能分類は CHF 患者の QOL と良好な相関を有した．「はじめに」で述べたように NYHA 心機能分類は QOL 評価のためにも有用な指標であると考えられる．

（3）運動療法による NYHA 心機能分類の改善

心臓リハ，なかでも運動療法後に運動耐容能の指標である peak $\dot{V}O_2$ および有酸素能力の指標である嫌気性代謝閾値（AT）が増加することが証明されている．これらと同様に CHF 患者の運動療法後に NYHA スコアが改善することが報告されている[8,9]．Delagardelle ら[9]は，6カ月の監視型有酸素およびレジスタンストレーニング後に NYHA Class が平均2.7から1.5へと有意に改善したと報告した．しかし，前述のようにスコアの幅が広く，主観的であることから運動療法後の運動耐容能や有酸素能力の改善度合いを測定するために用いるにはあまり適さないと思われる．さらに，NYHA 心機能分類と運動耐容能指標との相関があまり強くないとの報告[10]も散見するため，peak $\dot{V}O_2$ や AT を用いるほうが望ましいと思われる．実際に用いられている運動耐容能関連の指標をみても peak $\dot{V}O_2$ および仕事率，AT などを用いた検討がほとんどであり，NYHA 心機能分類を用いた検討は少ない．

2 SAS

❶ 開発者

Goldman L らである．

❷ 開発時期・初出文献

1981 年に開発された[11]．

▶ Goldman L et al：Comparative reproducibility and validity of systems for assessing cardiovascular functional class：Advantages of anew specific activity scale. *Circulation* **64**：1227-1234, 1981[11]．

❸ 特徴

NYHA 心機能分類は簡便であり有用であるが，判断の基準となる日常生活動作の内容があいまいであるため，評価結果が検者や被検者の主観に左右されやすいとされる．そのため，それを補うことを目的として 1981 年に Goldman ら[11]は，症状発現の契機となる身体活動を酸素摂取量（$\dot{V}O_2$）で定量化した Specific Activity Scale（SAS）を報告した．$\dot{V}O_2$ は MET（metabolic equivalent；1 MET = 3.5 ml/min/kg）という単位を用いて定量化されており，これは安静座位の $\dot{V}O_2$ を 1 MET として考えている．それによると，Class I は 7 METs 以上，II は 5〜7 METs，III は 2〜5 METs，IV は 2 METs 以下とされている．つまり，日常的によく行われている運動について前もって METs の測定をしておき，それを順番に 20 個程度並べ，健常人と同じ速度で行わせたときにどの時点で自覚症状が出現するかを確認することで身体機能を測

II 疾患別機能障害・重症度

表2 身体活動能力質問票 SAS[13]

1. 夜，楽に眠れますか	（1 MET 以下）
2. 横になっていると楽ですか	（1 MET 以下）
3. ひとりで食事や洗面ができますか	（1.6 METs）
4. トイレはひとりで楽にできますか	（2 METs）
5. 着替えがひとりで楽にできますか	（2 METs）
6. 炊事や掃除ができますか	（2〜3 METs）
7. 自分でふとんが敷けますか	（2〜3 METs）
8. ぞうきんがけはできますか	（3〜4 METs）
9. シャワーを浴びても平気ですか	（3〜4 METs）
10. ラジオ体操をしても平気ですか	（3〜4 METs）
11. 健康な人と同じ速度で平地を 100〜200 m 歩いても平気ですか	（3〜4 METs）
12. 庭いじり（軽い草むしりなど）をしても平気ですか	（4 METs）
13. ひとりで風呂に入れますか	（4〜5 METs）
14. 健康な人と同じ速度で2階まで昇っても大丈夫ですか	（5〜6 METs）
15. 軽い農作業（庭掘りなど）はできますか	（5〜7 METs）
16. 平地を急いで 200 m 歩いても平気ですか	（6〜7 METs）
17. 雪かきはできますか	（6〜7 METs）
18. テニス（または卓球）をしても平気ですか	（6〜7 METs）
19. ジョギング（時速 8 km 程度）を 300〜400 m しても平気ですか	（7〜8 METs）
20. 水泳をしても平気ですか	（7〜8 METs）
21. 縄跳びをしても平気ですか	（8 METs 以上）

定することができる．

④ 信頼性・妥当性

SAS は実際に具体的な質問に対する解答より身体活動能力を判定することから NYHA 心機能分類よりも客観性および定量性に優れるとされるが，質問項目がやや多いことが患者に対して多少の負担となる．

⑤ 普及度

わが国においては，Sasayama[12]，麻野井ら[13]が CHF 患者用に項目を作成したものが広く用いられている（表2）[13]．1〜8 METs の各 METs に対応させた21項目からなる質問項目に答えさせ，自覚症状が出現する最初の運動強度から身体活動能力を推定するものであり，1 MET の何倍の $\dot{V}O_2$ に相当する運動であるかを定量化できるようになっている．すなわちトイレや着替えで症状が出現する場合は 2 METs であり，平地歩行で症状が出現すれば 3〜4 METs，ジョギングであれば 7〜8 METs となる．SAS は，日常生活で自覚症状が出現するような中等度〜重症の心不全患者の重症度評価に優れているとされる．NYHA Class I の軽症患者はもともと自覚症状がなく，最重症患者は息切れや呼吸困難が出現しない程度の身体活動までしかしないようになっているために検出感度が低下する．

⑥ その他トピックス

SAS の改訂版を作成するという研究[14]もなされており，多数の症例での検討が待たれる．

3 その他のスコア

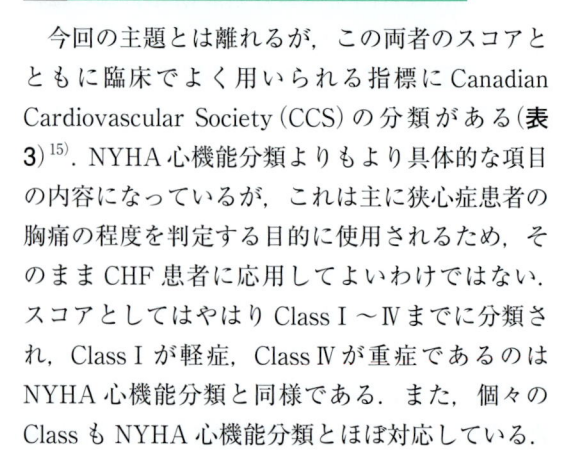

今回の主題とは離れるが，この両者のスコアとともに臨床でよく用いられる指標に Canadian Cardiovascular Society（CCS）の分類がある（表3）[15]．NYHA 心機能分類よりもより具体的な項目の内容になっているが，これは主に狭心症患者の胸痛の程度を判定する目的に使用されるため，そのまま CHF 患者に応用してよいわけではない．スコアとしてはやはり Class I〜IV までに分類され，Class I が軽症，Class IV が重症であるのは NYHA 心機能分類と同様である．また，個々の Class も NYHA 心機能分類とほぼ対応している．

表3 Canadian Cardiovascular Society (CCS) 分類 [15]

Class I	歩行や階段歩行等の日常の身体活動で狭心痛を生じない．狭心症発作は，仕事や娯楽における急激または激しい労作で生じる．
Class II	日常の身体活動が軽度制限される．急いで歩いたり階段を昇る，上り坂を歩く，食後や寒いとき，風のなか，精神的に興奮して，または起床後数時間以内に歩いたり階段を昇る場合に制限される．普通の速度あるいは普通の状態で平地を2ブロック以上歩いたり，通常の階段を1階以上昇ることができる．
Class III	日常生活動作が著明に制限される．平地を1～2ブロック歩いたり，普通の階段を1階上がることができる．
Class IV	どのような身体活動でも胸部症状が起こる．狭心症発作は安静時にも起こりうる．

おわりに

全体をまとめると，それぞれの指標に特徴があり，対象患者や目的を選んで使いやすいものを用いればよいと考える．CHF患者の身体活動能力の指標としてよく用いられるNYHA心機能分類，SAS，最大運動時間，peak $\dot{V}O_2$，ATについてそれぞれの特徴を比較した記載[13]によると，NYHA分類およびSASは装置が不要であり，なかでもSASは定量性および客観性でNYHA心機能分類よりも優れているとされている．運動負荷試験による最大運動時間，呼気ガス分析指標においても装置や人員は必要であるが有利な点もあるため，それぞれの特徴をふまえたうえで用途を考えるべきであろう．

文献

1) Mancini DM et al：Value of peak oxygen consumption for optimal timing of cardiac transplantation in ambulatory patients with heart failure. *Circulation* **83**：778-786, 1991.
2) Chua TP et al：Clinical correlates and prognostic significance of the ventilatory response to exercise in chronic heart failure. *J Am Coll Cardiol* **29**：1585-1590, 1997.
3) The Criteria Committee of the New York Heart Association：Nomenclature and criteria for diagnosis of the heart and great vessels, 9th ed, Little, Brown, Boston, 1994.
4) Itoh H et al：Severity and pathophysiology of heart failure on the basis of anaerobic threshold (AT) and related parameters. *Jpn Circ J* **53**：146-154, 1989.
5) Hunt SA et al：ACC/AHA Guideline Update for the Diagnosis and Management of Chronic Heart Failure in the Adult. *Circulation* **112**：e154-235, 2005.
6) 蔦本尚慶, 堀江 稔：BNPと心不全—エビデンスを中心に—．新BNPと日常臨床（蔦本尚慶・他編），南江堂，2005, pp 51-92.
7) Tamura M et al：Development of measure for disease-specific quality of life in patients with chronic heart failure. *J Cardiol* **42**：1155-164, 2003.
8) Kiilavuori K et al：Effect of physical training on exercise capacity and gas exchange in patients with chronic heart failure. *Chest* **110**：985-991, 1996.
9) Delagardelle C et al：Objective effects of a 6 months' endurance and strength training program in outpatients with congestive heart failure. *Med Sci Sports Exerc* **31**：1102-1107, 1999.
10) Rostagno C et al：Comparison of different methods of functional evaluation in patients with chronic heart failure. *Eur J Heart Fail* **2**：273-280, 2000.
11) Goldman L et al：Comparative reproducibility and validity of systems for assessing cardiovascular functional class：advantages of a new specific activity scale. *Circulation* **64**：1227-1234, 1981.
12) Sasayama S et al：Evaluation of functional capacity of patients with congestive heart failure. In：New Aspects in the Treatment of Failing Heart, Yasuda H, Kawaguchi H (eds), Springer-Verlag, Tokyo, 1992, pp 113-117.
13) 麻野井英次：ATおよび関連指標と薬効評価．心肺運動負荷テスト（谷口興一編），南江堂，1993, pp 301-308.
14) 安達裕一・他：改訂版Specific Activity Scaleの妥当性に関する検討．心臓リハ **14**：115-118, 2009.
15) Campeau L：Grading of anginal pectoris. (letter) *Circulation* **54**：522, 1976.

II 疾患別機能障害・重症度
パーキンソン病

8 Hoehn and Yahr 重症度分類 UPDRS

檜皮谷泰寛, 近藤智善 (和歌山県立医科大学神経内科学教室)

key words　Hoehn and Yahr 重症度分類, UPDRS, パーキンソン病, 評価スケール

はじめに

　Parkinson（パーキンソン）病の治療は, L-dopa やドパミンアゴニストなどの薬物治療を中心に, 定位脳手術やリハビリテーション（以下, リハ）などがある. しかし, 罹病期間が長くなるとこれらの治療を行っても, 歩行障害が進行したり, 治療の副作用が出現することが少なくない. パーキンソン病の症状を適切に評価し定量化することはこれらの治療の適切に行うための目安になる. また, 現在でも多種多様な抗パーキンソン病薬が開発されており, 脳深部刺激手術やリハなど治療の選択肢も増えてきた. これら効果を普遍性をもって評価できることが治療法の評価や, 患者の症状の経時的把握の意味で必要不可欠である.

　現在パーキンソン病の評価スケールとしては, Unified Parkinson's Disease Rating Scale（UPDRS）と Hoehn and Yahr 重症度分類が国際的に広く使用されており, わが国でも翻訳された日本語版が使われている.

1 Hoehn and Yahr 重症度分類

❶ 開発者

　米国の Hoehn MH と Yahr MD による.

❷ 開発時期・初出文献

　1967 年に発表された Hoehn and Yahr 重症度分類（表1）は現在でも国際的に使用されている. Stage I～V の 5 段階の分類であり, 評価の目が粗く多少の治療による改善や症状の進行には対応できないが, 評価が簡便で患者の大まかな状態を知るうえで有用な指標である[1]. 1987 年に Fahn らが UPDRS を発表した際に part V として Stage 1.5 と Stage 2.5 を追加した Hoehn and Yahr 修正重症度分類（Stage 0 はパーキンソニズムなしとして追加）を載せている[2]（表2）.

▶ Hoehn MM, Yahr MD：Parkinsonism：onset, progression, and mortality. *Neurology* 17：427-442, 1967[1].

表1 Hoehn and Yahr の重症度分類[1]

Stage I =	Unilateral involvement only, usually with minimal or no functional impairment.
Stage II =	Bilateral or midline involvement, without impairment of balance.
Stage III =	First sign of impaired righting reflexes. This is evident by unsteadiness as the patient turns or is demonstrated when he is pushed from standing equilibrium with the feet together and eyes closed. Functionally the patient is somewhat restricted in his activities but may have some work potential depending upon the type of employment. Patients are physically capable of leading independent lives, and their disability is mild to moderate.
Stage IV =	Fully developed, severely disabling disease；the patient is still able to walk and stand unassisted but is markedly incapacitated.
Stage V =	Confinement to bed or wheelchair unless aided.

パーキンソン病（Hoehn and Yahr 重症度分類, UPDRS）

表2 Unified Parkinson's Disease Rating Scale [9)]

Part I　精神機能，行動および気分

項目	評価	点
1. 知的機能障害：	0 = なし	0
	1 = 軽度障害，健忘が一貫してみられるが，部分的に思い出すことが可能で他の障害なし	1
	2 = 中等度の記憶障害，見当識障害もあり，複雑な問題への対処に中等度の障害，家庭内でも時に介助を要する	2
	3 = 重篤な記憶障害，時間と場所に対する見当識障害，問題への対処に重篤な障害	3
	4 = 重篤な記憶障害，見当識は人に対してのみ残存，身の回りのこともかなりの介助が必要，自力での家庭生活は困難	4
2. 思考障害：（痴呆または薬物の副作用による）	0 = なし	0
	1 = 鮮明な夢を見る程度	1
	2 = 良性の幻覚，病識は保たれている	2
	3 = 時々ないししばしば幻覚妄想があり，病識がなく日常生活に支障を来すことがある	3
	4 = 持続的な幻覚・妄想状態，または増悪期精神症，自力での社会生活は不可能	4
3. 抑うつ状態：	0 = なし	0
	1 = 時に悲壮感や罪悪感に悩まされるが，数週間以上続くことはない	1
	2 = 1週間以上継続する抑うつ状態	2
	3 = 不眠，食欲低下，体重減少，興味の消失などを伴う持続的な抑うつ状態	3
	4 = 上記の状態にさらに自殺念慮または自殺企図が加わる	4
4. 意欲，自発性：	0 = 正常	0
	1 = 通常より消極的，受動的	1
	2 = 急を要しない活動に関する意欲，興味の低下	2
	3 = 日常生活動作に関しても意欲，興味の低下	3
	4 = 意欲，自発的の完全な消失，逃避的	4

Part II　日常生活動作

項目	評価	点
5. 会話：	0 = 正常	0
	1 = 軽度の障害だが完全に理解できる	1
	2 = 中等度の障害，時々聞き返す必要がある	2
	3 = 高度の障害，頻繁に聞き返す必要がある	3
	4 = ほとんど聞き取り不可能	4
6. 流涎：	0 = 正常	0
	1 = 口中の唾液軽度増加，睡眠中流涎をみることあり	1
	2 = 中等度の口中唾液増加，しかし，流涎はごくわずか	2
	3 = 高度の口中唾液増加，時に流涎	3
	4 = 高度の口中唾液増加，流涎のためティッシュまたはハンカチが常に必要	4
7. 嚥下：	0 = 正常	0
	1 = まれにむせることあり	1
	2 = 時々むせる	2
	3 = 軟らかい食事をしないとむせる	3
	4 = チューブ栄養が必要	4
8. 書字：	0 = 正常	0
	1 = 多少のろいか多少字が小さい	1
	2 = 中等度のろいか中等度に字が小さい	2
	3 = 高度の障害，読めない字がある	3
	4 = ほとんど読めない	4
9. 食事と食器の扱い：	0 = 正常	0
	1 = 少しのろくぎこちないが全て一人でできる	1
	2 = 大部分の食事は，箸またはナイフとフォークで食べられる，時に介助を要する程度	2
	3 = 硬いもの，大きいものは切ってもらう必要があるがその他はのろいが自分で食べられる	3
	4 = 介助で食べさせてもらう必要ある	4
10. 着衣：	0 = 正常	0
	1 = やや遅いが全て自分でできる	1
	2 = ボタンを止める，袖のところに手を持っていくなどで助けが必要	2
	3 = 自分でできる部分もあるが，かなり介助が必要	3
	4 = 自分では，なにもできない	4
11. 入浴・トイレ：	0 = 正常	0
	1 = やや遅いが全て自分でできる	1
	2 = 入浴には一部介助が必要，あるいは洗顔・トイレはきわめてのろい	2
	3 = 洗顔，歯磨き，整髪，トイレに介助が必要	3
	4 = 膀胱カテーテルが必要な状態	4
12. 寝返り及び布団直し	0 = 正常	0
	1 = 少しのろいが自分でできる	1
	2 = 寝返りやふとんを直すのは一人でどうにか可能だが努力を要する	2
	3 = 寝返りやふとん直しをしようとするが一人ではできない	3
	4 = 自分では全くできない	4
13. 転倒（すくみによらない）	0 = なし	0
	1 = まれにある	1
	2 = 時々あるが1日1回程度	2
	3 = 平均して1日に1回は転ぶ	3
	4 = 1日に1回以上転ぶ	4
14. 歩行中のすくみ：	0 = なし	0
	1 = まれにあり，start hesitation を起こすことあり	1
	2 = 歩行中時々すくむ	2
	3 = しばしば，すくみ足を生じ，そのために時々転倒する	3
	4 = すくみ足のためしばしば転倒する	4
15. 歩行：	0 = 正常	0
	1 = 軽度の障害，手をふらないか足をひきずることがある	1
	2 = 中等度の障害があるが，介助は不要	2
	3 = 高度の障害があり，介助が必要	3
	4 = 介助があっても歩行は不能	4
16. ふるえ：	0 = なし	0
	1 = 軽度：ときにみられる程度	1
	2 = 中等度：気になる程度のふるえ	2
	3 = 高度：かなりの日常生活動作の障害となる	3
	4 = きわめて高度：大部分の日常生活動作を妨げる	4
17. パーキンソニズムに関連した感覚症状：	0 = なし	0
	1 = 時にしびれ感，ピリピリ感，軽い鈍痛を感じる	1
	2 = しばしば，しびれ感，ピリピリ感，鈍痛を感じるが，気に障るほどではない	2
	3 = しばしば痛みを感じる	3
	4 = 耐え難い痛みを感じる	4

Part III　運動能力検査

項目	評価	点
18. 言語：	0 = 正常	0
	1 = 表現，用語，声量の軽度の減少がある	1
	2 = 単調で不明瞭な発音，しかし，理解可能	2
	3 = 高度の構音障害，理解するのはかなり困難	3
	4 = 理解不能	4
19. 顔の表情：	0 = 正常	0
	1 = わずかの表情の乏しさ，ポーカーフェイス	1
	2 = 軽度ではあるがはっきりとした表情の乏しさ	2
	3 = 中等度の表情の乏しさ，口を閉じていないときがある	3
	4 = 著明な表情の乏しさ，ほとんど表情がなく，口は1/4 inch（0.6 cm）以上開いている	4

20. 安静時振戦：（顔面，左手，右手，左足，右足）		顔面	左手	右手	左足	右足
	0 = なし	0	0	0	0	0
	1 = ごくわずかでたまに出現する程度	1	1	1	1	1
	2 = 軽度の振幅の振戦で持続的に出現しているか中等度の振幅で間欠的に出現する	2	2	2	2	2
	3 = 中等度の振幅で，大部分の時間出現している	3	3	3	3	3
	4 = 大きな振幅の振戦が，大部分の時間出現している	4	4	4	4	4

21. 手の動作時振戦または姿勢振戦：（左, 右）		左	右
	0 = なし	0	0
	1 = 動作時に出現する軽度の振戦	1	1
	2 = 動作時に出現する中等度振幅の振戦	2	2
	3 = 動作時及び姿勢保持で出現する中等振幅の振戦	3	3
	4 = 高度の振幅で，食事動作が障害される振戦	4	4

パーキンソン病（Hoehn and Yahr 重症度分類, UPDRS）

II 疾患別機能障害・重症度

		頸部	左上肢	右上肢	左下肢	右下肢
22. 固縮： （頸部，左上肢，右上肢，左下肢，右下肢） （安静座位で検査，歯車現象の有無は無視）	0 ＝ なし 1 ＝ 軽微な固縮，または他の部位の随意運動で誘発される固縮 2 ＝ 軽～中等度の固縮 3 ＝ 高度の固縮だが関節可動域は正常 4 ＝ 著明な固縮があり，正常可動域を動かすには，困難を伴う	0 1 2 3 4	0 1 2 3 4	0 1 2 3 4	0 1 2 3 4	0 1 2 3 4

		左	右
23. 指タップ： （左，右） （母指と示指をできるだけ大きな振幅で素早くタッピングを行う，左右別々に検査する）	0 ＝ 正常 1 ＝ やや遅いか，振幅がやや小さい 2 ＝ 中等度の障害で明らかにまた早期に疲労を示し，動きが止まってしまうこともある 3 ＝ 高度の障害で運動開始時に，hesitation をしばしば起こすか，動きが止まることもある 4 ＝ ほとんどタッピングの動作にならない	0 1 2 3 4	0 1 2 3 4
24. 手の運動： （左，右） （できるだけ大きくかつ素早く手の開閉運動を繰り返す，片手ずつ行う）	0 ＝ 正常 1 ＝ 少し遅くなるか，振幅がやや小さい 2 ＝ 中等度の障害ですぐ疲れてしまい，運動が止まってしまうことが時にある 3 ＝ 高度の障害で運動開始時，しばしば hesitation 起こすか，運動が途中で止まってしまうことがしばしばある 4 ＝ ほとんど指の開閉運動ができない	0 1 2 3 4	0 1 2 3 4
25. 手の回内回外運動： （空中にてできるだけ早く両側同時に行う）	0 ＝ 正常 1 ＝ 軽度に緩慢か振幅がやや小さい 2 ＝ 中等度の障害ですぐ疲れてしまい，時に運動が中断することもある 3 ＝ 高度の障害でしばしば運動の開始に hesitation があるか運動の停止がある 4 ＝ ほとんど所定の運動ができない	0 1 2 3 4	0 1 2 3 4
26. 下肢の敏捷性： （下肢全体を上げて踵で床をタップする，踵は 7.5 cm 以上上げる）	0 ＝ 正常 1 ＝ 軽度に緩慢か振幅がやや小さい 2 ＝ 中等度の障害で早期に疲労し，時に運動が中断することもある 3 ＝ 高度の障害でしばしば運動の開始に hesitation があるか運動の停止がある 4 ＝ ほとんど所定の運動ができない	0 1 2 3 4	0 1 2 3 4

27. 椅子からの立ち上がり：（診察用の椅子から腕を組んだまま立ち上がる）	0 ＝ 正常 1 ＝ 可能だが遅く，一度でうまくいかないこともある 2 ＝ 肘掛けに腕をついて立ち上がる必要がある 3 ＝ 立ち上がろうとしても椅子に倒れ込むことがあるが，最後には一人で立ち上がれる 4 ＝ 立ち上がるには介助が必要	0 1 2 3 4
28. 姿勢：	0 ＝ 正常 1 ＝ 軽度の前屈姿勢（高齢者では正常としてもおかしくない程度の前屈） 2 ＝ 中等度の前屈姿勢で，一側にやや傾くこともある 3 ＝ 高度の前屈姿勢，脊椎後弯を伴い，一側へ中等度に傾くこともある 4 ＝ 高度の前屈，究極の異常前屈姿勢	0 1 2 3 4
29. 歩行：	0 ＝ 正常 1 ＝ 歩行は緩慢，小刻みでひきずることもあり，しかし，加速歩行や前方突進はない 2 ＝ 困難を伴うも一人で歩けるが，加速歩行，小刻み歩行，前方突進がみられることもある 3 ＝ 高度の歩行障害，介助を要する 4 ＝ 介助があっても歩けない	0 1 2 3 4
30. 姿勢の安定性： （後方突進現象）	0 ＝ なし 1 ＝ 後方突進現象があるが，自分で立ち直れる 2 ＝ 後方突進現象があり，支えないと倒れる 3 ＝ きわめて不安定で，何もしなくても倒れそうになる 4 ＝ 介助なしには起立が困難	0 1 2 3 4
31. 動作緩慢と運動減少： （動作緩慢，躊躇，腕振りの減少，運動量の減少を総合的に評価）	0 ＝ なし 1 ＝ わずかに緩慢，慎重にやっているようにみえ，運動の振幅がやや小さいこともある 2 ＝ 軽度に運動緩慢があり，運動量が低下しているか，運動の大きさが低下している 3 ＝ 中等度の動作緩慢で中等度に運動量が低下するか運動の大きさが低下する 4 ＝ 高度の動作緩慢で，高度に運動量が低下するか運動の大きさが低下する	0 1 2 3 4

Part IV 治療の合併症

A. ジスキネジア

32. ジスキネジアの出現時間： （起きている時間の何％ジスキネジアが起きているかを病歴から聴取する）	0 ＝ なし 1 ＝ 1～25％ 2 ＝ 26～50％ 3 ＝ 51～75％ 4 ＝ 76～100％	0 1 2 3 4
33. ジスキネジアに起因する障害： （病歴ならびに診察室での所見を総合的に判断）	0 ＝ 不自由はない 1 ＝ 軽度の障害となる 2 ＝ 中等度の障害となる 3 ＝ 高度の障害となる 4 ＝ ジスキネジアのため，ほとんどなにもできない	0 1 2 3 4
34. 痛みを伴うジスキネジア：どのくらい痛むか	0 ＝ 痛まない 1 ＝ 少し痛む 2 ＝ かなり痛む 3 ＝ とても痛む 4 ＝ ものすごく痛む	0 1 2 3 4
35. 早期のジストニア： （病歴より）	0 ＝ なし 1 ＝ あり	0 1

B. 症状の日内変動

36. 服薬時間から予想できるオフ期間の有無	0 ＝ なし 1 ＝ あり	0 1
37. 服薬時間から予想できないオフ期間の有無	0 ＝ なし 1 ＝ あり	0 1
38. 数秒間の中に突然起きるオフ期間の有無	0 ＝ なし 1 ＝ あり	0 1
39. 起きている時間の何％がオフ期間か？	0 ＝ なし 1 ＝ 1～25％ 2 ＝ 26～50％ 3 ＝ 51～75％ 4 ＝ 76～100％	0 1 2 3 4

C. その他の合併症状

40. 食欲低下，吐き気，嘔吐の有無	0 ＝ なし 1 ＝ あり	0 1
41. 不眠，眠気などの睡眠障害の有無	0 ＝ なし 1 ＝ あり	0 1
42. 起立性低血圧による立ち眩み・失神の有無	0 ＝ なし 1 ＝ あり	0 1

Part V Hoehn and Yahr の修正重症度分類

Stage 0	＝ パーキンソニズムなし
Stage 1	＝ 一側性パーキンソニズム
Stage 1.5	＝ 一側性パーキンソニズム＋体幹障害
Stage 2	＝ 両側性パーキンソニズムだが平衡障害なし
Stage 2.5	＝ 軽度両側性パーキンソニズム＋後方突進があるが自分で立ち直れる
Stage 3	＝ 軽～中等度パーキンソニズム＋平衡障害，肉体的には介助不要
Stage 4	＝ 高度のパーキンソニズム，歩行は介助なしでどうにか可能
Stage 5	＝ 介助なしでは，車椅子またはベッドで寝たきりで介助でも歩行は困難

Part VI Schwab and England of Daily Living Scale

- 100％ ― 完全に自立している，遅延，困難または機能障害なしに，全ての日常活動（家事，日常の雑用）を行うことができる，ほぼ正常，困難さに気付かない
- 90％ ― 完全に自立している，ある程度の遅延，困難及び機能障害はあるが，全ての日常活動を行うことができる，2 倍の時間がかかることがある，困難さに気付き始めている
- 80％ ― ほとんどの日常活動を一人でできる，2 倍の時間がかかる，困難さ及び遅延を意識している
- 70％ ― 完全には自立していない，一部の活動については，より困難である，3～4 倍の時間がかかる，1 日の大部分を日常生活に費やさねばならない
- 60％ ― ある程度自立している，大抵の日常活動はできるが，きわめて緩徐で，かなりの労力を要する，ミスがあり，一部の活動はできない
- 50％ ― より他人に依存しなければならないが，半分の日常活動については介助が必要であり，また緩徐である，全てについて困難である
- 40％ ― きわめて依存的である，全ての日常活動について介助が必要だが，2，3 の活動については一人でできる
- 30％ ― 時々，努力して 2，3 の日常活動を一人で行うまたは始めることができる，かなりの介助が必要である
- 20％ ― なにも一人ではできない，一部の活動については，少しの介助があればできる
- 10％ ― 完全に依存的で，全面介助，無力かつ完全な病人
- 0％ ― 嚥下，膀胱及び腸機能などの植物的機能は機能していない，寝たきり状態，排尿，排便のコントロール不能

パーキンソン病(Hoehn and Yahr 重症度分類, UPDRS)

❸ 特徴

　各項目についてみるとStage Iは，症状は一側性で，機能障害はないか，あっても軽度．Stage IIは，両側性の障害があるが，姿勢保持の障害はない．日常生活，就業は多少の障害はあるが行いうる．Stage IIIは，立ち直り反射に障害がみられる．活動はある程度は制限されるが職種によっては仕事が可能であり，機能障害は，軽ないし中程度だがまだ誰にも頼らずひとりで生活できる．Stage IVは，重篤な機能障害を有し，自力のみによる生活は困難となるが，まだ支えなしに立つこと，歩くことはどうにか可能である．Stage Vは，立つことも不可能で，介助なしにはベッドまたは車椅子につきっきりの生活を強いられる，となっている．修正版ではStage 1.5として一側性パーキンソニズム＋体幹障害，Stage 2.5として軽度両側性のパーキンソニズム＋自分で立ち直れる程度の後方突進が追加されている．

❹ 信頼性・妥当性

　これらの評価をみてわかるとおり分類は非常に簡便であるが，その分かなり目が粗く，バランスや日常生活動作の障害の有無に指標が置かれていることから微細な治療効果の判定には適さない．しかし，前述のように軽度の変動に左右されないので患者の運動能力からみた病気の重さ(進行度)を記載する方法として，またその簡便さにおいて極めて優れた分類法といえる．

❺ 普及度

　したがって，治験や臨床研究などで重症度による効果の違いや登録患者の選別など層別分類を行うのによく使用されている．また，わが国では厚生労働省の特定疾患治療研究事業の範囲としてHoehn and Yahr 重症度分類 Stage III以上（＋生活機能障害度2～3度）と定められている．

❻ その他トピックス

　Hoehn and Yahr 重症度分類は運動機能障害の程度により分類され，後述のUPDRSも非運動症候の項目はあるが，主に運動症候を評価するスケールである．しかし，近年はパーキンソン病には非運動症候にも注目が集まり，それらを評価するスケールも数多く報告されるようになってきた．非運動症候全体の評価スケールとしてNon-Motor Scale (NMS) Quest Study Groupによるものがあり，各々の症候別にはパーキンソン病に伴う疲労を評価するParkinson Fatigue Scale (PFS)や睡眠障害を評価するParkinson's Disease Sleep Scale (PDSS)などがある．また，疾患特異的QOL評価スケールとしてはParkinson's Disease Questionnaire-39 (PDQ-39)がある．

2 UPDRS

❶ 開発者

米国のFahn Sらによる．

❷ 開発時期・初出文献

　1987年に初版が発表され，現在主に使用されているのは改訂第3版である．
　初出文献は以下のとおりである．
▶ Fahn S et al：Unified Parkinson's disease rating scale. In：Recent Developments in Parkinson's Disease, Fahn S et al (eds), Raven Press, 1987, pp 153-163, 293-305[2]．

❸ 特徴

　Hoehn and Yahr 重症度分類は前述のとおり目が粗くあくまで分類としてのスケールであり，より定量的に患者の状態を表せるスケールが必要である．そのため現在までに数十のスケールが発表されている．UPDRS以前ではWebster Scale, Schwab and England Scale, Columbia University Rating Scale (CURS)などがあるが，UPDRSが現在最も広く使用されているのはその妥当性と信頼性の高さが多く検討され，証明されているためである[3]．
　UPDRSの各項目について解説すると，全部で4つのパートがあり質問は全部で42種類55項目ある．Part IVの7項目は症状なしの0点とありの1点であるが，残りはすべて正常もしくは症状なしの0点から重症の4点の5段階評価となっており，

Part ⅠからPart Ⅳの合計は199点となる．また，原著ではPart ⅤとしてHoehn and Yahr 修正重症度分類，Part ⅥとしてSchwab and England of Daily Living Scaleを収録している．Part ⅤのHoehn and Yahr 修正重症度分類は前述のとおりであるが，Part ⅥのSchwab and England of Daily Living ScaleはADLを0％（全介助）から100％（完全に自立）まで10％きざみで評価したものである（表2）．

Part ⅠからPart Ⅳまでそれぞれの項目をみていくとPart Ⅰは精神機能評価で4項目の計16点となっている．認知機能障害，幻覚，うつなどの評価を行う．

Part Ⅱは日常生活動作を13項目，計52点で評価を行う．言語や書字，食事，入浴，着衣，歩行，異常感覚など日常生活に対する影響に重点を置いた評価となっている．

Part Ⅲは運動機能評価で言語や振戦，固縮，姿勢反射障害，歩行，無動症状などパーキンソン症状の評価であり，一部Part Ⅱと重複しているようにもみえるがPart Ⅱは症状がどの程度日常生活に影響を及ぼしているのかを評価するのに対し，Part Ⅲでは症状の程度自体を評価したものとなっている．前者は自覚症状の自己申告を含めた評価であり，後者は診察時の他覚的評価ということもできる．全部で14の質問であるが安静時振戦，固縮に関しては顔面（頸部），両上肢，両下肢それぞれ5項目評価し，手の動作時（姿勢時）振戦，指タップ，手の開閉運動，回内回外運動，下肢の敏捷性の質問ではそれぞれ両手（両足）の2項目となり計27項目，108点となっている．

Part Ⅳは治療の合併症の評価であり，ジスキネジア，日内変動，その他の合併症からなり11項目でそのうち7項目が0（なし）か1（あり）の評価となり，計23点となる．

❹ 信頼性・妥当性

UPDRSの総スコアが同じ値を示す患者間でも，各項目のスコア分布が大きく異なることが考えられるが，パーキンソン病は基本的にHoehn and Yahr 重症度分類の経過に従って進行する．例えばHoehn and Yahr 重症度Ⅰ度（症状が一側性）の初期パーキンソン病患者において振戦のみを認める患者と軽度の固縮と歩行障害を認める患者のUPDRS総スコアが同じ点数であれば症状が異なっていても重症度は同じとなる．また，Martinez-MartinらはUPDRS総スコアとHoehn and Yahr 重症度分類には高い相関があることを報告している[5]．

しかし，各々のパート単独でみる場合には注意が必要である．Part ⅡとPart Ⅲはともに病状の進行により増加すると考えられるので重症度として代表させるのは妥当であると考えられるが，Part Ⅰは精神症状のみを定量化しているため，病気の進行により重症化すると考えられるが，精神症状のみを定量化しパーキンソン病の重症度として扱うのは妥当ではないと考えられる．

Part Ⅳについても，進行期パーキンソン病患者ではジスキネジア，日内変動などの症状悪化を認めるかもしれないが，初期のパーキンソン病の患者には認められず，抗パーキンソン病の影響も受けやすいためパーキンソン病の重症度としては妥当ではないと考えられる．

これらのことからPart ⅡおよびPart Ⅲの総スコアが同じ患者間であれば項目間でのスコアに違いがあっても，ほとんどの場合同程度の重症度であると判断することは妥当であると考えられる．

次に評価スケールで大事なのは評価者が違っても一定の評価が可能であることで，Martínez-Martínらはパーキンソン病患者167名を対象に3名の神経内科専門医と2名のレジデントによりUPDRSの評価を行い検討した結果，適切な解説と訓練をすれば専門家でなくても信頼性のある評価ができると報告している[4,5]．また，LouisらはPart Ⅰ，Part Ⅱで評価者が異なっても患者の回答に信頼性があることを確認し[6]，RichardsらはPart Ⅲで，評価者が異なった場合でも同一評価者が間隔を空けて同一患者を評価した場合でも信頼性があると報告している[7]．しかし，GoetzらはPart Ⅲの各項目の信頼度の評価を行い，信頼性はあるものの言語，動作時振戦，指タップ，手の回内回外運動，姿勢の安定性の項目は説明が不十分であり，より詳細な解説が必要であるとも言及している[8]．

日本語訳のUPDRSの信頼性の評価について

は，折笠らが34名のパーキンソン病患者を対象に検討を行っているが，UPDRS各パートの総得点では評価者間での信頼性，評価者内での信頼性とも高い数値を示したと報告している[9]．

このように，信頼性の評価検討が十分になされているためにUPDRSが評価スケールとして広く用いられているわけであるが，欠点としては評価項目が多く，1回の評価に20〜30分程度の時間がかかってしまうことがあげられる[3]．

van HiltenらはPart111名のパーキンソン病患者を対象にPart Ⅱ，Part Ⅲをそれぞれ8項目に減らしても信頼性を失わないと報告しており[10]，村山らはUPDRSをもとにして全10項目のパーキンソン病簡易評価スケールを作成している[11]．

❺ 普及度

前述のとおり，信頼性・妥当性が十分に検討されていることから，現在でも臨床試験の評価を行うスケールとして必須のものとなっている．しかし，外来などの臨床現場ではすべての項目を評価するには時間がかかりすぎることもあり，固縮や振戦，無動症状などの小項目を抜粋して評価することが多い．

また，特に運動症状の変化をとらえるためPart Ⅲが使用されることが多く，ほかのパートに比べても使用頻度が高い．

❻ その他トピックス

2001年よりMovement Disorder Society (MDS)によりUPDRSの改訂が進められ，2008年にMovement Disorder Society-Sponsored Revision of the Unified Parkinson's Disease Rating Scale (MDS-UPDRS)が発表された[12]．現在のUPDRSと同様に4つのパートからなり，Part Ⅰが日常生活における非運動症状，Part Ⅱが日常生活における運動症状，Part Ⅲが運動機能，Part Ⅳが運動合併症となっている．具体的な評価法や評価基準が追記され，再現性の低いものやあいまいなものは改訂されており，より精度の高い評価ができると期待されている．

おわりに

主にHoehn and Yahr重症度分類とUPDRSについて述べてきたが，実際の臨床ではHoehn and Yahr重症度分類にて大まかな症状をとらえて，UPDRSにて詳細な評価をするといった使用方法になる．しかし，UPDRSでは症状の日内変動などの評価は不十分であり，wearing offやdelayed onなどの治療合併症のコントロールのためには症状日誌などの1日の変化がわかる記録が必要になる場合がある．

UPDRSは評価に時間がかかり，症状の変動や治療合併症を評価する部分がやや足りないといった欠点があるものの，その信頼性は高く，今後改訂はなされていくであろうが，今後もパーキンソン病の評価スケールの中心として広く使われていくものと思われる．

文献

1) Hoehn MM, Yahr MD：Parkinsonism：onset, progression, and mortality. Neurology 17：427-442, 1967.
2) Fahn S et al：Unified Parkinson's disease rating scale. In：Recent Developments in Parkinson's Disease, Fahn S et al (eds), Raven Press, 1987, pp 153-163, 293-305.
3) 水野美邦：EBMコンセプトを取り入れたパーキンソン病ハンドブック，中外医学社，2001, pp 58-75.
4) 水野美邦：パーキンソン病の治療効果判定尺度．神経治療学 9：241-248, 1992.
5) Martínez-Martín P et al：The cooperative multicentric group. Unified Parkinson's Disease Rating Scale characteristics and atructure. Mov Disord 9：76-83, 1994.
6) Louis ED et al：Reliability of patient completion of the historical section of the Unified Parkinson's Disease Rating Scale. Mov Disord 11：185-192, 1996.
7) Richards M et al：Interrater reliability of the Unfied Parkinsin's Disease Rating Scale motor examination section. Mov Disord 9：89-91, 1994.
8) Goetz CG et al：Teaching tape for the mortor section of the unified Parkinson's disease rating scale. Mov Disord 10：263-266, 1995.
9) 折笠秀樹・他：Parkinson病の重症度を測る日本語版Unfied parkinsin's disease rating scale (UPDRS)の信頼性評価．神経治療学 17：577-591, 2000.
10) van Hilten JJ et al：Rating impairment and disability in Parkinson's disease：evaluation of the Unfied Parkinson's Disease Rating Scale. Mov Disord 9：84-88, 1994.
11) 村山龍一・他：Parkinson病簡易評価スケールの開発．理学療法 17：58-63, 2004.
12) Goetz CG et al：Movement Disorder Society-sponsored revision of the Unified Parkinson's Disease Rating Scale (MDS-UPDRS)：scale presentation and clinimetric testing results. Mov Disord 23 (15)：2129-2170, 2008.

II 疾患別機能障害・重症度
筋萎縮性側索硬化症

9 Norris Scale ALSFRS–R ALSAQ–40

大生定義（立教大学社会学部）

key words Norris Scale, ALSFRS–R, ALSAQ–40, 筋萎縮性側索硬化症（ALS），QOL

はじめに

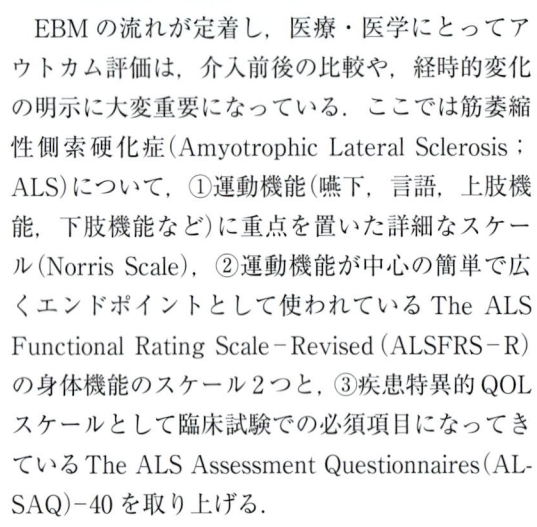

　EBMの流れが定着し，医療・医学にとってアウトカム評価は，介入前後の比較や，経時的変化の明示に大変重要になっている．ここでは筋萎縮性側索硬化症（Amyotrophic Lateral Sclerosis；ALS）について，①運動機能（嚥下，言語，上肢機能，下肢機能など）に重点を置いた詳細なスケール（Norris Scale），②運動機能が中心の簡単で広くエンドポイントとして使われているThe ALS Functional Rating Scale–Revised（ALSFRS–R）の身体機能のスケール2つと，③疾患特異的QOLスケールとして臨床試験での必須項目になってきているThe ALS Assessment Questionnaires（ALSAQ）–40を取り上げる．

　ALSは上位および下位運動ニューロンが障害されて生じる原因不明の進行性神経性疾患である．症状が進み，四肢麻痺・呼吸筋麻痺・嚥下困難となり，呼吸器装着などのサポートがなければ死に至る．新しい治療介入が待たれているが，介入の効果評価は進行を遅らせることができるかが現時点の関心事である．ALSの治療介入の臨床評価には呼吸機能や筋力の測定値，死亡までの時間とともに身体機能や疾患特異的な症状に関する臨床評価尺度が用いられてきた．①，②についての話は比較的簡単であるが，近年臨床試験で重要な指標となっているQOL（生活の質，生命の質）は，生命の長さだけでは治療効果の指標としては十分でないという人間的な視点から発しており，従来の客観的，定量的な指標とはかなり異なる面があり，話は複雑である[1,2]．

　「QOLとは何か」は大変難しい問いである．しかしここでは，測定にあたって患者のこうありたいというexpectationと実際の状況とのギャップということでとらえておく．ギャップが大きければQOLは低いということになる．言い換えれば，「疾患と治療の影響についての本人の自覚であり，身体と精神の健康，自立の程度，社会生活に関する，本人の希望と現実の乖離の反映」である．WHOの定義でも自分の人生の状況についての認識であり，個人が生活している文化・価値体系のなか，あるいは人生の目標・期待・基準・関心との関係において認識されるものであるとしている．多くの研究者の間でも，どの項目をQOLとして評価するかは，見解が異なっているが，多次元にわたる概念であることは一致しており，多面（身体，精神，社会など）的なプロフィールをみるのが一般的である．研究にあたっては，妥当性など検査特性が検討ずみの全般的尺度（SF–36®など，健康人集団からいろいろな疾患集団まで共通に適用可能なもの）と比較的後発である疾患特異的尺度（それぞれの疾患特有の事情を考慮した尺度：本症であればALSAQ–40にあたる）両方を使用してきた．最近は妥当性の検証が終わった疾患特異的なスケール単独で使用されることも多くなってきた．QOL一般の議論やスケールの特性などは，詳しくは筆者の他論文[3-5]に譲るが，尺度を

選択・使用する際には尺度の妥当性(測りたいものを測っているか)，信頼性(同じものを測っているか)，反応性(変化に連動してスコアが変化するか)，実用性(実際に実施できるか)などを考慮する．このなかでも，QOLを何と定義するか，すなわち内容妥当性が最も重要である．この決定は最終的には研究者の主観になるのだが，患者や医療関係者，家族などからフォーカスグループ討論や面接を通して時間をかけて丁寧になされなければならない．要するに，特にQOLスケールを採用するときは何をQOLの要素として(ドメインとよぶのだが)考えるのが妥当かを十分配慮することが重要である．QOLスケールを使用したのでQOLが測定できたと短絡しないことが重要である．また本症は患者だけのQOLだけではなく，家族や介護者を含めた総体のQOLも大変重要と思われる．最近はすでに決まったドメインの枠内だけではなく個別的なQOLを明示する方法論[6,7]も注目を浴びており，別項で述べる(本書p268)．また，QOL測定にあたっても，質問それ自体が患者など被検者にとって精神的な影響など害を与えないかの配慮も重要である[8]．

1 Norris Scale

❶ 開発者

開発者はNorris FHである．

❷ 開発時期・初出文献

原版の初出文献は文献9のとおりであり，Modified Norris Scaleは文献10のとおりである．
- Norris FH et al：The administration of guanidine in amyotrophic lateral sclerosis. *Neurology* 24(8)：721-728, 1974[9]．
- Lacomblez L et al：A double-blind, placebo-controlled trial of high doses of gangliosides in amyotrophic lateral sclerosis. *Neurology* 39(12)：1635-1637, 1989[10]．

❸ 特徴

「頭をあげる」「寝返りする」などの四肢の動きと，反射や筋緊張，筋線維束攣縮，筋萎縮などの診察所見が混在している．Modified Norrisでも同じではあるが，オリジナルでの「食べ物をかむ」「腸や膀胱を空にする」などのあいまいな表現はなくなり，「髪をとかす」や「歯ブラシを使う」など具体的な表現に変わっている．表1, 2はModified Norris日本語版の抜粋である．反射などの所見は除き，Limb Scale, Bulbar Scaleのみ提示する．

❹ 信頼性・妥当性

Rozierら[11]は上肢機能と下肢機能の評価者間についての信頼性を52患者について2名の医師がのべ172回の診察を行い，κ係数を調査している．

小田ら[12]は21項目の四肢機能と13項目の球機能を日本の実情に合うように翻訳し，23名の患者に2～4名の神経内科医が2回診察し，κ係数をとり，また級内相関係数(Intraclass Correlation Coefficient；ICC)を合計点にとり，信頼性を評価し，因子構造を因子分析し，実用に問題がないことを報告している．

❺ 普及度

測定に時間がかかることや呼吸機能についての配慮が少なく，最近の臨床試験には用いられていない．

❻ その他トピックス

Norris Scaleは最近はあまり使われないようになっているが，項目が詳細なので，上手に使えば役立つ．口腔咽頭機能について，Norris ScaleのBulberの項はALSの嚥下障害の独立した，信頼できる指標になりうるとの報告もある．研究や症状に合わせて上手に使いわけることも大切なようである[13]．

2 ALSFRS-R

❶ 開発者

原版はThe ALS CNTF Treatment Study (ACTS) Phase I-II Study Groupが，改訂版はBDNF ALS Study Group (Phase III)が開発した．

II 疾患別機能障害・重症度

表1 Limb Norris Scale (Japanese Version)[12]

	普通にできる	幾分支障がある	十分にはできない	全くできない
1. 仰臥位で頭をあげる	3 普通にできる 約60度屈曲を保持可能	2 床から約30度以上屈曲し保持できる	1 床から30度以下だが屈曲できる	0 床から頭を持ち上げられない
2. 寝返りをする	3 普通にできる	2 ひとりでできるが相当の努力と時間を要する	1 人手をかりればできる手摺のみでは困難	0 全くできない
3. 仰臥位から座位まで起き上がれる	3 普通にできる	2 ひとりでできるが相当の努力と時間を要する	1 人手をかりなければできない	0 全くできない
4. 名前を書く	3 普通にできる	2 時間をかければボールペンで読める字を書ける	1 太めのマジックであれば，何とか判読可能	0 全くできない
5. シャツ・ブラウスを自分で着る	3 普通にできる	2 通常のものであれば時間をかければひとりでできる	1 一部介助が必要	0 全くできない
6. シャツのボタンをかける（ファスナーのあけしめができる）	3 普通にできる	2 時間をかければひとりでできる	1 一部介助が必要あるいは，一部のボタンしかかけられない	0 全くできない
7. ズボン・スカートを自分ではく	3 普通にできる	2 時間をかければひとりでできる（座位か立位…を明記）	1 時間がかかり過ぎて実用的ではない．かなりの介助が必要	0 全くできない
8. 定規をあてて線を引く	3 普通にできる	2 線は何とか実用的に引ける	1 線は引けるが実用性にかける．自助具を使えば線は引ける	0 全くできない
9. フォークまたはスプーンを握る	3 普通にできる	2 握る力は弱いが何とか実用的に握れる	1 握る力は弱く実用性にかける（自助具を使うか，柄に布を巻き太くすることで何とか実用になる）	0 全くできない
10. 急須から茶碗にお茶を入れそれを飲む	3 普通にできる	2 時間がかかるが実用的である	1 自助具を使うか一部介助をすれば何とかできる	0 全くできない
11. 立ち上がってお辞儀をする	3 普通にできる	2 時間をかければできる	1 立ち上がれないかまたは頭を十分下げられない	0 全くできない
12. 髪をとかす（櫛が使える）	3 普通にできる	2 時間をかければできる	1 自分の思うようにできないまたは一部介助が必要	0 全くできない
13. 歯ブラシを使う	3 普通にできる	2 時間がかかるが実用的である	1 自助具を使用するか一部介助をすれば何とかできる．電動歯ブラシしか使えない	0 全くできない
14. 本や盆を持ち上げる	3 普通にできる	2 筋力は弱いが軽いものなら持ち上げることはでき，実用的である	1 空の盆または新書本程度なら持ち上げることができる	0 全くできない
15. 鉛筆やペンを持ち上げる	3 普通にできる	2 筋力は弱いが持ち上げることができ実用的である	1 書字が可能な形で持ち上げるのは困難	0 全くできない
16. 腕の位置をかえる	3 普通にできる	2 筋力は弱いが位置を変えることができ実用的である	1 人手あるいは反対側の手による介助があればできる	0 全くできない
17. 階段を昇る	3 普通にできる	2 時間がかかるが実用的である．手摺りがあれば実用的に昇れる	1 側に人がいれば何とか昇れる（手摺が必要）	0 全くできない
18. 50m歩く	3 普通にできる	2 時間はかかるが歩ける	1 50mまでは歩けない	0 全くできない
19. 独りで歩く	3 普通にできる	2 時間はかかるがどこでも行ける	1 歩ける場所，距離は限られる（家の中程度）	0 歩けない
20. 介助（杖・歩行器・人手）により歩く	3 介助なしで歩ける	2 介助（杖，歩行器，人手）により歩ける．時間がかかるが実用的である	1 介助（杖，歩行器，人手）により1m位歩ける	0 介助があっても歩けない
21. 座位より立ち上がる	3 普通にできる	2 時間をかければひとりでできる	1 ひとりでは困難介助が必要	0 全くできない

総点　　　　　点

表2 Norris Bulbar Scale（Japanese Version）[12]

	普通にできる	幾分支障がある	十分にはできない	全くできない
1. 息を一気に吹き出す	3 普通にできる	2 弱いが吹き出せる	1 鼻にもれる	0 全くできない
2. 口笛を吹く（口とがらしができる）	3 普通にできる	2 弱いが口笛らしく聞こえる	1 口笛の形になるが音は出ない	0 全くできない
3. 頬をふくらます	3 普通にできる	2 頬を押すと息が漏れる	1 口唇は閉じるが頬は膨らまない	0 口唇も閉じない
4. 顎を動かす	3 あらゆる方向に動かせる	2 左右上下に動かせるが，ゆっくりで弱い	1 きわめてゆっくりで動く範囲も狭い	0 全くできない
5. ラララと言う	3 普通にできる	2 ゆっくりとなら言える	1 ラの発音が不明瞭	0 全くラとは言えない
6. 舌を突き出す	3 普通にできる	2 口唇より外に出せる	1 歯列まで出せる	0 歯列を越えない
7. 舌を頬の内側につける	3 舌を頬の内側につけ強く舌を収縮できる	2 つけることができるが収縮が弱い	1 頬に触れることができるが収縮しない	0 つく所までいかない
8. 舌を上顎につける	3 舌を上顎につけて強く押すことができる	2 接触して維持できる	1 上に向かって舌が動く	0 舌は殆ど動かない
9. 咳払いをする	3 普通にできる	2 痰が切れる程度にできる	1 痰が切れる所までいかない	0 全くできない
	なし	少しはある	ある	程度がひどい
10. 流涎	3 なし	2 下を向く，食事中，会話などにある	1 食事，会話などをしなくとも時々ある．あるいは時々よだれを拭く必要がある	0 絶えず流涎がある
11. 鼻声	3 なし	2 少しはある	1 はっきりとわかる程度	0 話の内容がわからない程度
12. 口ごもり，内容不明瞭	3 なし	2 ときどき解らない言葉が混じる	1 ときどき解る言葉が混じる	0 殆どわからない
13. 食事内容	3 常食	2 軟食	1 きざみ食	0 半流動食

総点　　　点

❷ 開発時期・初出文献

原版および改訂版の初出文献は以下のとおりである．

ALSFRS 原版
▶ The ALS CNTF Treatment Study (ACTS) Phase I-II Study Group：The Amyotrophic Lateral Sclerosis Functional Rating Scale. Assessment of activities of daily living in patients with amyotrophic lateral sclerosis. *Arch Neurol* **53**：141-147, 1996 [14]．

改訂版 The Revised ALSFRS（ALSFRS-R）
▶ Cedarbaum JM et al：The ALSFRS-R：a revised ALS functional rating scale that incorporates assessments of respiratory function. BDNF ALS Study Group (Phase III). *J Neurol Sci* **169**：13-21, 1999 [15]．

❸ 特徴

原版はALS患者の日常生活機能（Activity of Daily Living；ADL）を把握するためにつくられた10項目からなるものであったが，呼吸機能についての項目の比重が少なかった．これを是正した12項目からなるALSFRS-Rが汎用されている．比較的簡単に使用できること，死亡までの時間の独立な予測因子となることが示されている [16-18] ことから臨床試験のエンドポイントとして広く用いられている．このALSFRS-Rには日本人の生活様式に合わせて修正された日本語版がある．ALSFRS-Rは研究者が評価するばかりでなく，患者

II 疾患別機能障害・重症度

表3 ALSFRS-R (Japanese version)[20]

言語
- 4：会話は正常
- 3：会話障害が認められる
- 2：繰り返し聞くと意味が分かる
- 1：声以外の伝達手段と会話を併用
- 0：実用的会話の喪失

唾液分泌
- 4：正常
- 3：口内の唾液はわずかだが，明らかに過剰(夜間はよだれが垂れることがある)
- 2：中等度に過剰な唾液(わずかによだれが垂れることがある)
- 1：顕著に過剰な唾液(よだれが垂れる)
- 0：著しいよだれ(絶えずティッシュやハンカチを必要とする)

嚥下
- 4：正常な食事習慣
- 3：初期の摂食障害(時に食物を喉につまらせる)
- 2：食物の内容が変化(継続して食べられない)
- 1：補助的なチューブ栄養を必要とする
- 0：全面的に非経口性または腸管性栄養

書字
- 4：正常
- 3：遅い，または書きなぐる(すべての単語が判読可能)
- 2：一部の単語が判読不可能
- 1：ペンは握れるが，字を書けない
- 0：ペンが握れない

摂食動作〔胃瘻設置の有無により(1)，(2)のいずれか一方で評価する〕
(1) 食事用具の使い方(胃瘻設置なし)
- 4：正常
- 3：幾分遅く，ぎこちないが，他人の助けを必要としない
- 2：フォークは使えるが，はしは使えない
- 1：食物は誰かに切ってもらわなくてはならないが，何とかフォークまたはスプーンで食べることができる
- 0：誰かに食べさせてもらわなくてはいけない

(2) 指先の動作(胃瘻設置患者)
- 4：正常
- 3：ぎこちないが全ての手先の作業ができる
- 2：ボタンやファスナーを留めるのにある程度手助けが必要
- 1：看護者にわずかに面倒をかける
- 0：全く何もできない

着衣，身の回りの動作
- 4：正常に機能できる
- 3：努力して(あるいは効率が悪いが)ひとりで完全にできる
- 2：時折手助けまたは代わりの方法が必要
- 1：身の周りの動作に手助けが必要
- 0：全面的に他人に依存

寝床での動作
- 4：正常
- 3：幾分遅く，ぎこちないが助けを必要としない
- 2：独りで寝返りをうったり，寝具を整えられるが非常に苦労する
- 1：寝返りを始めることはできるが，ひとりで寝返りをうったり，寝具を整えることができない
- 0：自分ではどうすることもできない

歩行
- 4：正常
- 3：やや歩行が困難
- 2：補助歩行
- 1：歩行は不可能
- 0：脚を動かすことができない

階段登り
- 4：正常
- 3：遅い
- 2：軽度の不安定または疲労
- 1：介助が必要
- 0：登れない

呼吸(呼吸困難・起座呼吸・呼吸不全の3項目を評価)
(1) 呼吸困難
- 4：なし
- 3：歩行中に起こる
- 2：日常動作(食事，入浴，着替え)のいずれかで起こる
- 1：座位または臥位いずれかで起こる
- 0：極めて困難で呼吸補助装置を考慮する

(2) 起座呼吸
- 4：なし
- 3：息切れのため夜間の睡眠がやや困難
- 2：眠るのに支えとする枕が必要
- 1：座位でないと眠れない
- 0：全く眠ることができない

(3) 呼吸不全
- 4：なし
- 3：間欠的に呼吸補助装置(bipap)が必要
- 2：夜間に継続的に呼吸補助装置(bipap)が必要
- 1：1日中呼吸補助装置(bipap)が必要
- 0：挿管または気管切開による人工呼吸が必要

表4 ALSAQ-40 (Japanese version of amyotrophic lateral sclerosis assessment questionnaire)[28]

このアンケートは，ここ2週間であなたに生じたかもしれない問題について40の質問です．質問に対する答えには，正しい答え，間違った答えはありません．質問を読んであなたが最初に感じたことがもっとも正確な答えといえるでしょう．ご自分の体験，感じたことにもっともよくあてはまる番号に○印をつけて下さい．
質問のなかには，他の質問に似ているもの，あるいはあなたに関係のないものもあるかもしれませんが，すべての質問に答えるようにして下さい．

次の1～10は，ここ2週間であなたが歩いているときに生じたかもしれない問題について説明したものです．それぞれについてその状況がどれくらいあなたに起こったか，最もよくあてはまる番号にひとつだけ○印をつけて下さい．

	まったくなかった	ほとんどなかった	ときどきあった	しばしばあった	いつもそうだった／まったく歩けない／まったくできない
1) たとえば家のまわりなど，短い距離を歩くのがむずかしかったことがある	1	2	3	4	5
2) 歩いている途中で，転んだことがある	1	2	3	4	5
3) 歩いていて，つまずいたり，よろけたりしたことがある	1	2	3	4	5
4) 歩いている途中で，バランスを失ったことがある	1	2	3	4	5
5) 歩くことに神経を集中しなければ歩けなかったことがある	1	2	3	4	5
6) 歩いていて，へとへとに疲れたことがある	1	2	3	4	5
7) 歩いていて，足に痛みを感じたことがある	1	2	3	4	5
8) 階段ののぼりおりがむずかしかったことがある	1	2	3	4	5
9) 立っているのがむずかしかったことがある	1	2	3	4	5
10) いすから立ち上がるのがむずかしかったことがある	1	2	3	4	5

次の11～20は，ここ2週間であなたに生じたかもしれない問題について説明したものです．それぞれについてその状況がどれくらいあなたに起こったか，最もよくあてはまる番号にひとつだけ○印をつけて下さい．

	まったくなかった	ほとんどなかった	ときどきあった	しばしばあった	いつもそうだった／まったくできない
11) 腕や手を動かすのがむずかしかったことがある	1	2	3	4	5
12) 寝床で寝がえりをうつのがむずかしかったことがある	1	2	3	4	5
13) ものをひろい上げることがむずかしかったことがある	1	2	3	4	5
14) 本や新聞をつかんだり，ページをめくったりすることがむずかしかったことがある	1	2	3	4	5
15) ものをはっきり書くことがむずかしかったことがある	1	2	3	4	5
16) 家事をすることがむずかしかったことがある	1	2	3	4	5
17) 自分で食事をすることがむずかしかったことがある	1	2	3	4	5
18) 髪をとかしたり，歯みがきをすることがむずかしかったことがある	1	2	3	4	5
19) 服を着ることがむずかしかったことがある	1	2	3	4	5
20) 洗面台で洗うことがむずかしかったことがある	1	2	3	4	5

本人や介護者が記入する調査票としても有用で，以下のように相関も高いことが知られている．

❹ 信頼性・妥当性

ALSFRS-RはALSFRS原版の特徴を保ちながら，強い内的一貫性と内容妥当性があることをSickness Impact Profileとの比較で報告している[19]．

大橋ら[20]は日本の実情に合ったように一部表現を変更して日本版(表3)を作成し，合計点についてはICC，個々の項目についてはκ係数，さらに因子分析も行い，実用に役立つ尺度と報告した．さらに時間経過で低下していく反応性も報告している．

さらに実施にあたってMianoら[21]は，health care providerと患者あるいは介護者の評価には強い相関があり，評価者が異なっても正確であることを報告している．また，介護者や配偶者の評価を電話で聴取した結果と診察時の話し合いでの結果に強い相関があることのKasarskisら[22]の報告もある．

❺ 普及度

ALSFRS-Rは簡単に適用できてかつ脱落も少

II 疾患別機能障害・重症度

次の21～30は，ここ2週間であなたに生じたかもしれない問題について説明したものです．それぞれについてその状況がどれくらいあなたに起こったか，最もよくあてはまる番号にひとつだけ○印をつけて下さい．

	まったくなかった	ほとんどなかった	ときどきあった	しばしばあった	いつもそうだった／まったくできない
21）飲み込むことがむずかしかったことがある	1	2	3	4	5
22）固形のものを食べることがむずかしかったことがある	1	2	3	4	5
23）液体を飲むことがむずかしかったことがある	1	2	3	4	5
24）会話に参加することがむずかしかったことがある	1	2	3	4	5
25）自分が話したことが理解されにくかったと感じたことがある	1	2	3	4	5
26）話している途中で言葉がはっきりしなくなったり，どもったりしたことがある	1	2	3	4	5
27）非常にゆっくりとしか話せなかったことがある	1	2	3	4	5
28）以前より話さなくなった	1	2	3	4	5
29）思うように話せなくていらいらしたことがある	1	2	3	4	5
30）話すときにまわりを気にしたことがある	1	2	3	4	5

次の31～40は，ここ2週間であなたに生じたかもしれない問題について説明したものです．それぞれについてその状況がどれくらいあなたに起こったか，最もよくあてはまる番号にひとつだけ○印をつけて下さい．

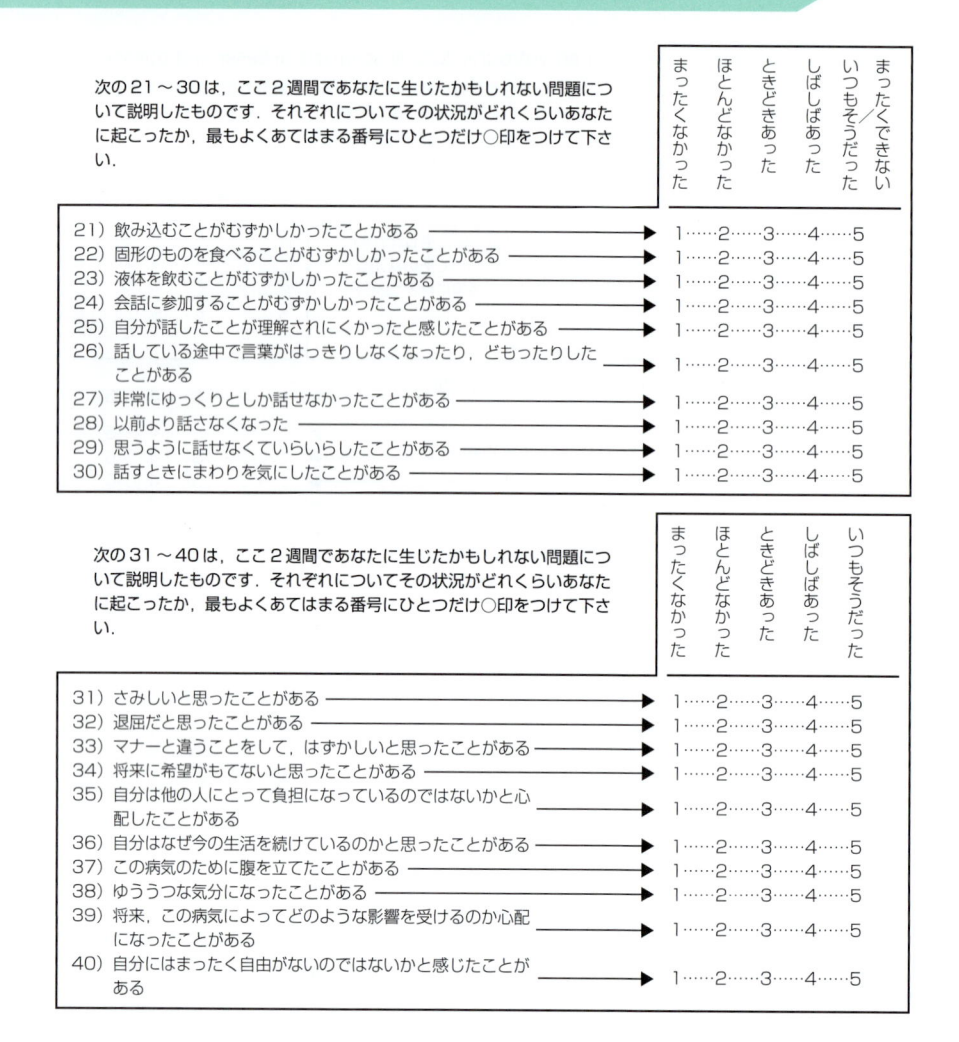

	まったくなかった	ほとんどなかった	ときどきあった	しばしばあった	いつもそうだった
31）さみしいと思ったことがある	1	2	3	4	5
32）退屈だと思ったことがある	1	2	3	4	5
33）マナーと違うことをして，はずかしいと思ったことがある	1	2	3	4	5
34）将来に希望がもてないと思ったことがある	1	2	3	4	5
35）自分は他の人にとって負担になっているのではないかと心配したことがある	1	2	3	4	5
36）自分はなぜ今の生活を続けているのかと思ったことがある	1	2	3	4	5
37）この病気のために腹を立てたことがある	1	2	3	4	5
38）ゆううつな気分になったことがある	1	2	3	4	5
39）将来，この病気によってどのような影響を受けるのか心配になったことがある	1	2	3	4	5
40）自分にはまったく自由がないのではないかと感じたことがある	1	2	3	4	5

なく，生存との相関もあり，欧米での臨床試験のattractive primary outcome measure として定着している．身体機能に関しては，大変重宝な検査尺度といってよい．

❻ その他トピックス

ALSFRS-R はよく使われているが，カルテの記録から後ろ向きに点数をつけても結構正確な値が得られることも報告された[23]．

3 ALSAQ-40

❶ 開発者

オックスフォード大学の Health Services Research 委員会の Jenkinson C らによる．

❷ 開発時期・初出文献

マニュアルおよび初出文献は，以下のとおりである．

▶ Jenkinson C et al：Amyotrophic Lateral Sclerosis Assessment Questionnaire User Manual, Health Services Research Unit, University of

Oxford, 2001[24]).
▶ Jenkinson C et al：Development and validation of a short measure of health status for individuals with amyotrophic lateral sclerosis/motor neuron disease：the ALSAQ-40. *J Neurol* **246**（Suppl 3）：16-21, 1999[25]).

❸ 特徴

何をQOLの項目にするかが問題ではあるが，開発者はPhysical Mobility, ADL/Independence, Eating and Drinking, Communication, Emotional Functioningの5つのドメインを測定している．米国ALSデータベースにはこのALSAQ-40の簡易版（ALSAQ-5後述）が採用され，日本語版もある．日本神経学会のALS診療ガイドライン[26])にも記載されている．ALSの疾患特異的QOLスケールとして標準的に使用されているが，呼吸器装着などの重症例の多いわが国の症例では，身体機能の影響が強いドメインには当然ながら天井効果が出現し，十分に評価できない危惧がある．

❹ 信頼性・妥当性

Jenkinsonら[27])は3カ月の間隔をおいた郵送の調査で内的妥当性と信頼性，反応性があると報告している．

日本語版（**表4**）については山口ら[28])がSF-36®やALSFRS-R，臨床データとの関連などをみながら妥当性を検証し，Cronbachのα係数は0.95〜0.97と高い内的整合性があることを報告している．

❺ 普及度

疾患特異的QOLスケールとして一番標準的である．さらに簡易版としてALSAQ-5が提案されている[29])（**表5**）．

表5 ALSAQ-5[29])

5つのドメインから1つずつの質問をすることで40問とほぼ同様の結果が得られる．
以下の5つの質問がALSAQ-5である
① 立っているのがむずかしかったことがある
② 腕や手を動かすのがむずかしかったことがある
③ 固形のものを食べることがむずかしかったことがある
④ 自分が話したことが理解されにくかったと感じたことがある
⑤ 将来に希望がもてないと思ったことがある

❻ その他トピックス

ALSのQOLはいろいろな面があり，どれを使うかは一概に言えない．とりあえず全般的QOLスケールとしてはSF-36®，疾患特異的なQOLスケールとしては本稿でとりあげたALSAQ-40とするのが通常と思われるが，そのレビューを試みた論文では[30])，妥当性の検証がスケールを作成した人々の手で行われたものであり，さらなる追試が必要と述べている．もっともこの共著者のなかにも，ALSAQの開発者がいるのであるが．

おわりに

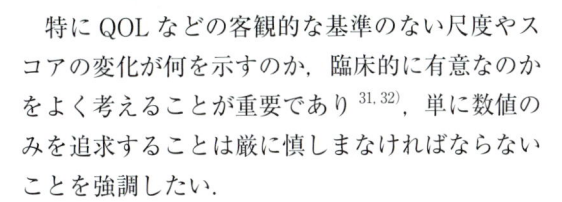

特にQOLなどの客観的な基準のない尺度やスコアの変化が何を示すのか，臨床的に有意なのかをよく考えることが重要であり[31,32])，単に数値のみを追求することは厳に慎しまなければならないことを強調したい．

最後に実際に使用に際しての登録について付記する．Norris Scaleについてははっきりとした情報はない．ALSFRS-Rについては登録なしで使用可能のようである．ALSAQ-40は筆者がじかに原著者に接触して確認済みであるが，筆者宛に連絡して登録すれば，学術目的に限り無料で使用できる．

文献

1) Fayers PM, Machin D：Introduction. In：Quality of Life：Assesment, Analysis and Interpretation, John Wiley & Sons Ltd, Chichester, 2000, pp 3-27.
2) Matti Haeyry：Measuring QOL：Why, How and What? *Theor Med* **12**：97-116, 1991.
3) 大生定義：神経難病診療におけるQOL評価. 臨成人病 **31**：45-50, 2001.
4) 大生定義：第3部疾病特異的尺度 8. 神経内科：臨床のため

のQOL評価ハンドブック(池上直己・他編), 医学書院, 2000, pp 112-116.
5) 大生定義：神経疾患のQOL評価. 平成13年度厚生科学研究費補助金特定疾患研究事業 神経変性疾患に関する研究班 2001年度神経変性疾患に関する研究班研究報告書, 2002, pp 13-15.
6) 大生定義：SEIQoL(シーコール)患者個人の主観的QOLのための評価法(前編). 看護学雑誌 73 (1)：42-47, 2009.
7) 大生定義：SEIQoL(シーコール)患者個人の主観的QOLのための評価法(後編). 看護学雑誌 73 (2)：46-52, 2009.
8) 疫学研究に関する倫理指針：官報第3383号, pp 6-9 (平成14年6月17日).
9) Norris FH et al：The administration of guanidine in amyotrophic lateral sclerosis. Neurology 24 (8)：721-728, 1974.
10) Lacomblez L et al：A double-blind, placebo-controlled trial of high doses of gangliosides in amyotrophic lateral sclerosis. Neurology 39 (12)：1635-1637, 1989.
11) Rozier A et al：Interrater reliability of a new rating scale for amyotrophic lateral sclerosis. J Neurol Sci 98 (Suppl)：316, abstract, 1990.
12) 小田英世・他：ALS患者の身体機能尺度の信頼性と因子構造. 脳と神 48：999-1007, 1996.
13) Kidney D et al：Oropharyngeal dysphagia in amyotrophic lateral sclerosis：neurological and dysphagia specific rating Scales. Amyotroph Lataral Scler Other Motor Neuron Disord. 5 (3)：150-153, 2004.
14) The ALS CNTF Treatment Study (ACTS) Phase I-II Study Group：The Amyotrophic Lateral Sclerosis Functional Rating Scale. Assessment of activities of daily living in patients with amyotrophic lateral sclerosis. Arch Neurol 53：141-147, 1996.
15) Cedarbaum JM et al：The ALSFRS-R：a revised ALS functional rating scale that incorporates assessments of respiratory function. BDNF ALS Study Group (Phase III). J Neurol Sci 169：13-21, 1999.
16) Traynor BJ et al：Functional outcome measures as clinical trial endpoints in ALS. Neurology 63：1933-1935, 2004.
17) Gordon PH：Advances in clinical trials for amyotrophic lateral sclerosis. Curr Neurol Neurosci Rep 5 (1)：48-54, 2005.
18) Gordon PH et al：ALSFRS-R. Amyotrophic Lateral Scler Other Motor Neuron Disord 5 (Suppl 1)：90-93, 2004.
19) Cedarbaum JM et al：The ALSFRS-R：a revised ALS functional rating scale that incorporates assessments of respiratory function. BDNF ALS Study Group (Phase III). J Neurol Sci 169：13-21, 1999.
20) 大橋靖雄・他：筋萎縮性側索硬化症(ALS)患者の日常生活における機能評価尺度日本版改訂ALS Functional Rating Scaleの検討. 脳と神 53：346-355, 2001.
21) Miano B et al：Inter-evaluator reliability of the ALS functional rating scale. Amyotroph Lateral Scler Other Motor Neuron Disord 5：235-239, 2004.
22) Kasarskis EJ et al：Rating the severity of ALS by caregivers over the telephone using the ALSFRS-R. Amyotroph Lateral Scler Other Motor Neuron Disord 6：50-54, 2005.
23) Lechtzin N et al：Accurate ALSFRS-R scores can be generated from retrospective review of clinic notes. Amyotroph Lataral Scler Nov 4：1-4, 2008.［Epub ahead of print］
24) Jenkinson C et al：Amyotrophic Lateral Sclerosis Assessment Questionnaire User Manual, Health Services Research Unit, University of Oxford, 2001.
25) Jenkinson C et al：Development and validation of a short measure of health status for individuals with amyotrophic lateral sclerosis/motor neuron disease：the ALSAQ-40. J Neurol 246 (Suppl 3)：16-21, 1999.
26) 日本神経学会治療ガイドラインAd Hoc委員会：日本神経学会治療ガイドラインALS治療ガイドライン2002. 臨神経 42 (7)：669-719, 2002.
http://www.neurology-jp.org/guidelinem/neuro/als/als_01.pdf
27) Jenkinson C et al：Evidence for the validity and reliability of the ALS assessment questionnaire：the ALSAQ-40. Amyotroph Lateral Scler Other Motor Neuron Disord 1：33-40, 1999.
28) 山口拓洋・他：ALS特異的QOL尺度ALSAQ-40日本語版—その妥当性と臨床応用にむけて. 脳と神 56：483-494, 2004.
29) Jenkinson C et al：Reduced item set for the amyotrophic lateral sclerosis assessment questionnaire：development and validation of the ALSAQ-5. J Neurol Neurosurg Psychiatry 70 (1)：70-73, 2001.
30) Epton J et al：Quality of life in amyotrophic lateral sclerosis / motor neuron disease：a structured review. Amyotroph Lateral Scler 10 (1)：15-26, 2009.
31) Norquist JM et al：Health-related quality of life in amyotrophic lateral sclerosis：determining a meaningful deterioration. Qual Life Res 13：1409-1144, 2004.
32) Jenkinson C et al：Interpreting change scores on the Amyotrophic Lateral Sclerosis Assessment Questionnaire (ALSAQ-40). Clin Rehabil 17：380-335, 2003.

Outcome Measure Handbook for Rehabilitation Medicine;
How to Assess Health, Disability and Related Issues

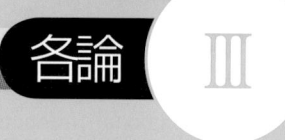

各論 III

ADL

III ADL 基本的ADL

1 機能的自立度評価法(FIM) バーセル指数(BI)

水野勝広（慶應義塾大学医学部リハビリテーション医学教室）
大田哲生（旭川医科大学病院リハビリテーション科）

key words 機能的自立度評価法(FIM),バーセル指数(BI),ADL,評価

はじめに

リハビリテーション（以下，リハ）医療において，ADLを評価することは重要であり，職種間・病院間で共通の言語としてADLを記載できる評価法が必要である．この章では，基本的ADLの評価法としてわが国で広く用いられている機能的自立度評価法(Functional Independence Measure；FIM)とバーセル指数(Barthel Index；BI)について解説する．

1 機能的自立度評価法(FIM)

❶ 開発者

Keith RAらを中心とする米国の国家特別調査委員会．

❷ 開発時期・初出文献

1984年，American Congress of Rehabilitation Medicine と American Academy of Physical Medicine and Rehabilitation の支援のもとに，医学的リハのための機能的評価法と統一データシステムの作成を目的として国家特別調査委員会が発足した[1]．特別委員会議長は，Congress代表のForer SとAcademy代表のGranger CVが務めた．ここでは，既存の36のADL評価法を詳細に検討し，統一されたADL評価法の備えるべき条件について議論を重ね，セルフケア，排泄コントロール，移乗，移動，コミュニケーションおよび社会的認知の項目を，各項目7段階で評価するFIMがADL評価法として作成された．その後，全米の50カ所以上の施設において，信頼性・妥当性の検討がなされ，1987年にUDS$_{MR}$(Uniform Data System for Medical Rehabilitation)[注]が発足した．UDS$_{MR}$では登録施設の患者の年齢，性別，居住状況，原因疾患，経過，入院時および退院時のFIMなどのデータを集積し，そのデータは定期的に公開されている．

わが国においてはUDS本部の許可を受けて慶應義塾大学医学部リハビリテーション医学教室が中心となってFIM第3版の日本語訳に取り組み，1991年にFIMガイドブックの日本語版が出版された[2-4]．以後，慶応義塾大学医学部リハビリテーション医学教室により第3版についての講習会や質疑応答の受付などが行われている．FIMおよびFIMを含むUDSは米国では知的財産権が主張されているため，学術利用にはFIM第3版を使用することが望ましい[4]．

▶ Keith RA et al：The functional independence measure：a new tool for rehabilitation. In：Advances in Clinical Rehabilitation, Eisenberg MG, Grzesiak RC (eds), Springer Publishing Company, New York, 1987, pp 6-18[1]．

❸ 特徴

評価表を**表1**に示す．FIMは能力低下の評価法であり，介護量(Burden of care)を測定する目的でつくられている．運動項目13項目と認知項目5

基本的ADL（FIM, BI）

表1 FIMの評価表[3]

FIM評価表　氏名＿＿＿＿＿＿＿＿＿＿

		日付・評価者	／／		／／		／／		評価内容
		評価項目	点	コメント	点	コメント	点	コメント	
運動項目	セルフケア	食事							そしゃく，嚥下を含めた食事動作
		整容							口腔ケア，整髪，手洗い，洗顔など
		清拭							風呂，シャワー，などで首から下（背中以外）を洗う
		更衣・上半身							腰より上の更衣および義肢装具の装着
		更衣・下半身							腰より下の更衣および義肢装具の装着
		トイレ動作							衣服の着脱，排泄後の清潔，生理用具の使用
	排泄コントロール	排尿管理							排尿の管理，器具や薬剤の使用を含む
		排便管理							排便の管理，器具や薬剤の使用を含む
	移乗	ベッド・椅子・車椅子							それぞれの間の移乗，起立動作を含む
		トイレ							便器へ（から）の移乗
		浴槽・シャワー							浴槽，シャワー室へ（から）の移乗
	移動	歩行							屋内での歩行
		車椅子							屋内での車椅子移動
		主な移動手段	□歩行 □車椅子		□歩行 □車椅子		□歩行 □車椅子		
		階段							12～14段の階段昇降
認知項目	コミュニケーション	理解							聴覚または視覚によるコミュニケーションの理解
		表出							言語的または非言語的表現
	社会的認知	社会的交流							他患，スタッフなどとの交流，社会的状況への順応
		問題解決							日常生活上での問題解決，適切な決断能力
		記憶							日常生活に必要な情報の記憶
		合計点							

運動項目				認知項目			
採点基準	介助者	手出し		採点基準	介助者	手出し	
7：完全自立	不要	不要					
6：修正自立	不要	不要	時間がかかる，補助具が必要，安全性の配慮				
5：監視・準備	必要	不要	監視，指示，促し	5：監視・準備	必要	不要	監視，指示，促し
					必要	必要	90％より多く自分で行う
4：最小介助	必要	必要	75％以上自分で行う	4：最小介助	必要	必要	75％以上，90％以下自分で行う
3：中等度介助	必要	必要	50％以上，75％未満自分で行う				
2：最大介助	必要	必要	25％以上，50％未満自分で行う				
1：全介助	必要	必要	25％未満しか自分で行わない				

項目の計18項目からなり，各項目を全介助1点から自立7点までの7段階で評価する．ADLのすべての項目を評価するのではなく，必要最低限の項目が網羅されている．運動項目のみならず，認知項目も含まれていることも特徴の1つである．対象者は，脳血管障害，関節リウマチ，Parkinson（パーキンソン）病，脊髄損傷など，原則的に疾患によらずすべての患者に適応可能である．FIMは「しているADL」の評価法であり，患者に動作をさせて測定するのではなく，日常生活で実際に患者がどのように行っているかを観察しながら評価する．FIMの採点は，一定の訓練を受ければ職種を問わず可能であり，リハ医療の現場において多職種間の共通言語として患者の「しているADL」を正確に把握するために利用できる．また，FIMでは場面により患者の能力に差がある場合は低いほうの点数をつけることとなっており，「できるADL」ではなく，その時点での「しているADL」を正確に把握することが可能である．各項目を7段階で詳細に評価することによって，患者の能力のわずかな変化も検出することが可能である．信頼性・妥当性についてもよく検討されており，UDS本部や慶應義塾大学医学部リハビリテーション医学教室などを通じて，質疑応答・教育などの体制が整っているため正確な採点が可能で，リハ介入の帰結研究や国際比較など研究分野での使用にも適している．

❹ 信頼性・妥当性

（1）内部一貫性

Doddsら[5]によると，入院患者のCronbachのα係数値は入院時0.93，退院時0.95であり十分な一貫性が保たれていた．

（2）検者間信頼性

Hamiltonら[6]によると米国89施設，1,089名のFIM項目別の検者間信頼性（Interclass Correlation；ICC）は教育を受けた資格施設では0.97以上と非常に高い一致率であり，資格審査を受けていない施設を含めても0.89以上であった．Ottenbacherによるメタアナリシスの結果[7]も0.83～0.99といずれも高い数字を示した[8-13]．

図 FIMの運動項目合計とBarthel Indexとの関係[3]

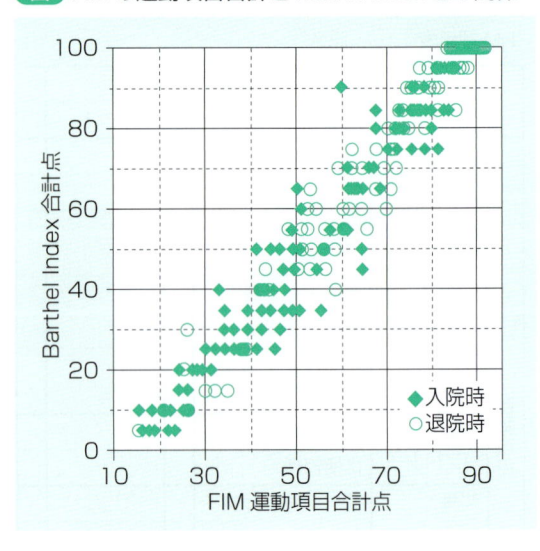

（3）再テスト信頼性

再テストの信頼性についてもいくつかの報告があるが，0.84～0.93と高い一致率であった[1,11,14]．

（4）併存的妥当性

わが国においてFIM以前から広く用いられていたBIとFIM運動項目の合計点は入院脳卒中患者において非常に高い相関を示す[15,16]（図）．認知項目においても精神発達遅滞患者などの適応能力測定に用いられるAdaptive Behavior Scale（ABS）とFIM認知項目との関連が示されている[16,17]．

（5）内容妥当性

FIMは既存の測定法の文献的考察や専門委員会での意見をもとに開発された．作成段階で25施設，891名の臨床家が250名の患者のFIMを採点したうえでアンケートを行い，ADLに必要な要件をほぼ満たしていることが確認された[1]．

（6）予測的妥当性

FIMは介助量を測定していることから介護時間とFIMの得点について検討されている．すなわち，FIMの改善から介護時間の減少が予測できるかということであるが，米国においてGrangerら[18]は在宅脳卒中患者について，FIM1点が2.2分の介護時間に相当すると報告した．わが国においては，才藤ら[19]が入院患者脳卒中患者について，FIM1点が1.6分の介護時間に相当することを報告している．

表2 FIMの総得点のもつ意味[23]

総得点	グループ
80点台後半	屋外歩行自立群
80点台前半	屋内歩行自立群
70点台	セルフケア自立群
50〜60点台	半介助群
50点未満	全介助群

❺ 普及度

FIMは米国を中心に日本を含め世界15カ国以上で使用されている．UDS本部によると2002年時点で米国の800以上のリハ専門病院と，130以上の亜急性期病院がUDSに参加しFIMを使用している．日本リハ医学会による調査では，国内外の代表的なリハ関連雑誌に掲載された論文のなかで最も頻繁に使用されていたのはFIMであった[20]．

❻ その他トピックス

FIMは順序尺度であり，1点より2点，2点より3点のほうが自立度が高いことは決まっているが，1点と2点の間と2点と3点の間の自立度の差が等しいとは限らない．したがって，順序尺度においては単純に合計を出すような操作は意味をなさなくなる．ADLの評価法はFIMも含めほとんどが順序尺度である．Wrightら[21]はADLという順序尺度をいかにして間隔尺度に変えられるかを論じ，Rasch Modelを提唱している．その後，Rasch分析を用いて，FIMの構造分析，予後予測，国際比較研究などが数多く行われている．Tsujiら[22,23]はRasch分析を用いた構造分析から，各項目がどのような順に自立していくかを明らかにした．これにより，FIM運動項目の総得点のもつ意味について検討した（表2）．

実際の現場では外来患者などに対して十分な観察期間がとれない場合もある．このような患者のFIMを採点するため，質問紙やコンピュータソフトなどの開発も試みられている[4,24]．

2 バーセル指数（BI）

❶ 開発者

BIは，Mahoney FIとBarthel DWにより開発された[24]．

❷ 開発時期・初出文献

1960年代前半ごろに開発された．
初出文献は以下のとおりである．
▶ Mahoney FI, Barthel DW：Functional evaluation：the Barthel index. *Md State Med J* **14**：61-65, 1965[25]．

❸ 特徴

実際の評価表を表3に示す．ADLのなかで基本的な10項目を評価する．得点は0〜100点でつけられ，100点は日常の基本的なADLが自立していることを意味するが，家事などのIADL（Instrumental Activity of Daily Living）については評価していない．それぞれの項目には0点，5点，10点，15点という点数がつけられるが，それぞれの項目に対して重みづけがなされている．すなわち，必要とされる介助量により各項目の点数が合計点に占める割合が違い，各項目の相対的な重要性を表している．Grangerら[26]は15項目を4ポイントで評価する修正BIを提唱している．

この評価法は患者が物理的あるいは言語的な介助からどれだけ自立しているか，すなわち患者の自活する能力を得点化した自律性の指標である．対象者は脳卒中，脊髄損傷，神経障害（多発性硬化症など），熱傷，心疾患，関節リウマチ，切断などの患者や高齢者である．評価は観察によって行われるが，患者本人または代理人から言語による情報が得られればその情報から採点してもよい．原則的に「しているADL」を評価するスケールであるため患者にその動作を実際にさせてテストする必要はない．

III ADL

表3 Barthel Index の評価表 [35]

項　目	点
食事 10＝自立（自助具などの装着可，標準的時間内に食べ終える） 5＝部分介助（例えばおかずを切って細かくしてもらう） 0＝全介助	0 5 10
入浴 5＝自立 0＝部分介助または全介助	0 5
整容 5＝自立（洗面，整髪，歯磨き，ひげ剃り） 0＝部分介助または全介助	0 5
着替え 10＝自立（靴，ファスナー，装具の着脱を含む） 5＝部分介助（標準的な時間内，半分以上は自分で行える） 0＝上記以外	0 5 10
排便コントロール 10＝失禁なし（浣腸，坐剤の取り扱いも可能） 5＝時に失禁あり（浣腸，坐剤の取り扱いに介助要するものも含む） 0＝上記以外	0 5 10
排尿コントロール 10＝失禁なし（採尿器の取り扱いも可能） 5＝時に失禁あり（採尿器の取り扱いに介助を要するものも含む） 0＝上記以外	0 5 10
トイレ動作 10＝自立（衣服の操作，後始末を含む，ポータブル便器などを使用しているものはその取り扱いも含む） 5＝部分介助（体を支える，衣服・後始末に介助を要する） 0＝全介助または不可能	0 5 10
車椅子からベッドへの移乗 15＝自立（ブレーキ，フットレストの操作も含む，歩行自立も含む） 10＝軽度の部分介助または監視を要す 5＝座ることは可能であるがほぼ全介助 0＝全介助または不可能	0 5 10 15
歩行 15＝45 m 以上（車椅子・歩行器を除く補装具の使用の有無は問わない） 10＝45 m 以上の介助歩行（歩行器使用を含む） 5＝歩行不能の場合，車椅子にて 45 m 以上の操作可能 0＝上記以外	0 5 10 15
階段昇降 10＝自立（手すりなどの使用の有無は問わない） 5＝介助または監視を要する 0＝不能	0 5 10
合計（0 − 100）	＿＿＿点
患者氏名　　　評価者	評価日

❹ 信頼性・妥当性

（1）内部一貫性
Shah ら [27] の報告では 258 名の脳卒中患者において，入院時の Cronbach の α 係数は 0.87，退院時では 0.92 であった．

（2）検者間信頼性
Roy ら [28] はさまざまな疾患でリハを行っている 25 名の患者において，Pearson の積率相関係数は 0.99（$p < 0.001$）であったと報告している．また，Loewen ら [29] の報告では脳卒中患者 7 名を 5 名の療法士が評価し κ 一致係数は 0.70〜0.88 であった．

（3）再テスト信頼性
Wolfe ら [30] によれば 3 名の看護師のうち 2 名により 50 名の患者を 2〜3 週の間隔をあけて採点した結果，テストの再現性を示す κ 一致係数は 0.98 であった．

（4）内容妥当性
BI，Katz ADL Index，Kenny Self-Care Scale の 3 つの主要な ADL スケールの比較研究で，BI は完全性，変化に対する感度などにおいてほかの 2 つより優れていることが示された [31]．

（5）併存的妥当性
BI はほかの測定法の併存的妥当性をみるための絶対的基準として多く用いられてきたが，BI 自体の併存的妥当性は検証されてこなかった．BI が開発された時点では妥当性を検証するための絶対的基準がなかったためである．

（6）予測的妥当性
DeJong ら [32] は BI から 84 名の脳卒中患者における生活環境，生産性，全般的な生活自立度を予測できたとしている．Wylie [33] は脳卒中患者を入院時の BI 得点によって 4 つのグループに分類し，入院後 6 カ月以内の死亡者数を比較した．その結果，入院時の BI の点数が高かったグループは低かったグループより死亡者数が有意に少なかった．Granger ら [34] の報告では脳卒中によりリハを行っている患者で初回時の BI の得点が 40 点以上であった患者は 40 点未満であった患者に比べ自宅退院する割合が大きかった．また，初回時の得点が 60 点以上であった患者は，60 点未満であった患者に比べて入院期間が短く，救急施設へ戻っ

た患者はすべて初回時のBIが40点未満の患者であった.

❺ 普及度

日本リハ医学会が1996年に行ったアンケート調査ではわが国で使用されているADL評価法で最も多かったのはBIで,2番目はFIMであった.リハ関連雑誌に登場する頻度に関してもBIはFIMに次いで多かった[20].

❻ その他トピックス

BIの得点のもつ意味について,Shahら[27]はBIの総得点が0〜20のものを完全依存(total dependency),21〜60点のものを重度の依存(severe dependency),61〜90点のものを中等度の依存(moderate dependency),91〜99点のものを軽度の依存(mild dependency),100点のものを自立と提起している.その後,Grangerら[35]や正門ら[36]が独自の分類を提起している.

BIは1995年にmodified Rankin Scale(mRS)とともにtissue plasminogen activatorによる脳梗塞超急性期治療の治験[37]に用いられ,その後も多くの治験で用いられている[38].Duncanら[39]は439名の脳卒中患者における回復パターンからBIの得点の変化は3つの重症度グループにより異なり,中等度の脳卒中のグループでは重症の脳卒中のグループより早期の変化をとらえやすく,反対に中等度以下のグループでは3カ月後以降の変化をとらえにくいことを示した.

おわりに

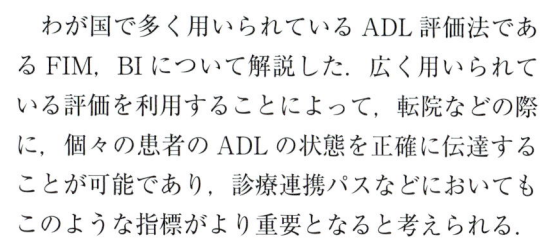

わが国で多く用いられているADL評価法であるFIM,BIについて解説した.広く用いられている評価を利用することによって,転院などの際に,個々の患者のADLの状態を正確に伝達することが可能であり,診療連携パスなどにおいてもこのような指標がより重要となると考えられる.

注)
UDS本部:Uniform Data System for Medical Rehabilitation, University at Buffalo, 232 Parker Hall, 3435 Main Street, Buffalo, New York 14214-3007, USA. URL:http://www.udsmr.org/

文献

1) Keith RA et al:The functional independence measure:a new tool for rehabilitation. In:Advances in Clinical Rehabilitation, Eisenberg MG, Grzesiak RC (eds), Springer Publishing Company, New York, 1987, pp 6-18.
2) 千野直一訳:FIM医学的リハビリテーションのための統一データセット利用の手引き(原著第3版),慶應義塾大学医学部リハビリテーション医学教室,1991.
3) 千野直一・他:脳卒中患者の機能評価 SIASとFIMの実際,シュプリンガー・ジャパン,1997.
4) 慶應義塾大学医学部リハビリテーション医学教室:第15回 FIM講習会資料,2004.
5) Dodds TA et al:A validation of the functional independence measurement and its performance among rehabilitation inpatients. Arch Phys Med Rehabil 74:531-536, 1993.
6) Hamilton BB et al:Interrater reliability of the 7-level functional independence measure (FIM). Scand J Rehabil Med 26:115-119, 1994.
7) Ottenbacher KJ et al:The reliability of the functional independence measure:a quantitative review. Arch Phys Med Rehabil 77:1226-1232, 1996.
8) Chau N et al:Inter-rater agreement of two functional independence scales:the Functional Independence Measure (FIM) and a subjective uniform continuous scale. Desabil Rehabil 16:63-71, 1994.
9) Ottenbucher KJ et al:Inter-rater agreement and stability of functional assessment in the community-based elderly. Arch Phys Med Rehabil 75:1297-1231, 1994.
10) Jaworski DM et al:The Functional Independence Measure:a pilot study comparison of observed and reported ratings. Rehabil Nur Res 3:141-147.
11) Kidd D et al:The Functional Independence Measure:a comparative validity and reliability study. Disabil Rehabil 17:10-14, 1995.
12) Segal ME, Schall RR:Determining functional/health status and its relation to disability in stroke survivors. Stroke 25:2391-2397, 1994.
13) Brosseau L, Wolfson C:The inter-rater reliability and construct validity of the Functional Independence Measure for multiple sclerosis subjects. Clin Rehabil 8:107-115, 1994.
14) Segal ME et al:Interinstitutional agreement of individual functional independence measure (FIM) items measured at two sites on one sample of SCI patients. Paraplegia 31:622-631, 1993.
15) 田尻寿子・他:機能的自立度評価法(FIM)によるADL評価 Barthel Indexとの比較.作業療法 10(suppl 2):115, 1991.
16) 園田 茂・他:FIMを用いた脳血管障害患者の機能評価―Barthel Indexとの比較およびコミュニケーションと社会的認知能力の関与.リハ医学 29:217-222, 1992.
17) 中島民子・他:脳卒中患者における機能的自立度評価法(FIM)の認知項目と適応行動尺度(ABS)との関係.総合リハ 23:685-688, 1995.
18) Granger CV et al:Functional assessment scales:a study of persons after stroke. Arch Phys Med Rehabil 74:133-138, 1993.
19) 才藤栄一・他:脳卒中患者の新しい評価法 FIMとSIASについて.医学のあゆみ 163:285-290, 1992.
20) 蜂須賀研二:リハビリテーション医学における評価法の現状.リハビリテーション医学白書(リハビリテーション医学白書委員会編),日本リハビリテーション医学会,2003,

pp 58-63.
21) Wright BD, Linacre JM：Observations are always ordinal：measurements, however, must be interval. *Arch Phys Med Rehabil* 70：857-860, 1989.
22) Tsuji T et al：ADL structure for stroke patients in Japan based on the functional independence measure. *Am J Phys Med Rehabil* 74：432-438, 1995.
23) 辻 哲也・他：入院・退院時における脳血管障害患者のADL構造の分析―機能的自立度評価法(FIM)を用いて．リハ医学 33：301-309, 1996.
24) 大田哲生・他：質問紙によるFIM (Functional Independence Measure)評価の試み．総合リハ 25：445-454, 1997.
25) Mahoney FI, Barthel DW：Functional evaluation：the Barthel index. *Md State Med J* 14：61-65, 1965.
26) Granger CV et al：Outcome of comprehensive medical rehabilitation：measurement of PULSES profile and the Barthel Index for stroke rehabilitation. *Arch Phys Med Rehabil* 60：145-154, 1979.
27) Shah S et al：Improving the sensitivity of the Barthel Index for stroke rehabilitation. *J Clin Epidemiol* 42：703-709, 1989.
28) Roy CW et al：An inter-rater reliability study of the Barthel Index. *Int J Rehabil Res* 11：67-70, 1989.
29) Loewen SC, Anderson BA：Reliability of the Modified Motor Assessment Scale and the Barthel Index. *Phys Ther* 68：1077-1081, 1988.
30) Wolfe CD et al：Assessment of scales of disability and handicap for stroke patients. *Stroke* 22：1242-1244, 1991.
31) Gresham GE et al：ADL status in stroke：relative merits of three standard indexes. *Arch Phys Med Rehabil* 61：355-358, 1980.
32) DeJong G, Branch LG：Predicting the stroke patient's ability to live independency. *Stroke* 13：648-655, 1982.
33) Wylie CM：Measuring end results of rehabilitation of patients with stroke. *Public Health Rep* 82：893-898, 1967.
34) Granger CV et al：Stroke rehabilitation：analysis of repeated Barthel Index measures. *Arch Phys Med Rehabil* 60：14-17, 1979.
35) Granger CV et al：Functional status measures in a comprehensive stroke care program. *Arch Phys Med Rehabil* 58：555-561, 1977.
36) 正門由久・他：脳血管障害のリハビリテーションにおけるADL評価．総合リハ 17：689-684，1989．
37) The National Institute of Neurological Disorders and Stroke rt-PA Stroke Study Group：Tissue plasminogen activator for acute ischemic stroke. *N Engl J Med* 333：1581-1587, 1995.
38) Sulter G et al：Use of Barthel index and modified Rankin scale in acute stroke trials. *Stroke* 30：1538-1541, 1999.
39) Duncan PW et al：Defining post-stroke recovery：implications for design and interpretation of drug trials. *Neuropharmacology* 39：835-841, 2000.

III 応用的ADL

2 FAI

髙橋真紀（福岡みらい病院リハビリテーションセンター）
佐伯　覚（産業医科大学リハビリテーション医学講座）
蜂須賀研二（九州労災病院門司メディカルセンター）

key words　FAI，改訂版FAI自己評価表，応用的日常生活動作（応用的ADL）

はじめに

　脳卒中をはじめとする機能障害を有する患者にとって，日常生活動作（ADL）の自立は在宅生活を送るためには必要な条件の1つであり，その評価は重要である．さらに，維持期の在宅患者に対し，在宅管理の観点から包括的な障害評価を行う場合は，実際の生活に関連する，より応用的な動作やライフスタイルを的確に評価する必要がある．Frenchay Activities Index（FAI）は脳卒中患者が地域で生活するためのより高次な機能の評価として開発され[1]，その信頼性や妥当性についても検討されている．

1 FAI

❶ 開発者

　Holbrook Mらによる．

❷ 開発時期・初出文献

　1983年，Holbrookらは脳卒中患者の応用的日常生活動作（応用的ADL）を評価する目的で，日常生活における応用的な活動や社会生活に関する15項目（食事の用意，食事の後片づけ，洗濯，掃除や整頓，力仕事，買物，外出，屋外歩行，趣味，交通手段の利用，旅行，庭仕事，家や車の手入れ，読書，勤労）を評価項目とするFAIを提案した[1]．
　わが国においては蜂須賀らが1993年，スモン患者の応用的ADLを簡便に評価する目的で，FAIを日本語に翻訳し日本の実情に合うように簡単な解説文をつけたFAI自己評価表を作成し[2]，その後，表現や期間の設定をわかりやすくするために選択肢と判定期間設定を簡素化した改訂版FAI自己評価表を作成した[3]．

▶ Holbrook M et al：An activities index for use with stroke patients. *Age Aging* 12：166-170, 1983[1]．

❸ 特徴

　FAIは応用的ADL（または生活関連動作，手段的ADL，拡大ADL）に相当する高次の活動指標であり，そのプロフィールはライフスタイルを反映する．また，WadeらはFAIについて，基本的なADLではなくより高いレベルの自立度の評価，換言すれば"社会的生存"を反映する評価法であると述べている[4]．
　FAIは患者と面談しながら15項目について，3カ月もしくは6カ月間における実践頻度によりそれぞれを0〜3点の4段階に評価し，合計点は0（非活動的）〜45（活動的）の範囲となる．また，15項目はさらに3つのサブグループ（家庭内活動，レジャー・仕事，屋外活動）に分類される．評価そのものは数分で回答可能で，極めて簡便である．
　改訂版FAI自己評価表[3]はFAIを疫学調査用に自己記入形式に改訂したものである．評価表を表1に示す．また，改訂版FAI自己評価表は，無作為に抽出された北九州市八幡西区に在住する55歳以上の在宅中高齢者（1,000名のうち752名が

III ADL

表1 改訂版 Frenchay Activities Index 自己評価表[3]

最近の3カ月間の生活を振り返り，最も近い回答を一つ選び○印を記入して下さい．

1. **食事の用意**：買い物はこれに含めない．
   0（ ）していない，1（ ）まれにしている，2（ ）時々している（週に1～2回），3（ ）週に3回以上している
2. **食事の後片付け**：
   0（ ）していない，1（ ）まれにしている，2（ ）時々している（週に1～2回），3（ ）週に3回以上している
3. **洗濯**：
   0（ ）していない，1（ ）まれにしている，2（ ）時々している（週に1回未満），3（ ）週に1回以上している
4. **掃除や整頓**：ほうきや掃除機を使った清掃，衣類や身の回りの整理・整頓など．
   0（ ）していない，1（ ）まれにしている，2（ ）時々している（週に1回未満），3（ ）週に1回以上している
5. **力仕事**：布団の上げ下ろし，雑巾で床をふく，家具の移動や荷物の運搬など．
   0（ ）していない，1（ ）まれにしている，2（ ）時々している（週に1回未満），3（ ）週に1回以上している
6. **買物**：自分で選んだり購入したりすること．
   0（ ）していない，1（ ）まれにしている，2（ ）時々している（週に1回未満），3（ ）週に1回以上している
7. **外出**：映画，観劇，食事，酒飲み，会合などに出かけること．
   0（ ）していない，1（ ）まれにしている，2（ ）時々している（週に1回未満），3（ ）週に1回以上している
8. **屋外歩行**：散歩，買物，外出などのために，少なくとも15分以上歩くこと．
   0（ ）していない，1（ ）まれにしている，2（ ）時々している（週に1回未満），3（ ）週に1回以上している
9. **趣味**：園芸，編物，スポーツなどを自分で行う．テレビを見るのは含めない．
   0（ ）していない，1（ ）まれにしている，2（ ）時々している（週に1回未満），3（ ）週に1回以上している
10. **交通手段の利用**：自転車，車，バス，電車，飛行機などを利用すること．
    0（ ）していない，1（ ）まれにしている，2（ ）時々している（週に1回未満），3（ ）週に1回以上している
11. **旅行**：車，バス，電車，飛行機などに乗って楽しみのために旅行すること．
    0（ ）していない，1（ ）まれにしている，2（ ）時々している（週に1回未満），3（ ）週に1回以上している
12. **庭仕事**：草抜き，芝刈り，水撒き，庭掃除など
    0（ ）していない．1（ ）庭仕事を時々している．2（ ）庭仕事を定期的にしている．3（ ）庭仕事を定期的にしている．必要があれば掘り起こし，植え替えなどの作業もしている．
13. **家や車の手入れ**：
    0（ ）していない．1（ ）電球の取り替えネジ止めなどをしている．2（ ）ペンキ塗り，室内の模様替え，洗車などをしている．3（ ）前記のほかに，家の修理や車の整備もしている．
14. **読書**：通常の本を対象とし，新聞，週刊誌，パンフレット類はこれに含めない．
    0（ ）読んでいない　1（ ）まれに読んでいる．2（ ）月に1回程度読んでいる．3（ ）月に2回以上読んでいる．
15. **仕事**：常勤，非常勤，パートを問わないが，収入を得るもの．ボランティア活動は仕事には含めない．
    0（ ）していない　1（ ）週に1～9時間働いている．2（ ）週に10～29時間働いている．3（ ）週に30時間以上働いている．

回答）を対象とした調査による標準値が報告されている（表2）[5]．

❹ 信頼性・妥当性

FAI 原法については Wade ら[4]，Schuling ら[6]，Post ら[7]がその信頼性・妥当性について検討している．

（1）内的整合性

Schuling らは，脳卒中患者96名と65歳以上の在宅高齢者216名に対して FAI を施行し，Cronbach の α 係数がそれぞれ 0.87，0.83 であり，内的整合性は十分であったと報告している[6]．

表2 年齢別・男女別の改訂版 Frenchay Activities Index 標準値[5]

領域	55～59歳		60～69歳		70～79歳		80～90歳	
	男性	女性	男性	女性	男性	女性	男性	女性
屋内家事　[0～15]	5.0*	13.7	7.2*	13.6	5.6*	12.5	6.8	8.2
屋外家事　[0～9]	4.1	4.6	5.0	4.8	4.7	4.3	4.1	2.8*
戸外活動　[0～12]	7.9*	8.9	7.6*	8.7	7.0	7.5	6.4	5.5
趣味　　　[0～6]	3.1*	4.0	3.6	3.6	3.5	3.0	3.1	2.2
仕事　　　[0～3]	1.9	1.9	1.8	1.8	1.7	1.7	1.5	1.5
合計点　　[0～45]	22.5(7.1)*	32.9(8.8)	24.6(8.3)*	31.5(7.2)	21.3(8.6)*	27.5(8.6)	20.9(11.5)	18.9(10.1)

データは平均値（標準偏差）
屋内家事：食事の用意，食事の後片づけ，洗濯，掃除や整頓，力仕事
屋外家事：買物，庭仕事，家や車の手入れ
戸外活動：外出，屋外歩行，交通手段の利用，旅行
趣味：趣味，読書
仕事：勤労
年齢ごとに男女差を t 検定で比較し，有意（$p<0.05$）に低値である数値に＊をつけた．

（2）検者間信頼性

Wade らは，2名の検者にて14名の脳卒中患者に対して FAI を施行し，Spearman の順位相関係数にて検討したところ，相関係数は0.80（$p<0.001$）と検者間の一致度は高かったと述べている[4]．

また，Post らは，7名の作業療法士にて45名の脳卒中後患者に対して FAI を施行したところ，重みつき κ 係数（weighted Kappa）が0.90と検者間信頼性は良好であったとしている[7]．

（3）構成概念妥当性

Schuling らは，脳卒中患者に対しバーセル指数（BI），SIP，FAI を評価し，BI と FAI，FAI と関連のあると思われる SIP のサブスケール（home management，body care and movement，mobility，ambulation）と FAI についてそれぞれ Pearson の相関係数にて検討した．BI と FAI の相関係数は0.66，SIP の各サブスケールと FAI との相関係数は－0.56～－0.73であり，いずれも有意な相関であり，本評価法の構成概念妥当性を支持した．

また，FAI と関連が低いと思われる SIP のサブスケール（emotional behavior，alertness behavior）と FAI との関連については，相関係数が－0.15，－0.14 と低値であった[6]．

改訂版 FAI 自己評価表については，末永らが自宅で生活している脳卒中患者を対象に調査を行った．信頼性を検討するために，2～4週間の間隔で評価を行い，項目別一致度は κ 係数，領域スコアと合計値の一致度はクラス内相関係数で検討したところ，患者自身が実施した2評価間の κ 係数は「外出」の項目を除いて0.40以上であり項目別再現性は良好であった．クラス内相関係数は患者評価1回目と2回目および作業療法士評価の3施行間では0.75～0.98と良好であった．また，妥当性については，作業療法士が FAI 原法に従い面接評価を行った結果を患者評価の結果との一致度にて検討し，一致度は患者が実施した2評価間の結果と同様に良好であった[3]．

❺ 普及度

FAI の普及度については日本リハビリテーション医学会評価・用語委員会が行った「リハビリテーション関連雑誌における評価法使用動向調査－3－」において，FAI は1998年，1999年，2000年の3年間で3回以上論文に使用された76の評価法の1つ（FAI の使用は6件）であった[8]．

近年，FAI の使用件数は増加傾向にあり，MEDLINE，PubMed，医中誌 Web（Ver.4）で検索した結果，FAI を使用している論文数は2005年9件，2006年13件，2007年14件であった．また，評価対象疾患については，元来 FAI が脳卒中患者用に開発されたこともあり脳卒中が多いが，その他，

外傷性脳損傷[9]，多発性硬化症[10,11]，筋萎縮性側索硬化症[12]，脊髄損傷[13]，下肢切断[14,15]，スモン[16,17]など多岐にわたっている．

❻ その他トピックス

在宅中高齢者を対象としたHachisukaらの報告では基本的ADL能力には男女差がみられなかったもののFAI値では男女差を認めている[18]．一方，Wadeら[4]，Schulingら[6]の調査ではFAI値に男女差は認められていない．これはFAIで評価されるライフスタイルが文化や生活習慣に影響を受けるためと考えられ，FAIを使用して国際比較などを行うことは興味深いことである．

また，リハビリテーション医療従事者の立場から患者の障害やライフスタイルを的確に評価することは，患者に適切な医療・福祉的介入やサービスを提供することにつながる重要な問題であり，その点からも今後，FAIは包括的評価としてますます活用されるべき評価法の1つであると考えられる．

おわりに

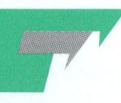

脳卒中患者の応用的ADLの評価法として開発されたFAIと，FAIを日本語に翻訳したうえで表現や期間の設定を簡素化した改訂版FAI自己評価表について解説をした．FAIは脳卒中患者だけでなく，ほかの疾患にも広く使用されてきており，今後，在宅患者の包括的な障害評価を行ううえで重要な評価法の1つであると考えられる．

文献

1) Holbrook M et al：An activities index for use with stroke patients. *Age Aging* 12：166-170, 1983.
2) 蜂須賀研二・他：スモン患者のADL, SDL, PCI, CEL. 厚生省特定疾患スモン調査研究班平成6年度業績集：268-269, 1995.
3) 末永英文・他：改訂版Frenchay Activities Index自己評価表の再現性と妥当性. 日本職業・災害医学会誌 48：55-60, 2000.
4) Wade DT et al：Social activities after stroke：measurement and natural history using the Frenchay Activities Index. *Int Rehabil Med* 7：176-181, 1985.
5) 蜂須賀研二・他：応用的日常生活動作と無作為抽出法を用いて定めた在宅中高年齢者のFrenchay Activities Index標準値. リハ医学 38：287-295, 2001.
6) Schuling J et al：The Frenchay Activities Index. Assessment of functional status in stroke patients. *Stroke* 24：1173-1177, 1993.
7) Post MWM et al：Good inter-rater reliability of the Frenchay Activities Index in stroke patients. *Clin Rehabil* 17：548-552, 2003.
8) 日本リハビリテーション医学会評価・用語委員会：リハビリテーション関連雑誌における評価法使用動向調査―3―. リハ医学 38：796-798, 2001.
9) Van Baalen B et al：Being restricted in participation after a traumatic brain injury is negatively associated by passive coping style of the caregiver. *Brain Injury* 21：925-931, 2007.
10) Einarsson U et al：Multiple sclerosis in Stockholm County. A pilot study exploring the feasibility of assessment of impairment, disability and handicap by home visits. *Clin Rehabil* 17：294-303, 2003.
11) Einarsson U et al：Activities of daily living and social activities in people with multiple sclerosis in Stockholm County. *Clin Rehabil* 20：543-551, 2006.
12) De Groot IJM et al：Measurement of decline of functioning in persons with amyotrophic lateral sclerosis：responsiveness and possible applications of the Functional Independence Measure, Barthel Index, Rehabilitation Activities Profile and Frenchay Activities Index. *Amyotroph Lateral Scler* 7：167-172, 2006.
13) Hsieh CL et al：A Rasch analysis of the Frenchay Activities Index in patients with spinal cord injury. *Spine* 32：437-442, 2007.
14) Miller WC et al：Measurement properties of the Frenchay Activities Index among individuals with a lower limb amputation. *Clin Rehabil* 18：414-422, 2004.
15) Shin JC et al：Clinical features and outcomes following bilateral lower limb amputation in Korea. *Prosthet Orthot Int* 30：155-164, 2006.
16) 髙橋真紀・他：Barthel IndexとFrenchay Activities Indexを用いたスモン患者の障害とライフスタイルの評価. 総合リハ 30：263-267, 2002.
17) Nagayoshi M et al：Disability and lifestyle of subacute myelo-optico-neuropathy and stroke patients and elderly persons living at home：A comparison of the Barthel Index score and the Frenchay Index score. *J UOEH* 29：407-415, 2007.
18) Hachisuka K et al：Gender-related differences in scores of the Barthel Index and Frenchay activities index in randomly sampled elderly persons living at home in Japan. *J Clin Epidemiol* 52：1089-1094, 1999.

III ADL 参加制約

3 CHART CIQ

佐伯　覚（産業医科大学リハビリテーション医学講座）
増田公香（横浜市立大学国際教養学部）

key words　CHART，CIQ，評価，参加制約，脊髄損傷，外傷性脳損傷

はじめに

障害者の参加制約（社会的不利）を客観的あるいは定量的に評価するのは困難な場合が多い．この参加制約レベルの帰結評価法として，脊髄損傷患者（SCI）には Craig Handicap Assessment and Reporting Technique（CHART）が，外傷性脳損傷者（TBI）には Community Integration Questionnaire（CIQ）が用いられている．わが国での普及度は低いが，対象者の生活状況や社会参加状況を測定するには極めて有用なツールである．本稿では，両評価法の日本語版を中心に解説する．

1 CHART

❶ 開発者

CHART は国際障害分類（ICIDH）の社会的不利を測定することを目的に，Craig 病院の Whiteneck らが SCI を対象として開発したものである[1]．

❷ 開発時期・初出文献

1980 年代後半から 1990 年にかけてオリジナルの CHART が開発された．
初出文献は以下のとおりである．

▶ Whiteneck GG：Outcome analysis in spinal cord injury rehabilitation. In：Rehabilitation Outcomes：Analysis and Measurement, Fuhrer MI（ed），P. H. Brookes, Baltimore, 1987[1]．

❸ 特徴

CHART は当初，ICIDH の社会的不利として定義される 6 次元の領域のうち，orientation（認知的自立）を除く physical independence（身体的自立），mobility（移動），occupation（作業，あるいは，時間の過ごし方），social integration（社会的統合）および economic self-sufficiency（経済的自立）の 5 つを測定領域とした[1-3]．質問は客観的にとらえられる内容とされ，各質問の得点は重みづけのうえ加算され，各領域はそれぞれ 100 点満点で評価を行う[2]．

CHART は 1996 年に改定され（Revised CHART），orientation を加え，6 つの領域尺度によって構成されることとなった．全体の合計は 600 点となり，点数が高いほど社会的不利が少ないとされ，定量的な評価が可能となる．この Revised CHART を翻訳した CHART 日本語版が，熊本らによって作成された（**表 1, 2**）[4]．

❹ 信頼性・妥当性

検者間信頼性および妥当性は確立されている．すなわち，Whiteneck ら[2]は SCI に対する CHART の心理学的特性の指標である信頼性と妥当性について，多施設での SCI の研究から次のように述べている．①1 週間の間隔で実施したテスト-再テストの信頼性に関する ICC（級内相関係数）は 0.93．②対象者と介護者間の一致度は合計得点で 0.83．5

III ADL

表1 CHART 日本語版質問表[4)]

あなたが必要とする援助についてお聞きします．
障害をもつと，援助が必要となることがあります．ここでは，身体の不自由のためにケアをしてもらっていることと，物忘れやどうしたらよいかわからなくなるために他人に助けてもらうことを分けてお聞きしたいと思います．

≪身体的自立≫
最初に，食事，身だしなみ，お風呂，着替え，人工呼吸器などの機器の操作，移動に関わる援助についてお聞きします．
1：あなたは毎日食事，入浴，トイレ，着替え，移動などの動作をする際に他の人に何時間くらい助けてもらっていますか．
　　　ヘルパーやボランティアによる援助　　　（PI-a）　時間
　　　家族による援助　　　　　　　　　　　　（PI-b）　時間
　　　助けは必要ない
2：あなたは，上に書いた毎日のケアを除いて，日用品の買い物，炊事，洗濯，掃除などを，月に何時間くらい助けてもらっていますか．
　　　月　（PI-c）　時間　　　・助けは必要ない
3：あなたは，おうちで月に何時間くらい，カニューレやカテーテルの交換，褥瘡（床ずれ）の処理などのような，看護師や医者による処置を受けていますか．
　　　月　（PI-d）　時間　　　・処置を受けていない
4：あなたのところに来ている付き添い人や介護人には，誰が指示を出していますか．最もよくあてはまるものに一つだけ○印をつけてください．
　　　1．自分　　2．自分以外の人　　3．付き添いや介護をしてもらっていない　　答：(PI-e)

≪認知的自立≫
次に物忘れやどうしたらよいか決められず他の人に助けてもらうことについてお聞きします．
5：あなたは物忘れやどうしたらよいかわからなくなるために，家に一人でいることが難しく他の人に助けて貰うことがありますか．最もよくあてはまるものに一つだけ○印をつけて下さい．
　　　1．いつもは他人の世話にならずに一人で過ごしています．
　　　2．普段は一日中，一人でいますが，時々私に声をかけてくれる人がいます．
　　　3．時には一日中，一人で過ごすことがあります．
　　　4．時には1～2時間一人で過ごすことがあります．
　　　5．私の世話をしてくれる人はいつも近くにいて時々様子を見に来てくれます．
　　　6．いつでも私の世話をしてくれる人と一緒にいます．
　　　答：(CI-a)
6：あなたは外出の時に，物忘れやどうしたら良いか分からなくなることのために，他の人の助けがどのくらい必要になりますか．最もよくあてはまるものに一つだけ○印をつけてください．
　　　1．私はどこへ行くにも人の助けは必要ありません．
　　　2．慣れたところであれば，私は一人で外出できます．
　　　3．世話をしてくれる人と一緒でないと外出できません．
　　　4．誰かと一緒でも，私は外出させてもらえません．
　　　答：(CI-b)
7：あなたは他の人とお話ししていて，通じにくいと感じることはありますか．最もよくあてはまるものに一つだけ○印をつけてください．
　　　1．いつも感じます．
　　　2．時々感じます．
　　　3．ほとんど感じません．
　　　答：(CI-c)
8：あなたは，しなくてはならない大事なことを思い出せないことがありますか．最もよくあてはまるものに一つだけ○印をつけてください．
　　　1．よくあります．
　　　2．時々あります．
　　　3．ありません．
　　　答：(CI-d)
9：あなたはご自分でお金の使い方を決めていますか．最もよくあてはまるものに一つだけ○印をつけてください．
　　　1．すべてのお金の使い方を決めています（もしくは夫婦で決めています）．
　　　2．重大なお金の使い方以外は自分で決めています．
　　　3．その都度，必要なお金だけもらっています．
　　　4．自分でお金を持つことはありません．
　　　答：(CI-e)

≪移動≫
あなたの日ごろの過ごし方についてお聞きします．あなたは毎日どれくらい床（布団やベッド）から出て動いているかをお聞きします．
10：あなたは，ふだん1日に何時間くらい床から出て起きていますか．　　（M-a）　時間
11：あなたは，ふだん1週間に何日くらい外出しますか．　　　　　　　　（M-b）　時間
12：ここ1年間で，あなたは何日くらい外泊しましたか（ただし入院は除きます）．
　　　1．なし　　2．1～2日　　3．3～4日　　4．5日以上　　　答：(M-c)
13：あなたは，お家の出入りにどなたかの助けが必要ですか．
　　　1．必要です　　2．必要ありません　　　　　　　　　　　答：(M-d)

本日本語版は，発表にあたって原著者と日本語版作成者を明記すれば自由に使用してよい

表1 CHART 日本語版質問表（つづき）[4]

14：あなたは，ご家庭で一人で寝室，台所，風呂場などに行くことができますか．
　　　1．できます　　2．できません　　　　　　　　　　　　答：(M-e)
あなたの外出についてお聞きします．
15：あなたは，一人で乗り物を利用できますか（自家用なども含む）．
　　　1．できます　　2．できません　　　　　　　　　　　　答：(M-f)
16：あなたは，その乗り物で，好きなところに行けますか．
　　　1．行けます　　2．行けません　　　　　　　　　　　　答：(M-g)
17：あなたは，その乗り物をいつでも使うことができますか．
　　　1．できます　　2．できません　　　　　　　　　　　　答：(M-h)
18：あなたは，その乗り物をあらかじめ手配しなくても使えますか．
　　　1．使えます　　2．使えません　　　　　　　　　　　　答：(M-i)

≪作業≫
あなたの日々の過ごし方についてお聞きします．
19：あなたは，働いてお金を貰っていますか．
　　　1．はい→1週間に何時間くらいですか（(O-a)）時間　　　　　　　　　　　　2．いいえ
20：あなたは，大学，専門学校に通う，または職業訓練を受けるなどのことをしていますか．
　　　1．はい→1週間に何時間くらいですか（予習復習を含みます）（(O-b)）時間　　2．いいえ
21：あなたは，炊事，洗濯，掃除などの家事や，子育てなどのご家庭のお仕事をしていますか．
　　　1．はい→1週間に何時間くらいですか（(O-c)）時間　　　　　　　　　　　　2．いいえ
22：あなたは，庭仕事や，お家の手入れなどをしていますか．
　　　1．はい→1週間に何時間くらいですか（(O-d)）時間　　　　　　　　　　　　2．いいえ
23：あなたはボランティア活動に継続して参加していますか．
　　　1．はい→1週間に何時間くらいですか（(O-e)）時間　　　　　　　　　　　　2．いいえ
24：あなたは，スポーツ，運動，囲碁将棋，映画鑑賞などのレクリエーションをしていますか（テレビを見たりラジオを聞いたりして過ごす時間は含みません）．
　　　1．はい→1週間に何時間くらいですか．（(O-f)）時間　　　　　　　　　　　2．いいえ
25：あなたは，その他の趣味や読書のような活動をしていますか（テレビを見たりラジオを聞いたりして過ごす時間は含みません）．
　　　1．はい→1週間に何時間くらいですか．（(O-g)）時間　　　　　　　　　　　2．いいえ

≪社会的統合≫
あなたのご家族やお付き合いしている人についてお聞きします．
26：あなたは，一人で暮らしていますか．
　　　　1．一人暮らしです　　2．一人暮らしではありません
　　　（一人暮らしの場合は27番へ行く）
　26a：ご夫婦で暮らしていますか（入籍の有無は問いません）．
　　　　1．はい　　2．いいえ　　　　　　　　　　答：(SI-a)
　26b：一緒にお住まいのご家族は何人ですか．　　　　(SI-b)　　　人
　26c：住み込みの付き添い人が何人いますか．　　　　(SI-c)　　　人
　26d：その他に同居している人は何人ですか．　　　　(SI-d)　　　人
27：ご夫婦でお暮らしでない方にお聞きします．お付き合いしている恋人がいますか．
　　　　1．います　　2．いません　　　　　　　　答：(SI-e)
28：月に1回以上，訪問したり，電話をしたり，手紙を書くなどの付き合いをしている親戚の方はいますか（同居の親戚の方は除いて下さい）．
　　　　1．いる（(SI-f)）　人　　2．いない
29：月に1回以上，訪問したり，電話をしたり，手紙を書くなどの付き合いをしている仕事仲間や町内会の方はいますか．
　　　　1．いる（(SI-g)）　人　　2．いない
30：月に1回以上，訪問したり，電話をしたり，手紙を書くなどの付き合いをしている友達や知り合いの方はいますか（親類，仕事や町内会などの関係者を除きます）．
　　　　1．いる（(SI-h)）　人　　2．いない
31：過去1カ月間に，面識のない人に自分から話しかけたことが何回ありましたか（例えば，何かを問い合わせたり，注文したりなど）．もっともあてはまるものに1つだけ○印をつけてください．
　　　　1．なし　　2．1～2回　　3．3～5回　　4．6回以上　　答：(SI-i)

≪経済的自立≫
経済的なことについてお聞きします．
　1：同居している家族全体の収入は，1年間でだいたいどのくらいですか（給料，障害年金・手当，年金や恩給，家賃収入・株の配当・利息，子供の養育費，身内や親類からの援助，その他すべての収入を含めてください）．
　　　1．100万円以下
　　　2．101～250万円
　　　3．251～400万円
　　　4．401～550万円
　　　5．551万円以上
　　　答：(CS-a)

本日本語版は，発表にあたって原著者と日本語版作成者を明記すれば自由に使用してよい

III ADL

表2 CHART 日本語版採点方法[4]

≪身体的自立≫
(PI-x) = (PI-a) + (PI-b) + (PI-c)/30 + (PI-d)/30
(PI-e) = 2 ならば (PI-y) = (PI-x) × 4, (PI-e) = 1 もしくは 3 ならば (PI-y) = (PI-x) × 3
「身体的自立」得点 = 100 − (PI-y)

≪認知的自立≫
選択肢の番号を得点として計算する．
「認知的自立」得点 = (6−(CI-a)) × 8 + (4−(CI-b)) × 8 + ((CI-c)−1) × 6 + ((CI-d)−1) × 6 + (4−(CI-e)) × 4

≪移動≫
(M-x) = (M-a) × 2 + (M-b) × 5 + ((M-d)−1) × 5 + (2−(M-e)) × 5 + (2−(M-f)) × 5 + (2−(M-g)) × 5 + (2−(M-h)) × 5 + (2−(M-i)) × 5, (M-c) = 1 ならば (M-y) = 0, (M-c) > 1 ならば (M-y) = (M-c) × 5
「移動」得点 = (M-x) + (M-y)

≪作業≫
得点 = (O-a) × 2 + (O-b) × 2 + (O-c) × 2 + (O-d) × 2 + (O-e) × 2 + (O-f) × 2 + (O-g) × 2

≪社会的統合≫
(SI-a) = 1 ならば (SI-r) = 30
(SI-a) = 2 かつ (SI-c) もしくは (SI-d) ≧ 1 ならば (SI-r) = 20
(SI-a) = 2 かつ (SI-e) = 1 ならば (SI-s) = 20
(SI-r) > 0 かつ (SI-e) = 1 ならば (SI-s) = 30 − (SI-r)
(SI-t) = ((SI-b) + (SI-f)) × 5 ただし (SI-t) ≦ 25
(SI-c) > 1 ならば (SI-u) = (SI-c) − 1   (SI-c) ≦ 1 ならば (SI-u) = 0
(SI-x) = ((SI-g) + (SI-u)) × 2 ただし (SI-x) ≦ 20
(SI-d) > 1 ならば (SI-v) = (SI-d) − 1   (SI-d) ≦ 1 ならば (SI-v) = 0
(SI-y) = ((SI-h) + (SI-v)) × 10 ただし (SI-y) ≦ 50
(SI-i) = 1 ならば (SI-z) = 0
(SI-i) > 1 ならば (SI-z) = (SI-i) × 5
「社会的統合」得点 = (SI-r) + (SI-s) + (SI-t) + (SI-x) + (SI-y) + (SI-z)

≪経済的自立≫
得点 = ((CS-a) − 1 × 25)

※ すべての領域得点において，100点を超える点数が算出された場合，得点を100点とする．

領域のうち社会的統合領域で0.28と低いもののほかの領域では0.69〜0.84と高い．③再テストの信頼性は0.80（経済的自立）〜0.93（合計点）．④リハビリテーション（以下，リハ）専門家によって作成された至適基準との比較によって併存的妥当性を確認．また，代理回答の内的妥当性についても確認されている[5]．

❺ 普及度

リハ関連雑誌の原著論文で使用されている評価法の調査では，SCI において CHART の使用頻度は ASIA，機能的自立度評価法（FIM），Frankel に次いで高く，参加制約レベルの評価法としては第1位である[6]．また，SCI だけでなく，TBI[7] や脳卒中[5] にも適用されている．わが国でも使用されているものの[3,4]，普及にまで至っていない．

❻ その他トピックス

CHART 得点は SCI の運動得点と強い正の関連を有している．CAHRT を用いた研究により，補償費用の違いによって社会的不利に影響を受けること[8]，重度 SCI の褥瘡と社会的不利との関連[9]，うつと社会的不利の関連[4,10]，生活満足と社会的不利との関連[11] が報告されている．

2 CIQ

❶ 開発者

米国外傷性脳損傷者モデルシステム（TBIMS）

参加制約（CHART, CIQ）

表3 CIQ 日本語版質問表[16]

最も適するものに一つ○印をしてください．	2. 1〜4回 3. 5回あるいはそれ以上
Q1．あなたの家庭ではふつうだれが食料品や日常必需品の買い物をしますか． 　　1. わたしが一人でする 　　2. わたしとだれかがいっしょに／分担してする 　　3. だれか他の人がする	Q9．友人や親戚の家への訪問 　　1. まったくしない 　　2. 1〜4回 　　3. 5回あるいはそれ以上
Q2．あなたの家庭ではふつうだれが食事の準備をしますか． 　　1. わたしが一人でする 　　2. わたしとだれかがいっしょに／分担してする 　　3. だれか他の人がする	Q10．レジャー活動をするとき，あなたはふつう一人でしますかそれともだれかいっしょにしますか． 　　1. ほとんど一人 　　2. ほとんどけがをした友人といっしょにする 　　3. ほとんど家族といっしょにする 　　4. ほとんどけがをしていない友人といっしょにする 　　5. 家族や友人たちといっしょにする
Q3．あなたの家庭では，ふつうだれが毎日家事をしますか． 　　1. わたしが一人でする 　　2. わたしとだれかがいっしょに／分担してする 　　3. だれか他の人がする	Q11．何でも打ち明けられる友人はいますか． 　　1. はい 　　2. いいえ
Q4．あなたの家庭ではふつうだれが子供の世話をしますか． 　　1. わたしが一人でする 　　2. わたしとだれかがいっしょに／分担してする 　　3. だれか他の人がする 　　4. この質問はあてはまらない／家庭に17歳以下の子供はいない	Q12．あなたはどのくらいの頻度で外出しますか． 　　1. ほとんど毎日 　　2. ほとんど毎週 　　3. ほとんど外出しない／まったく外出しない（1週間に1回以下）
Q5．ふつうだれが家族や友人との集まりのような社交的なイベントを計画しますか． 　　1. わたしが一人でする 　　2. わたしとだれかがいっしょに／分担してする 　　3. だれか他の人がする	Q13．下記の選択肢の中からあなたの現在の就労状況（過去1カ月以内）に最も該当する答えを一つ選んでください． 　　1. フルタイム（1週間に20時間以上） 　　2. パートタイム（1週間に20時間かそれ以下） 　　3. 働いていないが仕事を探している 　　4. 働いておらず仕事も探していない 　　5. 定年退職したためあてはまらない
Q6．ふつうだれが（銀行に行ったり，家計費を支払ったりすることを含めて）あなたの個人的なお金の管理をしますか． 　　1. わたしが一人でする 　　2. わたしとだれかがいっしょに／分担してする 　　3. だれか他の人がする	Q14．下記の選択肢の中からあなたの現在の学校や訓練プログラムの状況（過去1カ月以内）に最も該当する答えを一つ選んでください． 　　1. フルタイム 　　2. パートタイム 　　3. 学校や訓練プログラムに参加していない
ふつう一カ月に何回ぐらいあなたが次のような活動をするか教えてください． Q7．買い物 　　1. まったくしない 　　2. 1〜4回 　　3. 5回あるいはそれ以上	Q15．過去1カ月間に，あなたはどのくらいボランティア活動をしましたか． 　　1. まったくしていない 　　2. 1〜4回 　　3. 5回あるいはそれ以上
Q8．映画，スポーツ，レストランでの食事等のようなレジャー活動 　　1. まったくしない	以上です．ご協力ありがとうございました．

において，WHO の定義に基づいた TBI の社会的不利の状況，特に，地域統合状態（社会参加状況）を評価する目的で開発された．当初，Willer を中心とする14名の研究者たちが47項目の初版 CIQ を作成し，その後，地域で生活している49名の中等度〜重度 TBI の予備研究の分析より，現在の15項目の評価表を作成した[12]．

❷ 開発時期・初出文献

CHART 開発に引き続き，1990年 Willer ら開発グループによって初版 CIQ が作成された．

初出文献は以下のとおりである．

▶ Willer B et al：Assessment of community integration following rehabilitation for traumatic brain injury. *J Head Trauma Rehabil* 8：75−87, 1993[12]．

III ADL

表4 CIQ日本語版スコア換算表（家庭統合サブスケール）[16]

質問番号	回答項目	スコア
Q1	1	2
	2	1
	3	0
Q2	1	2
	2	1
	3	0
Q3	1	2
	2	1
	3	0
Q4	1	2
	2	1
	3	0
	4	Q1-Q3とQ5の平均
Q5	1	2
	2	1
	3	0

表5 CIQ日本語版スコア換算表（社会統合サブスケール）[16]

質問番号	回答項目	スコア
Q6	1	2
	2	1
	3	0
Q7	1	0
	2	1
	3	2
Q8	1	0
	2	1
	3	2
Q9	1	0
	2	1
	3	2
Q10	1	0
	2	1
	3	1
	4	2
Q11	1	2
	2	0

表6 CIQ日本語版スコア換算表（生産性サブスケール）[16]

質問番号	回答項目	スコア
Q12	1	2
	2	1
	3	0

質問番号	Q13	Q14	Q15	生産スコア
回答項目	4	3	1	0
	4	3	2	1
	4	3	3	1
	3	3	1	0
	3	3	2	2
	3	3	3	2
	5	3	1	0
	5	3	2	2
	5	3	3	3
	5	2	1	4
	5	2	2	5
	5	2	3	5
	5	1	1もしくは2もしくは3	5
	4もしくは3	1	1もしくは2もしくは3	3
	4もしくは3	2	1もしくは2もしくは3	4
	2	3	1もしくは2もしくは3	3
	2	2	1もしくは2もしくは3	4
	2	1	1もしくは2もしくは3	5
	1	3	1もしくは2もしくは3	4
	1	2	1もしくは2もしくは3	5

表7 CIQ日本語版スコアリングシート[16]

質問番号	内容	スコア
Q1	買い物	___
Q2	食事の準備	___
Q3	家事	___
Q4	子どもの世話	___
Q5	社交的イベント	___
	家庭統合サブスケール	___
Q6	経済管理	___
Q7	買い物（毎月の回数）	___
Q8	レジャー活動（毎月の回数）	___
Q9	友人や親戚宅への訪問	___
Q10	レジャー活動	___
Q11	親友の有無	___
	社会統合サブスケール	___
Q12	外出	___
Q13・Q14・Q15	仕事や移動 生産性サブスケール	___
	CIQ総合スコア	___

❸ 特徴

CIQは，TBI者の地域統合状態を家事，買い物，日常の用向き，レジャー活動，友人訪問，社会活動および生産活動の15項目で評価する[12-16]．評価基準は，自分でできているか，実施頻度はどうかなどについて，評価点を与える．因子分析の結果により，15の質問項目が「家庭統合，社会統合および生産性」の3つのサブスケールに区分されている．本評価法は，自己評価，個人面談や電話によるインタビューでも評価可能である．項目13～15は就労・就学・ボランティア活動に関する項目で，回答の組み合わせにより6段階評価となる．合計得点は0～29点で，得点が高いほど社会参加の度合いが大きい．CIQ日本語版は，共著者の増田らが原著者のWillerより承認を得て翻訳し公表している（表3）[15,16]．CIQ評価法に関しては，ほかの著者による紹介も行われているが，一部実際と異なっているところがあり注意が必要である．本日本語版でのスコアリングは原著者に確認ずみであり（表4～7），スコアリングの詳細や評価点の意義については，CIQ日本語版ガイドブック[16]を参照されたい．なお，日本語版ガイドブックは無料にて配布している（郵送料のみ別途必要．問合せ先：増田公香 E-mail：k_masuda@seigakuin-univ.ac.jp）．

❹ 信頼性・妥当性

再テスト信頼性係数（合計得点とサブスケール）が0.83～0.97と高く[12]，検者間信頼性についても，家庭統合のサブスケールにおいて，TBI本人と家族間の一致度は低いものの，生産性に関するサブスケールの検者間の一致度は高い[17]．一方，信頼性に比し，妥当性は当初確立されていないとされていたが[13,14]，CHARTとの相関性[12]，ならびに，健常者とTBI者の判別正当性が支持されている．また，筆者らのTBIを対象とした研究で同時的妥当性を確認している[18]．

Hallらは健常群のノーム（標準範囲）として「家庭統合5点，社会統合9点および生産性6点」を提示している[19]．ただ，本評価法による評点で，検者間一致度の変動，受傷前と追跡時の変動や天井効果の変動を考慮すると，サブスケールを混成した総合得点の解釈は問題が残るとの指摘もある[20]．本評価法の心理学的特性に関する詳細はDijkersの総説[21]を参照されたい．

❺ 普及度

米国ではTBIMSのアウトカム評価法（COMBI）にも収載されており，CIQを用いたTBIの社会参加に関する研究報告が多数発表されている．わが国では，TBI[22]や肢体不自由障害者[23]の社会参加の実態調査に用いられているものの，散見される程度である．

❻ その他トピックス

CIQを用いたTBI者の社会参加状況に関して，性差がみられるか否かに関しての議論がある．CIQ開発者のWillerら[12]は，本評価法は性の影響から独立しているので，伝統的な男性と女性の役割を反映しているのではないとの立場をとっている．Hallら[24]は，CIQの家庭統合の評価点には天井効果があるため，生産性の高低にかかわらず，家庭統合が高得点に分布しやすくなることを指摘しており，対象者の家庭統合の評価値に差が出にくいことを示している．一方，Dijkers[21]は，TBI後に女性は家庭統合が高く，男性は生産性が高いことを示し，受傷前の社会的役割（男性は仕事に，女性は家庭に）を反映し，受傷後もその役割を継続していることを報告している．筆者ら[22]やSchmidtら[25]も後者の見解を支持している．

おわりに

わが国のリハの評価が機能障害や活動制限を中心に発展してきたこともあり，参加制約に関する評価法の認知度および普及度は低い．しかし，紹介した両評価法は，リハのゴールである社会復帰の側面を客観的に測定し，経時的変化や障害の種別による比較を可能とする．特に，CIQは社会統合に焦点を当て，CHARTに比べて質問項目が少なくわかりやすいという利点があり[16]，筆者らもその有用性と簡便性を実感している．TBIをはじめとする障害者の帰結の評価やデータベース作成

III ADL

の際にぜひ活用していただきたい．

謝辞：CHART日本語版の引用掲載にご快諾いただきました熊本圭吾先生（埼玉医大総合医療センター・リハビリテーション科）に深謝いたします．

文献

1) Whiteneck GG：Outcome analysis in spinal cord injury rehabilitation. In：Rehabilitation Outcomes：Analysis and Measurement, Fuhrer MI（ed）, P. H. Brookes, Baltimore, 1987.
2) Whiteneck GG et al：Quantifying handicap：a new measure of long-term rehabilitation outcomes. Arch Phys Med Rehabil 73：519-526, 1992.
3) 問川博之・他：CHARTによる脳卒中患者の社会的不利の測定．総合リハ 26：985-989, 1998.
4) 熊本圭吾・他：CHART日本語版の作成．総合リハ 30：249-256, 2002.
5) Segal ME et al：Assessing handicap of stroke survivors：a validation study of the Craig Handicap Assessment and Reporting Technique. Am J Phys Med Rehabil 74：276-286, 1995.
6) 日本リハビリテーション医学会評価用語委員会：リハビリテーション関連雑誌における評価法使用状況調査3．リハ医学 38：796-798, 2001.
7) Corrigan JD et al：Outcomes in the first 5 years after traumatic brain injury. Arch Phys Med Rehabil 79：298-305, 1998.
8) Tate DG et al：Determining differences in post discharge outcomes among catastrophically and noncatastrophically sponsored outpatients with spinal cord injury. Am J Phys Med Rehabil 73：89-97, 1994.
9) Fuhrer MJ et al：Pressure ulcers in community-resident persons with spinal cord injury：prevalence and risk factors. Arch Phys Med Rehabil 74：1172-1177, 1993.
10) Fuhrer MJ et al：Depressive symptomatology in persons with spinal cord injury who reside in the community. Arch Phys Med Rehabil 74：255-260, 1993.
11) Fuhrer MJ et al：Relationship of life satisfaction to impairment, disability, and handicap among persons with spinal cord injury living in the community. Arch Phys Med Rehabil 73：552-557, 1992.
12) Willer B et al：Assessment of community integration following rehabilitation for traumatic brain injury. J Head Trauma Rehabil 8：75-87, 1993.
13) Willer B et al：The Community Integration Questionnaire：a comparability examination. Am J Phys Med Rehabil 73：103-111, 1994.
14) 五十嵐文枝・他：地域社会への統合に関する質問表（CIQ）．OTジャーナル 38：557-562, 2004.
15) 増田公香：CIQ（Community Integration Questionnaire）日本語版作成の経緯および使用方法．OTジャーナル 39：1022-1024, 2005.
16) 増田公香・他：CIQ日本語版ガイドブック，KM研究所，2006.
17) Sander AM et al：Agreement between persons with traumatic brain injury and their relatives regarding psychosocial outcome using the Community Integration Questionnaire. Arch Phys Med Rehabil 78：353-357, 1997.
18) Saeki S et al：Concurrent validity of the Community Integration Questionnaire in patients with traumatic brain injury in Japan. J Rehabil Med 38：333-335, 2006.
19) Hall KM et al：Assessing traumatic brain injury outcome measures for long-term follow-up of community-based individuals. Arch Phys Med Rehabil 82：367-374, 2001.
20) Sander AM et al：Factor analysis of the Community Integration Questionnaire revised. Arch Phys Med Rehabil 80：1303-1308, 1999.
21) Dijkers M：Measuring the long-term outcomes of traumatic brain injury：a review of the Community Integration Questionnaire. J Head Trauma Rehabil 12：74-91, 1997.
22) 佐伯 覚・他：外傷性脳損傷者の社会参加状況および活動における性差．日職災医誌 54：252-256, 2006.
23) 増田公香：加齢する肢体不自由障害をもつ人々の参加の要因分析―障害種類別にみる特性に焦点をおいて．社会福祉学 45：35-45, 2004.
24) Hall KM et al：Functional measures after traumatic brain injury：ceiling effects of FIM, FIM＋FAM, DRS, and CIQ. J Head Trauma Rehabil 11：27-39, 2000.
25) Schmidt MF et al：Gender- and age-related role change following brain injury. J Head Trauma Rehabil 10：14-27, 1995.

Outcome Measure Handbook for Rehabilitation Medicine;
How to Assess Health, Disability and Related Issues

各論 Ⅳ

包括的QOL

Ⅳ 包括的QOL

1 SF-36® SIP NHP

鈴鴨よしみ (東北大学大学院医学系研究科障害科学専攻肢体不自由学分野)
福原 俊一 (京都大学大学院医学研究科社会健康医学系専攻医療疫学分野)

key words　SF-36®，SIP，NHP，QOL，アウトカム

はじめに

本稿では，リハビリテーション（以下，リハ）のアウトカム指標の1つであるQOL（Quality of Life：生活の質）を測定する尺度のうち，包括的QOLを測定する代表的な尺度について取り上げる．特に，国際的に最も広く使用されているMOS Short-Form 36-Item Health Survey（SF-36®）を中心に述べる．

包括的尺度は，特定の疾患や症状に限らず，すべての疾患や健康人に共通の要素を測定しようとするものである．したがって，ある疾患群と一般人との比較，さまざまな疾患群の比較，異なる治療がもたらす健康状態の結果の比較，などに用いることができる[1]．また，患者を対象とした医療評価研究のみならず，予防や健康増進に関する研究にも使用が可能である．一方，ある疾患に特有の症状については，疾患特異的尺度に比較して得られる情報量が少なくなる．また，経時的変化に対する感度（反応性）も疾患によっては十分でない場合もある．したがって，特定の疾患群に対する治療などの医療介入効果の測定には，その研究の目的によって，包括的尺度と疾患特異的尺度を組み合わせて用いられることが少なくない．

1 SF-36®

❶ 開発者

SF-36®は，1980年代に米国で行われた医療評価研究であるMedical Outcome Study（MOS）に伴って作成された[2-4]．

❷ 開発時期・初出文献

MOSは，主要慢性疾患患者を対象とし，医療保険システムの種類や医師の専門などのケア供給者側の特性が，患者のアウトカムへ及ぼす影響などを評価しようとした，大規模なアウトカム研究である．

その後，SF-36®を世界各国で翻訳し，それぞれの国で表現の文化的な調整，尺度の計量心理学的な妥当性を検討するプロジェクトInternational Quality of Life Assessment（IQOLA）Project[1]が1991年に開始され，現在50カ国以上で翻訳版の使用が可能になっている．日本では，著者の1人である福原がIQOLAプロジェクトメンバーとなり，1992年からIQOLAガイドラインに沿って作業が開始され，最終的にSF-36®日本語版version 1.2が完成した[5,6]．

さらに，SF-36® version 1（以下v1，日本語版では1.2）でみられた問題点を解決するために1996年からSF-36 v2™の開発が開始された．日本でも同時期に開発が進められ，2004年にSF-36 v2™日本語版が公開された[7]．

2）はオリジナル英語版の初出論文，5）は日本語版の初出論文，7）はSF-36®使用時に引用が推奨される文献（マニュアル）である．

- Ware JE, Sherboune CD：The MOS 36-item Short-Form Health Survey (SF-36)：I. Conceptual framework and item selection. *Med Care* 30：473-489, 1992[2]．
- Fukuhara S et al：Translation, adaptation, and validation of the SF-36 Health Survey for use in Japan. *J Clin Epidemiol* 51 (11)：1037-1044, 1998[5]．
- 福原俊一，鈴鴨よしみ：SF-36 v2™日本語版マニュアル，NPO健康医療評価研究機構，2004[7]．

❸ 特徴

SF-36®は健康やQOLに関連する8つの概念領域を下位尺度として測定する．その下位尺度と項目を表に示した．それぞれ0〜100点の範囲の得点で表され，高得点ほどよいQOL状態を表す．それぞれ独立した1つの尺度として利用することも可能である．8領域に加えて，健康の推移を表す項目が設けられている．この項目は尺度得点の計算には使用せず，必要に応じてカテゴリー変数として使用することができる．

さらに，8つの下位尺度の因子分析結果をもとにした2つのサマリースコア，「身体的健康（physical component summary；PCS）」と「精神的健康（mental component summary；MCS）」を求めることができる．しかし，日本においてこのサマリースコアを使用することには問題が残っている．日本人のデータによる因子分析の結果は，日常役割機能（role functioning）に関して欧米と一部異なるパターンを示し，サマリースコアを計算する場合の重みづけ係数のコンセンサスが得られていない[6]．現段階では，米国の重みづけ係数を使用する方法と日本で得られた係数を使用する方法の2通りがあるが，どちらの係数を使用しても得られた得点の解釈はむずかしく，それゆえ，筆者らは日本においてサマリースコアを使用することはあまり勧めていない．

SF-36®は国民標準値が明示されていることも大きな特徴である．SF-36 v2™の日本国民標準値は，2002年，日本国民の縮図となるような多段階無作為抽出による調査を行って求められた．SF-36 v2™では，「国民標準値に基づくスコアリング（norm-based scoring；NBS）」が標準的な得点計算法として採用された．NBSとは，国民標準値の平均値が50点，標準偏差が10点となるように得られた得点を換算する，いわゆる偏差値を求める方法である（図1）．NBSの採用により，得られた得点が50点より高いか低いかをみるだけで標準値と比較することができ，また，健康関連QOLのどの領域（ドメイン）が低下しているのかなど下位尺度同士の得点比較が可能となり，結果の解釈が容易になった．また，この方法を適用することでSF-36® v1とSF-36 v2™の結果を比較することが可能となった．なお，2007年に国民標準の再調査が行われ，公開されている．

❹ 信頼性・妥当性

SF-36®の8下位尺度と2つのサマリースコアの信頼性は，内的整合性と，再テスト法を用いて推定された．内的整合性を示すCronbachのα係数は0.71〜0.87，2回測定間の相関係数は0.78〜0.93であり，高い信頼性を示した．

妥当性は，multiple trait analysisによる収束的妥当性（各質問項目とその質問が属する下位尺度との相関）と弁別的妥当性（各質問項目とその質問項目が属さないほかの下位尺度との相関）の検討，因子分析による構成概念妥当性の検討が行われた[5]．因子分析の結果，日本でも欧米と同じく身体的健康と精神的健康の2因子構造が確認された．しかし，痛みや役割機能の因子寄与のしかたが欧米と異なり，欧米の結果に比較すると得られた2因子は必ずしも身体的なものと精神的なものがはっきりと分かれていないことが明らかになった．これは，日本の文化的特徴であると考えられ，さらに検討が進められている．

さらに，既存の確立されたうつ尺度であるZung Scaleとの相関による併存的妥当性の検討，健康状態が異なる4群（心身ともに健康；慢性的身体疾患のみあり；精神障害のみあり；慢性的身体疾患と精神障害両者あり）の得点比較による臨床

IV 包括的QOL

表 SF-36® の8つの下位尺度と項目内容[7]

尺度	項目a	項目内容
身体機能 Physical Functioning (PF)	問3ア	激しい活動をする
	問3イ	適度の活動をする
	問3ウ	少し重い物を持ち上げる
	問3エ	階段を数階上までのぼる
	問3オ	階段を1階上までのぼる
	問3カ	体を前に曲げる，ひざまずく，かがむ
	問3キ	1キロメートル以上歩く
	問3ク	数百メートルくらい歩く
	問3ケ	百メートルくらい歩く
	問3コ	自分で入浴・着替えをする
日常役割機能（身体） Role Physical (RP)	問4ア	仕事やふだんの活動時間を減らした
	問4イ	思ったほどできなかった
	問4ウ	仕事やふだんの活動の内容によってはできなかった
	問4エ	仕事やふだんの活動をすることが難しかった（努力を要した）
体の痛み Bodily Pain (BP)	問7	体の痛みの程度
	問8	痛みによっていつもの仕事がさまたげられた
全体的健康感 General Health (GH)	問1	現在の健康状態の評価
	問11ア	人より病気になりやすい
	問11イ	人並みに健康である
	問11ウ	私の健康は悪くなるような気がする
	問11エ	私の健康状態は非常に良い
活力 Vitality (VT)	問9ア	元気いっぱいだ
	問9オ	活力にあふれている
	問9キ	疲れ果てている
	問9ケ	疲れを感じる
社会生活機能 Social Functioning (SF)	問6	健康上の理由でふだんのつきあいがさまたげられた
	問10	健康上の理由で人とのつきあいをする時間がさまたげられた
日常生活機能（精神） Role Emotional (RE)	問5ア	仕事やふだんの活動時間を減らした
	問5イ	思ったほどできなかった
	問5ウ	仕事やふだんの活動が集中してできなかった
心の健康 Mental Health (MH)	問9イ	かなり神経質だった
	問9ウ	どうにもならないくらい気分がおちこんでいた
	問9エ	落ち着いていて穏やかな気分だった
	問9カ	おちこんでゆううつな気分だった
	問9ク	楽しい気分だった
健康推移 Reported Health Transition (HT)	問2	1年前と比べて現在の健康状態の評価

的妥当性（known groups validity）の検討などが行われた[6]．Zung Scale と SF-36® の「心の健康」は高い相関を示し（r = − 0.63），「身体的機能」はより低い相関を示した（r = 0.32）．

SF-36 v2™ 日本語版においても，上記と同等以上の信頼性・妥当性が得られている．その詳細は文献7を参照されたい．

❺ 普及度

SF-36® を使用した研究は年々増加傾向にあ

図1 国民標準値に基づくスコアリング（NBS）によるSF-36®得点の例[7]

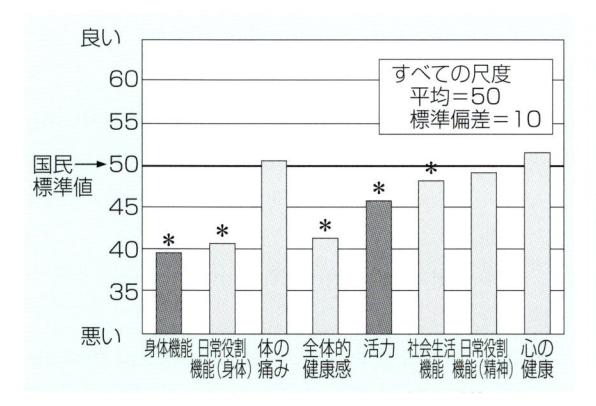

図2 PubMed検索による発表論文数の推移（1975-2011）

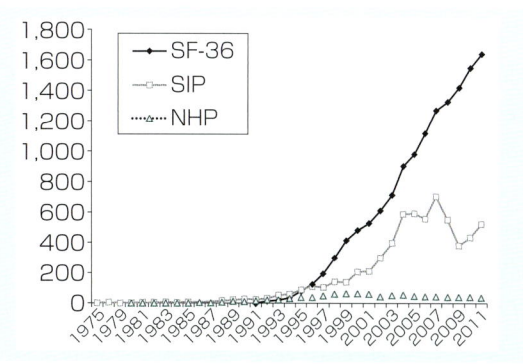

Copyright Y. Suzukamo, S. Fukuhara. 2012

り，年間1,000件を超える関連論文が発刊されている（PubMed検索による）（**図2**）．日本語論文も，ここ数年，年間100本を超える原著論文が発刊されている（医学中央雑誌データベース検索による）．SF-36®は多くの研究者から，包括的QOLを測定する基準尺度としてとらえられているといってよいだろう．

❻ その他トピックス

SF-36®の8つの下位尺度をそれぞれ1項目で測定する尺度SF-8™が2001年に開発された．日本語版も2004年10月から公開されている．SF-8™は8項目のみの簡潔な尺度なので回答者の負担を大幅に軽減できるが，SF-36®に比較して目盛りが粗いのが欠点である．大規模な集団での調査であればSF-36®の精度の高い推定値を求めることができるが，個人のQOLのモニタリングなどへの使用には不適当である．

SF-36®およびSF-8™日本語版の使用は使用登録またはライセンスの取得が必要である．使用登録は，NPO健康医療評価研究機構が管理するウェブサイト（www.i-hope.jp）から行うことができる．マニュアルやスコアリングプログラムなどのツールも同NPOから入手できる．

また近年，SF-36®の調査結果から効用値を推定できるSF-6Dが開発され，日本語版も使用可能となった[8,9]．効用値とは，健康状態に価値づけをすることによってQOLを一次元としてとらえ，0（死亡と等価）から1（完全な健康）までで表わされる値であり，費用効果分析や医療経済評価に用いられる．

さらに，前述のサマリースコアに関する問題点を解決するために，日本のデータに基づく3つのサマリースコア（既存の2つのサマリースコアに，社会的健康（Role/Social Component Summary：RCS）を加えたモデル）が開発され[10]，2011年から使用可能になった．

2 SIP

❶ 開発者

開発者は，米国のBergner Mらである．

❷ 開発時期・初出文献

1972年から開発が開始され，1976年に公開，1981年に改訂された．

▶ Bergner M et al：The Sickness Impact Profile；Development and Final Revision a Health Status Measure. *Medical Care* 19(8)：787-805, 1981[11]．

❸ 特徴

Sickness Impact Profile（SIP）は，疾病の影響による日常生活上の機能障害の程度を，行動レベルで測定しようとする指標である．136項目からなり，身体的健康因子〔① 移動（Mobility），② 歩行（Ambulation），③ 整容・動作（Body care and

Movement），④ 睡眠・休息（Sleep and Rest），⑤ 食事（Eating）］，精神的健康因子，〔⑥ 情緒的行動（Emotional Behavior），⑦ 社会とのかかわり（Social Interaction），⑧ 注意集中行動（Alertness Behavior），⑨ コミュニケーション（Communication）］，その他〔⑩ 仕事（Work），⑪ 家事（Home Management），⑫ レクリエーション・娯楽（Recreation and Pastimes）］の3領域12カテゴリーを測定する．「はい」か「いいえ」で回答し，各カテゴリー得点のほかに，総合計得点もしくはSIPパーセンテージを算出することができる．高得点ほど，健康状態の悪化または疾病の重症度を反映する．正式な手続きを経た日本語版は発表されていない．

❹ 信頼性・妥当性

再テスト法による信頼性は0.88～0.92であり，内的整合性信頼性（Cronbachのα係数）は0.59～0.93であった．基準関連妥当性は，SIPの全体得点と複数の健康関連尺度との相関で検証されており，相関係数は0.45～0.87であった[11]．

❺ 普及度

SIPは1990年代のQOL研究の発展とともに，SF-36® と同様に広く使われるようになったが，2004年以降，論文数は横ばいの状態である（図2）．SIPは包括的尺度として位置づけられているが，疾病による障害の程度を測定するという特性をもつ．したがって，SF-36® が特定の病気をもたない地域住民をも対象とするのに比較して，対象者が疾患をもつ患者に限られる．SIPは，運動障害の分野において広く使われている．

❻ その他トピックス

SIP 136項目を短縮した版として，68項目版[12]，30項目版[13]が作成されている．

3 NHP

❶ 開発者

開発者は，Hunt SMらである．

❷ 開発時期・初出文献

Nottingham Health Profile（NHP）は1980年代初頭にSIPをベースにして開発された．

▶ Hunt SM et al：The Nottingham Health Profile：subjective health status and medical consultations. *Soc Sci Med* **15**：221-229, 1981[14]．

日本語版は，2004年にNishimura Kらによって開発された[15]．

▶ Nishimura K et al：Development and Psychometric Analysis of the Japanese Version of the Nottingham Health Profile：Cross-cultural Adaptation. *Internal Medicine* **43**：35-41, 2004[15]．

❸ 特徴

NHPは，38項目6領域〔① 移動（Physical Mobility），② 痛み（Pain），③ 睡眠（Sleep），④ 情緒的反応（Emotional Reactions），⑤ 社会的孤立（Social Isolation），⑥ 活力（Energy）〕からなる．領域ごとに，含まれる項目に重みづけをし，0～100点の範囲をとるように得点が算出される．「はい」か「いいえ」で回答し，項目数が比較的少ないことから回答しやすく欠損値が少ないことが指摘されている[16]．

❹ 信頼性・妥当性

SF-36® と比較すると，NHPには床（floor）効果がみられること，SF-36® よりも内的整合性がやや低いこと（SF-36® の平均α係数0.82，NHPの平均α係数0.72），偏頭痛有無により分けられた2群の判別力ではSF-36® よりもやや低かったことが指摘されている[16]．

NHP日本語版は慢性閉塞性肺疾患（COPD）の男性患者133名を対象に検証された．再現性は全領域で0.8以上であり，十分な信頼性を示した．内的整合性は「情緒的反応」，「移動」領域を除き，0.7以上であった．また，主観的健康感によって分類された群による既知グループ妥当性の検証では，「痛み」の領域を除き群間に有意な差がみられた[15]．今後対象を広げてさらなる検証を行うこと

が求められる.

❺ 普及度

NHP を使用した研究論文は，年間50本程度が発刊されている(図2).

❻ その他トピックス

特記事項なし.

おわりに

リハ医療において，QOL は重要なアウトカムである．リハ介入が患者の生活にどのように影響を及ぼすかを評価するためには，臨床的アウトカム指標だけでなく QOL 評価を行うことが望まれる．単に測るだけではなく，包括的 QOL 尺度を何の目的でどのように活用するか，目的を達成するためにどのような研究デザインを用い，得られた結果をどう役立てるかを十分に検討することが重要である[17]．QOL 評価がさらなるリハ介入の改善に生かされることを期待したい．

文献

1) Fukuhara S et al：Measuring health-related quality of life in patients with end-stage renal disease：why and how. *Nature Clin Pract Nephrol* 3：352-353, 2007.
2) Ware JE Jr, Sherboune CD：The MOS 36-item short-form health survey(SF-36)：Ⅰ. Conceptual framework and item selection. *Med Care* 30：473-483, 1992.
3) McHorney CA et al：The MOS 36-item Short-Form Health Survey(SF-36)：Ⅱ. Psychometric and clinical tests of validity in measuring physical and mental health constructs. *Med Care* 31：247-263, 1993.
4) McHorney CA et al：The MOS 36-item Short-Form Health Survey(SF-36)：Ⅲ. Tests of data quality, scaling assumptions, and reliability across diverse patient groups. *Med Care* 32：40-66, 1994.
5) Fukuhara S et al：Translation, adaptation, and validation of the SF-36 Health Survey for use in Japan. *J Clin Epidemiol* 51(11)：1037-1044, 1998.
6) Fukuhara S et al：Psychometric and clinical tests of validity of the Japanese SF-36 Health Survey. *J Clin Epidemiol* 51(11)：1045-1053, 1998.
7) 福原俊一，鈴鴨よしみ：SF-36 v2™ 日本語版マニュアル，NPO 健康医療評価研究機構，2004.
8) Brazier J et al：The estimation of a preference-based measure of health from the SF-36. *J Health Econ* 21：271-292, 2002.
9) Brazier J et al：Estimating a preference-based index from the Japanese SF-36. *J Clin Epidemiol* 62(12)：1323-1331, 2009.
10) Suzukamo Y et al：Validation testing of a three-component model of SF-36 scores. *J Clin Epidemiol* 64(3)：301-308, 2011.
11) Bergner M et al：The Sickness Impact Profile：Development and final revision a health status measure. *Med Care* 19(8)：787-805, 1981.
12) de Bruin AF et al：The sickness impact profile：SIP68, a short generic version. First evaluation of the reliability and reproducibility. *J Clin Epidemiol* 47(8)：863-871, 1994.
13) van Straten A et al：A stroke-adapted 30-item version of the Sickness Impact Profile to assess quality of life(SA-SIP30). *Stroke* 28(11)：2155-2161, 1997.
14) Hunt SM et al：The Nottingham Health Profile：subjective health status and medical consultations. *Soc Sci Med* 15：221-229, 1981.
15) Nishimura K et al：Development and Psychometric Analysis of the Japanese Version of the Nottingham Health Profile：Cross-cultural Adaptation. *Internal Medicine* 43：35-41, 2004.
16) Essink-Bot et al：An empirical comparison of four generic health status measures. *Med Care* 35：522-537, 1997.
17) 竹上未紗，福原俊一：誰も教えてくれなかった QOL 活用法，第2版，NPO 健康医療評価研究機構，2012.

IV 包括的QOL

2 SEIQoL/SEIQoL-DW

大生定義（特定医療法人新生病院）

key words SEIQoL, SEIQoL-DW, Patient-reported outcome, 個人別QOL, リスポンスシフト

はじめに

わが国でも米国でもPatient-Reported Outcome（PRO：患者が報告するアウトカム）の重要性が認識され，米国ではそのガイドライン[1]を検討している．PROは，患者しかわからない治療効果があること，患者は治療の効果に関する独自の見かたを提供できること（治療効果の患者の視点からの把握）や，他者，たとえば臨床医の聞き取りというフィルターにかけた場合には，重要な情報が失われるおそれがあるなどの点で意義深いアウトカムである．痛みなどの症状，QOLやケアの経験などはPROでなければ測れない．政策決定者もその点は無視できないので，QOLはこれからも大切なアウトカムの1つであり続けるであろう．このハンドブックでもほかの項でQOLのスケールが取り上げられてはいるが，主に包括的あるいは全般的QOLスケールや疾患特異的QOLで，それらは，決まった枠組み，定型化されているものである．

しかし，連続するBMJのレビューシリーズ[2-5]でも述べられているように，本来的に主観的な「QOL」の認識は個々人により，あるいは同一人でも時期により異なる個人的な構成概念であり，測定にはその考慮が必要である．それにもかかわらず，多くの使用されている方法は，患者中心ではなく，患者の選択や重みづけを制限し，ある程度枠組みができてしまっている．もちろん，スケールの作成にあたっては，通常科学的な手順を経て[6]，患者や家族などの視点を入れてはいるが，最終的な決定は研究者が行っており，重みづけや枠組みが固まったものになっている．時間的な変容や個々の差異をどう扱うかが課題であった．これに呼応するのが個人別QOLであり，その1つの方法がSchedule for the Evaluation of Individual Quality of Life（SEIQoL）[7]である．すなわち，被検者それぞれの枠組みを認め，そのうえで測定を進めるQOLスケールである．

1 SEIQoL/SEIQoL-DW

❶ 開発者

SEIQoLはO'Boyle CA, Mcgee H, Hickey A, Joyce CRB, Browne JP, O'Malley Kによって開発された．

SEIQoL-DWはO'Boyle CA, Browne JP, Hickey A, Mcgee H, Joyce CRBによって開発された．

❷ 開発時期・初出文献

SEIQoLおよびSEIQoL-DWの初出文献は以下のとおりである．

SEIQoL
▶ O'Boyle CA et al：Individual quality of life in patients undergoing hip replacement. *Lancet* **339**(8801)：1088-1091, 1992[7]．

SEIQoL-DW

- O'Boyle CA et al：Manual for the SEIQoL-DW, Dublin：Department of Psychology, Royal College of Surgeons in Ireland, 1996[8]．
- Hickey AM et al：A new short form individual quality of life measure(SEIQoL-DW)：application in a cohot of individuals with HIV/AIDS. *BMJ* 313(7048)：29-33, 1996[9]．

❸ 特徴

　個人別のQOLに対応できる．包括的で疾患によらず，使用可能．リスポンスシフトにも対応できる(本書p271，注1参照)．

　SEIQoLおよびSEIQoL-Direct Weighting(DW)は，半構造化面接によって行われる．面接者はまず，個人の生活の質を決定する最も重要な5つの生活の領域が何かを回答者から引き出す．さらにそれぞれの領域の満足の程度(レベル)を記録し，そして，重みづけるために，ディスク(円盤)を利用して，面接者にそれぞれの領域の相対的な重要性を決定してもらうのがSEIQoL-DW[9]である．原法であるSEIQoLはあげてもらった5つの領域に対し，「たとえば仮にこの領域がこのようなレベルだったら，全体のQOLの評価はどれくらいになるだろうか」という仮説的な問いかけを領域のレベルの数値を変えて，30回繰り返し，その答えを判断分析(Judgment-Analysis)の手法で重みづけを計算していくもので手間も時間もかかるのであるが，SEIQoL-DWは円盤を用いてその重みづけを回答者自身にやってもらうものである．この方法の違いから，SEIQoLは無意識下の選好にも光が当たっており，SEIQoL-DWは意識下のものであるとの考えもある．前者は氷山の全体を示し，後者は氷山の海面上を示すとの比喩もあり，まったく同じものを測っているわけではないであろう．しかし，相関は極めてよく，臨床的には大体同じものと考えてよいとされている[10]．

　実施方法の概略は以下のとおりである(実際には施行マニュアル[11]を参照して行う)．

　(1) まず導入で何を調べたいかを説明する．回答者に対して決まった形の文を読む．

　「私たちのおのおのにとって，人生や生活の喜びや満足感というのは，自分にとり大切な部分や領域がどうであるかにより決まります．そのような大切なものがあったり，うまくいっていると，私たちは一般に幸せを感じ，逆になかったり，うまくいっていないと，不安を感じたり，悲しむことになります．つまり，このような大切な領域により生活の質が決定されているのです．何を大切と考えるかは人によって違います．あなたにとって一番大切と考えているものが私や，あなたの夫／妻／子ども／両親／友人(このなかであうものを1～2あげる)にとっては，それほど大切でないかもしれません．また，その逆もありえます」

　「私は，この瞬間何があなたの生活で最も重要なのかをお聞きしたいと思っています．多くの人々はそんな事柄について考えるのに普通は多くの時間を費やすことはありません．事実，何かが起こってそれらが変化したときに初めて何が大切かに気がつくことがしばしばあるものです．あることがなくなったり，うまくいかなかったときに一番心配になる可能性のある(あるいは心配な)生活の領域を考えると何が重要か見つけやすいこともあるでしょう」

　(2) 次いで，測定に入る．

図1 キュー定義記録用紙[11]

キューの定義，内容の記載	キューの名称
1. _____	_____
2. _____	_____
3. _____	_____
4. _____	_____
5. _____	_____

(回答者にリストを読み上げて挙げられた「キュー」はチェックすること)

まず生活のなかで5つの最も大切な側面(以下これを「キュー」とよぶ，生活の領域)を聞き出す(たとえば，健康，お金とか友人とか……)，次いでそれぞれ5つの領域の満足度(レベル；健康は100点満点の50点，お金は100点満点の70点というように)を決めてもらい，さらに円盤を用いてそれぞれの領域について重みづけしてもらう．

重みづけに際して，回答者に次のように言う．

「今度は，先ほどあなたがあげた5つの生活の領域が，相互の関連のなかで，どのくらい重要かをこのディスクを使って私に示してください．(中略)あなたの生活のなかで，先ほどあげた5つの重要領域が，それぞれどのくらい重要なのか，このディスクを使って，割合で私に示してください．面積が広いものほどあなたにとって重要度が高く，狭いものほど重要度が低いということで，各領域の相対的な重要度が一目でわかるようにしたいと思います」(後略)

(3) それぞれの領域(キュー)の，満足度(レベル)と重みを掛け合わせ積を求め，総計することも可能である(SEIQoL インデックス = Σ(レベル × 重み))．記録用紙の一部を掲げる**図1，2**)．

(4) 全体像の理解の助けになるように，中島孝作成の説明図[11] (**図3**)を示す．

図2 キューレベル記録用紙[11]

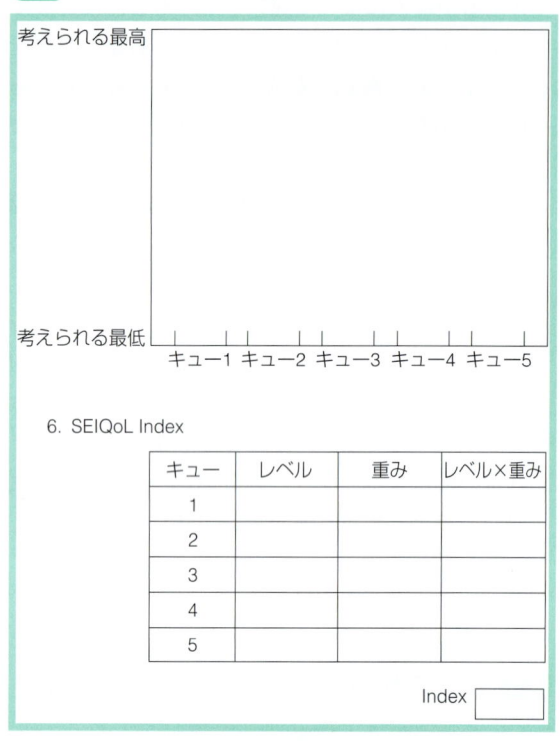

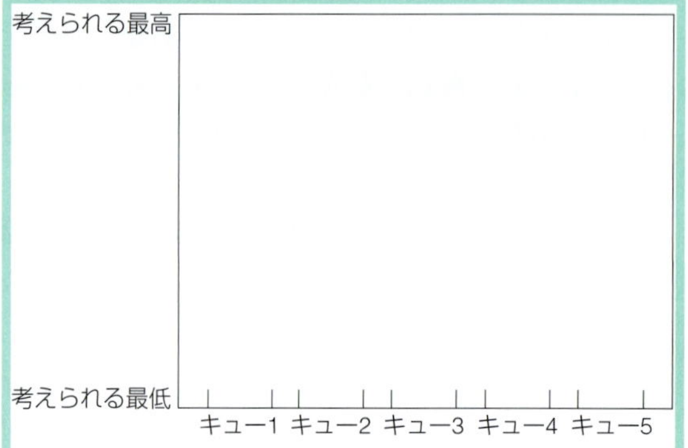

6. SEIQoL Index

キュー	レベル	重み	レベル×重み
1			
2			
3			
4			
5			

Index

❹ 信頼性・妥当性

信頼性・妥当性については研究が進んでいる．QOL のスケールはゴールドスタンダードがないので，研究を進めて知見を得ること自体が信頼性・妥当性の検証ということになるが，一部，ス

図3 個人別の QOL 評価 SEIQoL−DW[11]

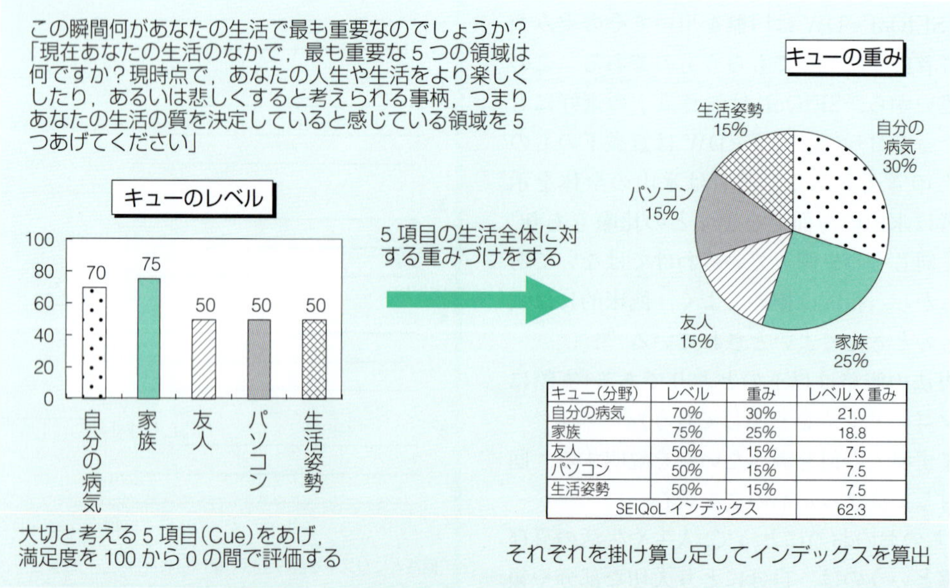

キュー(分野)	レベル	重み	レベル X 重み
自分の病気	70%	30%	21.0
家族	75%	25%	18.8
友人	50%	15%	7.5
パソコン	50%	15%	7.5
生活姿勢	50%	15%	7.5
SEIQoL インデックス			62.3

それぞれを掛け算し足してインデックスを算出

263-01166

ケールとしての妥当性はないという報告もある[12]．しかし，その報告も患者の大切な領域の抽出に役立つスケールであるとも述べている．わが国でも介護者についての検討で，SEIQoL-DWインデックス(総点)の分布の状態は広く，介護者のQOLを広い範囲でとらえることができる可能性があることや，また，介護負担感尺度とは関連がなく，SEIQoL-DWは介護負担感とは別の視点からの介護者のQOLを測定できる可能性があることが示されている[13]．

❺ 普及度

わが国でも難病を中心に普及してきている[14]．

❻ その他トピックス

SEIQoLの原法(SEIQoL-JA)は，大変手間がかかるので臨床ではほとんど行われていないが，中島がソフトを工夫して施行できるようになった．関心のある方は，登録事務局(「おわりに」の項にある)に問い合わせてみるとよい．また，SEIQoL-DWについても筆者が，2007年から，ある期間限定ではあるが，情報の取り扱い十分配慮するようにして，ウェブサイト上にて測定やデータ収集ができるようにし，研究者に提供できるようになった．また，SEIQoL-DWについては少し詳しく説明した記事を出版したので参考にしていただくと幸いである[15,16]．

おわりに

このスケールは，半構造化面接で測定している．測定自体が患者の振り返りを促進しており，介入ともいえる．患者の洞察状況や面接者の態度による結果の変動も十分ありうる．しかし，患者のニーズを医療者にも認識させることのできる，患者-医療者間に役立つツールでもある．もちろん種々の治療や援助，介入の状況についてのモニタースケールとしての利用にも適している．臨床試験にあたって本スケールが適するものは多くあり，報告もされているが，筆者はそのほかにも，ほかの定量的な，枠組みが決まっているスケールと併用すると大変有用と考えている．なお，マニュアルの入手や登録事務局は，独立行政法人国立病院機構新潟病院　臨床研究部(岩崎広子氏宛て)である．

注1

慢性疾患などでは，生物学的な効果以外に患者の適応や姿勢により，評価が変化していくことがあり，これをリスポンスシフトとよぶ．

(a) change in the respondent's internal standards of measurement (recalibration)
(b) change in the respondent's values (reprioritization)
(c) redefinition of life quality (re-conceptualization)

に分けられる[17]．この評価にはThen test(過去の状態について思い出すのではなく，今の基準でいえばどう評価できるかを聞く)が用いられることが多い．このSEQoL-DWでは，(a)のスケールのものさしの変化のみならず，(b)の重みづけの変化や，(c)の重要な要素の変更も描出できることが示されている[18]．

文献

1) 患者報告アウトカム(Patient-Reported Outcome)の測定法：医療用製品，開発における効能表示を裏付けるための方法 指針(案) http://ispor-japan.org/PRO_20Version1.0gamma.pdf（日本語版が参照できる）
2) Carr AJ et al：Measuring quality of life：is quality of life determined by expectations or experience? *BMJ* **322** (7296)：1240-1243, 2001．
3) Higginson IJ et al：Measuring quality of life：using quality of life measures in the clinical setting. *BMJ* **322** (7297)：1297-1300, 2001．
4) Carr AJ et al：Are quality of life measures patient centred? *BMJ* **322** (7298)：1357-1360, 2001．
5) Addington-Hall J er al：Who should measure quality of life? *BMJ* **322** (7299)：1417-1420, 2001．
6) 大生定義：アウトカムを見直す 2 日内会誌 **96**：1521-1524, 2007．
7) O'Boyle CA et al：Individual quality of life in patients undergoing hip replacement. *Lancet* **339** (8801)：1088-1091, 1992．
8) O'Boyle CA et al：Manual for the SEIQoL-DW Dublin：Department of Psychology, Royal College of Surgeons in Ireland, 1996．
9) Hickey AM et al：A new short form individual quality of life measure(SEIQoL-DW)：application in a cohort of individuals with HIV/AIDS. *BMJ* **313** (7048)：29-33, 1996．
10) Browne JP et al：Development of a direct weighting procedure for quality of life domains. *Quality of Life Research* **6**：

301-309, 1997.
11) 大生定義，中島 孝監訳，秋山(大西)美紀訳(特定疾患患者の生活の質 Quality of life (QOL)の向上に関する研究班)：SEIQoL-DW 日本語版(暫定版)，2007.
12) Moons P et al：Validity, reliability and responsiveness of the "Schedule for the Evaluation of Individual Quality of Life -Direct Weighting" (SEIQoL-DW) in congenital heart disease. *Health Qual Life Outcomes* **2**：27, 2004.
13) 宮下光令，大生定義・他：神経内科的疾患患者の在宅介護者に対する「個別化された重みつき QOL 尺度」SEIQoL-DW の測定．厚生の指標 **55**：9-14，2008.
14) 厚生労働科学研究費補助金 難治性疾患克服研究事業 特定疾患患者の生活の質(Quality of Life, QOL)の向上に関する研究 平成 19 年度 総括・分担研究報告書(主任研究者：中島 孝)，平成 20 年 3 月．
15) 大生定義：SEIQoL(シーコール)患者個人の主観的 QOL のための評価法(前編)．看護学雑誌 **73**(1)：42-47，2009.
16) 大生定義：SEIQoL(シーコール)患者個人の主観的 QOL のための評価法(後編)．看護学雑誌 **73**(2)：46-52，2009.
17) Sprangers MA, Schwartz CE：Integrating response shift into health-related quality of life research：a theoretical model. *Soc Sci Med* **48**(11)：1507-1515, 1999.
18) Ring L et al：Response shift masks the treatment impact on patient reported outcomes (PROs)：the example of individual quality of life in edentulous patients. *Health and Qual Life Outcomes* **3**：55, 2005.

IV 包括的 QOL 選好に基づく尺度

3 EQ-5D

池田俊也（国際医療福祉大学医学部医学科公衆衛生学）

key words EQ-5D，EuroQol，QOL，効用値

はじめに

EuroQol EQ-5D（以下，EQ-5D）は，健康水準の変化をスカラー量（1つの数値）で評価するための包括的尺度である．5項目法と視覚評価法から構成されるが，このうち5項目法は「死亡＝0，完全な健康＝1」として，各健康状態を価値づけした値である効用値を算出できる．EQ-5D は，日本人の価値観を反映した日本版効用値換算表が提供されている唯一の QOL 尺度である．

1 EQ-5D

❶ 開発者

開発者は，EuroQol Group である．

❷ 開発時期・初出文献

EQ-5D の開発は，1987年に開催された英国，フィンランド，オランダ，ノルウェー，スウェーデンの5カ国の研究者による健康指標に関する会合を機に進められ，1990年に5カ国語版が公表された[1]．その後，1992年にスペイン語版，カタロニア語版，1995年にフランス語版，ドイツ語版など，多くの言語に翻訳され，国際的に利用されている．

EQ-5D は5項目法（**表1**）と視覚評価法（**図1**）からなり，5項目法で得られた回答は，効用値換算表（Tariff，Value set などと称される）を用いて，

表1 日本語版 EQ-5D の5項目法[2]

以下のそれぞれの項目の一つの四角に印をつけて，あなた自身の今日の健康状態を最も良く表している記述を示して下さい．

移動の程度
私は歩き回るのに問題はない □
私は歩き回るのにいくらか問題がある □
私はベッド（床）に寝たきりである □

身の回りの管理
私は身の回りの管理に問題はない □
私は洗面や着替えを自分でするのにいくらか問題がある □
私は洗面や着替えを自分でできない □

ふだんの活動（例：仕事，勉強，家族・余暇活動）
私はふだんの活動を行うのに問題はない □
私はふだんの活動を行うのにいくらか問題がある □
私はふだんの活動を行うことができない □

痛み／不快感
私は痛みや不快感はない □
私は中程度の痛みや不快感がある □
私はひどい痛みや不快感がある □

不安／ふさぎ込み
私は不安でもふさぎ込んでもいない □
私は中程度に不安あるいはふさぎ込んでいる □
私はひどく不安あるいはふさぎ込んでいる □

死亡を0，完全な健康を1とする間隔尺度で示された一次元の QOL スコア（効用値）に換算することができる．効用値換算表作成のために行われたこれまでで最も大がかりな調査は，1993年に英国で全国（北部アイルランドを除く）の16歳以上の一般市民からランダム抽出された3,000名を対象としたものである．この換算表は，（回答者自身の健康状態についてではなく）5項目法で記述された仮想的な健康状態に対する評価に基づいて作成

Ⅳ 包括的QOL

図1 日本語版 EQ-5D の視覚評価法[2]

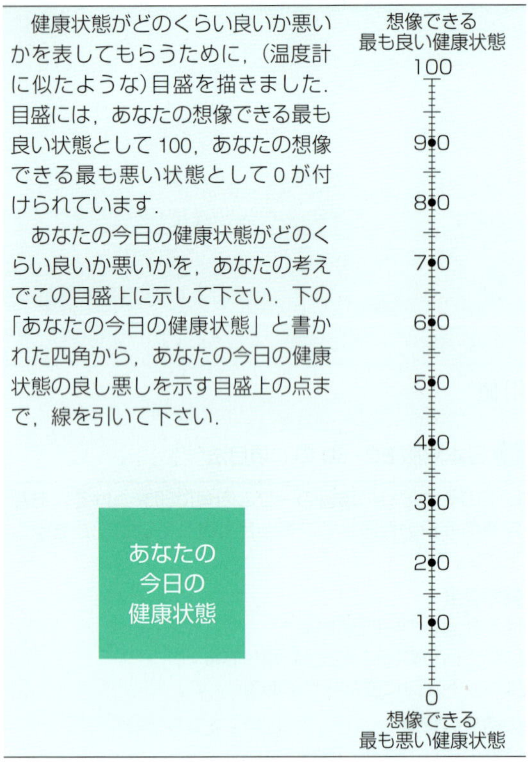

```
健康状態がどのくらい良いか悪い        想像できる
かを表してもらうために，（温度計     最も良い健康状態
に似たような）目盛を描きました．          100
目盛には，あなたの想像できる最も
良い状態として100，あなたの想像          9 0
できる最も悪い状態として0が付
けられています．                          8 0
  あなたの今日の健康状態がどのく
らい良いか悪いかを，あなたの考え          7 0
でこの目盛上に示して下さい．下の
「あなたの今日の健康状態」と書か          6 0
れた四角から，あなたの今日の健康
状態の良し悪しを示す目盛上の点ま          5 0
で，線を引いて下さい．
                                          4 0

         あなたの                         3 0
         今日の
        健康状態                          2 0

                                          1 0

                                            0
                                        想像できる
                                      最も悪い健康状態
```

された．ただし，EQ-5Dで表現されるすべての健康状態に関して十分な調査を行うことは現実的に不可能であるため，面接ではいくつかの基点となる一連の健康状態に関する効用値が求められ，これらに基づいてそれ以外の健康状態の効用値が推定されている．

日本語版EuroQol開発委員会〔西村周三・土屋有紀(京都大学)，久繁哲徳(徳島大学)，池上直己・池田俊也(慶應義塾大学)の5名，所属は当時〕では，財団法人医療科学研究所の委託研究として，1997年3月より英語版を日本語に翻訳する作業を進めてきた．そして同年11月には，日本語版のEQ-5Dが完成し，EuroQol Groupの認定を受けた[2]．

さらにTsuchiyaらは，英国で実施した方法に従って日本の一般人口を対象に調査し[3]，日本語版EQ-5Dの質問票の回答から日本固有の効用値に換算する換算表を2001年に公表した．

▶ EuroQol Group：EuroQol：A new facility for the measurement of health-related quality of life. *Health Policy* **16**：199-208, 1990[1]．

▶ 日本語版EuroQol開発委員会：日本語版EuroQolの開発．医療と社会 **8**(1)：109-123, 1998[2]．
▶ Tsuchiya A et al：Estimating an EQ-5D population value set：the case of Japan. *Health Economics* **11**：341-353, 2002．
▶ 池田俊也，池上直己：選択にもとづく尺度EQ-5Dを中心に，臨床のためのQOL評価ハンドブック．医学書院：14-18, 2001．

❸ 特徴

(1) 5項目法

EQ-5Dの5項目法では，あらゆる健康状態を上記の5つの次元に分解し，それぞれについて3段階に基づいて記述する．たとえば，歩き回るのにいくらか問題があり(レベル2)，洗面や着替えは自分ででき(レベル1)，仕事や家事活動にいくらか問題があり(レベル2)，ひどい痛みや不快感(レベル3)と中程度の不安(レベル2)がある人の健康状態は，「21232」と記述される．5項目法では，全部で3の5乗，つまり243の健康状態を弁別することができる．これに「意識不明」と「死」を加え，EQ-5Dで扱われる健康状態の数は245である．

5項目法は記述法であるが，これだけでもある程度までは健康状態の優劣をつけることができる．たとえば健康状態「21232」よりは「21222」のほうが好ましいというように，一方の健康状態が他方と比べてより悪い項目が1つもなく，少なくとも1つでは勝っている場合である．しかし，5項目法による評価には2つの意味で限界がある．第一に，「21232」よりは「21222」のほうが好ましいにしても，どのくらい好ましいのかは判定できない．また第二に，「21232」と「23212」とではどちらが好ましいのか判断できない．

EQ-5Dの効用値換算表を用いることにより，5項目法の243の組み合わせに「死」と「意識不明」を加えた245の健康状態のそれぞれについて，死亡を0，完全な健康を1とした効用値に換算することができる(なお，日本語版効用値換算表では「意識不明」の効用値は示されていない)．

効用値は，医療経済評価に用いる健康指標として活用することもできる．具体的には，効用値と

当該状態で生存した期間を乗じ，生活の質と延命の両面を考慮した「質調整生存年（Quality-adjusted Life Year；QALY）」という指標が，費用対効果分析の際の効果指標として広く用いられるようになっている[4]．一般に健康状態は時間に伴い変化するので，図2のように，ある時点から死亡時点までの健康状態を効用値として測定し，時間で積分したもの，すなわち曲線下部の面積が質調整生存年の大きさとなる．なお，効用値を連続的に測定することは実際にはできないので，一定期間ごとあるいは病態が変化した時点で繰り返し測定または推定することとなる．

図2 質調整生存年の概念

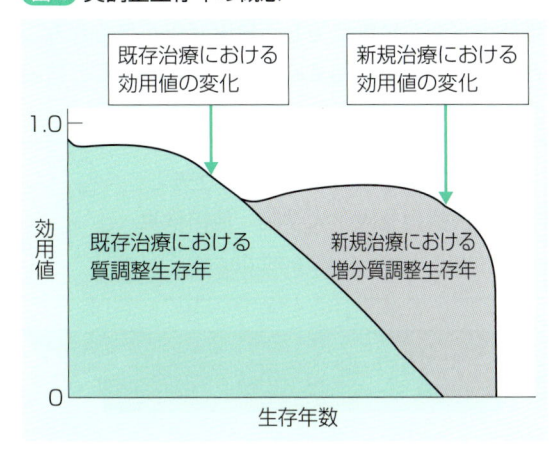

表2 EQ-5Dの信頼性検証の例

van Agt ら[5]（1994）
- オランダ・ロッテルダムで208名を対象に，EQ-5Dを10カ月おいて2回実施．
- Generalizability Theory を用いて，テスト・再テスト信頼性を検討．
- 結果は安定的であることが判明．

Hurst ら[6]（1997）
- リウマチ患者に対し，EQ-5Dを2週間および3カ月おいて実施．
- 視覚評価法の値の intraclass correlation coefficient（ICC）は2週間で 0.85，3カ月で 0.70．
- 効用値のICCは2週間で 0.78，3カ月で 0.73．

Dorman ら[7]（1998）
- 脳卒中患者に対し，EQ-5Dを3カ月おいて2回実施．
- 5項目法の各項目の κ 値＝ 0.63～0.80．
- 視覚評価法の値のICCは 0.86．
- 効用値のICCは 0.86．

（2）視覚評価法

視覚評価法による健康状態の評価は，温度計のような垂直に引かれた長さ20cmの線分上で行われる．線分は100等分され，下から10ポイントごとに0から100までの数字が打たれ，上端には「想像できる最も良い健康状態」，下端には「想像できる最も悪い健康状態」と記されている．

視覚評価法に関して注意すべきことは，この0から100までの数字を100で除した値が効用値を表していないことである．効用値は，完全な健康＝1，死亡＝0で，間隔尺度（尺度上の1目盛りの重みが等しい）である必要がある．しかし，視覚評価法の目盛りはそのような条件を満たしていない．第一に，「想像できる最も悪い健康状態」が「死亡」よりもさらにひどい状態であると考える人にとっては，線分の下端の健康状態の効用値は0ではなくマイナスの値となることから，死亡を0と定義する効用値とは異なる．第二に，視覚評価法の目盛りは「序数尺度」であり，目盛りの場所により重みが異なると考えられている．たとえば，48から49への1ポイントの改善と，98から99への1ポイントの改善を比較すると，一般に，後者のほうが大きな重みをもっているように認識される．つまり，1目盛りの重みが変わらない「間

表3 EQ-5Dの妥当性検証の例

Brazier ら[8]（1993）
- 一般集団に対し，EQ-5DとSF-36を同時に実施．
- 社会人口学的変数，医療機関受診，慢性疾患の有無との関係は，SF-36よりもEQ-5Dのほうが弱い．
- EQ-5Dには顕著な天井効果が認められた．

Essink-Bot ら[9]（1997）
- EQ-5Dを偏頭痛経験者と対照者で実施．
- 偏頭痛経験者と対照者で5項目法の各項目に有意差を認めた．
- 偏頭痛経験者のうち休職経験者とそれ以外とで5項目法の各項目に有意差を認めた．

Johnson ら[10]（1998）
- EQ-5DとSF-12を同時に実施．
- VAS値とSF-12 Mental component summary score との相関係数は $r = 0.41$．
- VAS値とSF-12 Physical component summary score との相関係数は $r = 0.55$．
- EQ-5Dには顕著な天井効果が認められた．

IV 包括的QOL

表4 選好に基づく尺度の例

- EuroQol/EQ-5D
- Health Utilities Index
- 15D-Measure
- Disability/Distress Index
- The Quality of Life and Health Questionnaire
- Quality of Well-Being Scale
- Years of Healthy Life Measure
- SF-6D

隔尺度」ではないので，効用値とみなすことができない．

❹ 信頼性・妥当性

EQ-5Dの信頼性・妥当性に関する研究は，これまでに数多く実施されている．表2に信頼性検証の例[5-7]，表3に妥当性検証の例[8-10]を示した．

❺ 普及度

EQ-5Dと同様に効用値を算出することのできる尺度を「選好に基づく尺度（preference-based measure）」とよぶ[11]．選好に基づく尺度は，これまで表4のような尺度が開発されてきているが，このなかでEQ-5Dが国際的に最もよく利用されている．PubMedにおいて「EuroQol OR EQ-5D」で検索を行うと，本稿執筆時点で583件の文献がヒットする．

EQ-5Dは商業的利用でなければ，事務局に利用登録すれば無償で利用できる．わが国においても，日本版効用値換算表の完成により，臨床研究や疫学研究においてEQ-5Dの利用が活発化している．

❻ その他トピックス

近年，EQ-5Dを用いた医療経済評価研究が活発化している．たとえば，van Tubergenらは，強直性脊椎炎患者に対する40週間の温泉療法の無作為化比較臨床試験においてEQ-5Dを用いて効用値を測定し，その結果をもとに費用対効果分析を実施している[12]．比較対照は従来，治療として毎週の集団理学療法としている．温泉療法を実施した群では，治療前の効用値の平均が0.64に対し，4週間後には0.74，16週目には0.76と改善した．従来療法と比較した場合の費用対効果は7,465ユーロ/QALYと報告されている．すなわち，温泉療法に7,465ユーロを投資するごとに，1年分の完全な健康に等しい健康価値が得られることとなり，費用対効果に優れた治療であると結論づけている．

EQ-5Dの利用に関する問合せ先
国際医療福祉大学大学院　池田俊也
E-mail：shunya@post.harvard.edu

おわりに

近年，費用対効果分析をはじめとする医療経済評価が，リハビリテーション分野でも活発化しており，効用値による健康状態の価値づけの必要性が増している．健康状態に対する価値づけは，国や文化により異なると考えられていることから，日本版効用値換算表が提供されている日本語版EQ-5Dの重要性が，今後ますます高まるものと思われる．

文献

1) EuroQol Group：EuroQol；a new facility for the measurement of health-related quality of life. *Health Policy* 16：199-208, 1990.
2) 日本語版EuroQol開発委員会：日本語版EuroQolの開発．医療と社会 8(1)：109-123, 1998.
3) Tsuchiya A et al：Estimating an EQ-5D population value set；the case of Japan. *Health Economics* 11：341-353, 2002.
4) 池田俊也，池上直己：選択にもとづく尺度（EQ-5Dを中心に）．臨床のためのQOL評価ハンドブック，医学書院，2001, pp14-18.
5) van Agt HM et al：Test-retest reliability of health state valuations collected with the EuroQol questionnaire. *Soc Sci Med* 39：1537-1544, 1994.
6) Hurst NP et al：Measuring health-related quality of life in rheumatoid arthritis；validity, responsiveness and reliability of EuroQol (EQ-5D). *Br J Rheumatol* 36：551-559, 1997.
7) Dorman P et al：Qualitative comparison of the reliability of health status assessments with the EuroQol and SF-36 questionnaires after stroke. United Kingdom Collaborators in the International Stroke Trial. *Stroke* 29：63-68, 1998.
8) Brazier J et al：Testing the validity of the Euroqol and com-

paring it with the SF-36 health survey questionnaire. *Qual Life Res* 2 : 169-180, 1993.
9) Essink-Bot ML et al : An empirical comparison of four generic health status measures. The Nottingham Health Profile, the Medical Outcomes Study 36-item Short-Form Health Survey, the COOP/WONCA charts, and the EuroQol instrument. *Med Care* 35 : 522-537, 1997.
10) Johnson JA, Coons SJ : Comparison of the EQ-5D and SF-12 in an adult US sample. *Qual Life Res* 7 : 155-166, 1998.
11) Gold MR et al (eds) : Cost-Effectiveness in Health and Medicine, Oxford University Press, New York, 1996 (池上直己・他監訳：医療の経済評価, 医学書院, 1999).
12) van Tubergen A et al : Cost effectiveness of combined spa-exercise therapy in ankylosing spondylitis : a randomized controlled trial. *Arthritis Rheum* 47 : 459-467, 2002.

Ⅳ 包括的QOL

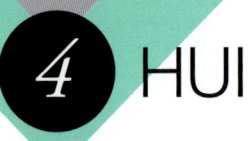

4 HUI

能登真一（新潟医療福祉大学リハビリテーション学部作業療法学科）
上村隆元（杏林大学医学部衛生学公衆衛生学教室）

key words HUI，健康関連QOL，効用値，質調整生存年（QALY），費用効用分析

はじめに

わが国では，上田[1]や砂原[2]がリハビリテーション（以下，リハ）患者に対するQOL評価の必要性を説いてから20余年が経過し，今やその指標がリハのアウトカムとして必要不可欠なことは疑いの余地のないところである．一方で医療技術の評価に関しては，特に海外で費用の面からそれらの効率を評価しようとする臨床経済学が発展してきており，そこで用いられる選好に基づく効用値尺度にも注目が集まっている．今後，リハについても費用効果の視点が求められると考えられ，効用値測定のためのツールはその有用性が高まることが予測される．

1 HUI

❶ 開発者

Health Utilities Index（HUI）[3]はEQ-5D[4]と同様，選好に基づく尺度である効用値を測定するためのツールとして開発された．開発したのはカナダMcMaster大学のTorrance GWらである．

現在までにHUI 1（Mark1），HUI 2（Mark2），HUI 3（Mark3）の3つのバージョンが発表されている．

❷ 開発時期・初出文献

特定の健康状態に対して効用値を設定する試みは1970年代からカナダMcMaster大学で始められていた．Torranceら[5]や後にEBMを唱えたSackettら[6]は，von-Neumannら[7]の効用理論を多属性効用測定理論として発展させ，健康状態分類システムとそれに対応する点数化公式を作成した．

HUI 1は当初，新生児集中治療の経済評価を行うために低出生体重児の効用値を評価するツールとして開発された．もとになったのはFranshelら[8]によって開発されたQuality of Well-Being（QWB）であり，ここでは健康状態分類システムとして，運動性・身体活動・社会的活動・身体症状に関連した問題という4つの領域が提唱されていた．HUI 1はこれらをもとに，身体機能・役割機能・社会感情機能・健康問題の4つの寄与領域（attribute）から960通りの効用値を算出できるものにした[9,10]．

その後，このHUI 1は小児癌患者に使用するためにHUI 2[11,12]へと改編された．HUI 2では寄与領域が感覚・移動・感情・認知・セルフケア・痛み・生殖能力の7つへと広げられた．このHUI 2が一般市民の健康評価に用いられるように調整され，さらにHUI 3[13]へと発展していった．いずれも多元的な健康構成領域から一元的な数値に表すことを目的として開発されたもので，一般住民を対象とした健康状態の選好を反映させている．

▶ Torrance GW et al：Application of multi-attribute utility theory to measure social preferences for health states. *Oper Res* **30**：1043-1069, 1982[9]．

(HUI)

表 HUI Mark 3 の健康状態分類システム[15]

寄与領域	レベル	状　態
視力	1	眼鏡やコンタクトを使わずに新聞を読み，通りの反対側にいる知人を認識できる．
	2	眼鏡を使って新聞を読み，通りの反対側にいる知人を十分認識できる．
	3	眼鏡の使用にかかわらず常に新聞を読めるが，眼鏡をかけても通りの反対側にいる知人を認識できない．
	4	眼鏡の使用にかかわらず通りの反対側にいる知人を認識できるが，眼鏡をかけても常に新聞を読むことができない．
	5	眼鏡をかけても新聞が常に読めず，通りの反対側にいる知人をも認識できない．
	6	全く視力がない．
聴力	1	補聴器を使用しなくても3人以上の中で会話を聞くことができる．
	2	静かな部屋の中では相手の人が話す事を聞き分けられるが，3人以上の中での会話を聞きとるのに補聴器を必要とする．
	3	補聴器を使えば静かな部屋の中で3人以上の会話が聞き分けられる．
	4	補聴器なしでも静かな部屋の中で相手の話すことは聞くことができる．しかし，3人以上の中での会話は補聴器をつけても聞き取ることができない．
	5	補聴器をつけて静かな部屋の中で相手の人が話すことが聞ける．しかし，3人以上の中での会話は補聴器をつけても聞き取ることができない．
	6	全く聴力がない．
会話	1	友達や知らない人とでも会話する時，完全に話を理解してもらえる．
	2	よく知っている人なら会話の中で完全に話を理解してもらえるが，知らない人との会話の中では部分的にしか理解してもらえない．
	3	自分のことをよく知っている，いないにかかわらず会話の中で話が部分的にしか理解してもらえない．
	4	知らない人との会話では全く話を理解してもらえないが，知っている人との会話では部分的に理解してもらうことができる．
	5	人との会話において，全く話を理解してもらえない（または全く話すことができない）．
歩行	1	難なく，歩行器などの器具を使わずに近所を歩きまわることができる．
	2	歩行器や他人の介助を必要とせずに辛うじて近所を歩きまわることができる．
	3	歩行器を使うが，他人の介助を必要とせず近所を歩きまわることができる．
	4	歩行器を使って短い距離を歩くことができるだけで，近所を歩きまわるためには車椅子を必要とする．
	5	歩行器を使っても一人で歩くことができないが，短い距離なら他人の助けを借りて歩ける．近所を動き回るためには車椅子を必要とする．
	6	全く歩くことができない．
器用さ	1	手指を十分に使いこなすことができる．
	2	手指が不自由であるが，特別な道具や他人の助けを必要としない．
	3	手指が不自由であるが，特別な道具を使えば思い通りの作業ができる．
	4	手指が不自由で，日常生活上の作業のいくつかで他人の助けを必要とする（特別の道具を用いても自由にならない）．
	5	手指が不自由で，日常生活上のほとんどの作業で他人の助けを必要とする（特別の道具を用いても自由にならない）．
	6	手指が不自由ですべての作業で他人の助けを必要とする．
感情	1	幸せで，日常生活にいつも関心を持っている．
	2	いくぶん幸せ．
	3	いくぶん不幸．
	4	とても不幸．
	5	不幸すぎて人生に生きる意味を失っている．
認知	1	ほとんどのことを思い出して，日々の問題を明瞭に考え解決することができる．
	2	ほとんどのことを思い出すことができるが，日々の問題を考え解決するためには少し苦労を要する．
	3	いくぶん忘れっぽいが，日々の問題を明瞭に考え解決することができる．
	4	いくぶん忘れっぽく，日々の問題を考え解決しようとすると努力を要する．
	5	大変忘れっぽく，日々の問題を考え解決しようとする時，非常に苦労する．
	6	全く何も思い出すことができず，日々の問題を考えたり解決することができない．
痛み	1	痛みや不快感がない．
	2	いくらかの痛みはあるが，それが身体の活動を妨げるほどではない．
	3	身体の活動性を妨げるような痛みがあり，それほどひどいものではない．
	4	身体の活動性を妨げるような痛みがあり，それがかなりひどいものである．
	5	ひどい痛みがあり，それによりほとんどの活動が妨げられる．

Ⅳ 包括的QOL

❸ 特徴

効用値は健康関連QOLの1つで,1を完全に健康な状態,0を死とする間隔尺度である[8]．効用値そのものをアウトカム指標として用いることができるほか,費用効用分析に必要な質調整生存年（Quality-Adjusted Life Years；QALY）を算出するために用いられる[14]．その測定方法は大きく直接法と間接法に分けられるが,HUIは間接法のなかでも,複数の健康領域から効用値を算出する測定ツールである．

HUIの特徴について,HUI 3をもとに紹介する．表に示すように,HUI 3は視力・聴力・会話・歩行・器用さ・感情・認知・痛みの8つの寄与領域から構成されている．それぞれ5～6個の段階的な選択肢から回答するもので,これをscoring functionという効用値換算式にあてはめて効用値を求める．HUI 3で用いられている効用値は,カナダHamilton市の一般成人住民を対象に測定されたものがもとになっており,この測定には直接法の1つである基準的賭け法が用いられている．HUIではglobal scoreである多属性効用値とともに,寄与領域ごとのsingle scoreも同時に求めることができる[15]．

Global scoreはHUI 2では24,000通り,HUI 3では972,000通りの健康状態を記載することが可能であり,EQ-5Dの245通りと比較するとより詳細な健康状態を表すことができる．HUIの換算式からは,死よりも悪い状態としてマイナス値が算出される場合もあるが,HUI 3ではその最低値が-0.36となっている．

またHUI 3は患者本人が回答するものと患者の代理人が回答する2つのバージョンがある．さらに,健康状態を測定する時期によっても質問紙が別に用意されており,通常・1週間後・2週間後・4週間後の4つのパターンがある．

❹ 信頼性・妥当性

（1）信頼性

信頼性については,再テスト信頼性やEQ-5DやSF-6D[16]との相関関係や級内相関係数（ICC）を調べることでその検討結果が報告されている．再テストの信頼性については,BoyleらがカナダのⅠ般住民を対象とした大規模研究でHUI 3の再テスト信頼性が0.77と報告している[17]．またほかの測定ツールとの相関については,Pickardら[18]による脳卒中患者を対象にした研究で,HUI 3とEQ-5Dの相関は0.59,SF-6Dとの相関は0.46,Naglieら[19]のAlzheimer病患者を対象とした研究では,EQ-5Dとの相関が患者本人回答で0.60～0.71,代理人回答で0.50～0.55と報告されている．またICCについては,Moockら[20]が心血管患者などを対象とした研究で,EQ-5DとのICCが0.54～0.61,SF-6DとのICCが0.31～0.46と報告している．

（2）妥当性

妥当性については,基準関連妥当性（criterion validity）や構成概念妥当性（construct validity）,内的妥当性（content validity）などを検討する必要性が成書で述べられている[21]．HUI 3の妥当性については,世界各国でさまざまな方法で検討作業が行われてきている．たとえば,構成概念妥当性についてはGrootendorstら[22]が脳卒中患者と関節炎患者を対象に実施し,Maddiganら[23]は糖尿病患者を対象に実施している．また基準関連妥当性については,Marshallら[24]が股関節変形性関節症患者を対象に,内的妥当性についてはSilberfeldら[25]が認知症患者を対象にそれぞれ報告している．

これらHUI 3の信頼性や妥当性については,HUIのウェブサイト（http://www.healthutilities.com/）上に整理されている．

（3）日本語版HUI 3

日本語版HUI 3については,上村ら[26]によって翻訳が行われ,その妥当性や信頼性の検討が地域高齢者や一般市民を対象として実施されてきた[27,28]．特に妥当性について,筆者ら[29]は回復期リハ患者を対象に確認している．その研究ではADL指標との相関から基準関連妥当性を検討し,診断群での比較やsingle score間の相関関係から構成概念妥当性を検討した．まず前者については,効用値とバーセル指数（BI）の相関が高く,日本語版HUI 3がBIで表記されるような身体能力を的確に表しうると判断された．また後者につい

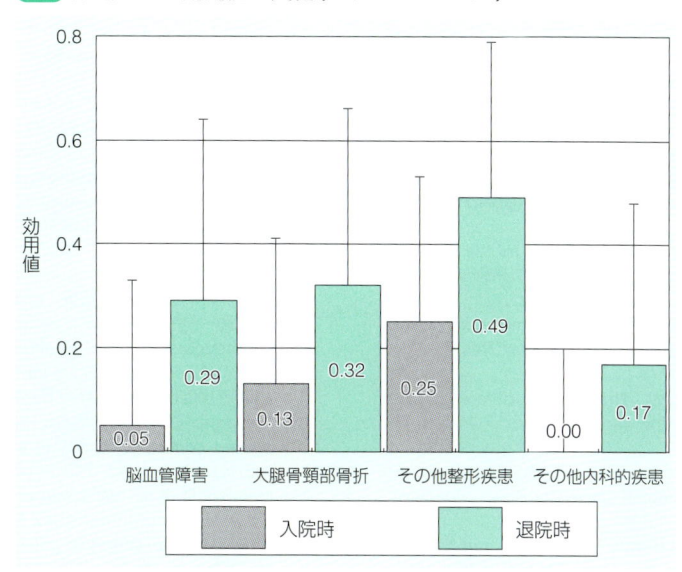

図 診断ごとの効用値の変化（エラーバー＝SD）[34]

効用値：入院時 / 退院時
- 脳血管障害：0.05 / 0.29
- 大腿骨頸部骨折：0.13 / 0.32
- その他整形疾患：0.25 / 0.49
- その他内科的疾患：0.00 / 0.17

ては，診断別の比較によりその差を認めたことや，リハ施行患者の転帰を明確に示したことからその妥当性を確認できている．さらに single score についても，構成概念妥当性の一部である収束的妥当性や弁別的妥当性が確認されている．

❺ 普及度

HUI 2 と HUI 3 は日本語のほか，10 以上の言語に翻訳され，北中南米をはじめ世界25カ国以上で使用されている．また，臨床では小児のほか，癌，脳卒中，心血管疾患，糖尿病，各種整形外科疾患，AIDS, Alzheimer 病などさまざまな疾患群に用いられている[30]．

国内では，筆者らによるリハ対象者や高齢者を対象に用いた報告があるほか，閉塞性動脈硬化症患者を対象に用いられている[31]．

また，1999～2001 年までに報告された費用効用分析について，効用値の測定方法を示した論文によれば，測定ツールが用いられたのは全体の25.5％であり，内訳は EQ-5D が 11.5％，HUI は 4.3％となっている[32]．

❻ その他トピックス

筆者ら[33,34]の研究によれば，回復期リハ病棟に入院した患者では，約2カ月の入院期間にHUI 3 を用いた効用値で0.21～0.22の改善が得られている．図に示すように，疾患ごとの比較でも 0.17～0.24 の範囲での改善が認められている．これら効用値の改善は海外でのリハ介入の効果報告[18,20]の0.10～0.25 に比べて同等もしくは優れたものである．

効用値測定ツールに関する近年の研究では，介入効果を判断するために effect size を比較するものが多いが，HUI 3 は SF-6D や EQ-5D と並んで反応性が高いと報告されている[35]．

おわりに

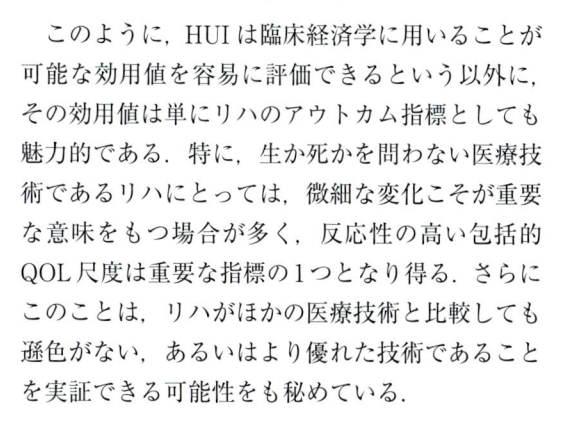

このように，HUI は臨床経済学に用いることが可能な効用値を容易に評価できるという以外に，その効用値は単にリハのアウトカム指標としても魅力的である．特に，生か死かを問わない医療技術であるリハにとっては，微細な変化こそが重要な意味をもつ場合が多く，反応性の高い包括的QOL 尺度は重要な指標の1つとなり得る．さらにこのことは，リハがほかの医療技術と比較しても遜色がない，あるいはより優れた技術であることを実証できる可能性をも秘めている．

IV 包括的 QOL

文献

1) 上田 敏：ADL から QOL へ リハビリテーションにおける目標の転換. 総合リハ 12：261-266, 1984.
2) 砂原茂一：Quality of Life（QOL）の意味するもの Rehabilitation との関わりについて考える. 理・作療法 19：507-512, 1985.
3) Feeny DH et al：Health Utilities Index. In：Spilker B（ed）, Quality of Life and Pharmacoeconomics in Clinical Trials, 2nd ed, Lippincott-Raven Publishers, Philadelphia, Penn, 1996, pp 239-252.
4) EuroQOL group：EuroQOL：a new facility for the measurement of health-related quality of life. Health Policy 16：199-208, 1990.
5) Torrance GW et al：A utility maximization model for evaluation of health care programs. Health Serv Res 7：118-133, 1972.
6) Sackett DL, Torrance GW：The utility of different health states as perceived by the general public. J Chronic Dis 31：697-704, 1978.
7) von Neumann J, Morgenstern O：Theory of games and economic behavior. Princeton University Press, Princeton, 1944.
8) Fanshel S, Bush JW：A health-status index and its application to health services outcomes. Oper Res 18：1021-1066, 1970.
9) Torrance GW et al：Application of multi-attribute utility theory to measure social preferences for health states. Oper Res 30：1043-1069, 1982.
10) Boyle MH et al：Economic evaluation of neonatal intensive care of very-low-birth-weight infants. N Engl J Med 308：1330-1337, 1983.
11) Feeny D et al：Multi-attribute health status classification systems. Health Utilities Index. Pharmacoeconomics 7：490-502, 1995.
12) Torrance GW et al：Multiattribute utility function for a comprehensive health status classification system. Health Utilities Index Mark 2. Med Care 34：702-722, 1996.
13) Feeny D et al：Multiattribute and single-attribute utility functions for the health utilities index mark 3 system. Med Care 40：113-128, 2002.
14) Drummond MF et al：Methods for the economic evaluation of health care programmes, 2nd ed, Oxford University Press, 1997（久繁哲徳, 岡 敏弘監訳：保健医療の経済的評価, じほう, 2003, pp 173-257）.
15) 池田俊也, 上村隆元：効用値測定尺度. QOL 評価法マニュアル. インターメディカ, 2001, pp 56-65.
16) Brazier J et al：Deriving a preference-based single index from the UK SF-36 Health Survey. J Clin Epidemiol 51：1115-1128, 1998.
17) Boyle MH et al：Reliability of the Health Utilities Index — Mark III used in the 1991 cycle 6 Canadian General Social Survey Health Questionnaire. Qual Life Res 4：249-257, 1995.
18) Pickard AS et al：Responsiveness of generic health-related quality of life measures in stroke. Qual Life Res 14：207-219, 2005.
19) Naglie G et al：Utility-based Quality of Life measures in Alzheimer's disease. Qual Life Res 15：631-643, 2006.
20) Moock J, Kohlmann T：Comparing preference-based quality-of-life measures：results from rehabilitation patients with musculoskeletal, cardiovascular, or psychosomatic disorders. Qual Life Res 17：485-495, 2008.
21) Fayers PM, Machin D：Quality of life. Assessment, Analysis and Interpretation, John Wiley & Sons, Chichester, 2000.（福原俊一, 数間恵子監訳：QOL 評価学, 中山書店, 2005, pp 130-148.）
22) Grootendorst P et al：Health Utilities Index Mark 3：evidence of construct validity for stroke and arthritis in a population health survey. Med Care 38：290-299, 2000.
23) Maddigan SL et al：Health Utilities Index mark 3 demonstrated construct validity in a population-based sample with type 2 diabetes. J Clin Epidemiol 59：472-477, 2006.
24) Marshall D et al：Validation of a prediction model to estimate health utilities index Mark 3 utility scores from WOMAC index scores in patients with osteoarthritis of the hip. Value Health 11：470-477, 2008.
25) Silberfeld M et al：Content validity for dementia of three generic preference based health related quality of life instruments. Qual Life Res 11：71-79, 2002.
26) 上村隆元・他：平成 12 年度厚生労働科学研究「保健サービスの効果測定等評価に関する研究」報告書, 2001.
27) 上村隆元・他：平成 16～18 年度厚生労働科学研究「健康効用値を用いた政策評価に関する研究」報告書, 2007.
28) Noto S et al：Measurement properties of Japanese HUI3 in cognitive retarded elderly samples. Niigata J Health & Welfare 3：69-75, 2003.
29) 能登真一, 上村隆元：リハビリテーションがもたらす健康効用値改善と日本語版 Health Utilities Index Mark Ⅲ の妥当性について. 医療経済研究 20：73-84, 2009.
30) Horsman J et al：The Health Utilities Index（HUI）：concepts, measurement properties and applications. Health Qual Life Outcomes 1：54, 2003.
31) 新本春夫・他：閉塞性動脈硬化症患者における QOL 調査. 脈管学 43：9-13, 2003.
32) Brauer CA et al：Trends in the measurement of health utilities in published cost-utility analyses. Value Health 9：213-218, 2006.
33) 能登真一, 上村隆元：回復期リハビリテーション病棟の費用効果分析. 医療経済研究 18：57-66, 2006.
34) 能登真一・他：回復期リハビリテーションにおける健康効用値の変化. OT ジャーナル 43：496-502, 2009.
35) Lovrics PJ et al：The feasibility and responsiveness of the health utilities index in patients with early-stage breast cancer：a prospective longitudinal study. Qual Life Res 17：333-345, 2008.

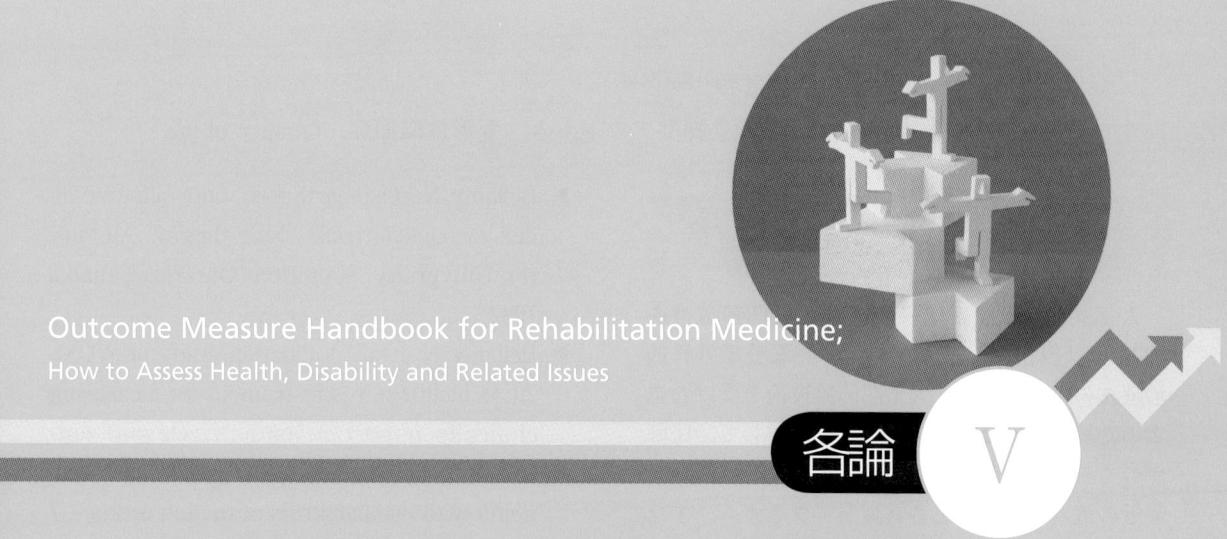

Outcome Measure Handbook for Rehabilitation Medicine;
How to Assess Health, Disability and Related Issues

各論 V

疾患特異的QOL

V 疾患特異的 QOL 変形性関節症

1 WOMAC

羽生忠正〔長岡赤十字病院 リウマチ科（整形外科）〕

key words WOMAC，患者立脚型アウトカム，変形性関節症，Quality of life

はじめに

人工膝関節置換術（TKA）と人工股関節置換術（THA）は現在最も広く行われている整形外科的治療法の1つである．人工関節置換術を受けた患者のための評価は，医師が患者を診察して，医師がつくった尺度で手術の術後評価を行ってきた．最近の流れとして，患者立脚型アウトカム，すなわち医師の所見だけでなく患者の視点を加え，それを客観的に評価することが重要視されてきている[1]．インパクトファクターの高い雑誌においては，アウトカム評価として測定対象を特定の疾患に限定しない，すなわち疾患のある人から病気のない人まで健康の状態を連続的にとらえる包括的尺度と疾患特異的尺度の両方に評価が要求されている．

1 WOMAC

❶ 開発者

開発者は Bellamy N である．

❷ 開発時期・初出文献

Western Ontario and McMaster Universities（WOMAC）は 1982 年，変形性股関節あるいは膝関節症の疼痛・こわばり・身体障害を数量化する評価表として開発が進められ[2]，1988 年に信頼性妥当性が公開された[3,4]．

▶ Bellamy N：Osteoarthritis：an evaluative index for clinical trials〔MSc thesis〕, McMaster University, Hamilton, Ontario, Canada, 1982[2]．

▶ Bellamy N et al：Validation study of WOMAC：a health status instrument for measuring clinically important patient relevant outcomes to antirheumatic drug therapy in patients with osteoarthritis of the hip or knee. *J Rheumatol* 15：1833-1840, 1988[3]．

▶ Bellamy N et al：Validation study of WOMAC：a health status instrument for measuring clinically-important patient-relevant outcomes following total hip or knee arthroplasty in osteoarthritis. *J Orthop Rheumatol* 1：95-108, 1988[4]．

❸ 特徴

WOMAC は疾患特異的，自己申告制の健康状態（健康関連 QOL）を測定する指標である．1982年のオリジナル WOMAC では疼痛 5 問，こわばり 2 問，身体機能 18 問，社会機能 7 問，感情機能 10問の計 42 項目からなっていた[3]．変形性股関節あるいは膝関節症の術前後の評価には 24 問（疼痛 5問，こわばり 2 問，機能 17 問）と少なくなり，5分で回答することができるようになった．疼痛の5行為は，① walking on a flat surface, ② going up or down stairs, ③ at night while in bed, ④ sitting or lying, ⑤ standing upright である．機能は日常的な活動で必要な 17 動作（① descending

変形性関節症(WOMAC)

表 1-1 WOMACと機能的に等価なTKA患者のQOL評価尺度(疼痛項目：日本語スケール)[8]

以下の質問では，あなたのひざの痛みについてうかがいます．過去2週間を振り返って，以下の行為を行ったときにどの程度ひざの痛みを覚えたか，あてはまる番号に○をつけてください．左右それぞれのひざについてお答えください．

1. 平地を歩くときにどの程度の痛みを覚えましたか？

	全然ない	軽い痛み	中くらいの痛み	強い痛み	非常に激しい痛み
右のひざ	1	2	3	4	5
左のひざ	1	2	3	4	5

2. 階段を昇り降りするときにどの程度の痛みを覚えましたか？

	全然ない	軽い痛み	中くらいの痛み	強い痛み	非常に激しい痛み
右のひざ	1	2	3	4	5
左のひざ	1	2	3	4	5

3. 夜，床についているときにどの程度の痛みを覚えましたか？

	全然ない	軽い痛み	中くらいの痛み	強い痛み	非常に激しい痛み
右のひざ	1	2	3	4	5
左のひざ	1	2	3	4	5

4. いすに座ったり床に横になっているときにどの程度の痛みを覚えましたか？

	全然ない	軽い痛み	中くらいの痛み	強い痛み	非常に激しい痛み
右のひざ	1	2	3	4	5
左のひざ	1	2	3	4	5

5. まっすぐ立っているときにどの程度の痛みを覚えましたか？

	全然ない	軽い痛み	中くらいの痛み	強い痛み	非常に激しい痛み
右のひざ	1	2	3	4	5
左のひざ	1	2	3	4	5

stairs, ② ascending stairs, ③ rising for sitting, ④ standing, ⑤ bending to floor, ⑥ walking on flat, ⑦ getting in/out of car, ⑧ going shopping, ⑨ putting on socks/stockings, ⑩ rising for bed, ⑪ taking off socks/stockings, ⑫ lying in bed, ⑬ getting in/out of bath, ⑭ sitting, ⑮ getting on/off toilet, ⑯ heavy domestic duties, ⑰ light domestic duties)を選んであり，自己記入式で5段階評価(Likert)か，VASか，どちらかを選択することができる．スコアリングはそれぞれ別々に計算し，0点が最低，100点が最も良好な状態を意味する．

❹ 信頼性・妥当性

再テスト法による信頼性はLikert版の疼痛0.68，こわばり0.48，身体機能0.68であり，VAS版ではそれぞれ0.64, 0.61, 0.72であった[3]．内的整合性(Cronbachのα係数)はLikert版の疼痛0.86，こわばり0.90，身体機能0.95であり，VAS版では疼痛0.89，身体機能0.89であった[3]．人工股関節置換術患者の評価に関するCronbachのα係数は疼痛0.78～0.93，身体機能0.92～0.97と高い信頼性を示した[4]．

医師がつくった代表的な膝関節の臨床評価にはKnee Society clinical rating System (KSS)[5]がある．KSSはknee scoreとfunction scoreとの2つのカテゴリーからなり，それぞれ0～100点(100点が最高点)が与えられる．Knee scoreは疼痛50点，可動域25点，安定性25点(前後15点，左右10点)で，屈曲拘縮，extension lag, アライメント不良を認めると減点される．Function scoreは歩行距離と階段昇降の能力によって加点され，歩行補助具の使用により減点される．

米国，英国，オーストラリアの3カ国12施設で

V 疾患特異的 QOL

表 1-2 WOMACと機能的に等価な TKA 患者の QOL 評価尺度（機能項目：日本語スケール）[8]

以下の質問では，あなたがどれくらい自分で動いたり身の回りのことができるかについてうかがいます．過去 2 週間を振り返って下さい．以下にあげた日常的な活動をするのが，ひざの症状のために，どの程度むずかしかったか答えてください．（それぞれ一番あてはまる番号に○をつけてください．）

なお，過去 2 週間にあなたがやってないことについてたずねている質問については，もしやったとしたら，どれくらいむずかしかったかを答えてください．

過去2週間	ぜんぜんむずかしくない	少しむずかしい	ある程度むずかしい	むずかしい	かなりむずかしい
1. 階段を降りる	1	2	3	4	5
2. 階段を昇る	1	2	3	4	5
3. 椅子から立ち上がる	1	2	3	4	5
4. 立っている	1	2	3	4	5
5. 床にむかって体をかがめる	1	2	3	4	5
6. 平地を歩く	1	2	3	4	5
7. 乗用車に乗り降りする	1	2	3	4	5
8. 買い物に出かける	1	2	3	4	5
9. 靴下をはく	1	2	3	4	5
10. 寝床から起き上がる	1	2	3	4	5
11. 靴下を脱ぐ	1	2	3	4	5
12. 寝床に横になる	1	2	3	4	5
13. 浴槽に出入りする	1	2	3	4	5
14. 椅子に座っている	1	2	3	4	5
15. 洋式のトイレで用をたす	1	2	3	4	5
16. 重いものを片付ける	1	2	3	4	5
17. 炊事洗濯など家事をする	1	2	3	4	5

行われた TKA の前向き比較試験（Kinemax Outcomes Group）を用い，自己記入式の WOMAC や SF-36® のデータと比較することで KSS の妥当性と反応性の検証が行われた[6]．862 患者が登録され，開始時と 12 カ月後のデータが完全な 697 患者（80.9％）を解析対象とした．その平均年齢は 70 歳で，58.9％が女性であった．術前と 12 カ月後の KSS の knee score および function score の各項目間では低い相関がみられた．KSS の knee score および function score は WOMAC や SF-36® の疼痛や機能評価点数と中等度ないし強い相関を認めた（r＝0.32〜0.72）．反応性を standardized response mean でみると，knee score が最もよく 2.2，WOMAC 疼痛点数が 2.0，WOMAC 機能点数が 1.4，SF-36® の体の痛み尺度が 1.0，SF-36® の身体機能尺度が 1.1 で，KSS の function score は 0.8 と最も低かった．12 カ月後の患者の満足度や健康感の改善は KSS の変化よりも WOMAC や SF-36® のスコアの変化とより高い相関を示した．結論として，KSS の項目間の相関は低いが，構成概念妥当性は十分あるといえる．WOMAC や SF-36® を用いることで TKA のアウトカムをさらに高めることができ，術者によるバイアスを取り除いた評価が可能となる．

5 普及度

この指標は人工関節の経時的評価や薬効判定などに用いられており，オリジナルの英語版だけでなく，スウェーデン語，ドイツ語，スペイン語，韓国語など世界の 60 の言語に翻訳され，それぞれ信頼性・妥当性の検討が行われている[7]．したがって，国際的に通用する尺度である．

表2 疼痛と機能項目のスコアリング[8]

疼痛点数：回答が3項目あるいはそれ以下の場合は使用することはできない
5項目すべてに回答があれば　{1 −（右または左の加算点数− 5）/20} × 100
4項目回答の場合は　{1 −（右または左の加算点数− 4）/16} × 100
機能点数：回答が13項目あるいはそれ以下の場合は使用することはできない
17項目すべてに回答があれば　{1 −（加算点数− 17）/68} × 100
16項目回答の場合は　{1 −（加算点数− 16）/64} × 100
15項目すべてに回答があれば　{1 −（加算点数− 15）/60} × 100
14項目回答の場合は　{1 −（加算点数− 14）/56} × 100
疼痛（5項目）と機能（17項目）と別々に加算する．この値から上記の計算式で0〜100点に変換する．0点が最低，100点が最も良好な状態

表3 5カ国の項目分析と内的整合性の検討[8]

	英国	米国	豪州	カナダ	日本
疼痛スケール（5項目）					
症例数	418	256	167	113	65
First eigen value	2.598	2.921	2.251	2.740	2.619
Second eigen value	0.543	0.302	0.381	0.515	0.247
Cronbachのα係数	0.84	0.87	0.81	0.85	0.83
機能スケール（17項目）					
症例数	360	231	98	103	57
First eigen value	9.138	8.499	8.582	9.278	8.174
Second eigen value	0.986	0.840	1.270	0.935	1.583
Cronbachのα係数	0.95	0.94	0.93	0.95	0.93

❻ その他トピックス

Hashimotoら[8]はWOMACのLikert版3.0を参照しながら日本語スケール作成を試みた．日本固有の文化・生活様式を反映させて順翻訳，逆翻訳，そして尺度原作者とのコンタクトを経て，質問表のようになった（**表1-1, 2**）．すなわち，「座る」は正座ではなく，「椅子に座っている」なので，椅子から立ち上がるとした．ベッドからではなく，「寝床から起き上がる」とした．トイレは和式トイレもあるので，「洋式のトイレで用をたす」とした．スコアリングの方法は**表2**に示した．

前述のKinemax outcomes studyを用い，内的整合性の検討を行った．内的整合性とは，尺度に含まれている項目間の相関の高さを反映する指標で，各項目が同等の概念を表現している程度が評価される．Cronbachのα係数が0.7以上であれば，十分な内的整合性をもつと判断される．比較した英語圏4カ国（カナダを含む）のWOMAC疼痛スコアのCronbachのα係数は0.81〜0.87で，この日本語スケールの係数は0.83であり，機能スケールの係数は0.93〜0.95，日本語は0.93であり，非常に高い内的整合性をもっていることが明らかとなった（**表3**）[8]．

WOMACの正式な日本語版はない．しかし，表1に公開した疼痛と機能の質問票は，前述したように世界中で翻訳されたLikert版3.0であり，その妥当性の検討を終えたものである．Bellamyら[3,4]とHashimotoら[8]を引用していただければ同じように世界で通用するし，直接比較することもできる．

おわりに

変形性関節症の術後評価，薬物療法やリハビリテーションの効果判定には，医療者がつくった尺度での評価に加え，WOMACによる評価を加えると，さらに高いアウトカムを得ることができる．

V 疾患特異的QOL

日本語で調査する場合には,どうぞ**表1**に公開した疼痛と機能の質問表をコピーして使っていただきたい.

文献

1) Lingard EA et al：Development of outcome research for total joint arthroplasty. *J Orthop Sci* 5：175-177, 2000.
2) Bellamy N：Osteoarthritis：an evaluative index for clinical trials [MSc thesis], McMaster University, Hamilton, Ontario, Canada, 1982.
3) Bellamy N et al：Validation study of WOMAC：a health status instrument for measuring clinically important patient relevant outcomes to antirheumatic drug therapy in patients with osteoarthritis of the hip or knee. *J Rheumatol* 15：1833-1840, 1988.
4) Bellamy N et al：Validation study of WOMAC：a health status instrument for measuring clinically-important patient-relevant outcomes following total hip or knee arthroplasty in osteoarthritis. *J Orthop Rheumatol* 1：95-108, 1988.
5) Insall JN et al：Rationale of the Knee Society clinical rating system. *Clin Orthop Relat Res* 248：13-14, 1989.
6) Lingard EA et al：Validity and responsiveness of the Knee Society Clinical Rating System in comparison with the SF-36 and WOMAC. *J Bone Joint Surg Am* 83-A：1856-1864, 2001.
7) McConnell S et al：The Western Ontario and McMaster Universities Osteoarthritis Index (WOMAC)：a review of its utility and measurement properties. *Arthritis Care Res* 45：453-461, 2001.
8) Hashimoto H et al：Validation of a Japanese patient-derived outcome scale for assessing total knee arthroplasty：comparison with WOMAC osteoarthritis index. *J Orthop Sci* 8：288-293, 2003.

V 疾患特異的 QOL 関節リウマチ

2 AIMS2 HAQ

佐藤 元（国立保健医療科学院政策技術評価研究部）

key words AIMS, HAQ, 生活の質（QOL），アウトカム評価，関節炎／関節疾患／RA

はじめに

　医学領域で扱われる生活の質（Quality of Life；QOL）には種々の見かたがあるが，その主眼は健康状態が個々人の生活あるいは生活を送るうえでの資源や能力に及ぼす影響を知り，その悪影響を削減して幸福を図ることにある．QOLは構成概念であり，また観察変数によって間接的に測定されるものであるため，尺度の選択がQOL評価を左右する．社会あるいは医療がどの側面に対して介入可能であるか，あるいは介入すべきであるかという判断は，患者の置かれた文化的背景，価値観，経験，機能的・心理的状態などに左右されるので，それらを考慮して項目を選択することとなる．健康関連QOLの測定を目的として，一般的また各種の疾患に特異的な尺度が利用可能である[1]．多くのQOL尺度においては，調査項目が日常生活行為の動作・状態など，患者の生活に即した表現・記述・内容となっており，医療の質を評価するうえで重要な「患者立脚型アウトカム（patient-based outcome）」の指標と位置づけられ，根拠に基づく医療（evidence-based medicine）の実践において重要とされる「患者の価値観と根拠に基づきながら，共同して意思決定を行う」プロセス[2]に大きく役立つことが期待されている．

（1）関節疾患／RA における QOL

　関節リウマチ（以下，RA）は慢性進行性の全身炎症性疾患であり，多発関節炎による関節の腫脹，疼痛，こわばりなどが持続し，また関節の破壊性病変・関節変形の進展とともに高率の肢体不自由をきたす．従来RAの疾患管理の指標としては握力，関節点数，朝のこわばり持続時間，米国リウマチ学会（ARA）functional class などの臨床症状，リウマチ因子，ヘモグロビン値，赤沈値などの検査所見が利用されてきたが，これらと患者の日常的身体機能やQOLとはときに乖離すること[3-5]，また，古くから用いられている functional class は，身体機能障害尺度として細かな状態変化の評価には適さないことが指摘された[6]．QOLの測定／評価は，多様な疾患の直接的・間接的社会的費用，またそれらに対する介入の費用・便益を検討するうえでも重要であり，医療経済的・医療政策的観点からの要請も大きい．

　こうした背景のもと，臨床現場において患者の身体機能，生活状況，疾病（障害）感など多岐にわたる状態を把握する目的で，1980年代より欧米を中心として関節炎／RA患者用のQOL評価法が開発され利用されるに至った．現在，代表的QOL尺度である Arthritis Impact Measurement Scales（AIMS）／Stanford Health Assessment Questionnaire（HAQ，後述）の一部による ADL／QOL評価は ARA の RA活動性評価のためのコアセット項目の1つに取り入れられ[7]，また Outcome Measures in Rheumatoid Arthritis Clinical Trials/International League of Associations for Rheumatology（OMERACT/ILAR）も，QOLを判定基準とした治療／介入を推奨している[8]．

V 疾患特異的 QOL

表1 関節炎／RA に特異的な QOL 評価尺度 [15, 16]

	領域数	身体機能	心理精神面	社会面	質問数[*1]	所要時間[*2]
Short-HAQ	8	＋	－	－	20（＋VASs）	10
MHAQ	8	＋	－	－	8（＋VASs，薬剤副作用）	5
ClinHAQ	10	＋	＋	－	18	
AIMS2	12	＋	＋	＋	78	30

[*1] 質問数は主要な文字形式の質問数．このほかに VAS（視覚的アナログ尺度）が複数ある．
[*2] ここでの所要時間は左記質問項目に要する時間（実際の質問票には VASs などによる他の質問項目があるので，この回答に要する時間が加算される）．

（2）関節疾患／RA の評価に用いられる QOL 尺度

一般的／非特異的 QOL 評価法（General or Generic QOL Assessment）は，関節炎／RA に限らず多くの疾患患者また健康人に対しても適用可能であり，疾患横断的な評価が可能である．リウマチ性疾患で用いられる一般的 QOL 調査票としては，Short Form 36：Health Survey Questionnaire（SF-36），Nottingham Health Profile（NHP），Sickness Impact Profile（SIP），Quality of Well-Being（QWB）Scale, Health Utilities Index（HUI），EuroQol Instrument（EQ-5D），London Handicap Scale（LHS），WHO Instrument for Measuring Quality of Life（WHOQOL）などがあり，また身体機能を主眼にしたものに Functional Status Index（FSI）などがあげられる[9]．一般的 QOL 尺度を関節炎／RA に用いる場合，その感受性，信頼性が問題となるが，関節炎／RA に特異的な調査票と比較して遜色ないという報告と，否定的な報告の両者が存在する[10-13]．1999 年の系統的レビューでは，一般的 QOL 尺度で OMERACT の基準を満たす肯定的証拠はないとされている[14]．

他方，関節疾患／RA に特化した疾患特異的 QOL 評価法は疾患特性が高く，より高感度また効率的に本疾患患者の健康度／QOL 障害を測定可能である．痛み・疼痛，身体機能障害・肢体不自由，またこれらに起因する経済的・社会的・精神的困苦の評価尺度を有している点が特徴的である（表1）[15,16]．治療の効果・副作用などの項目，疲労感や長期予後に関する不安など慢性疾患特有の項目，さらに医療費・介護費用などの項目も設けられている．代表的なものとしては，AIMS, AIMS version 2（AIMS2），HAQ, Arthritis Helplessness Index, RAQOL, Sickness Impact Profile for RA（SIP-RA），Stanford HAQ-Disability Index などがあげられる[17]．

これら調査票の調査項目は，心理状態，社会生活，身体機能，症状の 4 カテゴリーに整理されるが，実際の質問項目の選択・設定は大きく異なり，その特徴を理解して用いることが重要である[18]．調査に要する時間にも大きな差があり，比較的短期間隔で繰り返し用いる場合には簡便さを重視して MHAQ や CLINHAQ（いずれも後述）が，6 カ月あるいは 1 年など長間隔で用いる場合にはより包括的な Full HAQ や AIMS2 の使用が勧められる．利用可能な QOL 評価法のうち，一般的 QOL 評価法としては SF-36 が，疾患特異的な評価法としては AIMS2 あるいは HAQ がよく用いられている[19]．

1 AIMS2

❶ 開発者

原版 AIMS は米国 Boston 大学の Meenan RF らによる．

❷ 開発時期・初出文献

1980 年，Rand Health Insurance Study Scale と Quality of Well-Being Scale をもとにして作成された．

▶ Meenan RF et al：Measuring health status in arthritis：the arthritis impact measurement scales. *Arthritis Rheum* 23：146-152, 1980[20]．

❸ 特徴

　身体機能5領域に加え，社会活動，疼痛，抑うつ，不安を含む9領域の下位尺度から構成される[20]．これら9領域により身体機能，症状，気分，役割遂行能，社交の5要素が評価される（尺度構成の因子的妥当性も検証されている）．本票は臨床現場における使用により，身体機能・疼痛の変化に極めて敏感であり，薬効・治療効果の判定に極めて有用なことが示唆されたが[21]，社会的活動や精神的領域の指標の一部について感受性が低いとの指摘が出された．

　1992年に改良が加えられたAIMS2は，66質問項目12尺度（移動，歩行，手指，上肢，身辺，家事，社交，家族支援，疼痛，稼動障害，緊張，気分）とともに，全体的な評価項目として健康観，満足度，障害観などを含んでおり，最も包括的なQOL評価表である[22,23]．患者は過去1カ月間に質問項目にあげられた事柄，もしくは行為を行うに際しての困難の頻度を「毎日」から「全くない」の5段階で回答する．その後，12尺度より身体機能（移動，歩行，手指，上肢，身辺，家事から計算），疼痛（疼痛より計算），精神・心理機能（緊張，気分より計算），社会生活機能（社交，家族支援），役割遂行機能（稼動障害）のそれぞれについての評価が0～10の標準化得点として得られる（10が最も重度の障害を表す）．

　AIMS2の臨床症状（患者状態）の変化に対する感受性は高く，特に身体障害と疼痛の変化に敏感（心理，社会生活面がそれに次ぐ）であり，薬効評価において有用である[24]．また，本票における社会活動の尺度は，ほかの調査票にはみられない特徴であり，患者の社会生活を把握・記述するうえで有用な手段となりうる[25]．AIMS2は学術的目的であれば自由に利用可能であり，effect sizeなどについての情報は使用説明書などから得られる[26]．現在，英語版には5尺度からなる短縮版（AIMS2-Short Form, AIMS2-SF）も存在する．

❹ 信頼性・妥当性

　1990年に当時の厚生省によって全国規模のリウマチ調査研究班が組織され，なかにQOL班が設けられた（班長：橋本　明）．研究班は1993年に原著者の許可を得てAIMS2日本語版を作成し，研究班を構成する11施設（国立伊東温泉病院，北里大学，中伊豆温泉病院，慶應義塾大学，佐賀医科大学，広島市民病院，聖マリアンナ医科大学，藤田保健衛生大学，国立名古屋病院，国立加古川病院，日本医科大学）で加療中のリウマチ患者691名を対象として調査を行った．AIMS2日本語版のQOL評価12指標の内的整合性係数（Chronbachのα係数）は0.82～0.94，因子分析による主成分寄与率は0.58～0.84であり，指標の信頼性および因子妥当性は良好と考えられたが，反復調査による再現性は0.49～0.89（n＝83）と一部再現性の劣る指標がみられた[27]．

　翌1994年，研究班は前述質問紙の質問項目を，より平易な日本語表記に改めるとともに，記入を容易にするため回答欄を再配置して日本語版AIMS2質問票を改訂し再評価を行った（表2）[28]．本票の内的整合性は0.84～0.94，また主成分寄与率は0.62～0.85と良好で，反復再現性は0.75～0.93（n＝75）に改善しており，海外の他言語版に比肩しうるものとなった[29]．米国AIMS原版の利用に際して患者プロフィールの要約シートを追加することが有益であると示唆されており[30]，日本語版の改定・調査実施に際してはこれを考慮して，診断，病歴，治療内容，臨床症状および諸検査の結果などを含む主治医向けの調査票を同時に配布している．

　改訂版質問票を用いて，加療中のRA患者（1958年ARAの基準よるClassicalおよびDefinite RA）1,643名を対象とした大規模調査によれば，AIMS2の機能障害指標のスコア（Functional Disability Score；FDS）は，社会経済指標（病年数，低教育年限，低年収など），AIMS2における稼動障害，また抑うつの程度とよく相関している[31]．RA患者が最も改善を希望する病苦の筆頭は痛みであり，歩行能，手指機能がそれに次ぐ．また罹患の長期化に伴って，各QOL側面の障害が増大することが把握された．

　また，医療費負担の分布は大きく偏っており（全体の数パーセントの重度障害患者が極度に多額の医療費を負担し，公的医療財源を消費してい

V 疾患特異的 QOL

表2 AIMS2（Arthritis Impact Measurement Scales version 2）日本語版 [27]

質問		この1カ月を振り返って，次の質問に答えて下さい（毎日，ほとんど毎日，何日か，たまに，一日もない）
移動	1	バスや電車など公共の乗り物を利用するか，車を運転するなどして，一人で外出できた．
	2	一日のうち，少なくとも数時間以上，一人で屋外に出ることができた．
	3	一人で近所の用足しができた．
	4	家の外に出る時には，誰かに手伝ってもらわないと出られなかった．
	5	一日中，ベットか椅子から離れられなかった．
歩行	6	走ったり，重い物を持ち上げたり，スポーツなど，激しい運動をするのが難しかった．
	7	街を400～500メートル歩いたり，2～3階の階段を昇ったりするのが困難だった．
	8	背中を曲げたり伸ばしたり，屈みこんだりすることが困難だった．
	9	街を40～50メートル歩いたり，階段を1階登るのが困難だった．
	10	誰かに支えてもらうか，杖・松葉杖・歩行器等を使わないと歩けなかった．
手指	11	ペンや鉛筆を使って楽に書くことができた．
	12	シャツやブラウスのボタンを楽にかけたり外したりできた．
	13	錠の鍵を楽に廻すことができた．
	14	楽に紐を結んだり，結び目を作ることができた．
	15	ジャムや他の食品の入った新しい瓶の蓋を楽に開けることができた．
上肢	16	ナプキンで楽に口を拭くことができた．
	17	頭から被って着るセーターを楽に着ることができた．
	18	髪をとかしたり，ブラシをかけることが楽にできた．
	19	手で背中の腰の辺りを，楽に掻くことができた．
	20	頭より高い棚にある物を，楽に取ることができた．
身辺	21	入浴やシャワーをするのに手助けが必要だった．
	22	服や着物を着るのに手助けが必要だった．
	23	トイレで用を足すのに手助けが必要だった．
	24	ベットに入ったり出たりするのに手助けが必要だった．
家事	25	もしスーパーマーケットに行けたとすれば，一人で買い物ができた．
	26	もし台所設備があるとすれば，一人で自分の食事を作ることができた．
	27	もし家事道具が一式あるとすれば，一人で家事ができた．
	28	もし洗濯設備があるとすれば，自分の洗濯物は一人で洗濯できた．
社交	29	友人や親戚の人達と時間を共にした．
	30	友人や親戚の人達が自宅を訪ねてくれた．
	31	友人や親戚の人達の家庭を訪問した．
	32	親しい友人や親戚の人達と電話で話しをした．
	33	クラブや同好会・寄り合い等，付き合いの会合に出席した．
支援	34	助けを必要とする時，力になる家族や友人が回りに居てくれると感じていた．
	35	あなたの家族や友人は，あなたの個人的な依頼に良く応えてくれると感じていた．
	36	あなたの家族や友人は，あなたが困った時，進んで手を貸してくれると感じていた．
	37	あなたの家族や友人は，あなたの病気を良く理解してくれていると感じていた．
痛み	38	あなたが日頃感じているリウマチの痛みはどの程度ですか．
	39	リウマチによる激痛は，何日くらいありましたか．
	40	同時に2関節またはそれ以上の関節の痛みは何日くらいありましたか．
	41	起床後朝のこわばりが1時間以上続いた日は何日くらいありましたか．
	42	眠れない程痛かった日は何日くらいありましたか．
仕事	43	あなたの主なお仕事は，次の内のどれですか．（報酬の支払いを受ける仕事，家事従事，学生，無職，肢体不自由者，退職者）．
	44	病気のために仕事（勤務，家事，学校）を休まねばならなかった日は何日くらいありましたか．
	45	病気のために仕事（勤務，家事，学校）の時間を短縮しなければならなかった日は何日くらいありましたか．
	46	病気のために仕事（勤務，家事，学校）が思うようにうまく，きちんとできないと感ずる日は何日くらいありましたか．
	47	病気のために仕事（勤務，家事，学校）がいつものようにうまくできず，やり方を変えなければならなかった日は何日くらいありましたか．
緊張	48	気が張り詰めた，精神緊張状態に陥りましたか．
	49	神経質になったり，神経過敏になって困ったことがありましたか．
	50	楽にリラックスすることができましたか．
	51	精神的緊張感から開放されて，のびのびとした精神状態になりましたか．
	52	静かで落ち着いた，平和な気分になりましたか．
気分	53	物事を楽しくやれましたか．
	54	沈滞した，憂鬱な気分になりましたか．
	55	「何一つ思うようにうまく行かない」と感ずることがありましたか．
	56	「自分が死んだ方が，人の迷惑にならない」と感ずることがありましたか．
	57	「何一つ楽しいことがない」と気持ちが沈み，ふさぎ込むことがありましたか．

る），稼動障害をはじめとする AIMS 指標，内服 PSL 量，関節点数などと自己負担総医療費との間に強い関連がみられた．稼動不能日数から試算された所得損失は年額約65万円であり，実質直接医療費の1.3倍に相当していた[32)]．現在，RA は介護特定15疾患の1つに指定され，RA 患者の介護は今後すべて介護保険に依存する方向にあり，介護費が医療費節減において重要な課題となるであろう．

❺ 普及度

薬物療法と鍼灸治療の比較評価[33)]，手技療法の評価[34)]，関節痛と心理学的因子に関する研究[35)]，疼痛予測[36)]，介護保険に関する研究[37)]など，近年わが国においても AIMS2 の使用は徐々に広まりつつある．

AIMS2 は長く煩雑であるとの意見があるが，12の下位尺度はおのおの部分的に用いることが可能であり，手指・上肢の機能評価を目的とする場合にはこれらの尺度を，疼痛あるいは精神・心理機能を評価したい場合にはそれらに対応した尺度を用いるといった部分的使用ができる．比較されることの多い MHAQ（後述）の簡便さは，その身体機能に関する項目のみに着目された評価であることが多く，ほかの尺度・調査項目が追加されるとAIMS2 の所要時間を凌ぐことも考えられる．MHAQ から CLINHAQ への拡充改訂（後述）に際して AIMS2 の下位尺度が追加されたように，AIMS2 は信頼性・妥当性の確かめられた包括的質問票であり，さらなる利用が考慮されてよい．

2 HAQ

❶ 開発者

米国 Stanford 大学の Fries JF らによる．

❷ 開発時期・初出文献

原型の Full-HAQ（Complete-HAQ ともよばれる）は，1978年に米国 Stanford 大学の Fries JF らによって開発された．

▶ Fries JF et al：Measurement of patient outcome in arthritis. *Arthritis Rheum* **23**：137-145, 1980[38)].

❸ 特徴

死亡，身体機能，医療費，薬剤副作用，合併症の調査を主眼とした20頁以上からなる広範な調査票である[38)]．この簡略版として開発されたShort-HAQ は身体機能障害を中心に評価することを意図した8領域24項目（衣類着脱，起居，食事，歩行，排泄，リーチ，把握，活動）の質問項目に加えて，疼痛と病気の重篤度に関する2つの視覚的連続尺度からなる．この8領域の項目に対する回答（「全く不自由ない」の0点から「不可能」の3点，装具・補助具の使用により補正される）により，肢体不自由指数（HAQ Disability Index；HAQ-DI）が算出される[39)]．こうした調査対象範囲の差により，Short-HAQ は機能測定尺度に，また Long/Full-HAQ は健康状態／QOL の測定尺度に分類されることがある[40)]．

❹ 信頼性・妥当性

HAQ は，各国で妥当性，信頼性が検証され，臨床試験での有用性が報告されている．日本語版（表4）についても信頼性・妥当性が評価されている[41)]．一方で，（肢体不自由に関するものなど）尺度により HAQ 得点には天井効果・床効果が存在することが指摘されており，対象集団の特性によって注意を要する[42)]．

HAQ 得点に影響を及ぼす諸因子については，Scott と Garrood のレビュー[15)]に詳しく，年齢，性別，社会経済状況，臨床諸検査結果，DMARD などの治療と強く関連するとされ，1年あたり平均で0.034得点が増加する．また，個々の患者が短期間に自己の体調変化を自覚するには0.19以上の HAQ 得点変化を要すると報告されている[43)]．

❺ 普及度

1983年，Pincus らは，Short HAQ の各カテゴリーから1質問を選んだ8項目に身体機能以外の新規5項目（満足感，こわばり，包括的身体機能，身体の調子，無力感）を加えた14項目の質問を中心とした modified HAQ（MHAQ）[44)]を作成した．

V 疾患特異的 QOL

表3 無作為化対照臨床試験における HAQ 得点の変化

	試験期間 (months)	薬剤(症例数)	初期得点 平均(標準偏差)	得点変化 平均	Effect Size
Haagsma et al. [48] (1997)	12	Sulphasalazine (34) Methotrexate (35) Combination (36)	1.0 (0.9) 0.9 (0.8) 1.2 (0.8)	0.3 0.5 0.5	0.33 0.63 0.63
Zeidler et al. [49] (1998)	18	Cyclosporin (177) IM Gold (183)	1.2 (0.6) 1.1 (0.6)	0.4 0.4	0.66 0.66
Moettoenen et al. [50] (1999)	24	DMARD combination (97) DMARD monotherapy (98)	0.9 (0.6) 0.9 (0.6)	0.6 0.6	0.66 0.66
Smolen et al. [51] (1999)	6	Leflunomide (130) Sulphasalazine (132) Placebo (91)	1.0 (0.6) 1.0 (0.6) 1.0 (0.6)	0.5 0.3 0.04	0.83 0.48 0.07
Emery et al. [52] (1999)	6	Celecoxib (326) Diclofenac (329)	1.2 (0.7) 1.2 (0.6)	0.1 0.1	0.14 0.17

表4 MHAQ 日本語版の身体機能に関する尺度 [54]

質問	何の困難もない(0点)，いくらか困難(1点)，かなり困難(2点)，できない(3点)
衣服着脱，および身支度	靴ひも結び，ボタン掛けも含め自分で身支度できますか
起立	就寝，起床の動作ができますか
食事	いっぱいに水が入っている茶碗やコップを口元まで運べますか
歩行	戸外で平坦な地面を歩けますか
衛生	身体全体を洗い，タオルで拭くことができますか
伸展	腰を曲げ床にある衣服を拾い上げられますか
握力	蛇口の開閉ができますか
活動	車の乗り降りができますか
機能障害指数 （Disability Index；DI）	各 ADL 動作について不自由なし(0点)，やや困難(1点)，大変困難(2点)，不可能(3点)で採点した平均値：補助具使用による点数補正がある

本票は Short-HAQ を拡充して症状の変化を尋ねる質問項目を備えており，疼痛，胃腸障害，疲労感，健康感に関する4視覚的連続尺度(VAS)，合併症，薬剤効果・副作用を尋ねるセクション，さらに社会人口特性(教育歴，結婚歴，職業など)に関する質問を含むが，社会／心理面は評価項目に含んでいない．現在，国際的に最も利用されている調査票といわれる．

最近の改訂版として原版 HAQ の ADL 関連項目に疼痛，重症度，睡眠，胃腸障害，疲労測定のための5視覚的連続尺度，疼痛関節人形図，さらに心理・精神面として AIMS2 中の不安／抑うつ尺度などを加えて臨床現場や観察研究での最適化を目指した Clinical HAQ (CLINHAQ) [45] や簡略版 Multidimensional HAQ (MDHAQ) が開発されている．

HAQ を用いた無作為化対照臨床試験としては，Auranofin [46] および Leflunomide [47] に関するものがよく知られている．無作為化対照臨床試験における HAQ 得点の変化を示す(**表3**) [48-52]．わが国で HAQ を用いて行われた研究としては，関節手術の評価 [53]，アクタリット併用療法の評価 [54]，温泉治療効果 [55] などがある．

おわりに

関節疾患／RA において，QOL への関心が高まりつつあった 1983 年に，Wright が「しだいに眼前で障害者となっていく患者の診療録に，臨床医は著変なし／良好と記入しながら何年もの年月を過ごすことが多い」と述べている [56]．本稿で解説した QOL 指標は，従来の臨床的，また検査デー

タに新たな重要情報を付加するものと考えられ，代替ではない．長く臨床現場で用いられてきた診療所見や検査結果（関節点数，炎症所見など）の多くは疾患のプロセス指標であり，アウトカム（機能障害，稼動障害，関節置換率，死亡率など）とは異なったものと考えられる．またこれら両者の帰結あるいは中間変数であるほかの要素（不安・抑うつ・絶望，社会的支援，収入・教育など）については十分な注意が払われてこなかったのが実情である[57]．

関節炎／RAの治療は，薬物療法，手術療法，リハビリテーションなどを柱に行われる．薬物療法には従来の抗炎症薬，抗リウマチ薬に加えて新たな生物学製剤が導入され，手術療法・リハビリテーション，カウンセリング・心理療法，さらに教育においても新たな手法・技術が用いられ集学的治療の重要性がますます高まっている．また，装具や介護用品・技術の開発・利用，さらにバリアフリーをはじめとする家屋・都市環境の整備など，患者の実生活を改善するための手段も多岐にわたる．各国においてEBM，患者立脚型アウトカムへの関心が高まるなか，筋骨格系疾患の個人・社会に対する影響を測るとともにその軽減を目指す「運動器の10年／骨と関節の10年（Bone and Joint Decade）」プロジェクトにおいてもQOLは重要なアウトカム指標と位置づけられている[58]．こうした状況にあって，AIMS2，HAQなどによるQOL評価は障害・状態の心理的介入の評価や，医学判断学，臨床試験，介護者のQOL評価など，利用可能性が極めて広い．

米国NIHによる関節炎のデータベースであるArthritis, Rheumatism and Aging Medical Information System (ARAMIS)[59]，およびその日本語版であるJ-ARAMIS（リウマチ・関節炎情報センター）[60]をはじめとする最近の大規模アウトカム研究ではHAQ／AIMSなどのQOL指標が疾患の影響を記述する標準言語・尺度として取り入れられている．HAQ，AIMSなどの自記式健康調査票による評価は，①反復試験で証明されるように再現性が極めて高い，②関節点数，X線所見，検査所見，運動機能検査所見など従来用いられてきた臨床指標と有意の相関を示し，単一指標として用いる場合，現在使用可能なすべての指標中，最もよく患者の健康状態を表すと考えられる，③ベースラインのQOL値は多くの場合，数年先の身体機能の予後，また長い将来の身体障害進行，稼動障害，生存余命などの疾患の最終転帰をよく予想する，④関節炎／RA患者の最大の病苦である肢体不自由の進行を，10～20年にわたって正確に定量的に測定・記述する有力な手段である，⑤精神的・情緒的障害についても経時的・定量的測定を可能にする，などの諸点から重視されている[61]．今後とも，QOL評価に関する理解が高まり，さらなる利用が進むことを期待したい．

文献

1) 漆崎一郎，石原陽子：新QOL調査と評価の手引き：調査と解析の実際とベッドサイドの生かし方，メディカルビュー社，2001．
2) Sackett DL et al：Evidence-based Medicine：How to Practice and Teach EBM, 2nd ed, Churchill Livingstone, Edinburgh, 2000．
3) Wolfe F, Pincus T：Listening to the patient：a practical guide to self-report questionnaires in clinical care. *Arthritis Rheum* 42(9)：1797-1808, 1999.
4) Pincus T：Assessment of long-term outcomes of rheumatoid arthritis：how choices of measures and study designs may lead to apparently different conclusions. *Rheum Dis Clin North Am* 21(3)：619-654, 1995.
5) Hawley DJ, Wolfe F：Sensitivity to change of the health assessment questionnaire (HAQ) and other clinical and health status measures in rheumatoid arthritis：results of short-term clinical trials and observational studies versus long-term observational studies. *Arthritis Care Res* 5：130-136, 1992.
6) Stucki G et al：Construct validation of the ACR 1991 revised criteria for global functional status in rheumatoid arthritis. *Clin Exp Rheumatol* 13(3)：349-352, 1995.
7) Felson DT et al：The American College of Rheumatology preliminary core set of disease activity measures for rheumatoid arthritis clinical trials；the Committee on Outcome Measures in Rheumatoid Arthritis Clinical Trials. *Arthritis Rheum* 36(6)：729-740, 1993.
8) Scott DL, Garrood T：Quality of life measures：use and abuse. *Baillieres Clin Rheumatol* 14(4)：663-687, 2000.
9) Coons SJ et al：A comparative review of generic quality of life instruments. *Pharmacoeconomics* 17(1)：13-35, 2000.
10) Bombardier C et al：A comparison of health-related quality of life measures for rheumatoid arthritis research. *Control Clin Trials* 12：243S-256S, 1991.
11) Fitzpatrick R：The measurement of health status and quality of life in rheumatological disorders. *Baillieres Clin Rheumatol* 7(2)：297-317, 1993.
12) Hagen KB et al：The responsiveness of health status measures in patients with rheumatoid arthritis：comparison of

disease-specific and generic instruments. *J Rheumatol* **26**(7)：1474-1480, 1999.
13) Salaffi F et al：Responsiveness of health status measures and utility-based methods in patients with rheumatoid arthritis. *Clin Rheumatol* **21**：478-487, 2002.
14) Ortiz Z et al：The responsiveness of generic quality of life instruments in rheumatic diseases：a systematic review of randomized controlled trials. *J Rheumatol* **26**(1)：210-216, 1999.
15) Scott DL, Garrood T：Quality of life measures：use and abuse. *Baillieres Clin Rheumatol* **14**(4)：663-687, 2000.
16) Fitzpatrick R：The measurement of health status and quality of life in rheumatological disorders. *Baillieres Clin Rheumatol* **7**(2)：297-317, 1993.
17) Lian MH, Katz JN：Measurement of outcome in rheumatoid arthritis. *Baillieres Clin Rheumatol* **6**(1)：23-37, 1992.
18) Guillemin F：Functional disability and quality-of-life assessment in clinical practice. *Rheumatology* **39**(suppl 1)：17-23, 2000.
19) Ortiz Z et al：The responsiveness of generic quality of life instruments in rheumatic diseases. *J Rheumatol* **26**(1)：210-216, 1999.
20) Meenan RF et al：Measuring health status in arthritis：the arthritis impact measurement scales. *Arthritis Rheum* **23**：146-152, 1980.
21) Meenan RF et al：Outcome assessment in clinical trials：evidence for the sensitivity of a health status measure. *Arthritis Rheum* **27**(12)：1344-1352, 1984.
22) Meenan RF et al：AIMS-2：the content and properties of a revised and expanded AIMS. *Arthritis Rheum* **33**：S15, 1990.
23) Meenan et al：AIMS2：the content and properties of a revised and expanded arthritis impact measurement scales health status questionnaire. *Arthritis Rheum* **35**：1-10, 1992.
24) Salaffi F et al：Responsiveness of health status measures and utility-based methods in patients with rheumatoid arthritis. *Clin Rheumatol* **21**：478-487, 2002.
25) Fitzpatrick R et al：A comparison of the sensitivity to change of several health status instruments in rheumatoid arthritis. *J Rheumatol* **20**(3)：429-436, 1993.
26) Boston University Arthritis Center：AIMS2 User's Guide：http://www.qolid.org/public/aims/cadre/guide.pdf (Accessed November 20, 2004), Boston University, 1992.
27) 佐藤 元・他：日本語版 AIMS2 の作成とリウマチ患者における信頼性・妥当性．リウマチ **35**(3)：566-574, 1995.
28) 橋本 明, 佐藤 元・他：リウマチ疾患．臨床医のための QOL 評価ハンドブック(池上直己・他編), 医学書院, 2001, pp 117-128.
29) Sato H et al：Validity and reliability of a revised version of the Japanese Arthritis Impact Measurement Scales (AIMS2) Version 2. *Modern Rheumatology* **10**(4)：247-255, 2000.
30) Kazis LE et al：Health status information in clinical practice：the development and testing of patient profile reports. *J Rheumatol* **15**：338-344, 1988.
31) 橋本 明・他：RA 患者の QOL：AIMS2 改訂日本語版調査書を用いた多施設共同調査成績(I．肢体不自由に関与する諸因子の解析)．リウマチ **41**(1)：9-24, 2001.
32) 橋本 明・他：RA 患者の QOL：AIMS2 改訂日本語版調査書を用いた多施設共同調査成績(II．医療費及び関連する諸因子の解析)．リウマチ **42**(1)：23-39, 2002.
33) 山本一彦・他：関節リウマチに対する鍼灸治療の果たす役割：関節症状の改善と QOL 向上について．全日本鍼灸学会雑誌 **53**(5)：626-634, 2003.
34) 山本一彦：慢性関節リウマチに対する手技療法の臨床的研究．日本手技療法学会雑誌 **12**(1)：7-15, 2001.

35) Miwa Y et al：Relationship between psychological factors and arthralgia in patients with rheumatoid arthritis. *Modern Rheumatology* **12**(1)：32-36, 2002.
36) 西田美香：慢性関節リウマチ患者の心理状態からみた疼痛予測：心理検査の各因子と疼痛についての一考察．北里理学療法学 **2**：95-98, 1999.
37) 広瀬洋子・他：慢性関節リウマチ患者のおける介護保険の現状．北里理学療法学 **5**：113-116, 2002.
38) Fries JF et al：Measurement of patient outcome in arthritis. *Arthritis Rheum* **23**：137-145, 1980.
39) Wolfe F, Pincus T：Data collection in the clinic. *Rheum Dis Clin North Am* **21**(2)：321-358, 1995.
40) Liang MH, Katz JN：Measurement of outcome in rheumatoid arthritis. *Baillieres Clin Rheumatol* **6**(1)：23-37, 1992.
41) 松田祐子・他：RA 患者を対象とした日本版 Health Assessment Questionnaire(J-HAQ)の妥当性の検討．リウマチ **42**(2)：290, 2002.
42) Bruce B, Fries JF：The Stanford Health Assessment Questionnaire：a review of its history, issues, progress and documentation. *J Rheumatol* **30**(1)：167-178, 2003.
43) Redelmeier DA, Lorig K：Assessing the clinical importance of symptomatic improvements：an illustration in rheumatology. *Arch Intern Med* **153**：1337-1342, 1993.
44) Pincus T et al：Assessment of patient satisfaction in activities of daily living using a modified Stanford Health Assessment Questionnaire. *Arthritis Rheum* **26**：1346-1353, 1983.
45) Wolfe F：Data collection and utilization：a methodology for clinical practice and clinical research. In：Rheumatoid Arthritis：Pathogenesis, Assessment, Outcome, and Treatment, Wolfe F, Pincus T(eds), Marcel Dekker, New York, 1994, pp 463-514.
46) Bombardier C et al：Auranofin therapy and quality of life in patients with rheumatoid arthritis：results of a multicenter trial. *Am J Med* **81**：565-578, 1986.
47) Strand V et al：Function and health-related quality of life：results from a randomized controlled trial of leflunomide versus methotrexate or placebo in patients with active rheumatoid arthritis. *Arthritis Rheum* **42**：1870-1878, 1999.
48) Haagsma CJ et al：Combination of sulphasalazine and methotrexate versus the single components in early rheumatoid arthritis：a randomized controlled double-blind, 52 week clinical trial. *Br J Rheumatol* **36**：1082-1088, 1997.
49) Zeidler HK et al：Progression of joint damage in early active severe rheumatoid arthritis during 18 months of treatment：comparison of low-dose cyclosporin and parenteral gold. *Br J Rheumatol* **37**：874-882, 1998.
50) Moettoenen T et al：Comparison of combination therapy with single-drug therapy in early rheumatoid arthritis：a randomised trial. *Lancet* **353**：1568-1573, 1999.
51) Smolen JS et al：Efficacy and safety of leflunomide compared with placebo and sulphasalazine in active rheumatoid arthritis：a double-blind randomised multicentre trial. *Lancet* **353**：959-966, 1999.
52) Emery P et al：Celecoxib versus diclofenac in long-term management of rheumatoid arthritis：randomised double-blind comparison. *Lancet* **354**：2106-2111, 1999.
53) 石川 肇・他：晩期ムチランス型 RA に対する多関節手術のよって QOL が向上した 1 症例．中部リウマチ **35**(2)：146-147, 2004.
54) 麻生めぐみ・他：メトトレキセート無効 RA 症例におけるアクタリット併用療法の有効性に関する検討．九州リウマチ **19**：21-27, 2000.
55) 吉尾慶子・他：慢性関節リウマチ患者の温泉治療効果に関する要因の分析．岡大三朝分院報告 **70**：73-38, 1999.
56) Wright V：Questions and clinical trials. *BMJ* **287**：569,

1983.
57) Paulus HE, Bulpitt KJ : Outcome measures. *Rheum Dis Clin North Am* 21 (3) : 605-618, 1995.
58) American Academy of Orthopaedic Surgeons : Bone and Joint Decade Monitor Project (http://www.aaos.org/wordhtml/research/bjdecad/bjdecad.htm).
59) Stanford University : ARAMIS (Arthritis, Rheumatism and Aging Medical Information Systems) : ARAMIS, HAQ, 2003 (Accessed November 20, 2004). http://aramis.stanford.edu/
60) リウマチ・関節炎情報センター：リウマチ性疾患疫学調査システム (J-ARAMIS). http://www.rdic.gr.jp (Accessed November 20, 2004).
61) Pincus T : Why should rheumatologists collect patient self-report questionnaires in routine rheumatologic care? *Rheum Dis Clin North Am* 21 (2) : 271-319, 1995.

V 疾患特異的 QOL 腰痛症

3 ODI RDQ

紺野慎一（福島県立医科大学医学部整形外科）

key words　ODI，RDQ，腰痛関連機能障害，腰痛

はじめに

腰痛は，QOLや仕事の生産性に影響を与える．腰痛は，欧米の先進諸国において，最も頻度の高い症状の1つであり，仕事上における長期欠勤の最も一般的な原因である．わが国においても，腰痛は最も訴えの多い症状であり，高血圧に次いで通院者の多い疾患である[1]．しかし，わが国では患者立脚アウトカム（patient-based outcomes）を用いて腰痛のアウトカムを評価したり，社会的な影響を評価したりする研究はこれまでほとんど行われていなかった．

QOLをアウトカムの1つとして医療評価のために用いる際には，測定要素を明確に限定する必要があり，これを，「健康関連QOL（Health-related QOL）」とよぶことが国際的なコンセンサスとなっている．健康関連QOLの測定範囲は，医療介入以外の外的な要因に大きく影響されるいわゆる全体的なQOL（生きがい，経済状態，社会的支援，満足度）は含めず，疾患や健康状態に起因し，医療介入によって改善できる可能性のある領域に限定される．健康関連QOLは「疾患や治療が，患者の主観的健康感（メンタルヘルス，活力，痛みなど）や，毎日行っている仕事，家事，社会活動にどのようなインパクトを与えているか，これを定量化したものである」と定義されている[2,3]．

1 ODI

❶ 開発者

開発者は，Fairbank Jらである．

❷ 開発時期・初出文献

1980年に開発された．
初出文献は以下のとおりである．
▶ Fairbank J et al：The Oswestry low back pain questionnaire. *Physiotherapy* **66**：261-263, 1980[4]．

❸ 特徴

ODIは，version 1.0とversion 2.0がある．Version 2.0は質問1の「鎮痛薬の使用に関する質問」が「痛みの強さ」を問う形式にthe Medical Research Council groupにより修正された．さらに，「最も今日の状態に近い」を限定して尋ねる尺度に変更された．Version 2.0は，日本語版が存在する[6,7]．

質問内容は，痛みの強さ，身の回りのこと（洗顔や着替えなど），物を持ち上げること，歩くこと，座ること，立っていること，睡眠，性生活（関係あれば），社会生活（仕事以外での付き合い），および乗り物での移動の10項目からなる．得点の算出法は，各セッションが0～5の6段階評価になっており，各得点の合計を50点（満点）で割り，それを%で表示する．回答が得られなかった項目は除

外する．

❹ 信頼性・妥当性

英語版ODIは十分な信頼性と妥当性を有している．Test-retestでは，$\gamma = 0.83 \sim 0.99$（24時間～1週間），Cronbachのα係数による内的整合性の検討では，$\alpha = 0.71 \sim 0.87$である．VASやSF-36® とよく相関している．日本語版ODIも英語版と同様の信頼性と妥当性を有している．しかし，性別，各年代別の正常者の得点や腰痛疾患の得点の報告はまだ存在せず，今後の検討課題である．

❺ 普及度

少なくとも日本語版を含めて10言語以上に翻訳されており，RDQと並んで現在世界で最も使用頻度の高い疾患特異的尺度の1つである．

❻ その他トピックス

質問用紙用versionとコンピュータ用versionがあり，両者は高い相関があり（$g = 0.89$），どちらを使用してもよい．

2 RDQ

❶ 開発者

開発者は，Roland MとMorris Rである．

❷ 開発時期・初出文献

1983年に開発された．
初出文献は以下のとおりである．

▶ Roland M, Morris R：A study of the natural history of back pain：Part I：development of a reliable and sensitive measure of disability in low-back pain. *Spine* **8**：141-144, 1983[5]．

❸ 特徴

RDQは，腰痛による日常生活の障害を患者自身が評価する尺度である．腰痛のために，立つ，歩く，座る，服を着る，仕事をするなどの日常の生活行動が障害されるか否かを尋ねる24の項目からなる（**表1**）．高得点ほど日常生活の障害の度合いが高いことを示す．短く，簡単であり，患者にもわかりやすいので，5分程度で実施できる．各項目の回答で「はい」にも「いいえ」にも○がついていない場合，いいえと同様であるとみなして，0点として扱う．

RDQは，回答者が「今日」の状態にあてはまる項目にチェックをする．腰痛の症状は短期間で変化するので，「今日」に限定して，変化の観察が可能になるように意図されている．

原作者のRolandは，臨床試験のサンプルサイズ計算には臨床的最小有意差を2～3とすることを勧めている．一方，得られたデータのRDQ得点が，基準となるRDQの平均値とどの程度異なるかを評価するための方法の1つとして，偏差得点法がある．偏差得点は以下の式で求めることができる（**表2**）．

偏差得点＝「腰痛有訴者のRDQ基準値－得られたRDQ得点」／RDQ基準値の標準偏差×10＋50

❹ 信頼性・妥当性

RDQは，十分な信頼性と妥当性を有している．内的整合性を示すCronbachのα係数は，治療前で$\alpha = 0.93$，1週間後で$\alpha = 0.90$，4週間後で$\alpha = 0.84$である．下肢痛を含むmodify版では$\alpha = 0.91$である．

Test-retestでは，相関係数は$\gamma = 0.91$（24時間）である．VASやSF-36® とよく相関している．日本語版RDQも英語版と同様の信頼性と妥当性を有している[8-10]．

日本人の腰痛有病割合と腰痛有訴者のRDQ基準値がすでに検討されている．腰痛をL2, 3から殿部にかけた痛みで，かつ24時間以上続く，過去1カ月間における腰痛と定義し，層化二段無作為抽出法を用いて，4,500名を抽出し，2,966名から得られた結果を検討すると，過去1カ月間の腰痛の有病割合は，男性29.2％，女性31.8％である．RDQの平均値は，男性3.67，女性4.22であり女性のほうが高い傾向にある．男女ともに，年齢が上昇するにつれRDQ得点が高くなり，20歳代と70歳代のRDQ平均値を比較するとおよそ3倍である．

V 疾患特異的 QOL

表 1 RDQ 日本語版[9, 10]

腰が痛いと，ふだんやっていることがなかなかできなくなることがあります．
以下の項目は，腰が痛いときに起こることを表したものです．この中に，あなたの「今日」の状態にあてはまるものがあるかもしれません．項目を読みながら，今日のあなたの状態を考えてみてください．あなたの状態にあてはまる場合には「はい」に，あてはまらない場合には「いいえ」に○をつけてください．

今日，腰痛のために：

1. 腰痛のため，大半の時間，家にいる……………………………………………………………… はい　いいえ
2. 腰痛を和らげるために，何回も姿勢を変える…………………………………………………… はい　いいえ
3. 腰痛のため，いつもよりゆっくり歩く…………………………………………………………… はい　いいえ
4. 腰痛のため，ふだんしている家の仕事を全くしていない……………………………………… はい　いいえ
5. 腰痛のため，手すりを使って階段を上る………………………………………………………… はい　いいえ
6. 腰痛のため，いつもより横になって休むことが多い…………………………………………… はい　いいえ
7. 腰痛のため，何かにつかまらないと，安楽椅子（体を預けて楽に座れる椅子，深く
   腰掛けた姿勢）から立ち上がれない……………………………………………………………… はい　いいえ
8. 腰痛のため，人に何かしてもらうよう頼むことがある………………………………………… はい　いいえ
9. 腰痛のため，服を着るのにいつもより時間がかかる…………………………………………… はい　いいえ
10. 腰痛のため，短時間しか立たないようにしている……………………………………………… はい　いいえ
11. 腰痛のため，腰を曲げたりひざまずいたりしないようにしている…………………………… はい　いいえ
12. 腰痛のため，椅子からなかなか立ち上がれない………………………………………………… はい　いいえ
13. ほとんどいつも腰が痛い…………………………………………………………………………… はい　いいえ
14. 腰痛のため，寝返りがうちにくい………………………………………………………………… はい　いいえ
15. 腰痛のため，あまり食欲がない…………………………………………………………………… はい　いいえ
16. 腰痛のため，靴下やストッキングをはくとき苦労する………………………………………… はい　いいえ
17. 腰痛のため，短い距離しか歩かないようにしている…………………………………………… はい　いいえ
18. 腰痛のため，あまりよく眠れない（痛みのために睡眠薬を飲んでいる場合は「はい」
    を選択してください）……………………………………………………………………………… はい　いいえ
19. 腰痛のため，服を着るのを誰かに手伝ってもらう……………………………………………… はい　いいえ
20. 腰痛のため，一日の大半を，座って過ごす……………………………………………………… はい　いいえ
21. 腰痛のため，家の仕事をするとき力仕事をしないようにしている…………………………… はい　いいえ
22. 腰痛のため，いつもより人に対していらいらしたり腹が立ったりする……………………… はい　いいえ
23. 腰痛のため，いつもよりゆっくり階段を上る…………………………………………………… はい　いいえ
24. 腰痛のため，大半の時間，ベッド（布団）の中にいる………………………………………… はい　いいえ

表 2 腰痛有訴者の RDQ 平均値（性別，年代別）[10]

	男　性		女　性	
	平均値	標準偏差	平均値	標準偏差
20 歳代	2.12	3.19	2.39	3.33
30 歳代	3.72	4.82	2.05	2.86
40 歳代	2.10	3.40	3.62	5.05
50 歳代	2.77	4.03	3.30	4.13
60 歳代	5.27	5.88	4.82	5.08
70 歳代	5.83	5.24	7.90	6.39

❺ 普及度

英語以外に十数カ国語に翻訳されており，各国で腰痛関連機能障害の程度を評価する評価法の 1 つとして使用されている[11]．詳細は，RDQ 日本語版マニュアル[10]を参照していただきたい．

❻ その他トピックス

（1）RDQ と精神医学的問題との関連性[12]

Link Consulting Associates–Japan Healthcare Partner 事業部の調査パネルに登録している腰痛または坐骨神経痛を有した全症例に対し，インタ

ーネットで質問表を配布し，1ヵ月以上症状が持続している症例で，回答が得られた10,000名を検討の対象に，RDQと精神医学的問題の有無を横断的に調査した．結果は以下のとおりである．

RDQで7点以上の症例は，日常生活上，非常に支障のある症例である可能性が高い．項目別では，「腰痛をやわらげるために，何度も姿勢を変える」症例が最も多い．抑うつ気分，不安な気分，身体面での易疲労性，および睡眠障害の程度が強い症例ほど，RDQは有意に得点が高い．

(2) 痛みの程度と腰痛関連機能障害の乖離[13]

層化二段無作為抽出法による2,966名による調査では，以下の事実が判明している．

腰痛を有する日本人の約半数は，腰痛の程度とRDQの障害程度に乖離が認められる．疼痛の程度が軽度であるにもかかわらず，腰痛関連機能障害の程度が高くなる因子としては，ストレス，抑うつ，過度な仕事，仕事に対する満足度が低いこと，同僚との関係不良などがあげられる．

おわりに

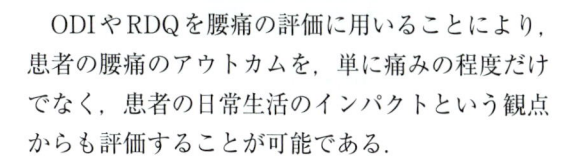

ODIやRDQを腰痛の評価に用いることにより，患者の腰痛のアウトカムを，単に痛みの程度だけでなく，患者の日常生活のインパクトという観点からも評価することが可能である．

文献

1) 厚生労働省：国民生活基礎調査 第4巻 都道府県編（健康），厚生統計協会，1998．
2) 池上直己・他編：臨床のためのQOLハンドブック，医学書院，2001．
3) 福原俊一：臨床家のためのQOL評価と疫学．日腰痛会誌 8(1)：31-37, 2002．
4) Fairbank J et al：The Oswestry low back pain questionnaire. *Physiotherapy* 66：261-263, 1980．
5) Roland M, Morris R：A study of the natural history of back pain. Part I：development of a reliable and sensitive measure of disability in low-back pain. *Spine* 8：141-144, 1983．
6) Fujiwara A et al：Association of the Japanese Orthopaedic Association score with the Oswestry Disability Index, Roland-Morris Disability Questionnaire, and short-form 36. *Spine* 28：1601-1607, 2003．
7) 藤原 淳：日本語版 Oswestry Disability Index. 脊椎脊髄 18：146-147, 2005．
8) Suzukamo Y et al：Committee on Science Project, Japanese Orthopaedic Association：validation of the Japanese version of the Roland-Morris Disability Questionnaire. *J Orthop Sci* 8(4)：543-548, 2003．
9) 紺野慎一・他：Roland-Morris Disability Questionnaire (RDQ)日本語版の作成と文化的適合．整形外科 54：958-963, 2003．
10) 福原俊一・他，日本整形外科学会学術プロジェクト委員会 監：RDQ (Roland-Morris Disability Qustionnaire)日本語JOA版マニュアル，日本リサーチセンター，2003．
11) Roland M, Fairbank J：The Roland-Morris Disability Questionnaire and the Oswestry Disability Questionnaire. *Spine* 24：3115-3124, 2000．
12) 紺野慎一，菊地臣一：腰痛関連機能障害と精神医学的問題との関連—疫学的検討—．日脊会誌 16：68, 2005．
13) Takahashi N et al：Discrepancy between disability and the severity of low-back pain：demographic, psychological, and employment-related factors. *Spine* 31(8)：931-939, 2006．

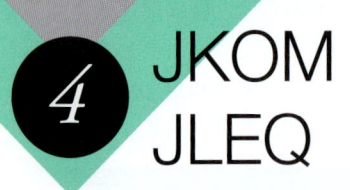

V 疾患特異的 QOL 膝関節・腰痛機能評価

4 JKOM JLEQ

赤居正美（国際医療福祉大学大学院）

key words JKOM, JLEQ, 変形性膝関節症 (Knee osteoarthritis), 慢性腰痛症 (Chronic low back pain)

はじめに

日本整形外科学会，日本運動器リハビリテーション学会（旧 日本理学診療医学会），日本臨床整形外科学会は2001年より合同委員会を組織して，運動器疾患に対する運動療法の効果を検証する臨床試験を企画，実施してきた．これら臨床試験におけるアウトカム（治療成果）評価尺度は患者立脚型尺度を用いることとしたが，従来から多く用いられてきた日本整形外科学会（JOA）スコアは患者立脚型ではないことから，わが国の文化を反映しかつ国際的比較を行うことも可能な患者立脚型疾患特異的QOL評価尺度を開発した．

1 JKOM (Japanese Knee Osteoarthritis Measure)

❶ 開発者

上記3学会合同委員会．
「変形性膝関節症に対する大腿四頭筋強化訓練の効果」判定のための無作為化比較試験実施にあたり，日本人に適した膝関節機能評価尺度を新たに作成することとなった（表1）．

❷ 初出文献

英文論文と和文報告を示す．
▶ Akai M et al：An outcome measure for Japanese people with knee osteoarthritis. *J Rheumatol* **32**：1524-1532, 2005[1].
▶ 赤居正美・他：疾患特異的・患者立脚型変形性膝関節症患者機能評価尺度；JKOM (Japanese Knee Osteoarthritis Measure)．運動・物理療法 16：55-62, 2005 および日整会誌 **80**：307-315, 2006[2].

❸ 特徴

本尺度は，変形性膝関節症に由来する疼痛，日常生活活動，移動，家事，趣味，社会活動に関する25の設問からなり，5段階で回答するようになっていた．変化率の算定などを考慮し，スコアリングは0～4点とし，総計100点とした．この膝関節機能評価尺度の構成としては，

膝の痛みの程度：VASによる数量評価
Ⅰ　膝の痛みやこわばり　　8問
Ⅱ　日常生活の状態　　　　10問
Ⅲ　ふだんの活動など　　　5問
Ⅳ　健康状態について　　　2問
計　25問　となった．

この尺度を，従来の包括的健康関連QOL評価であるSF-36®と疾患特異的評価であるWOMAC (Western Ontario and McMaster Universities Arthritis Index)[3]と並行して調査した．Altmanらの変形性膝関節症の診断基準を満たす外来患者を選択し，自記式で3つの評価尺度への回答を集めた．構成概念，外的基準との関連から妥当性を評価し，また2週間の間隔で再テスト法による信頼性チェックを行った．

表1 膝の状態についての質問表 [2)]

I 膝の痛みの程度

次の線は痛みの程度をおたずねするものです．左の端を「痛みなし」，右の端をこれまでに経験した「最も激しい痛み」としたときに，この**数日間のあなたの痛みの程度**はどのあたりでしょうか．
線の上でこのあたりと思われるところに×印をつけてください．

|―――――――――――――――――――――――――――|
痛みなし　　　　　　　　　　　　　　　　　これまでに経験した最も激しい痛み

II 膝の痛みやこわばり

この数日間のあなたの**膝の状態**についてお聞きします．あてはまる回答を一つ選び，□に✓をつけてください．

1. この数日間，朝，起きて動き出すとき膝がこわばりますか．
   - こわばりはない □
   - 少しこわばる □
   - 中程度こわばる □
   - かなりこわばる □
   - ひどくこわばる □

2. この数日間，朝，起きて動き出すとき膝が痛みますか．
   - 全く痛くない □
   - 少し痛い □
   - 中程度痛い □
   - かなり痛い □
   - ひどく痛い □

3. この数日間，夜間，睡眠中に膝が痛くて目がさめることがありますか．
   - 全くない □
   - たまにある □
   - ときどきある □
   - しばしばある □
   - 毎晩ある □

4. この数日間，平らなところを歩くとき膝が痛みますか．
   - 全く痛くない □
   - 少し痛い □
   - 中程度痛い □
   - かなり痛い □
   - ひどく痛い □

5. この数日間，階段を昇るときに膝が痛みますか．
   - 全く痛くない □
   - 少し痛い □
   - 中程度痛い □
   - かなり痛い □
   - ひどく痛い □

6. この数日間，階段を降りるときに膝が痛みますか．
   - 全く痛くない □
   - 少し痛い □
   - 中程度痛い □
   - かなり痛い □
   - ひどく痛い □

7. この数日間，しゃがみこみや立ち上がりのとき膝が痛みますか．
   - 全く痛くない □
   - 少し痛い □
   - 中程度痛い □
   - かなり痛い □
   - ひどく痛い □

8. この数日間，ずっと立っているとき膝が痛みますか．
   - 全く痛くない □
   - 少し痛い □
   - 中程度痛い □
   - かなり痛い □
   - ひどく痛い □

III 日常生活の状態

この数日間のあなたの**日常生活の状態**についてお聞きします．
あてはまる回答を一つ選び，□に✓をつけてください．

9. この数日間，階段の昇りや降りはどの程度困難ですか．
   - 困難はない □
   - 少し困難 □
   - 中程度困難 □
   - かなり困難 □
   - 非常に困難 □

10. この数日間，しゃがみこみや立ち上がりはどの程度困難ですか．
    - 困難はない □
    - 少し困難 □
    - 中程度困難 □
    - かなり困難 □
    - 非常に困難 □

11. この数日間，洋式トイレからの立ち上がりはどの程度困難ですか．
    - 困難はない □
    - 少し困難 □
    - 中程度困難 □
    - かなり困難 □
    - 非常に困難 □

12. この数日間，ズボン，スカート，パンツなどの着替えはどの程度困難ですか．
    - 困難はない □
    - 少し困難 □
    - 中程度困難 □
    - かなり困難 □
    - 非常に困難 □

13. この数日間，靴下をはいたり脱いだりすることはどの程度困難ですか．
    - 困難はない □
    - 少し困難 □
    - 中程度困難 □
    - かなり困難 □
    - 非常に困難 □

V 疾患特異的 QOL

14. この数日間，平らなところを休まずにどれくらい歩けますか．
    - 30 分以上歩ける ☐
    - 15 分ぐらい歩ける ☐
    - 家のまわりを歩ける程度 ☐
    - 家の中を歩ける程度 ☐
    - ほとんど歩けない ☐

15. この数日間，杖を使っていますか．
    - 全く使わない ☐
    - たまに使う ☐
    - ときどき使う ☐
    - しばしば使う ☐
    - 必ず使う ☐

16. この数日間，日用品などの買い物はどの程度困難ですか．
    - 困難はない ☐
    - 少し困難 ☐
    - 中程度困難 ☐
    - かなり困難 ☐
    - 非常に困難 ☐

17. この数日間，簡単な家事（食卓の後の片づけや部屋の整理など）はどの程度困難ですか．
    - 困難はない ☐
    - 少し困難 ☐
    - 中程度困難 ☐
    - かなり困難 ☐
    - 非常に困難 ☐

18. この数日間，負担のかかる家事（掃除機の使用，布団の上げ下ろしなど）はどの程度困難ですか．
    - 困難はない ☐
    - 少し困難 ☐
    - 中程度困難 ☐
    - かなり困難 ☐
    - 非常に困難 ☐

Ⅳ ふだんの活動など

この 1 カ月，あなたのふだんしていることや外出などについてお聞きします．
あてはまる回答を一つ選び，☐に✓をつけてください．

19. この 1 カ月，催し物やデパートなどへ行きましたか．
    - 週に 2, 3 回以上行った ☐
    - 週に 1 回程度行った ☐
    - 2 週に 1 回程度行った ☐
    - 月に 1 回行った ☐
    - 全く行かなかった ☐

20. この 1 カ月，膝の痛みのため，ふだんしていること（おけいこごと，お友達とのつきあいなど）が困難でしたか．
    - 困難はない ☐
    - 少し困難 ☐
    - 中程度困難 ☐
    - かなり困難 ☐
    - 非常に困難 ☐

21. この 1 カ月，膝の痛みのため，ふだんしていること（おけいこごと，お友達とのつきあいなど）を制限しましたか．
    - 制限しなかった ☐
    - 少し制限した ☐
    - 半分ほど制限した ☐
    - かなり制限した ☐
    - 全くやめていた ☐

22. この 1 カ月，膝の痛みのため，近所への外出をあきらめたことがありますか．
    - ない ☐
    - 1～2 回あった ☐
    - 数回あった ☐
    - よくあった ☐
    - ほとんどあきらめていた ☐

23. この 1 カ月，膝の痛みのため，遠くへの外出をあきらめたことがありますか．
    - ない ☐
    - 1～2 回あった ☐
    - 数回あった ☐
    - よくあった ☐
    - ほとんどあきらめていた ☐

Ⅴ 健康状態について

この 1 カ月のあなたの健康状態についてお聞きします．
あてはまる回答を一つ選び，☐に✓をつけてください．

24. この 1 カ月，ご自分の健康状態は人並みに良いと思いますか．
    - 全くそう思う ☐
    - そう思う ☐
    - 良いとも悪いとも言えない ☐
    - そう思わない ☐
    - 全然そう思わない ☐

25. この 1 カ月，お膝の状態はあなたの健康状態に悪く影響していると思いますか．
    - 全く影響はないと思う ☐
    - 少し悪い影響があると思う ☐
    - 中程度悪い影響があると思う ☐
    - かなり悪い影響があると思う ☐
    - ひどく悪い影響があると思う ☐

ご記入もれがないか，もう一度ご確認下さい．

❹ 信頼性・妥当性

再テスト法による信頼性も高く，主成分分析を中心とした検証からは，統計学的に設問は 3 つのドメイン（①疼痛，こわばり，②日常生活動作，③健康感，移動・外出）に分かれることが確認された．日本語版をもとに英訳を行い，英語版を作成し，さらに日本語への再翻訳もすませた．近年クローズアップされている MCID（Minimal Clinically Important Difference）に関しては，2 件の RCT のフォローアップ時に，JKOM による測定と同時に，臨床的に「改善」か「不変あるいは悪化」かについて調べた．改善 202 例，不変あるいは悪化 36 例（計 238 例）の 2 群の間で，JKOM スコアの中央値の差の 95％信頼区間は 9 ～ 0 であった．これより JKOM スコアの MCID は，4.5 とした．

❺ 普及度

膝関連の学会での報告が散見されるようになっている．

❻ その他トピックス

変形性膝関節症の保存治療に関するガイドブックもある[4]．

2 JLEQ (Japan Low back pain Evaluation Questionnaire)

❶ 開発者

上記 3 学会合同委員会．

「慢性腰痛症に対する運動療法の効果」判定のための無作為化比較試験を施行するにあたり，日本版腰痛症機能評価尺度を新たに作成することとなった（表 2）．

❷ 初出文献

英文論文と和文報告を示す．

▶ Shirado O et al：An Outcome Measure for Japanese People with Chronic Low Back Pain；An Introduction and Validation Study of Japan Low Back Pain Evaluation Questionnaire（JLEQ）．*Spine* **32**：3052-3059, 2007.[5]

▶ 白土 修・他：疾患特異的・患者立脚型慢性腰痛症患者機能評価尺度；JLEQ（Japan Low back pain Evaluation Questionnaire）．腰痛会誌 **13**：225-235, 2007.[6]

❸ 特徴

わが国の生活環境において慢性腰痛症患者が経験している痛み，日常生活の状態，ふだんの活動運動機能，健康・精神状態を 5 段階でたずねる 30 の設問を作成した．痛みの程度をたずねる VAS に加えて，質問表を作った．スコアリングは 0 ～ 4 点とし，総計 120 点とした．この慢性腰痛症機能評価尺度の構成としては

腰の痛みの程度；VAS による数量評価
Ⅰ　この数日間の腰の痛み　　　　　　　 7 問
Ⅱ　この数日間の腰痛による生活上の
　　問題点　　　　　　　　　　　　　　17 問
Ⅲ　この 1 カ月間の健康・精神状態など　 6 問
計 30 問 となった．

この尺度を用いて，腰痛疾患特異的評価尺度として世界的に広く使用される Roland-Morris Disability Questionnaire[7] の日本語版[8]と並行調査を行い，計量心理学的検討を行った．

❹ 妥当性・信頼性

各設問に対する天井効果や床効果といった回答の偏りは認められず，内的整合性も高かった（Cronbach の α 係数 = 0.971）．再テストによる再現性は高い相関を示した．RDQ と JLEQ の並行テストでの相関係数は $r = 0.833$ であった．主成分分析により，JLEQ は 3 つのドメイン（①普段している作業や仕事の制限，②軽い動作の困難，③心理的影響）に分かれることが確認された．特に第三のドメインは，慢性腰痛症における心理・社会的問題を的確に反映するものといえる．

❺ 普及度

これからの普及に期待したいが，腰痛はとりわけ社会経済，心理的側面も絡む病態であり，わが国のライフスタイルを考慮した評価尺度が求められよう．

V 疾患特異的 QOL

表2 腰の状態についての質問表[6]

Ⅰ．腰の痛みの程度
次の線は「あなたの腰の痛みの程度」をおたずねするものです．左の端を「痛みなし」，右の端をこれまでに経験した「最も激しい痛み」としたときに，この数日間のあなたの痛みの程度はどのあたりでしょうか．
線の上でこのあたりと思われるところに×印をつけてください．

痛みなし　　　　　　　　　　　　　　　　　　　　　　　　　これまでに経験した
　　　　　　　　　　　　　　　　　　　　　　　　　　　　　　最も激しい痛み

Ⅱ．日常生活動作と腰の痛み
この「数日間のあなたの腰の痛み」についてお聞きします．あてはまる回答を1つ選び，□に✓をつけてください．

1. この数日間，**あお向けで寝ている**とき腰が痛みますか．
　□ 痛くない　　□ 少し痛い　　□ 中程度痛い　　□ かなり痛い　　□ ひどく痛い
2. この数日間，**朝，起きて動き出す**とき腰が痛みますか．
　□ 痛くない　　□ 少し痛い　　□ 中程度痛い　　□ かなり痛い　　□ ひどく痛い
3. この数日間，**椅子に腰かけている**とき腰が痛みますか．
　□ 痛くない　　□ 少し痛い　　□ 中程度痛い　　□ かなり痛い　　□ ひどく痛い
4. この数日間，**立ち上がるときやしゃがみこむ**とき腰が痛みますか．
　□ 痛くない　　□ 少し痛い　　□ 中程度痛い　　□ かなり痛い　　□ ひどく痛い
5. この数日間，**立っている**とき腰が痛みますか．
　□ 痛くない　　□ 少し痛い　　□ 中程度痛い　　□ かなり痛い　　□ ひどく痛い
6. この数日間，**前かがみになる**とき腰が痛みますか．
　□ 痛くない　　□ 少し痛い　　□ 中程度痛い　　□ かなり痛い　　□ ひどく痛い
7. この数日間，**腰をそらす**とき腰が痛みますか．
　□ 痛くない　　□ 少し痛い　　□ 中程度痛い　　□ かなり痛い　　□ ひどく痛い

Ⅲ．腰の痛みによる生活上の問題
この「数日間のあなたの腰の痛みによる生活上の問題」についてお聞きします．あてはまる回答を1つ選び，□に✓をつけてください．

8. この数日間，**同じ姿勢を続ける**のはどの程度つらいですか．
　□ つらくはない　　□ 少しつらい　　□ ときどき姿勢を変えないとつらい　　□ しばしば姿勢を変えないとつらい　　□ つねにつらくて，じっとしていられない
9. この数日間，腰痛のため，**寝返り**はどの程度困難ですか．
　□ 困難はない　　□ 少し困難　　□ 中程度困難　　□ かなり困難　　□ ひどく困難
10. この数日間，腰痛のため，**朝，起き上がる**のはどの程度困難ですか．
　□ 困難はない　　□ 少し困難　　□ 中程度困難　　□ かなり困難　　□ ひどく困難
11. この数日間，腰痛のため，**からだを動かす**のはどの程度困難ですか．
　□ 困難はない　　□ 少し困難　　□ 中程度困難　　□ かなり困難　　□ ひどく困難
12. この数日間，腰痛のため，**椅子や洋式トイレからの立ち上がり**はどの程度困難ですか．
　□ 困難はない　　□ 少し困難　　□ 中程度困難　　□ かなり困難　　□ ひどく困難
13. この数日間，腰痛のため，**階段の昇り降り**はどの程度困難ですか．
　□ 困難はない　　□ 少し困難　　□ 中程度困難　　□ かなり困難　　□ ひどく困難
14. この数日間，腰痛のため，**くつ下やストッキングをはく**のはどの程度困難ですか．
　□ 困難はない　　□ 少し困難　　□ 中程度困難　　□ かなり困難　　□ ひどく困難
15. この数日間，腰痛のため，**ズボンやパンツの上げ下ろし**はどの程度困難ですか．
　□ 困難はない　　□ 少し困難　　□ 中程度困難　　□ かなり困難　　□ ひどく困難
16. この数日間，腰痛のため，**床にある3～4キログラム（1升ビン2本，または2リットル入りのペットボトル2本）程度のものを持ち上げよう**とするのはどの程度困難ですか．
　□ 困難はない　　□ 少し困難　　□ 中程度困難　　□ かなり困難　　□ ひどく困難
17. この数日間，腰痛のため，**腰を捻って後ろのものをとろう**とするのはどの程度困難ですか．
　□ 困難はない　　□ 少し困難　　□ 中程度困難　　□ かなり困難　　□ ひどく困難
18. この数日間，腰痛のため，**戸外を歩く**のがどの程度に制限されていますか．
　□ 1時間以上歩ける　　□ 30分程度は歩ける　　□ 10-15分程度しか歩けない　　□ 2, 3分程度しか歩けない　　□ ほとんど戸外を歩けない

19. この数日間，腰痛のため，**簡単な作業や家事（ものを片づける，食事の準備をするなど）**はどの程度つらいですか．
　　□ つらくない　　　　□ 少しつらい　　　　□ 中程度つらい　　　□ かなりつらい　　　□ ひどくつらい
20. この数日間，腰痛のため，**負担のかかる作業や家事（重いものを運ぶ，家の外の掃除など）**はどの程度つらいですか．
　　□ つらくない　　　　□ 少しつらい　　　　□ 中程度つらい　　　□ かなりつらい　　　□ ひどくつらい
21. この数日間，腰痛のため，**横になって休みたい**と思いましたか
　　□ 思わなかった　　　□ たまに思った　　　□ ときどき思った　　□ しばしば思った　　□ いつも思っていた
22. この数日間，腰痛のため，**仕事や学校，ふだんの作業や家事を差しひかえたい**と思いましたか．
　　□ 思わなかった　　　□ たまに思った　　　□ ときどき思った　　□ しばしば思った　　□ いつも思っていた
23. この数日間，腰痛のため，**夜よく眠れない**ことがありましたか．
　　□ 腰痛のためによ　　□ 一晩ほどよく　　　□ よく眠れるとき　　□ よく眠れない　　　□ 毎晩のように
　　　く眠れないこと　　　眠れないこと　　　　と眠れないとき　　　夜の方が多か　　　　よく眠れなか
　　　はなかった　　　　　があった　　　　　　が半々だった　　　　った　　　　　　　　った
24. この数日間の腰の状態からみて，**遠くへの外出はむずかしい**と思いますか．
　　□ むずかしくない　　□ 少しむずかしい　　□ 中程度むずかしい　□ かなりむずかしい　□ 全く無理だ
　　　と思う　　　　　　　と思う　　　　　　　と思う　　　　　　　と思う　　　　　　　と思う

IV．健康・精神状態など

この1カ月間の状態について，お聞きします．あてはまる回答を1つ選び，□に✓をつけて下さい．

25. この1カ月間，腰痛のため，**近所への外出を差しひかえたり**しましたか．
　　□ 差しひかえるこ　　□ 1，2回差し　　　□ ときどき差し　　　□ しばしば差し　　　□ 全く外出し
　　　とはなかった　　　　ひかえた　　　　　　ひかえた　　　　　　ひかえた　　　　　　なかった
26. この1カ月間，腰痛のため，**ふだんしていること（友人とのつきあい，スポーツ活動，趣味活動など）**を制限しましたか．
　　□ 制限しなかった　　□ 少し制限した　　　□ 半分程度制限した　□ かなり制限した　　□ 全くやめていた
27. この1カ月間，腰痛のため，**職場や学校を休日以外に休んだり，ふだんしている家事を休んだり**しましたか．
　　□ 休まなかった　　　□ 1-3日休んだ　　　□ 数日以上休んだ　　□ 半分程度休んだ　　□ ほとんど休んだ
28. この1カ月間，腰痛のため**気分がすぐれない**ことがありましたか．
　　□ 気分がすぐれない　□ たまに気分が　　　□ ときどき気分が　　□ 気分がすぐれない　□ つねに気分が
　　　ことはなかった　　　すぐれなかった　　　すぐれなかった　　　ときが多かった　　　すぐれなかった
29. この1カ月間，腰痛はあなたの**精神状態に悪く影響している**と思いますか．
　　□ 全く影響　　　　　□ 少し悪い影響　　　□ 中程度悪い影響　　□ かなり悪い影響　　□ ひどく悪い影響
　　　はない　　　　　　　がある　　　　　　　がある　　　　　　　がある　　　　　　　がある
30. この1カ月間，腰痛はあなたの**健康状態に悪く影響している**と思いますか．
　　□ 全く影響　　　　　□ 少し悪い影響　　　□ 中程度悪い影響　　□ かなり悪い影響　　□ ひどく悪い影響
　　　はない　　　　　　　がある　　　　　　　がある　　　　　　　がある　　　　　　　がある

ご記入もれがないか，もう一度ご確認下さい．

❻ その他トピックス

　日本整形外科学会は腰痛に関する診療ガイドラインを刊行しつつある[9)]．

おわりに

　個人の機能的制約と活動性の低下を測定し，患者立脚型のQOL評価を取り入れるには，信頼性・妥当性の検討を経た計量心理学的な手法が必要である．従来の各種JOAスコアも，内容的妥当性については作成時に多くの専門家による検討が行われており，専門家の立場からの妥当性は確保されているが，現在要求されている患者立脚型としての手順が踏まれているかに関しては問題が残る．

　今日のEBMの水準をクリアする治療効果の有効性確認には，検証された評価尺度を用いることが必須条件である．この尺度の利用にあたり，著作権などによる特別の制限はない．幅広い利用をお願いするとともに，今後とも適切な改良が行われることを期待する．

V 疾患特異的 QOL

文献

1) Akai M et al：An outcome measure for Japanese people with knee osteoarthritis. *J Rheumatol* 32：1524-1532, 2005.
2) 赤居正美・他：疾患特異的・患者立脚型変形性膝関節症患者機能評価尺度；JKOM（Japanese Knee Osteoarthritis Measure）．運動・物理療法 16：55-62, 2005 および日整会誌 80：30-315, 2006.
3) Bellamy N et al：Validation study of WOMAC：a health status instrument for measuring clinically important patient relevant outcomes to antirheumatic drug therapy in patients with osteoarthritis of the hip or knee. *J Rheumatol* 15：1833-1840, 1988.
4) 内尾祐司・他, 岩谷 力監：変形性膝関節症の保存的治療ガイドブック―改訂版, メディカルビュー, 2006.
5) Shirado O et al：An Outcome Measure for Japanese People with Chronic Low Back Pain：An Introduction and Validation Study of Japan Low Back Pain Evaluation Questionnaire（JLEQ）. *Spine* 32：3052-3059, 2007.
6) 白土 修・他：疾患特異的・患者立脚型慢性腰痛症患者機能評価尺度：JLEQ（Japan Low back pain Evaluation Questionnaire）．腰痛会誌 13：225-235, 2007.
7) Roland M, Morris R：A study of the natural history of back pain. Part I：development of a reliable and sensitive measure of disability in low-back pain. *Spine* 8：141-144, 1983.
8) 福原俊一・他, 日本整形外科学会学術プロジェクト委員会監修：Roland-Morris Disability Questionnaire（RDQ）日本語 JOA 版マニュアル. 日本リサーチセンター, 2003.
9) 日本整形外科学会診療ガイドライン委員会・腰椎椎間板ヘルニアガイドライン策定委員会 厚生労働省医療技術評価総合研究事業「腰椎椎間板ヘルニアのガイドライン作成」班：腰椎椎間板ヘルニア診療ガイドライン, 南江堂, 2005.

索引

和文索引

数字

1秒量	148
5MWT	175
6分間歩行試験	175

あ

アウトカム	2, 262
アウトカム評価	289
痛みの質	127
痛みの強さ	127
因子分析	4
うつ病	14
運動機能	184
運動器不安定症	163
運動耐容能	174, 220
運動発達検査	94, 99
運動負荷試験	136
エネルギー効率	174
エプワース眠気尺度	145
応用的日常生活動作	249

か

開眼片脚起立時間	163
外環境	102
外傷性脳損傷	253
改訂長谷川式簡易知能評価スケール	91
改訂版FAI自己評価表	249
鍵探し検査	69
かな拾いテスト	66
簡易上肢機能検査	184
感覚生理学	136
患者立脚型アウトカム	284
感情プロフィール検査	21
関節炎	289
関節可動域	151
関節可動域測定	153
関節疾患	289
関節リウマチ	289
記憶更新検査	74
記憶障害	48, 53
帰結評価	168
規則変換カード検査	69
機能的自立度評価法	242
機能評価(法)	197, 199
気分	21
客観化	127
キュー定義記録用紙	269
キューレベル記録用紙	270
京都市児童院	107
京都市児童福祉センター	107
筋萎縮性側索硬化症	232
グラフィックモデル手法	4
群指数	84
痙縮	157
健康関連QOL	278
言語性記憶(IQ)検査	53, 84
検査	184
行為	33
行為計画検査	69
構成障害	33
行動検査	79
行動性無視検査	72, 79
行動評価	68
効用値	273, 278
高齢者	89
股関節	197
呼吸困難	136, 216
呼吸リハビリテーション	148
国際比較	14
個人別QOL	268

さ

最大酸素摂取量	136
参加制約	253
視覚失認	33
視覚性記憶検査	53
時間判断検査	69
色彩漸進的マトリックス検査	39
自記式	14
視空間構成障害	33
自己調整	102
失行	33
失語症	25
失語症研究会	25
質調整生存年	278
質問紙	14
質問紙法	44
自発性	73
尺度	4
修正6要素検査	70
主成分分析	4
上肢機能	184
状態不安	18
上中下検査	74
小児	112
心機能分類	221
神経機能	190
神経行動発達	102
人工股関節置換術	284
人工膝関節置換術	284
新生児	102
心臓リハビリテーション	220
新版K式発達検査	107
新版STAI	18
信頼性	2
遂行機能	61, 68
遂行機能障害症候群の行動評価法	68
睡眠時無呼吸症候群	145
睡眠障害	145
スクリーニング	89
生活の質	262, 289
精神科外来患者気分尺度	21
生理的コスト指数	174
脊髄損傷	190, 253
前頭葉	61
相互作用調整	102
粗大運動	112
粗大運動機能	213

た

妥当性	2
田中ビネー知能検査	122
知的低下	39
知能	84
知能検査	39, 94, 99, 122
注意	73
注意力	61
通常検査	79
デンバー発達判定法	99
投影法	44
動作性IQ	84
疼痛評価尺度	127
動的バランス	168
動物園地図検査	70
特性不安	18
徒手筋力検査	151

な

日常記憶	48
日常生活能力	112
日本高次脳機能障害学会	25, 33, 36, 73
日本失語症学会	33, 36
日本手の外科学会	183

索 引

日本版 CPM	39
日本版ウェクスラー記憶検査	48
日本版リバーミード行動記憶検査	49
日本版レーヴン色彩マトリックス検査	39
ニューヨーク心臓協会	220
韮山カンファレンス	25
認知症	39, 89
認知障害	89
眠気	145
脳性麻痺	213
脳卒中	199
脳卒中上肢機能検査	184
脳卒中スケール	206

は

パーキンソン病	226
バーセル指数	245
発達支援	107
発達指数	107
発達障害	94, 99, 122
発達スクリーニング(検査)	94, 99, 107, 122
発達遅滞	94, 99, 122
発達フォローアップ	107
発達プロフィール	107
半側空間無視	79
評価	14, 157, 184, 190, 242, 253
評価指標	168
評価スケール	226
評価(的)尺度	2, 112
費用効用分析	278
標準意欲評価法	73, 74
標準高次視知覚検査	33
標準失語症検査	25, 33
標準注意検査法	73
不安尺度	18
フィールドテスト	174
ブラゼルトン新生児行動評価	102
米国整形外科学会	153, 179, 183
米国脊髄損傷協会	190
ベック抑うつ質問票	14
変形性関節症	284
変形性膝関節症	302
偏差 IQ	84
包括システム	44
ボルグスケール	136

ま

抹消・検出検査	73
慢性心不全	220
慢性閉塞性肺疾患	148, 216
慢性腰痛症	302
三宅式記銘力検査	55

よ

腰痛	298
腰痛関連機能障害	298
予後因子	141

ら

リスポンスシフト	268
リバーミード行動記憶検査	72
リハビリテーション	25, 79
臨床腫瘍学	141
ロールシャッハテスト	46

欧文索引

AAOS	153, 183
Action Program Test	69
ADL	242
AIMS	289
AIMS2	290
AIMS version 2	290
ALSAQ-40	238
ALSFRS-R	233
American Academy of Orthopaedic Surgeons	153
American Spinal Injury Association	190
Amyotrophic Lateral Sclerosis	232
Anaerobic Threshold	136
arm	179
Arthritis Helplessness Index	290
Arthritis Impact Measurement Scales	289
Ashworth Scale	157
ASIA	190

BADS	68
Barthel Index	242
BBS	170
BDI-Ⅱ	14
Beck Depression Inventory	14
Behavioural Assessment of the Dysexecutive Syndrome	68
Behavioural inattention test	79
Benton Visual Retention Test	53
Benton 視覚記銘検査	53
Berg Balance Scale	168
BI	245
BIT	72, 79
BMI	148
BODE index	148
Body-Mass Index	148
Borg Scale	138
BVRT	53

Cancellation and Detection Test	73
Cardiopulmonary Exercise Testing	136
CAS	73, 74
CAT	73
CHART	253
Chronic low back pain	302
Chronic Obstructive Pulmonary Disease	148, 216
CIQ	253, 256
Clinical Assessment for Attention	73
Clinical Assessment for Spontaneity	73
Columbia University Rating Scale	229
Community Integration Questionnaire	253
Complete-HAQ	293
Continuous Performance Test	74
COPD	174
CPT	74
CPX	136
Craig Handicap Assessment and Reporting Technique	253

DASH	179
DENVER Ⅱ	99
Denver Developmental Screening Test	99
disability	179
Disability Rating Scale	8
DQ	107
DRS	10
Dubowitz の神経学的検査法	102

Eastern Cooperative Oncology Group Performance Status	141
ECOG Performance Status	142
Epworth Sleepiness Scale	145
EQ-5D	273
ESS	145

索　引

EuroQol	273	
Factor analysis	4	
Fahn	226	
FAI	249	
F, H-J 分類	216	
FIM	242	
Fletcher, Hugh-Jones	216	
FM	202	
Frankel	192	
Frenchay Activities Index	249	
Fugl-Meyer Assessment Set	199	
Full-HAQ	293	
Functional Independence Measure	112, 242	
GCS	8	
general movements	102	
Glasgow Coma Scale	8	
Glasgow Outcome Scale	8	
GMFCS	214	
GMFM	118	
GOS	10	
Graphical Modeling	4	
Gross Motor Function Classification System	213	
Gross Motor Function Measure	113	
hand	179	
HAQ	289, 290, 293	
Harris Hip Score	197	
Hasegawa Dementia Rating Scale-Revision	89	
Health Utilities Index	278	
HHS	197	
Hoehn and Yahr 重症度分類	226	
HUI	278	
Huskisson EC	127	
IWH	183	
Japan Coma Scale	8	
Japan Low back pain Evaluation Questionnaire	305	
Japan Stroke Scale	209	
JCS	9	
JKOM	302	
JLEQ	305	
Johnson 運動年齢テスト	94	
JSS	209	
Karnofsky Performance Status	141	
Karnofsky Performance Status Scale	141	
Key Search Test	69	

Knee osteoarthritis	302	
KPS Scale	141	
leep Apnea Syndrome	145	
Manual Function Test	184	
Manual Muscle Test	151	
MAS	158	
MAT	94	
Maximum oxygen uptake	136	
McGill Pain Questionnaire	127	
Measuring scale	2	
Medical Research Council 息切れスケール	216	
Memory Updating Test	74	
MFT	184, 186	
Milani-Comparetti	94	
Mini-Mental State Examination	89	
Minnesota Multiphasic Personality Inventory	44	
MMPI	44	
MMSE	89	
MMT	151	
Modified Stroop Test	63	
Modified Ashworth Scale	157	
modified Rankin Scale	206	
Modified Six Elements Test	70	
MOS Short-Form 36-Item Health Survey	262	
MPQ	130	
MRC 息切れスケール	216	
mRS	206	
National Institutes of Health stroke scale	207	
NBAS	102	
Neonatal Behavioral Assessment Scale	102	
New York Heart Association	220, 221	
NHP	266	
NIHSS	207	
Norris Scale	233	
NYHA 心機能分類	220	
OCD	216	
ODI	298	
OMERACT/ILAR	289	
One-leg balance	163	
Outcome	2	
Outcome Measures in Rheumatoid Arthritis Clinical Trials/International League of Associations for Rheumatology	289	
Oxygen Cost Diagram	216	

Paced Auditory Serial Addition Test	74	
PASAT	74	
Patient-Reported Outcome	268	
PCI	174	
PEDI	113	
Pediatric Evaluation of Disability Inventory	113	
Pendulum test	160	
Performance Status Scale	141	
Physiological Cost Index	174	
POMS	21	
Position Stroop Test	74	
Prechtl の自発運動	102	
Principal component analysis	4	
PRO	268	
Profile of Mood Status	21	
PS Scale	141	
Psychiatric Outpatient Mood Scale	21	
QALY	278	
QOL	220, 232, 262, 273, 289	
Quality of Life	262, 284	
RA	289	
Range of Motion	151	
Rankin Scale	206	
RAQOL	290	
Raven	39	
RAVLT	58	
RDQ	299	
Reliability	2	
Rey-Osterrieth Complex Figure Test	53	
Rivermead Behavioural Memory Test	48	
ROCFT	57	
ROM	151	
Rorshach	44	
Rule Shift Cards Test	69	
SAS	223	
scale	4	
Schedule for the Evaluation of Individual Quality of Life	268	
Schwab and England Scale	229	
SDMT	73	
SDS	16	
SEIQoL	268	
SEIQoL-Direct Weighting	269	
SEIQoL-DW	268	
Self Depression Scale	14	
SF-36®	262	
shoulder	179	
SIAS	199	
Sickness Impact Profile	265	

索引

Sickness Impact Profile for RA 290
Simple Motor Test for Cerebral Pasly 213
Simple Test for Evaluating Hand Function 184
SIP 265
SIP-RA 290
SLTA 25, 33
SMTCP 213
Specific Activity Scale 223
SPTA 33
STAI 18
Standard Language Test for Aphasia 33
Standard Language Test of Aphasia 25
Standard Performance Test for Apraxia 33
Stanford HAQ-Disability Index 290
Stanford Health Assessment Questionnaire 289
State-Trait Anxiety Inventory 18
STEF 184
Stroke Impairment Assessment Set 199

Symbol Digit Modalities Test 73
Temporal Judgement Test 69
THA 284
The ALS Assessment Questionnaires-40 232
The ALS Functional Rating Scale -Revised 232
The Coloured Progressive Matrices 39
The Institute for Work and Health 183
The neulological assessment of the preterm and full-term infant 102
The Western Aphasia Battery 25
Timed Up and Go Test 168
TKA 284
TMT 63
Trail Making Test 61
TUG Test 168

Unified Parkinson's Disease Rating Scale 226
UPD 229
UPDRS 226

Validity 2

VAS 127
Visual Analogue Scale 127
Visual Perception Test for Agnosia 33
V_{O_2} max 136
VPTA 33

WAB 25
WAB 失語症検査日本語版作製委員会 27
WAIS 84
Webster Scale 229
Wechsler Adult Intelligence Scale 84
Wechsler Intelligence Scale for Children 84
Wechsler Memory Scale-Revised 48
WeeFIM 112
Western Ontario and McMaster Universities 284
WISC 87
Wisconsin Card Sorting Test 61
WMS-R 48
WOMAC 284

Zancolli 193
Zoo Map Test 70

リハビリテーションにおける評価法ハンドブック
　―障害や健康の測り方　　　　ISBN978-4-263-21861-7

2009年　9月20日　第1版第1刷発行
2020年　1月10日　第1版第7刷発行

編　著　赤　居　正　美
発行者　白　石　泰　夫
発行所　医歯薬出版株式会社

〒113-8612　東京都文京区本駒込1-7-10
TEL.(03)5395-7628(編集)・7616(販売)
FAX.(03)5395-7609(編集)・8563(販売)
https://www.ishiyaku.co.jp/
郵便振替番号　00190-5-13816

乱丁,落丁の際はお取り替えいたします　　　　印刷・教文堂／製本・皆川製本所
© Ishiyaku Publishers, Inc., 2009. Printed in Japan

本書の複製権・翻訳権・翻案権・上映権・譲渡権・貸与権・公衆送信権（送信可能化権を含む）・口述権は，医歯薬出版㈱が保有します．

本書を無断で複製する行為（コピー，スキャン，デジタルデータ化など）は，「私的使用のための複製」などの著作権法上の限られた例外を除き禁じられています．また私的使用に該当する場合であっても，請負業者等の第三者に依頼し上記の行為を行うことは違法となります．

JCOPY ＜出版者著作権管理機構　委託出版物＞
本書をコピーやスキャン等により複製される場合は，そのつど事前に出版者著作権管理機構（電話 03-5244-5088, FAX 03-5244-5089, e-mail：info@jcopy.or.jp）の許諾を得てください．